Dr Gustave MARTIN

Médecin principal des troupes coloniales

L'Existence au Cameroun

Études sociales

Études médicales

Études d'hygiène et de prophylaxie

Préface de M. le Dr CALMETTE

Sous-directeur de l'Institut Pasteur

PARIS

ÉMILE LAROSE, LIBRAIRE-ÉDITEUR

11, RUE VICTOR-COUSIN, 11

1921

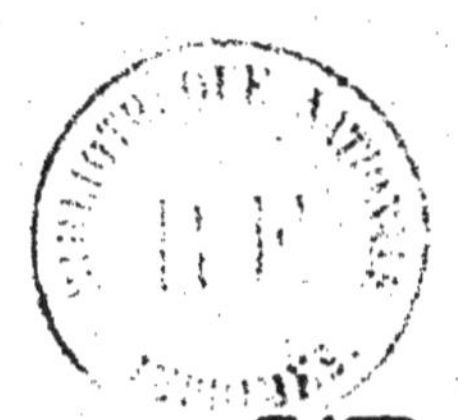

L'Existence au Cameroun

Dᴿ Gustave MARTIN

Médecin principal des troupes coloniales

L'Existence au Cameroun

Études sociales

Études médicales

Études d'hygiène et de prophylaxie

Préface de M. le Dᴿ CALMETTE

Sous-directeur de l'Institut Pasteur

Avec 37 reproductions photographiques et 17 cartes et plans

PARIS

ÉMILE LAROSE, LIBRAIRE-ÉDITEUR

11, RUE VICTOR-COUSIN, 11

1921

AVANT-PROPOS

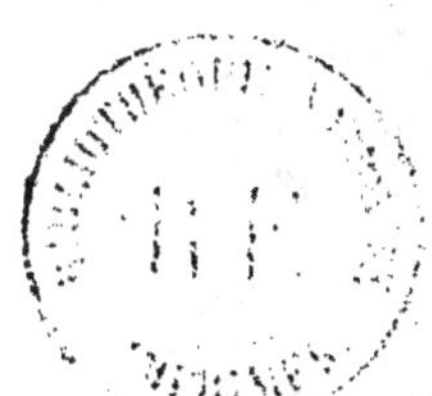

Le Cameroun est un pays d'avenir. Les Européens trouvent dans cette colonie, de vastes territoires très favorables à leur établissement. Nombreuses sont les régions au climat agréable, riches en ressources alimentaires, où les facilités générales de l'existence permettent de vivre dans d'excellentes conditions. Certes, les endémies qui sévissent sur les populations autochtones sont multiples et variées. Elles ont leur répercussion sur l'élément blanc qui vit au milieu d'elles. Le paludisme et les maladies vénériennes sont à citer en première ligne parmi les affections auxquelles le colon paie un trop large tribut, mais de sages et judicieuses pratiques de prophylaxie et d'hygiène permettent facilement de les éviter.

On échappe mieux aux périls qui vous guettent quand on les connaît bien, et nous n'avons pas hésité à insister sur la répartition de chaque maladie dans la population indigène par régions, avant d'envisager la morbidité parmi les tirailleurs d'abord, puis parmi les Européens.

Sans abuser des statistiques, nous avons donné quelques chiffres, qui par comparaison permettent de se rendre compte de la fréquence ou de la rareté des différentes affections.

Nous avons résumé brièvement quelques observations, non pas qu'elles offrent très souvent un intérêt médical spécial pour les cliniciens avertis, mais parce qu'elles peuvent avoir leur valeur pour des colons isolés dans un poste de la brousse. Elles leur prouvent l'urgence de certaines évacuations vers les centres médicaux, et la nécessité d'un traitement approprié rapidement institué.

Notre but en effet est que les pages suivantes soient de quelque utilité aussi bien à nos camarades du service de santé qu'aux fonctionnaires, aux militaires et aux colons appelés à séjourner au Cameroun. Nous avons donc essayé de songer au côté pratique, sans négliger la partie scientifique. Aussi d'une part, avons-nous insisté sur le climat et la salubrité des postes, sur les conditions de l'existence, sur le recrutement des travailleurs, sur la protection de la main-d'œuvre ; et de l'autre avons-nous accordé à l'épidémiologie, à la maladie du sommeil, à l'hygiène une grande importance. C'est que le Cameroun mérite d'être mis en valeur rapidement. Le développement des services d'assistance et de prophylaxie est à inscrire en première ligne parmi les conditions nécessaires à son extension et il nous a paru indispensable d'étudier complètement les diverses questions sur lesquelles le programme sanitaire doit être basé.

Remercions ici nos actifs et zélés collaborateurs officiers du corps de santé qui tant de Douala que des postes de l'intérieur nous adressèrent des rapports auxquels nous avons fait de nombreux emprunts : Louis ROUSSEAU, HUOT, BOREL, CARTRON, RAUGÉ, DRENEAU, JULLEMIER, VINCENS.

Saluons la mémoire de nos camarades les Docteurs LE GOUELLEC et LEBARD et des infirmiers des troupes coloniales le sergent GIRARD et le caporal MOALIGOU, victimes du devoir professionnel.

M. le Gouverneur Lucien FOURNEAU, Commissaire de la République française, sur les Territoires occupés du Cameroun, en nous accordant pendant nos trente mois de séjour auprès de lui, son haut et bienveillant appui, facilita grandement notre tâche et nous lui adressons l'hommage de notre gratitude.

A notre arrivée en France diverses personnalités du monde scientifique et colonial réservèrent le meilleur accueil à nos documents et nous incitèrent à les publier. Nous sommes particulièrement reconnaissant à l'Union coloniale et à la Fondation Lucien DE REINACH qui nous a permis de recueillir les premiers fonds nécessaires à l'édition de ce volume.

PRÉFACE

Il m'est particulièrement agréable de présenter au public cet excellent ouvrage écrit par le Docteur Gustave MARTIN dans un but hautement patriotique.

Le Cameroun, devenu presque entièrement français depuis la guerre, était pour les Allemands un admirable champ d'expériences coloniales où s'exerçaient à la fois leur esprit d'entreprise, leurs indéniables talents d'organisation, leur souci utilitaire de sauvegarder la main-d'œuvre indigène par l'efficace protection de la santé publique et par la substitution aussi prompte et complète que possible des voies ferrées et des transports automobiles à l'odieux « portage ».

Il serait désastreux pour notre amour-propre national et pour le prestige de la « grande nation civilisatrice » que la prospérité de ce riche domaine ne s'accroisse pas rapidement entre nos mains. Le devoir s'impose donc au gouvernement de la République de tout faire pour développer *d'abord* les institutions d'hygiène qui sont indispensables pour favoriser la natalité et pour détruire les foyers de maladie du sommeil, de paludisme et de lèpre qui sont les principaux facteurs de dépopulation et d'appauvrissement de ce merveilleux pays.

On ne se rend pas assez compte, dans les milieux dirigeants français, que les dépenses faites pour protéger le capital social que représentent les vies humaines, seules productrices de travail, donc de richesses, sont les plus fructueux des placements d'épargne. Tous les trésors accumulés par la nature dans le sol du continent africain resteront éternellement inaccessibles aux peuples d'Europe qui tendent avidement les mains vers eux, si les peuples indigènes, seuls capables de résistance au dur labeur sous le climat tropical, ne sont pas assez nombreux, assez bien outillés, ni assez bien nourris pour fournir l'effort nécessaire à leur méthodique exploitation.

Il faut donc persuader nos gouvernants, les administrateurs et les colons, qu'il ne peut pas être question de lésiner sur les dépenses d'hygiène, et que leur premier devoir, en prenant au Cameroun la succession des Allemands, est d'y créer, dans tous les centres où il n'en existe pas encore, de nouveaux dispensaires, d'y appeler de nouveaux médecins, d'y réaliser les mesures d'assainissement et de protection de la santé publique avec les procédés scientifiques modernes et avec l'énergie dont nous avons admiré de si heureux exemples à Panama et à Rio de Janeiro lorsqu'on a résolu de purger ces régions du paludisme et de la fièvre jaune.

Le Docteur Gustave MARTIN, qui fut directeur du service de santé du Cameroun au lendemain de la conquête, après avoir accompli dans nos colonies une très brillante carrière, était qualifié mieux que quiconque pour écrire ce livre dont la lecture est infiniment attachante et instructive. On sent l'auteur épris de cette prestigieuse Afrique tropicale dont il a visité les régions les plus meurtrières et les plus difficilement accessibles, mais les plus séduisantes aussi.

Ancien directeur de l'institut Pasteur de Brazzaville après divers séjours en Indochine et en Guinée française, Gustave MARTIN a largement contribué pour sa part à enrichir nos connaissances sur les modes de propagation, ainsi que sur la prophylaxie de la maladie du sommeil et des trypanosomiases. Il a été un novateur hardi et heureux en matière de programme sanitaire à appliquer aux colonies. Il n'a jamais perdu de vue les grandes questions économiques et sociales qui obsèdent aujourd'hui avec tant de raison ceux qui ont la lourde tâche de préparer l'essor de la plus grande France.

C'est assez dire que son livre s'adresse aux colons, aux administrateurs, aux officiers de notre armée coloniale, bien plus qu'aux médecins. Les uns et les autres trouveront dans ces pages d'utiles conseils. Ils apprendront non seulement à se mettre eux-mêmes à l'abri des parasites, des germes infectieux et des maladies de toutes sortes aux atteintes desquels leur séjour en Afrique tropicale les expose, mais aussi à en préserver leurs collaborateurs, colons ou indigènes, à établir le plan sanitaire des villes, à organiser l'hygiène des plantations, des mines, des transports et des exploitations forestières.

Le lecteur, j'en suis sûr, s'associera volontiers au vœu que je forme de voir publier bientôt, pour chacune de nos grandes colonies, un ouvrage qui soit à la fois, — comme l'est celui du Docteur Gustave MARTIN pour le Cameroun, — un traité de géographie médicale et un programme d'organisation sanitaire.

Docteur A. CALMETTE,
Membre de l'Académie de Médecine
Sous-directeur de l'Institut Pasteur de Paris.

PREMIÈRE PARTIE

Géographie médicale. — Historique médical de la conquête. — Considérations générales sur la morbidité, la mortalité et sur les conditions qui peuvent influer sur l'état sanitaire des européens et des indigènes.

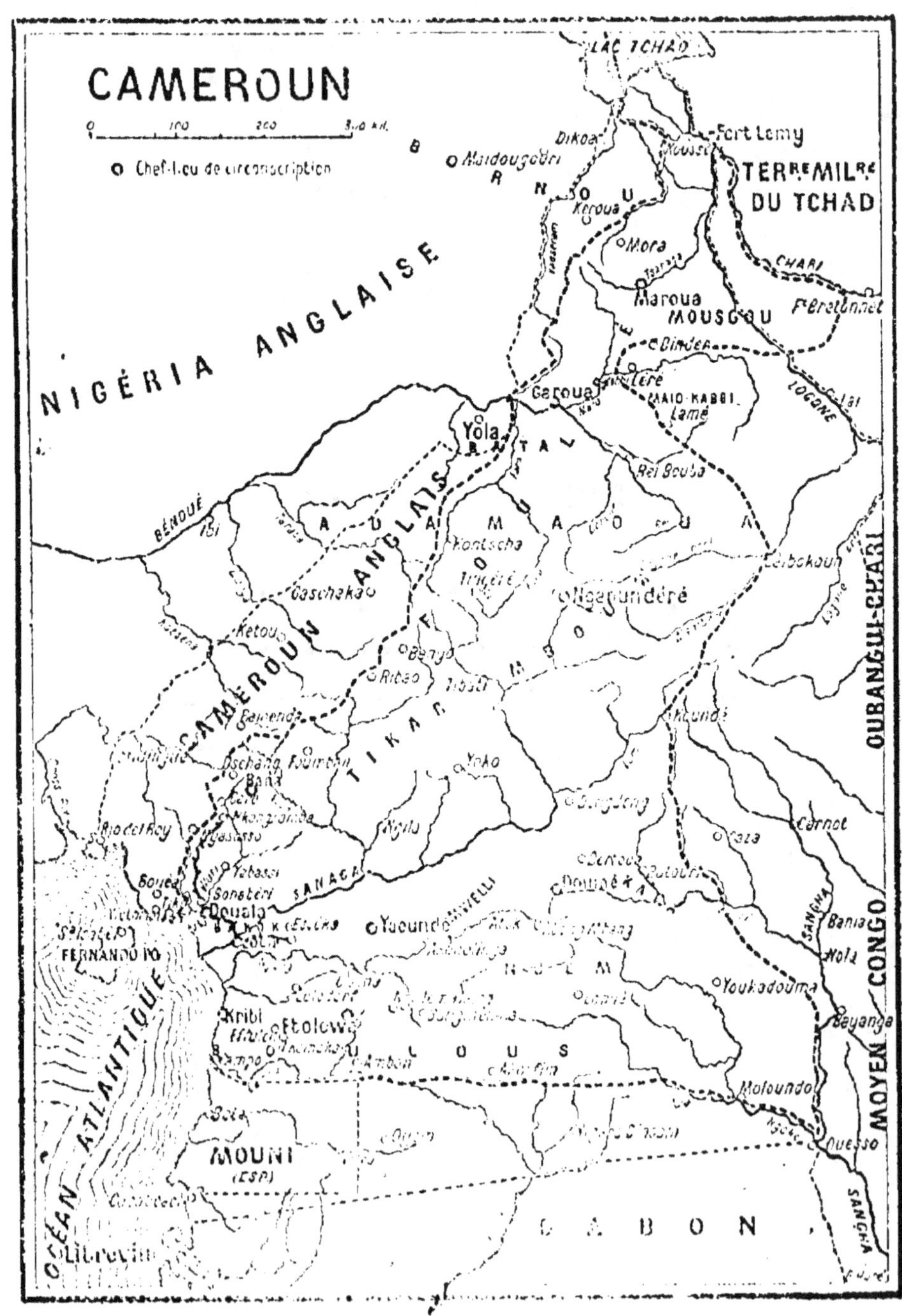
CAMEROUN
0   100   200   300 kil.
O Chef-lieu de circonscription
NIGÉRIA ANGLAISE
LAC TCHAD
Dikoa
Fort Lamy
TERRES MILRS DU TCHAD
Maidougouri
Keroua
Mora
CHARI
Maroua
MOUSGOU
Férounnet
Binder
MAIO-KABBI
Léré
Lamé
Garoua
Yola
Rei Bouba
Contscha
Tingéré
Ngaoundéré
Baschako
Bozoun
Ribao
Banyo
Tibati
Bafnda
Meiganga
Baïbokoun
Dschang
Foumban
TIKAR
Yoko
Bana
Nkongsamba
Ngila
Bangang
Gaza
Carnot
Modelroy
Ngasso
SANAGA
Bouea
Yabassi
Sonatéri
Bertoua
Doumé
Batouri
Douala
Yaoundé
Nanga-Eboko
FERNANDO PO
Edéa
Abong-Mbang
OCÉAN ATLANTIQUE
Kribi
Ebolowa
Sangmélima
Youkadouma
Bania
Nola
Beyanga
Molundou
Ambam
MOUNI
(ESP)
Ouesso
SANGHA
OUBANGUI-CHARI
MOYEN CONGO
Libreville
GABON

CHAPITRE PREMIER

Géographie médicale et considérations générales sur les causes qui peuvent influer sur l'état sanitaire

Aperçu d'ensemble sur le Cameroun. — Les grandes lignes d'étapes. — Le Sud-Cameroun et le Plateau central. — Le Nord-Cameroun. — Races, Mœurs, Coutumes. — Climatologie et ressources des principaux postes. — Conclusion et classification des régions au point de vue salubrité.

APERÇU GÉNÉRAL. — LES GRANDES LIGNES D'ÉTAPES. LE SUD-CAMEROUN ET LE PLATEAU CENTRAL

Situé dans la partie occidentale du continent africain, entre la Nigeria anglaise à l'Ouest et l'Afrique équatoriale française à l'Est et au Sud, le Cameroun borde le fond du golfe de Guinée. Il se prolonge au Nord jusqu'au Tchad. A l'Est, après l'accord du 4 novembre 1911, il venait toucher l'Oubangui et le Congo par deux points.

Les territoires ajoutés à l'ancien Cameroun, au détriment de l'Afrique équatoriale française, comprenaient deux bandes importantes, l'une au Sud, l'autre à l'Est. Celle du Sud reportait la limite méridionale de la colonie à une ligne à peu près droite qui, de l'embouchure du Rio-Muni, était prolongée à l'Est jusqu'à Ouesso, au confluent de la N'Goko et de la Sangha. Cette annexion avait fait entrer dans le domaine allemand, le cours de la N'Goko ainsi que le cours supérieur d'un affluent de l'Ogooué, l'Ivindo avec un certain nombre de ses tributaires.

Dans la bande orientale, plus large et de beaucoup plus longue, on pouvait distinguer deux parties : celle du Nord, qui se trouve à l'Est de l'Adamaoua et du haut plateau central dont le système hydrographique (affluent de gauche du Logone, cours supérieur et affluent de l'Ouahma et Bahr-Sara) dépend du bassin du Chari ; celle du Sud, qui fait face à l'Est au bassin de la Sanaga et du plateau méridional du Cameroun et qui appartient au système hydrographique du Congo (Villes de Nola, Carnot). C'est tout le bassin de la Sangha (avec l'Ekéla, la Mandéré, la Kadel, etc.) qui était passé en territoire allemand, son affluent la N'Goko étant en même temps annexé au Sud du Cameroun. Deux antennes, dont l'une venait atteindre le Congo à Bonga, au confluent de la Sangha, et dont l'autre allait toucher l'Oubangui à son confluent avec la Lobayo à Zinga, divisaient en trois sections le territoire de l'Afrique équatoriale française. De ce fait, le Cameroun, ainsi agrandi de 250.000 kilomètres carrés, comptait 790.000 kilomètres carrés. Dans sa partie sud était incluse la Guinée espagnole.

Sur la vaste étendue, comprise entre le 8e degré et le 19e degré de longitude Est et entre le 2e et le 13e degré de latitude Nord, le Cameroun présente des régions naturelles assez distinctes, qui au point de vue climatérique et nosologique peuvent être divisées en trois zones :

Une zone du Sud (zone maritime et forestière) ;

Une zone du Centre (hauts-plateaux) ;

Une zone du Nord (zone soudanienne).

La zone côtière est coupée de nombreux estuaires et embouchures.

La baie du Cameroun, entre le cap Cameroun et la pointe de Suellaba, n'a que huit kilomètres de large. Sa profondeur varie de un mètre à dix mètres. Une barre placée à six mètres au-dessous du niveau marin empêchait jadis les gros navires de pénétrer jusqu'à Douala. Des travaux de dragage ont supprimé cet obstacle. Ils auraient besoin d'être à nouveau entrepris, d'autant plus que la série de bateaux coulés par les Allemands au moment de la déclaration de guerre en 1914, forme une nouvelle barrière qui retient les alluvions.

La baie est entourée d'une ceinture de marécages, couverts d'un inextricable fourré de palétuviers et de cocotiers (poto-poto) et toute cette région est traversée par un réseau compliqué d'innombrables lacs et canaux formés par les eaux du Moungo, du Wuri, de la Dibamba et aussi de la Sanaga. Les pluies que les moussons y amènent, sont extrêmement abondantes et excèdent une moyenne annuelle de dix mètres de hauteur.

Au delà de la zone basse des palétuviers s'étend, jusqu'aux hauts plateaux de l'intérieur, la forêt vierge aux nombreuses essences de bois utiles. L'arbre caractéristique de cette région est le palmier à huile qui a été propagé dans les circonscriptions de Douala, Edéa, Jabassi. C'est une grande réserve de richesses pour l'avenir. On le cultive aussi bien sur la côte à Kribi et à Campo que dans l'intérieur à Ebolowa, à Yaoundé et à Doumé.

Partout, dans la zone forestière, les populations encore primitives, de densité très faible, sont morcelées en une infinité de petits groupements indépendants et hostiles les uns aux autres.

Entre le rio del Rey et la rivière Cameroun, se dresse près de la mer le mont Cameroun, masse volcanique imposante, mesurant environ 40 kilomètres dans sa plus grande dimension, dont le point culminant (le mont Fako) atteint 4.070 mètres. La dernière éruption eut lieu en mai 1909. Cette masse couvre une région de près de 2.000 kilomètres carrés. Sur les flancs, à l'Est et à l'Ouest, on trouve de nombreuses et riches plantations (cacao, palmier à huile, caoutchouc, tabac, café, thé, ananas, bananes) notamment du côté de Victoria qui possédait un jardin d'essai et un institut agronomique. Victoria « la perle du Cameroun », est située au fond d'une baie souriante qui est le plus beau site du Cameroun. Toute cette région se trouve sur les territoires administrés, depuis la conquête, par les Anglais.

Le mont Cameroun est le commencement d'une chaîne de volcans éteints, orientés du Sud-Ouest au Nord-Est, parmi lesquels les massifs les plus importants sont le N'Lonako (2.400 mètres) et le mont Koupé (2.110 mètres) les monts Manengoumba (2.110 mètres). Cette zone montagneuse flanque à l'ouest les hauts plateaux qui occupent tout le Centre-Cameroun (altitude: 1.000 mètres dans la partie occidentale et septentrionale ; 700 mètres dans la partie orientale et méridionale).

La zone des savanes, avec ses champs de graminées géantes, ses bouquets de mimosées, de palmiers, de karité et ses galeries de forêts renfermant des lianes de caoutchouc, caractérise cette région et contraste avec la zone forestière, non seulement par sa végétation, mais aussi par l'état social et politique des populations. L'Islam a constitué là de véritables petits États organisés : le Bamoun (capitale Foumban), les sultanats de Banyo, de Tibati, de N'Gaoundéré.

Les montagnes de l'Ouest et le plateau central du Cameroun, forment la ligne de séparation des eaux allant vers la Bénoué au Nord, vers la Sanaga au Sud. Les eaux qui descendent du plateau à l'Est s'écoulent vers le bassin du Congo.

La Sanaga, le plus long et le plus important des fleuves du

Cameroun, se jette dans la mer après un cours de 800 kilomètres. Il est impropre à la navigation au-dessus d'Edéa. Entre ce fleuve et le Njong, navigable sur 35 kilomètres en partant de la mer, se trouve également une région de savane, puis le terrain se relève par places, pour présenter dans le Cameroun méridional l'aspect d'un plateau élevé d'au moins 500 mètres avec quelques hauteurs de 1.000 à 1.500 mètres. Les pluies, encore abondantes dans cette région, le sont moins cependant que sur la côte.

De la lisière des hauts plateaux jusqu'au Tchad, s'étend, sauf les monts de Mandara (600 mètres), une vaste plaine. La partie la plus basse est constituée par la vallée de la Bénoué. Ce grand fleuve qui arrose Garoua à la saison des pluies, après avoir été grossi du Faro, peut être remonté deux fois par an par les vapeurs mono-roue. Avant de traverser la Nigeria anglaise il prend sa source dans l'Adamaoua, pays renfermant des dépressions aux terres fertiles, avec des champs de maïs, de riz, de coton et aussi de canne à sucre. La plaine du Bornou, tour à tour poussiéreuse et marécageuse, se couvre de moissons au début de la saison des pluies, en mai, et donne asile à de nombreux troupeaux (1).

L'ancienne colonie allemande, jadis enserrée, isolée et mal desservie, en entrant dans le domaine des nations qui l'ont conquise, bénéficiera des conditions avantageuses de sa situation, car les régions intérieures du pays ont des liaisons commerciales naturelles avec les pays limitrophes.

Fertiles et productifs, les territoires du Cameroun peuvent certainement avoir dans l'avenir une brillante prospérité économique.

De Bonaberi, en face de Douala, sur la rive droite de l'estuaire du Cameroun, part le chemin de fer du Nord, gravissant les pentes des monts Manengouba et s'arrêtant à leur pied, à *N'Kongsamba*, après un parcours de 160 kilomètres. L'autre ligne (chemin de fer du Centre), construite sur 180 kilomètres, dans la direction de l'Est, est exploitée jusqu'à *Esseka* (173 kilomètres). Des deux points terminus partent deux grandes voies de communication se rejoignant à N'Gaoundéré, d'où la ligne d'étapes gagne le Tchad. Chaque étape est approximativement de 25 kilomètres par jour : pour se rendre à Garoua, il faut 40 jours via Yaoundé-Yoko-N'Gaoundéré, et 42 jours via Baré-Foumban, Banyo-N'Gaoundéré, sans compter les arrêts de repos en cours route.

(1) Pour plus de détails sur la géographie du Cameroun voir l'excellent article de Camille MARTIN, *in Suppl. Bulletin mensuel de l'Afrique française*, n° 10-12, oct.-déc. 1915, p. 186-201.

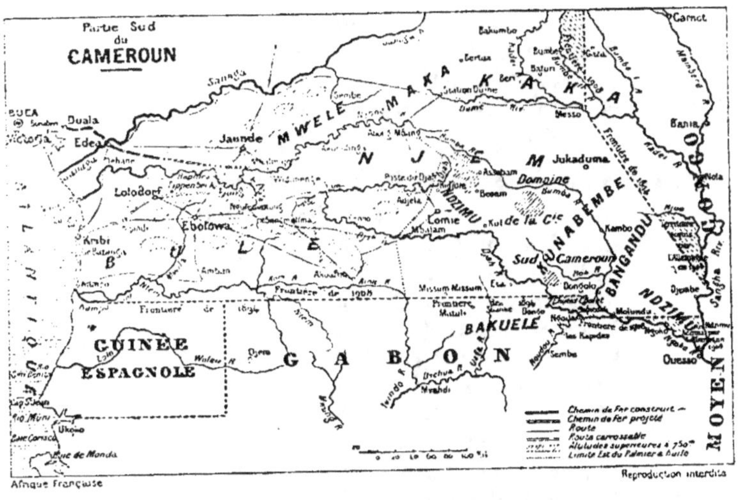

Partie Sud du CAMEROUN
GUINÉE ESPAGNOLE
GABON
MWELE
MAKA
KAKA
NDJEM
NDOUMOU
BAKOUELE
BANGANDU
NDZIMOU
MOYEN
BOULEE
Sud Cameroun
Sanaga
Duala
Edéa
Victoria
BUEA
Jaunde
Lolodorf
Ebolowa
Kribi
Ambam
Lomié
Comie
M'Salam
Dompine
Jukaduma
Ouesso
Carnot
Bania
Nola
Bahumbo
Station Dume
Frontiere de 1894
Frontiere de 1908
Frontiere Mututi
Missum Missum
Chemin de Fer construit
Chemin de Fer projeté
Route
Route carrossable
Altitudes supérieures à 750m
Limite Est du Palmier à huile
0 20 40 60 80 100 Kil.
Afrique Française
Reproduction interdite

Douala-Esseka . . . .   1 jour (chemin de fer)
Esseka-Yaoundé (1) .   5 étapes (porteurs)
Yaoundé-Yoko. . . .   11   —
Yoko-Tibati.   5   —
Tibati-N'Gaoundéré .   7   —
N'Gaoundéré-Garoua .   11   —
Garoua-Maroua . . .   8   —
Maroua-Mora   3   —
Mora-Kousseri   8   —

Douala-N'Kongsamba   1 jour (chemin de fer)
N'Kongsamba - Bana.   3 étapes (porteurs)
Bana-Foumban. . .   5   —
Foumban-Banyo . .   10   —
Banyo-Tingéré . . .   7   —
Tingéré-N'Gaoundéré.   5   —
Foumban-Yoko . . .   10   —
Banyo-Tibati   5   —

Les autres voies de communication sont les suivantes :

Edea-Kribi . . . . .   5 étapes (porteurs)
Kribi-Lolodorf (1). .   5   —
Kribi-Ebolowa . . .   8   —
Kribi-Kampo   3   —
Lolodorf-Yaoundé (1).   7   —
Lolodorf-Ebolowa (1).   3   —
Esseka-Lolodorf . .   3   —
Ebolowa-Yaoundé. .   6   —
Yaoundé-Doumé . .   11   —
Doumé-Lomié . . .   7   —
Doumé-Mouloundou .   28   —
Doumé-Bertoua . . .   3   —
Bertoua-Kaoundé . .   8   —
Kaoundé-N'Gaoundéré   8   —

Le docteur Cartron nous a laissé un rapport de route *via Esseka-N'Gaoundéré*. Nous en citerons les passages suivants :

Itinéraire Esseka-Yaoundé. — « *Esseka* est le point terminus de la voie ferrée ; à proximité d'Edea, il se trouve dans de bien meilleures conditions climatériques que celui-ci ; deux mamelons

(1) Ces différents points sont considérablement rapprochés par la mise en état des routes Kribi-Yaoundé, Lolodorf-Ebolowa, accessibles aux automobiles.

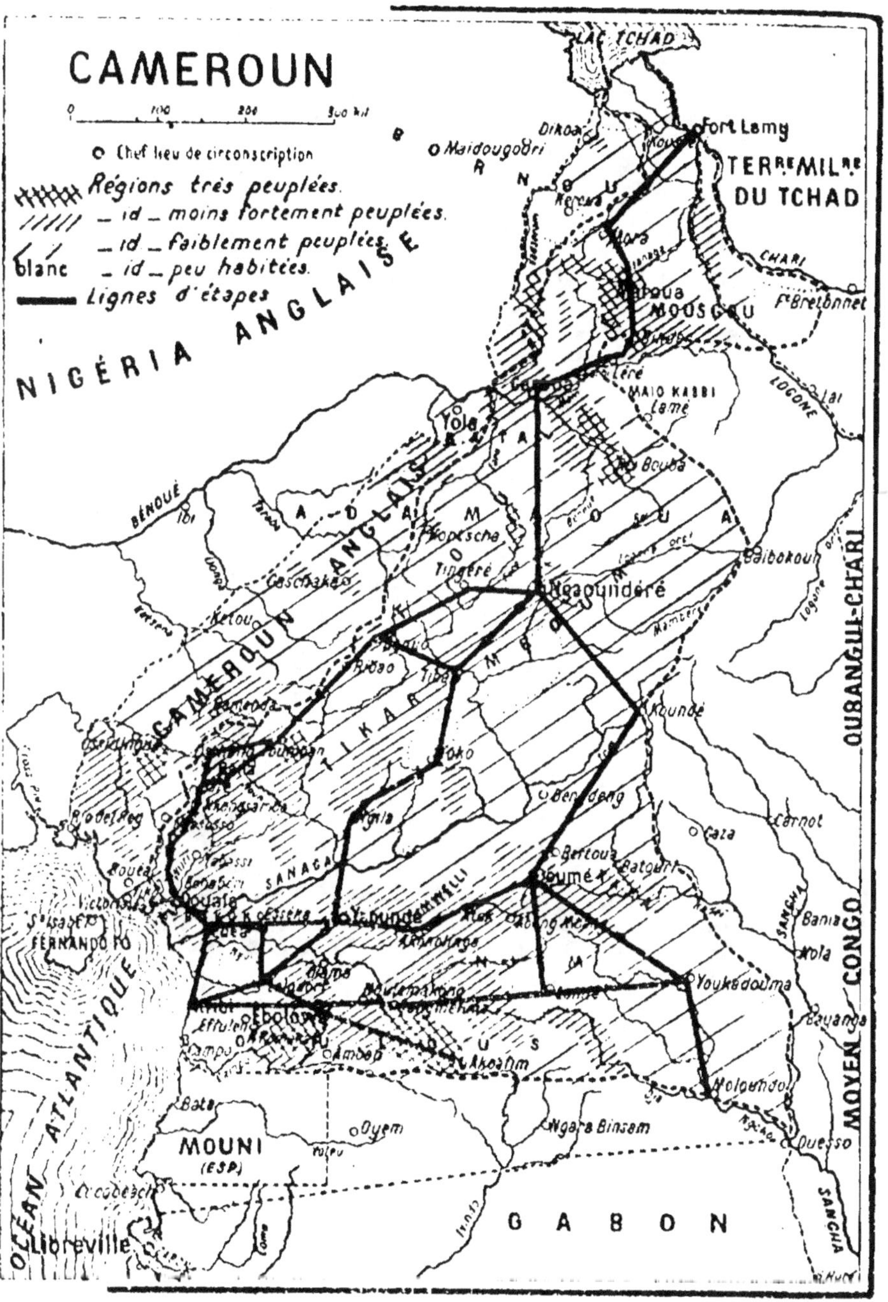

CAMEROUN
0   100   200   300 kil
○ Chef lieu de circonscription
Régions très peuplées.
_ id _ moins fortement peuplées.
_ id _ faiblement peuplées.
blanc _ id _ peu habitées.
Lignes d'étapes
NIGÉRIA ANGLAISE
LAC TCHAD
Fort Lamy
TERRＥ MILᴬᴿᴱ DU TCHAD
Dikoa
O Maidougouri
BORNOU
Kousseri
CHARI
Mora
Maroua
MOUSGOU
Fᵗ Brétonnet
Léré
MAIO KASSI
Lamé
LOGONE
Lal
Yola
Bouba
ADAMAOUA
BÉNOUÉ
Tibati
Mopescha
Tingéré
Baibokoun
Ngaoundéré
MBÉRÉ
Mamberé
TIKAR
Koundé
Bélédo
Tibao
Banoa
Carnot
Gata
Bertoua
Ben Deng
Batouri
SANAGA
Youkadouma
Bafia
Banga
Douala
Mbalmayo
Victoria
FERNANDO PO
S. Isabel
Yaoundé
Akonolinga
Mbaiki
SANGA
Abong Mbang
Nola
OCÉAN ATLANTIQUE
Ebolowa
Effulen
Kribi
Campo
Ambam
Akoafim
Lomié
Moloundou
OUBANGUI-CHARI
MOYEN CONGO
Bata
Oyem
Ngara Binsam
Ouesso
MOUNI (ESP)
Cocobeach
Libreville
SANGHA
GABON

qui des deux côtés dominent l'ancien poste, sont particulièrement privilégiés. Sur le moins élevé, le commandant de subdivision a procédé à des travaux de construction. Esseka a l'avantage de posséder à proximité, une source d'eau excellente, canalisée sur un certain parcours, et qui jusqu'à ce jour n'a donné lieu à aucun mécompte.

Le poste de Mangelès, situé en forêt, à 40 kilomètres d'Esseka, sur un monticule de 800 mètres d'altitude, bénéficie d'un climat encore plus favorable que celui d'Esseka. Dans ces deux postes, les Européens, nourris presqu'exclusivement de conserves, auraient intérêt à pouvoir être ravitaillés régulièrement en viande fraîche.

Jusqu'à la rencontre de la grande route Kribi-Yaoundé, à deux étapes de Mangelès, sur un parcours totalement effectué en forêt, de rares villages peu importants n'abritent le plus souvent que quelques miséreux physiologiques. Nous avons observé quelques cas suspects de trypanosomiase, quelques lépreux et bacillaires, beaucoup de syphilitiques et de nombreux porteurs de pian.

A signaler, à un jour de Mangelès, sur un plateau dominant la forêt, le *village de EkoaDjom* où les Allemands avaient établi un camp pour les travailleurs de la voie ferrée. Ce point, si toutefois le tracé actuel de la voie continue à être suivi par les convois qui se rendent d'Esseka à Yaoundé, mérite de retenir l'attention pour l'installation d'un gîte d'étape.

De ce village, on gagne en quelques heures la *grande route Kribi-Yaoundé* ; et dès lors, dans un pays de forêt moins dense, se succèdent sans interruption, sur une belle route, des villages très importants, mieux construits et très propres pour la plupart. Des indigènes plus civilisés et plus instruits, du fait de la proximité d'un grand centre, mieux nourris, d'apparence robuste et saine, viennent plus souvent au devant de l'Européen et réclament au besoin assez facilement les soins du médecin. La population infantile, très dense dans ces villages, nous a permis de constater l'attention des mères pour leurs enfants qui sont bien tenus. Les indigènes du type Yaoundé, les femmes en particulier, ont conservé les habitudes de la race pahouine, qui consistent à s'enduire le corps d'une teinture de bois rouge ; pour certaines maladies, le corps est peint en entier, pour d'autres un cercle rouge ceint le front ou la face ou un membre. Les teintures sont d'ailleurs employées dans d'autres circonstances, dans un deuil, par exemple. La surface du corps recouverte sera d'autant moins grande que le degré de parenté du défunt sera plus éloigné. Une veuve restera coloriée complètement en blanc pendant dix mois.

Quelques heures avant d'arriver à *Yaoundé*, la forêt qui, depuis deux jours, semblait à regret céder la place à la savane, cesse brusquement. Les avantages de ce grand centre, tant au point de vue de sa situation et de son climat, que du confort des logements européens et de ses facilités de ravitaillement en légumes et en viandes fraîches, sont à souligner. Nous avons visité avec intérêt les établissements sanitaires, l'hôpital européen, l'hôpital indigène, les locaux d'assistance, le parc vaccinogène, la léproserie. Quelques-uns des nombreux malades rassemblés dans ce camp de ségrégation étaient particulièrement intéressants : peu de formes léonines, mais surtout des formes nerveuses, mutilantes et ulcéreuses, à taches hyperchromiques et achromiques. Les quelques cas de lèpre que nous avons pu d'ailleurs rencontrer sur notre route étaient du même type ; nous n'avons guère vu que deux ou trois cas de faciès léonin typique.

Itinéraire Yaoundé-Tibati. — A part quelques kilomètres de forêt, traversés ça et là, avant d'atteindre Ngila, on ne trouve plus que la savane à partir de Yaoundé. On rencontre bien jusqu'à Yoko de nombreux villages sur la route ; mais la plupart ont été abandonnés par les indigènes qui préfèrent la brousse à une route fréquentée par les convois ; Ceux qui sont encore habités, abritent quelques vieillards et le chef responsable, le reste de la population s'étant enfui au son d'un tam-tam signal qui, d'une crête à l'autre, annonce l'arrivée de l'Européen et des tirailleurs.

Il est évident que dans ces conditions, sauf dans les gîtes d'étape où à la rigueur on a le temps d'exiger le rappel de la population par le chef, la plus grande partie des indigènes échappe à toute observation médicale.

Dans les *villages à partir de la Sanaga*, à trois jours de Yaoundé, la case ronde de banco et de paille remplace la case pahouine en paillote et rectangulaire ; ils sont moins importants, moins peuplés et souvent moins propres.

Les rares indigènes examinés, pour la plupart chétifs et malingres et qui n'ont pas eu le courage de s'enfuir, ne permettent pas de se faire une idée exacte de la valeur physique des individus. Dans ce parcours, parmi les maladies observées, les lésions syphilitiques comme partout prédominent ; à citer quelques cas d'éléphantiasis des membres inférieurs et de déformations des extrémités avec rétractions tendineuses.

Les lépreux semblent plus rares qu'en forêt : ceci tient peut-être à ce que les indigènes, plus habitués — dans ces régions où il a existé des camps de ségrégation — à reconnaître parmi eux les individus atteints, font eux-mêmes leur police en chassant de leurs villages les suspects. Il est certain en tout cas, d'après ce que nous avons vu à Yaoundé, que quelques indigènes dressés par les Allemands et désignés par eux pour la recherche des lépreux dans les villages, ne se trompaient guère, même pour des lésions primitives. Les enfants moins surveillés, moins propres, sont aussi plus chétifs; beaucoup ont le faciès terreux, ils sont œdématiés et maigres. Ils donnent l'impression d'être porteurs d'ankylostomes. Notons plusieurs cas de varicelles et nombreuses cicatrices de variole. Le pian est déjà moins fréquent que dans le Sud.

Dès *Ngila*, atteint deux jours après la Sanaga, on constate que dans tous les gros centres, le village haoussa, construit en dehors de la ville indigène, va prendre de plus en plus d'importance par rapport à cette dernière. Ce détail mérite d'être signalé, car nous avons constaté que, plus on gagne vers le Nord, moins l'indigène se présente à la visite, sans doute parce qu'il trouve dans le Haoussa un fidèle guérisseur de tous les maux.

Yoko, construit par les Allemands à plus de 1.100 mètres d'altitude, est admirablement situé ; le village indigène, où nous nous sommes rendus, venait d'être par mesure hygiénique reconstruit à neuf sur l'ordre du commandement. Nous avons eu l'occasion de rencontrer dans ce groupement quelques indigènes de la région de Bafia (sud-ouest de Yoko et nord de la Sanaga) remarquables par leur taille, leur forte constitution et leur musculature ; ils sont d'ailleurs intelligents.

A Yoko se trouvait jadis un médecin allemand. Il existe encore, mais complètement en ruine, sur un mamelon situé à l'est du poste, un camp de ségrégation.

Sur l'itinéraire Yoko-Tibati, les villages se font de plus en plus rares et seuls sont habités, par quelques indigènes, ceux désignés comme gîtes d'étapes. Le pays étant assez accidenté, ces derniers généralement situés sur des hauteurs sont agréables et confortables. Quelques-uns gagneraient à être déplacés.

Poste de Tibati. — Deux jours avant l'arrivée à Tibati, nous sommes déjà dans la circonscription de N'Gaoundéré (subdivision de Tibati). Le poste de Tibati créé depuis l'occupation française, entièrement neuf, spacieux, très propre, fort agréable et pittoresque sur une colline dominant un lac, présente l'inconvénient d'avoir beaucoup de moustiques attirés par les marécages de la plaine. L'effectif de la garnison, largement ravitaillé en viande fraîche, farine de manioc, maïs, mil, poisson, était dans d'excellentes conditions à notre passage. Profitant d'un assez long séjour à Tibati, nous avons tenu à voir de près la population. A la troisième convocation du commandant de subdivision seulement, le lamido (ou chef) put rassembler environ un tiers de la population du village. Peu à dire sur les adultes pour la plupart de robuste constitution, et bien nourris par les produits du pays. Les malades d'ailleurs ne sont pas venus en grand nombre. Beaucoup étaient adultes, marqués de traces de variole. Dans le but de contrôler les affirmations des indigènes, prétendant qu'aucune tournée de vaccination n'avait été faite dans le pays depuis six ans, nous avons surtout porté notre attention sur les enfants de tout âge. Sur *177 enfants examinés, il y avait : 22 vaccinés* (tous âgés) ; *155 non vaccinés* (tous âgés). La population de Tibati est estimée à environ 2.000 âmes, mais il faut tenir compte que nous venons de passer à une époque où une grande partie de la population se trouve disséminée dans les villages de culture (ou roundés). Après les récoltes, les indigènes retournent presque tous dans les centres principaux, au nombre de trois ou quatre dans la subdivision, dont Tibati le plus important. Ce fait est à retenir, car il y aurait tout intérêt à pouvoir profiter des saisons, où les gens sont ainsi groupés dans les centres, pour y faire des tournées médicales, en particulier de vaccination.

Nous avons insisté auprès du « lamido » pour nous faire envoyer les gens de son village qui « faisaient de la médecine », mais ce fut sans résultat. Nous avons cependant pu apprendre qu'une des médications les plus en vogue était la scarification. De renseignements recueillis de sources diverses — et que nous donnons sous toute réserve — il résulterait que les indigènes, et en particulier ceux des régions du Nord-Cameroun, auraient été rendus plus méfiants envers les méthodes européennes, à la suite de certains procédés expérimentés sur eux, du temps de l'occupation allemande.

Ici comme partout, malgré sa méfiance, l'indigène sait reconnaître cependant la valeur de certains de nos médicaments. Non seulement aux étapes, mais bien souvent en cours de route, on venait nous présenter une grande bouteille vide où était recueilli précieusement l'iodure de potassium que nous pouvions donner; ce médicament et les sels de mercure étaient largement distribués du temps de l'occupation allemande. Ajoutons que les vieillards en particulier, les chefs surtout, attachent une grande importance aux aphrodisiaques; leur insistance auprès de nous montre que des abus ont pu être commis jadis dans ce sens.

Itinéraire Tibati-N'Gaoundéré. — A trois jours de Tibati, on atteint, dans des conditions climatériques de plus en plus favorables à la marche, les contreforts du massif de N'Gaoundéré ; et par une route plus ou moins accidentée, à travers une savane boisée et très mamelonnée, on gagne, à une altitude de 1.200 mètres environ, le plateau où s'élève actuellement le poste. Dans ce dernier parcours, on rencontre seulement et sur la route même, des gîtes d'étape ou campements, pour la plupart très confortables et bien situés, comprenant une grande case pour Européen et, plus éloignées, des cases pour tirailleurs et porteurs. Cependant, à proximité de chaque campement, à une distance variant de 400 à 1.000 mètres, existe un petit village qui est celui du chef responsable de l'entretien du campement.

Dans ces régions, la population paraît vigoureuse et forte. L'observation suivante peut venir à l'appui de ce que nous avançons sur la valeur physique des races de ces pays. Quoique ce ne puisse être une règle, — car le choix des porteurs, l'entraînement des individus à un même travail, le climat, sont autant de causes d'erreur, — nous avons constaté que, plus on gagne vers le nord, plus le lot des porteurs relayés à Esseka, à Yaoundé, à Tibati augmente de valeur. Ainsi, tandis que les porteurs du sud (leur charge en général sur le dos) marchent à une allure moyenne de 3 1/2 à 4 kilomètres, ceux de Yaoundé de 4 à 4 1/2 les porteurs de Yoko et surtout ceux de Tibati et de N'Gaoundéré (la charge sur la tête) soutiennent, sans y être forcés, l'allure moyenne d'un cheval au pas de 5 1/2 à 6 à l'heure. Sans trace de fatigue apparente, certains pourraient porter des charges de 30 kilos et plus ; et s'il y avait lieu, doublant les étapes, feraient ainsi 40 kilomètres dans leur journée. Examinés à leur arrivée, ces hommes se trouvent dans d'excellentes conditions. Il faut reconnaître que dans ces régions, il est plus facile qu'en forêt de leur procurer une alimentation variée, substantielle et suffisante, conditions *sine quâ non* de l'endurance et de la bonne volonté du porteur.

N'Gaoundéré. — La circonscription de N'Gaoundéré, qui englobe les subdivisions de N'Gaoundéré, Banyo, Tibati, a son centre principal à N'Gaoundéré qui comprend deux parties bien distinctes : le poste militaire et le village indigène.

N'Gaoundéré n'était pas chef-lieu de circonscription du temps de l'occupation allemande ; il ne fut occupé que quelques années avant la guerre et fortifié par la suite. Le poste militaire actuel est établi sur un vaste plateau de près de 1.200 mètres d'altitude où la garnison bénéficie de conditions climatériques particulièrement favorables.

Le poste, qui jadis se trouvait resserré dans une étroite citadelle, est maintenant très agrandi sur le plateau largement débroussé, avec un immense camp pour tirailleurs, hygiénique et propre où chaque homme peut avoir sa case particulière. De grands jardins et champs de culture (pommes de terre) procurent à l'Européen — largement ravitaillé en viande fraîche, volailles, œufs, laitages — une nourriture saine, variée et suffisante. Les tirailleurs eux-mêmes peuvent en bénéficier. Une source d'eau potable est à peu de distance du poste. L'état sanitaire de l'ensemble de la garnison est actuellement aussi satisfaisant que possible. Toutefois les affections pulmonaires résultant des brusques variations de température semblent assez nombreuses.

Pour les mêmes raisons qu'à Tibati, à certaines époques de l'année, le chiffre de la population est soumis à des fluctuations. Au dernier recensement, pour l'ensemble de la circonscription, la répartition de la population s'établissait ainsi :

Subdivisions	Hommes	Femmes
N'Gaoundéré	9.657	8.997
Tibati	2.250	4.047
Banyo	4.233	4.040
	16.140	17.084 = 33.224

Les enfants au-dessous de huit ans qui représentent un tiers de la population ne sont pas compris dans ces chiffres qui d'ailleurs sont inférieurs à la réalité.

Dans les diverses subdivisions et dans les centres importants, les indigènes sont sous l'autorité du lamido ou sultan ; celui-ci jouit sur ses sujets d'une autorité qui n'a comme limites que le contrôle militaire ou administratif. Nous avons pu, avec l'utile concours du commandant de circonscription, nous entretenir avec les sultans de N'Gaoundéré et Tingéré, convoqués au poste. Expliquant quel était notre rôle et par quels moyens bienveillants nous cherchions à leur venir en aide et à soulager leurs maux, nous leur avons exprimé notre ferme désir d'être soutenu par eux, auprès des leurs dans notre œuvre humanitaire.

Dans ces régions du nord, l'indigène n'a pas été habitué à fréquenter les milieux hospitaliers comme dans le sud. Nous inspirant des directives de la circulaire émanant de la Direction du Service de santé, nous essayerons de gagner la confiance des indigènes par des méthodes de bienveillance. Nous espérons arriver à un résultat en faisant preuve de patience, de lente persuasion, et de douce ténacité » (Dr CARTRON).

Nous devons au docteur Ravoé, les pages suivantes sur l'*itinéraire N'Kongsamba-N'Gaoundéré*.

De N'Kongsamba au Noun. — « Géographiquement, la route traverse une partie du « Manenguba Hochland » des Allemands, plateau triangulaire, incliné vers le Sud et vers l'Ouest, dont le relief s'élève du Nord-Est jusqu'à la chaîne montagneuse qui part de Dschang pour mourir près de Somo. On atteint à *Baré* une altitude de 85o mètres puis on redescend, près du campement de Fongang, pour franchir la vallée profondément encaissée du Nkam.

La route remonte ensuite par de magnifiques lacets ; elle arrive à Bagang, puis à Bana (1.3oo à 1.4oo mètres d'altitude — 66 kilomètres de N'Kongsamba). Le point culminant n'est toutefois atteint que plus loin, à la traversée d'un col, entre Bana et Bangwa.

La vallée   Noun où l'on parvient ensuite, est très large : c'est une dépression qui prolonge les vallées du Nkam et de la Sanaga ; son altitude ne dépasse pas 6oo à 7oo mètres. La descente se fait dans des terrains rocheux ; la dureté du chemin est compensée par des points de vue remarquables, d'où l'on saisit le contraste frappant entre les montagnes arides du Nord, et les croupes couvertes de forêts qui s'étendent l'une derrière l'autre, bien au loin vers le Sud.

Historiquement, toute cette région est de soumission assez récente. Le capitaine Ramsay conduisit en 1900-1908 deux expéditions dans cette partie du Cameroun, pour le compte de la « Nordwest-Kamerun-Gesellschaft ». Von Besser, Pavel agissaient en même temps au nom du gouvernement, et une expédition de répression vengeait le meurtre de Konrau. Vers 1903, on fondait les stations de Fontem et d'Ossidingé. En 1905 le lieutenant Muller livrait encore un combat sur le plateau du Manenguba, pour permettre la construction du chemin de fer. Enfin en 1906, Clauning soumettait le pays de Kumbo, bien plus au Nord-Est.

En dehors des centres de N'Kongsamba et de Baré, où le commerce attire des gens de toutes sortes, la population du pays est désignée sous le nom de « Graffi ». Petits, malingres, laids, à peu près nus et parfaitement sauvages, les Graffis semblent les restés d'une race qui aurait cherché refuge dans les montagnes. Ils sont très craintifs, probablement pas sans raisons, car ni les envahisseurs, ni les expéditions allemandes n'ont dû faire abus des procédés de douceur.

Leurs villages sont de véritables forteresses, remarquablement bien bâtis, avec murs en terre et palissades, chemins de ronde, dédales de couloirs passant à travers des cases qui servent de centres de résistance. Quelques-unes de ces cases ont un double mur, de façon à former une galerie tout autour d'un réduit central. Les maisons, en terre, sont quadrangulaires à la ba.. très hautes, et coiffées d'un grand toit conique en paille. La charpente de ce toit est extrêmement bien faite. A côté du campement de Fongang on voit un de ces villages ; une des portes est entourée de poutres peintes en rouge, où sont sculptés des fétiches. Le costume des Graffis m'a paru consister principalement en une ficelle qui retient un couteau sur la fesse droite. Quant aux femmes elles vont toutes nues et n'en sont pas plus séduisantes.

Baré et *N'Kongsamba* centres de commerce, donnent la meilleure impression.

Bana enfoui au fond d'une vallée, malgré son altitude est froid ; le poste est petit, la construction d'un marché imposant ne semblait pas en avoir fait un centre d'attraction.

Végétation. — C'est une flore de transition : alors que dans les points élevés on se trouve en pays d'herbes, les vallées sont pleines d'une forêt qui ressemble à celle du Sud ; dans quelques vallons il y a des fougères arborescentes.

A partir de Bangang-Fokang, en descendant sur le Noun, on commence à trouver la savane parsemée d'arbres secs et noueux qui ressemblent à ceux de la flore méditerranéenne.

Comme plantes d'alimentation, il faut signaler la banane, l'igname, la patate, le maïs, le palmier à huile.

Du Noun au Mabe. Le Bamoum. — Le Bamoum est encore, géographiquement, un pays de plateaux et de hautes vallées. Son altitude varie de 700 à 1.200 mètres et plus ; il est limité à l'Ouest par le Noun, à l'Est par le Mabe et le Mbam, au Nord par les montagnes de Kumbo. Il est incliné du Nord au Sud, dans le sens des cours d'eau qui le traversent ; il fait partie du bassin de la Sanaga.

Après avoir franchi le Noun sur un pont de singes, auquel un radeau généralement inutilisable ne prête qu'un faible secours, la route monte vers les hauteurs de Kouffem et de Fousset ; à Kouti elle longe une ancienne ferme-école allemande, et à 14 kilomètres de là, elle atteint *Foumban*. Le chemin de fer devait y arriver et continuer vers le Nord. L'altitude est de 1.185 mètres.

A *Banguawi* on est redescendu dans la plaine du Wi ; pendant trois bonnes étapes on restera dans une large vallée, sillonnée de marigots, chaude, humide, malsaine, et à demi-inondée. C'est seulement un jour après *Gorori* (frontière du Bamoum) que l'on quit-

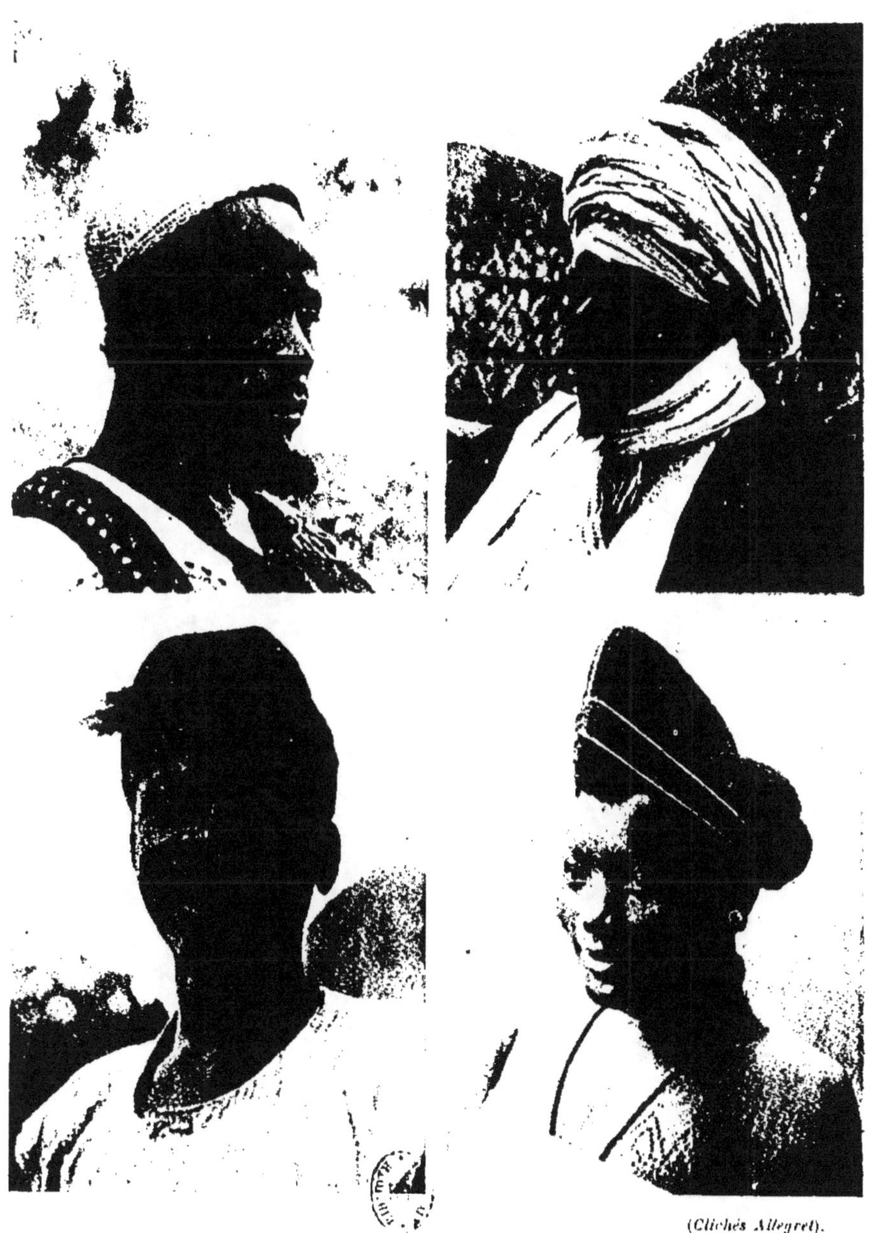

Fig. 1, 2, 3, 4. — Types de Foumban (Entourage du Sultan N'Joya, voir page 171.

fera les altitudes de 700 à 800 mètres, pour regagner les hauts plateaux secs.

Cette dépression a certainement été un obstacle à la marche des envahisseurs Foulbés. La glossine y vit, les moustiques y pullulent. Si une épidémie de fièvre jaune venait du Nord, elle formerait peut-être ici des foyers secondaires, et pourrait gagner les régions chaudes par la Sanaga ; mais il faut tenir compte du peu de population de la région, ce qui donne une garantie.

Ethnographiquement, on considère les Bamoums comme une branche du peuple autrefois très important des Tikar. Pendant que ce dernier déclinait, la puissance des Bamoums allait croissante, et le rameau est aujourd'hui plus florissant que la souche originelle. Les Allemands les regardaient comme des « Sudanneger » à peu près purs, parce qu'ils ont pu résister victorieusement aux Foulbé. De leurs luttes anciennes, restent comme témoignages la disposition de leur capitale et la répartition de la population : elle s'est condensée autour de Foumban, pour trouver un refuge en cas d'alerte.

La ville comptait jadis plus de 18.000 habitants ; aujourd'hui encore, 2.000 hommes payent l'impôt et le marché est important. L'enceinte était assez étendue pour permettre des cultures et des pâturages. On en voit des vestiges, et les portes sont défendues par des cases disposées comme les tours des ponts levis de nos châteaux-forts. Au centre, s'élève le palais du Sultan, grand bâtiment de la plus grande originalité, aux chambres et aux cours compliquées ; les grandes salles à piliers carrés, pleines d'ombre, sont tout à fait imposantes.

On sent nettement, dans le Bamoum, l'empreinte de la civilisation musulmane. On sait que le chef Njoya, qui était tout enfant à la mort de son père, n'avait pas recueilli sans peine son héritage, et sa mère, qui exerçait la régence, dut faire appel à l'émir de Tibati. Les Foulbés sont donc venus, sinon en conquérants, du moins en alliés, et le costume, les armes, les mœurs des habitants s'en ressentent. Mais d'autre part, l'autorité du Sultan est considérable. Jouissant d'un grand prestige auprès de ses sujets, il joue au monarque absolu et de même qu'il a déjà inventé une écriture, il paraîtrait qu'il crée une religion, mélange d'islamisme et de doctrines reçues des missionnaires. En tout cas, il vient de construire une sorte de mosquée ; les fétiches qui ornaient la place du marché sont abattus, et le peuple est oublieux de leur grandeur passée.

Il faut signaler à l'honneur de Njoya, une idée originale, excellente. Pour la bonne tenue de sa ville, il a imaginé de réserver un quartier spécial aux femmes qui n'étant pas mariées, sont libres de leurs corps; deux immenses cases leur offrent près de 200 cellules. Une vieille matrone, dit-on, a pour mission d'examiner au point de vue sanitaire, celles qui sont suspectes de maladies vénériennes. Il semble que Foumban serait un point où l'assistance médicale et l'hygiène indigène porteraient des fruits.

Une coutume certainement locale, est celle, pour les hauts dignitaires, de signaler leur importance, en faisant mettre devant l'endroit où ils exercent leurs fonctions, des crânes de bœufs et d'hippopotames.

Le reste de la route est assez désert; les campements sont bien tenus, et placés sous la surveillance du Sultan, qui y délègue des hommes à lui (Tchindas).

Végétation. — Dans les régions les plus élevées, c'est la savane herbeuse parsemée d'arbres rabougris. Dans la plaine, du Wi au Mabo, la forêt est peu dense.

Aux alentours de Foumban le palmier à huile, le palmier à vin, la banane, l'igname, la patate, sont très cultivés. La nourriture des indigènes paraît largement assurée.

Le Haut-Adamaoua, Banyo, Tibati, N'Gaoundéré. — Géographiquement, toute cette région est un immense plateau que limitent au nord des chaînes élevées et qui a grossièrement la forme d'un croissant, dont la concavité regarde le Sud. Son altitude est de 1.250 mètres à Ribao, elle est de 1.100 à Banyo. Tibati, qui se trouve sur son rebord Sud n'a que 865 mètres; N'Gaoundéré est à 1.120 mètres. Vers le Sud, la pente est douce; de très larges croupes, que Passarge appelle « Schwellen », continuent en certains points la masse principale et vont mourir doucement, dans la haute vallée de la Sanaga (Tibati-Schwelle, Ndumbé-Schwelle). Mais vers le Nord, dès que l'on a traversé la chaîne montagneuse qui inscrit le plateau, la descente est rapide sur la vallée de la Bénoué. Le cours de quelques affluents de cette rivière a entaillé profondément la ligne des crêtes, et a formé les cols où passent le Banyo qui descend sur Gaschaka, le Déo qui arrose Kontscha, le Faro qui coule vers Tschamba. Cette disposition est importante à connaître, car elle facilite, dans une certaine mesure, le transport de germes ou d'insectes dangereux.

C'est ainsi que Gaschaka (altitude 350 mètres) est seulement à 75 kilomètres de Banyo, à vol d'oiseau, et la route qui les relie ne fait pas de détours : un indigène peut parfaitement franchir la distance pendant sa période d'incubation de fièvre jaune. Il va sans dire que tous ces cols donnent passage à des chemins. Quant au sommet de cet immense plateau, il est coupé en tous sens de petites élévations de terrain : il a probablement subi, lors de sa formation, une sorte d'écrasement et de plissement, les grandes masses rocheuses du Nord formant point de résistance. C'est pourquoi, la construction d'un chemin de fer nécessiterait une suite ininterrompue de tranchées et de remblais.

Après avoir traversé le Mabe et ses inondations, la route rencontre le village de *Gorori*, ancien centre indigène tout à fait déchu. La plaine se continue encore pendant une étape : un peu après Lingam, la grande route de Bamenda vient rejoindre celle que nous suivons. On escalade alors le seuil, et de 750 mètres, on monte brusquement à 1.250 mètres (Ribao). C'est le plateau de Tikar, solitude aride et désolée ; on n'y voit pour ainsi dire pas de villages, et la contrée reste la même pendant trois jours, jusqu'à Banyo.

De *Banyo à Tibati* il y a cinq étapes ; nous avons vu que l'on redescendait légèrement. La route suit en effet, sur la rive droite, mais très loin du cours d'eau, la haute vallée du Mbam, et le traverse à Mbamti ; on se dirige ensuite directement vers l'Est.

Immédiatement après Tibati, dans la même journée, on franchit deux affluents du Djerem : le Meng et le Maur ; un peu plus loin, on côtoie un lac près de Niadac. Il y a là, aux environs immédiats de Tibati, toute une région riche en eau ; le poste lui-même est construit au bord d'un étang. Des bras morts et des marais relient toutes les petites dépressions.

Vers l'Est, s'étend le « Siebenstromland », pays des sept rivières. Mais en allant dans la direction de N'Gaoundéré, le relief ne tarde pas à s'élever : la végétation un peu méridionale, fait place à la savane, le climat devient plus sec et plus froid, les montagnes arides se montrent de nouveau. On traverse les campements de Keigama, Tekel, Yanga, Mandjia, Tapare, dont le manque de confort fait contraste avec ceux, si bien tenus, de la subdivision de Tibati, et on arrive à N'Gaoundéré.

C'est seulement deux étapes plus loin, que se termine le haut plateau de l'Adamaoua. La route, qui s'est élevée à plus de 1.200 mètres, rencontre le vallon où la Bénoué prend sa source, près du village d'Aman, et tombe du plateau, encore plus brusquement qu'elle n'y était montée : Gabdo (ou Abdou) est à 670 mètres, Aladschin-Galhibu à 390 mètres.

Dans les gros centres, le costume des hommes est composé du grand « boubou », bleu, noir ou blanc, et de sous-vêtements divers ; ils sont le plus souvent coiffés d'une calotte en étoffe, mais les chefs et les gens d'importance portent le turban. Quand « le lamido » se

déplace, il est naturellement escorté de son tam-tam et de ses
cavaliers ; on voit alors les vêtements bariolés, rouges, verts, jaunes,
les grandes ceintures, les bottes molles brodées de cuir, les cottes
de mailles, les casques de fer mince, ornés de plumes d'autruche.
Les selles à pommeau sont couvertes de tapis multicolores ; les
chevaux caparaçonnés galopent sous le soleil, s'arrêtent brusquement et se cabrent aux secousses brutales du mors indigène ;
leurs cavaliers brandissent les lances à large pointe. La flûte aigre,
le tambour, la longue trompette de fer jouent inlassablement, et le
fou du palais glapit d'une voix rauque les louanges de son maître.
Le spectacle est partout le même, et ne diffère que par le nombre
d'exécutants, la richesse de leurs costumes et la beauté de leurs
montures.

Les femmes sont drapées dans de grands pagnes et, celles qui
sont bien faites, ne manquent pas d'une certaine élégance un peu
sauvage ; leurs cheveux assez longs, sont tantôt tressés en nattes
sur les côtés de la tête, tantôt relevés en cimier. Des bracelets ornent
leurs poignets et leurs chevilles ; l'aile d'une des narines perforée,
porte souvent un ornement en argent. Les femmes Borroros ont de
grands anneaux d'oreilles en cuivre.

Les captifs, les pauvres sont vêtus de haillons, mais toutefois leur
costume est moins sommaire que chez les Graftis par exemple ;
l'industrie indigène du coton fait du vêtement un objet courant.

Les cases sont petites, à soubassement en terre, avec un toit en
paille ; chaque propriétaire en possède un certain nombre, agglo-
mérées ensemble : il y a là, en même temps que son habitation,
celles de ses femmes, de ses parents et de ses esclaves, et entre elles
de petits jardins. L'ensemble est entouré d'une clôture en nattes ou
d'un mur. Il existe généralement des latrines : un trou creusé en
terre et surmonté du col d'un vieux pot.

On couche sur des tapis de paille tressée, sur des peaux d'animaux ou sur des « tarras », et le feu brûle toute la nuit.

Enfin, l'alimentation est bien assurée : le mil en est la base,
mais la viande, le laitage y ont aussi une grande part. Les marchés
indigènes sont extrêmement pittoresques, mais la police urbaine
a beaucoup à faire pour la tenue des étals en plein vent. Les mouches y sont innombrables et la viande est souvent pourrie.

Dans les villages où la population musulmane est peu nombreuse, et même dans les autres, on fait une grande consommation de bière de mil ; sa faible teneur en alcool la rend je crois à
peu près inoffensive, et elle a plutôt, la valeur d'un aliment.

L'islamisme bien tiède n'a empêché nulle part la prostitution, ni les unions passagères, et les affections vénériennes y trouvent leur compte. Ni les tirailleurs, ni les Européens ne rencontrent de difficultés à « se marier ».

Les échanges entre indigènes sont assez importants, et tous se déplacent volontiers pour se rendre aux marchés qui se tiennent dans les grands centres. Bien que ces marchés aient perdu de leur importance ancienne, ils réunissent cependant une foule de plusieurs milliers de personnes. A côté des marchands de produits alimentaires, l'industrie locale du cuir, du fer, des tissus, y est représentée. Les Haoussas sillonnent les routes et font le commerce des étoffes, du sel, du sucre, des bestiaux, et de toute espèce d'objets. On est par eux en relation étroite et constante avec les régions voisines, et plus particulièrement avec la Nigeria.

Les villes : Banyo est situé dans une plaine aride, sans arbres ni cultures, coupée de quelques vallons où coulent des ruisseaux. Les rues tortueuses serpentent entre des clôtures en paille tressée, qui circonscrivent les agglomérations de cases et les dérobent à la vue. Derrière cet abri, les pots de terre, pleins d'eau croupie, parsèment les habitations et les jardins, et les moustiques pullulent en paix. Chaque inspection conduit à travers un dédale de cours et de ruelles, et l'étendue de la ville est telle, qu'il faudrait y consacrer sept ou huit demi-journées, avant de l'avoir examinée en son entier. Lors de notre passage, nous avons cependant eu l'impression qu'un résultat heureux pourrait être obtenu : le lamido et les chefs ont fait preuve de la meilleure volonté. Mais les bonnes habitudes se perdent vite dans un endroit où il n'y a pas de médecin à demeure.

Le poste est agréable, construit à 800 mètres environ du village. Il est composé de maisons en maçonnerie, qui offrent aux Européens des logements confortables. Le camp des tirailleurs est à quelque distance, bien bâti et propre. L'hôpital situé entre Banyo et le poste, à 200 mètres de ce dernier, pourrait être facilement remis en état. En cas d'épidémie de fièvre jaune, il serait possible d'utiliser un mamelon qui domine la plaine de près de 350 mètres, et auquel on accède en deux heures et demie. Les Allemands s'y étaient réfugiés ; il reste de leurs travaux un puits, des abris sous roche et des plateformes cimentées.

La population de Banyo tend à diminuer ; elle aurait décru de plus de mille hommes en un an. Le versant sud de la vallée de la Bénoué joue certainement le rôle de centre d'attraction, et il est, comme nous l'avons dit, tout proche.

De nombreuses routes font de la ville un point de convergence :

cello do Foumban, sur laquelle se greffent cello de Bamenda à Lingam, et cello do Ngambo à Gorori ; les routes de Gaschaka, de Kontscha, de Tingéré, de Tibati, en partent comme les branches d'une étoile.

Tibati est plus chaud et plus humide. La ville, que nous avons seulement traversée, est construite comme cello do Banyo, et cette disposition y présente encore plus d'inconvénients, à cause du climat. Le posto est bâti avec les moyens du pays, mais il est aussi mal situé que possible : il surplombe en effet un petit lac, si proche qu'il est facile d'y jeter une pierre à la main. On y est la proie des moustiques. Sauf ce défaut capital, on ne peut penser que du bien de la façon dont il est tenu ; le camp des tirailleurs et les dépendances étaient lors de notre passage d'une grande propreté et des fours crématoires brûlaient jour et nuit toutes les ordures. L'ancien fossé de la ville passe à peu de distance, et il doit être bien difficile d'y empêcher les collections d'eau pendant l'hivernage ; une source avait été captée, et un policier de planton était chargé de surveiller sa non-contamination. On y trouvait un réel souci de l'hygiène.

La route qui se dirige vers le Sud, remonte vers Yoko à une altitude de 1.020 mètres ; mais la température n'y est peut-être pas assez fraîche pour que ce soit une garantie absolue. La population n'est pas très dense dans la région, et Tibati a certainement perdu beaucoup de son ancienne importance.

À N'Gaoundéré, le poste qui est celui des Allemands, se trouve à 8 kilomètres de l'agglomération. Les bâtiments sont construits en matériaux du pays. Le gros inconvénient de ce genre de maisons, est qu'il est à peu près impossible d'y trouver une salle qui donne quelque garantie d'asepsie ; à la poussière qui tombe des murs et du toit, vient se joindre celle que le vent chasse de l'extérieur par les ouvertures mal closes. On y opérerait sans sécurité. Un autre défaut, c'est aussi qu'elles défendent mal du froid ; à N'Gaoundéré on grelotte parfois, surtout quand on vient du Sud ; il faut un acclimatement de plusieurs jours, avant de sentir les bienfaits de cette température. Quant à l'éloignement entre la ville et le poste, il est bien certain qu'il a quelques effets heureux, et que les contagions sont moins à redouter ; par contre, il est défavorable à l'assistance médicale.

N'Gaoundéré est placée dans une grande plaine, au nord d'un ruisseau, entre deux crêtes granitiques dentelées. Il ne reste plus guère de vestiges du mur et du fossé d'enceinte, qui furent détruits à la prise de la ville. Le palais du lamido en occupe le centre ; la

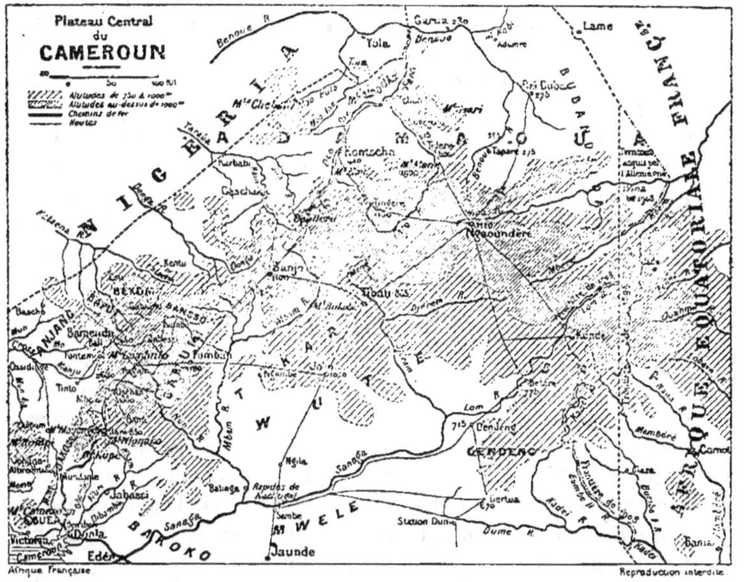

Afrique Française.   Reproduction interdite.

place du marché est très vaste, et celui-ci serait bien achalandé. Mais nous sommes loin, aujourd'hui, des 15.000 habitants de jadis.

En plus de notre route d'arrivée, il en aboutit ici un certain nombre d'autres : celle de Tingéré-Banyo, celle de Pokor qui bifurque en ce dernier point, celle de Rei-Buba, et celle enfin de Kunde et de Bertoua. Les plus importantes de beaucoup par leur trafic, sont les routes du Nord et de l'Est ; c'est aussi par là que viendront le plus facilement les maladies épidémiques.

Si l'on jette maintenant un coup d'œil d'ensemble sur le haut plateau de l'Adamaoua, on voit qu'il est un point de relai pour les épidémies qui peuvent se développer si facilement dans les grands centres commerciaux de la Nigéria. Depuis Bamenda jusqu'à Yola, les communications avec ce pays sont faciles et fréquentes ; la région de Kontscha-Gaschaka en particulier, est en relations étroites avec celle de Banyo. On arrive fort bien au Cameroun, venant d'Ibi par exemple, sans passer par Garoua.

La population de toute la circonscription de N'Gaoundéré est peu dense ; il est probable qu'une maladie ne s'étendra pas de village à village, en faisant tache d'huile, mais qu'elle sautera des étapes, transportée par les caravanes, haoussas ou autres ; on la verra se manifester dans un centre, puis, plusieurs jours après dans un autre, loin de là, et on sera surpris de cette marche rapide, par bonds. Les cordons sanitaires ont certainement une utilité, mais il ne faut pas s'exagérer leur valeur. L'étendue de ce pays rend vain l'espoir de le placer partout sous la surveillance directe d'Européens ; les postes de tirailleurs et d'indigènes sont sujets à des défaillances et à des compromissions. Enfin, il sera toujours facile à telle petite caravane de prendre un chemin détourné et d'éviter le barrage : la grande plaine d'herbes peut se traverser partout. Les mesures doivent donc être prises dans les villes, où tout le monde passe ; et l'expression du commandant Audouin, qui compare Garoua et Maroua à des escales, à des ports, est vraie aussi dans une grande mesure pour les villes du plateau, et surtout pour Banyo. Avant d'y être contraint par la nécessité, il serait bon d'y faire de la police sanitaire préventive, et d'examiner les provenances. Pour obtenir un résultat, il serait nécessaire de prévoir un code sanitaire, et de donner aux médecins des moyens de punition. Le chef, ici comme ailleurs, et plus qu'ailleurs, est celui qui peut faire exécuter les ordres qu'il donne ; on peut être assuré que les indigènes tiennent en piètre estime tout Européen, quel que soit son grade, qu'ils sentent

désarmé. Il n'est pas désirable que le médecin inflige souvent des
peines, mais il est indispensable que l'on sache qu'il peut en infliger : assermenté, il appliquerait les règlements d'hygiène prévus,
et serait mieux qualifié que tout autre, pour juger de la gravité
d'une contravention et de ses conséquences possibles. » (Dr RAVAÉ).

Zône forestière. Populations. Mœurs et coutumes médicales.

— La population entière du Cameroun étant évaluée à un peu plus
de deux millions d'habitants, la zone forestière et le plateau central
en comptent environ 1.400.000. Ils sont dispersés en une infinité
de tribus et de races, dont les mœurs et les coutumes mériteraient
de longues considérations. Nous ne nous étendrons pas cependant pour le moment sur ce sujet, car nous aurons l'occasion, de
revenir sur l'existence de ces populations qui, souvent encore
anthropophages, vivent dans des conditions misérables, dans la
zône de la forêt vierge.

Parmi les principales tribus, citons dans la partie occidentale du
Sud-Cameroun les Pahouins : dans la région d'Ebolowa les Boulous ; dans le bassin inférieur de la Sanaga les Bakokos ; dans la
partie orientale les peuplades cannibales et guerrières : Djems dans
la boucle du Dja, N'Dzimous à l'Est de Lomié, Makas dans les
régions supérieures ; au Sud-Ouest du Koupé et au Nord-Est du
Manengoumba les Bakossis.

« Sur le plateau de N'Gaoundéré, écrit le commandant MARABAIL,
les M'Boums, les Bagas et les Dourous, refoulés par les Peulhs
hors de la plaine, ont cherché refuge près des massifs rocheux qui
leur servent d'abris. Avant l'intervention des blancs dans ce pays,
les luttes entre ces éléments divers étaient continuelles. Les Peulhs
razziaient les autochtones pour avoir des captifs qui gardaient leurs
bœufs. Les autochtones razziaient les Peulhs pour manger de la
viande. L'histoire locale prétend qu'un accord s'étant établi promp-
tement entre Peulhs et M'Boums, ce sont les Bagas qui eurent le
plus à souffrir. Aussi, prenant en haine le genre humain, ils seraient
devenus dans la suite anthropophages. »

Dans ces différentes peuplades, le rôle moral et civilisateur du
médecin pourrait être des plus efficaces, car plus que les autres
Européens, il jouit d'un prestige particulier en raison de ses fonctions. L'art médical, chez les habitants de la zone forestière, semble en effet avoir beaucoup d'adeptes : ils fabriquent des attelles en
bambous pour immobiliser les membres lors de fractures ; ils pratiquent le massage dans les entorses ; ils emploient de façon cons-

tante les scarifications sur la poitrine, et les réservent à la tête ou à la nuque dans les céphalées, à l'hypocondre gauche dans les cas « d'oyéko » (hypertrophie de la rate) surtout chez les enfants ; ils savent poser des ventouses et les appliquent aux tempes, en se servant de coquilles de fruits, percées d'un trou, au moyen duquel ils font le vide en aspirant : elles sont revêtues intérieurement d'une feuille mobile de palmier ou de makabo qui joue le rôle de soupape et bouche le trou. Ces ventouses sont scarifiées à l'occasion.

Pour arrêter une hémorragie, ils placent une ligature autour des membres avec une liane, puis ils appliquent une pâte composée de plantes macérées et écrasées. Les cataplasmes, jouent un grand rôle dans leur thérapeutique. Pour faire mûrir un abcès, pour panser une plaie, pour traiter une affection pulmonaire, ils utilisent des emplâtres épais, rarement préparés à chaud, à base de poivre et de charbon pilé et qu'ils appliquent directement. La composition du mélange peut varier suivant l'usage auquel on le destine. Le plus souvent, le guérisseur indigène prend les différents herbages et le piment dans la bouche, en fait une trituration suffisante qu'il vaporise avec sa salive sur l'endroit malade.

L'usage des lavements est passé dans les mœurs de nombreuses tribus. Ils sont d'un usage fréquent dans les familles et sont administrés surtout aux femmes enceintes et aux enfants. On emploie une calebasse dont le goulot fermé par un bouchon est traversé d'une sorte de canule, qui est introduite dans l'anus. À l'autre extrémité, se trouve une large ouverture par laquelle on verse directement l'eau contenant une macération de plantes. La femme est allongée sur une planche inclinée, la tête en bas et les pieds en l'air. Parfois elle prend la position genu-pectorale. Les petits enfants sont pris à califourchon ou à plat ventre sur les genoux de la mère, qui pousse le lavement dans l'intestin en soufflant dans la calebasse.

Les affections pulmonaires paraissent plus particulièrement retenir leur attention. Le traitement indigène consiste ordinairement en la formation d'abcès de fixation provoqués par une série d'emplâtres, posées successivement et à intervalles réguliers, à la poitrine, aux lombes, aux cuisses, aux jambes ou aux bras. « Le mal qui est dans la poitrine, disent-ils, nous le faisons sortir ainsi par la main ou par le pied, beaucoup mieux que les médecins blancs ».

Différents poisons, surtout des poisons végétaux, sont employés. Ils en connaissent les antidotes. Parmi les poisons animaux, le venin de serpent est le plus apprécié. Ils écrasent la tête entière du serpent venimeux et en font une mixture, qu'ils utilisent surtout pour la pointe de leurs flèches. Ils font macérer également dans le vin de palme des chenilles à longs poils qui provoquent une toux irritante. Certains sorciers et fétichistes ont la notion de l'accoutumance aux poisons et se mithtridatisent.

La circoncision est pratiquée chez les jeunes gens vers l'âge de douze ans. Tout se passe de façon très simple. Le médecin du village (ou un spécialiste) attire le prépuce avec le doigt, pince fortement avec les ongles la chair qu'il va couper et, d'un seul coup de couteau, il tranche : aucune ligature, aucune réunion des deux lèvres de la plaie ; aucun soin de propreté n'est donné, pas plus avant l'opération qu'après. L'opérateur se contente de rejeter sur la plaie saignante le mélange d'herbes et de poivre qu'il a mâché avec soin, puis l'opéré est muni autour des reins d'une ficelle, à laquelle pend une feuille de banane flottante. Pendant huit jours, il s'accroupit devant un feu dégageant une fumée épaisse, qui dépose sur la plaie une croûte noire. Le neuvième jour, il prend un bain.

Dans de nombreuses tribus, l'opération prend le caractère d'une véritable « initiation mystique ».

Parfois, dans la précipitation de l'opérateur, il peut arriver que l'extrémité du gland soit coupée en même temps que le prépuce ; et on nous a signalé un cas où le gland avait été enlevé complètement. Il est fort probable que ce fait est exceptionnel et qu'il a été voulu. L'enfant était sans doute un captif ou un esclave, et son propriétaire voulait se dispenser ainsi de lui acheter plus tard une femme.

Dans la région du Manengouba, comme dans beaucoup d'autres, chaque gros centre possède un indigène reconnu comme le plus capable pour soigner une fracture, ouvrir un abcès, ou poser des ventouses ; de plus, tel village abrite un médecin réputé pour guérir les pneumonies ; dans tel autre, habite un guérisseur habile dans le traitement des diarrhées ou des affections cutanées. Les maladies internes ont chacune leur spécialiste qui utilise une ou plusieurs plantes, en tisanes, en macérations, en cataplasmes, et dont il garde jalousement le secret.

A côté de ces indigènes, qui exercent en somme des fonctions médicales, existe le sorcier entouré de la plus haute considération, car il joue un rôle des plus importants. C'est à lui en effet, de rechercher qui a donné la maladie, qui a jeté un sort, et d'expliquer pourquoi et comment le patient est tombé malade. Le sorcier est appelé souvent en même temps que le médecin, mais dans les cas graves, lui seul est consulté.

Pour l'indigène, tout a une « âme », « un esprit » : les pierres, les maisons, les lacs, les forêts, les arbres, les animaux, etc. ; et « l'esprit » d'un homme mort ou vivant peut élire domicile chez un animal. La maladie, comme la mort, n'a jamais une cause naturelle. C'est un esprit qui tourmente l'homme souffrant et c'est au sorcier d'indiquer la façon de satisfaire l'âme de l'animal, ou du mort, qui donne tout le mal. On l'apaisait autrefois par des sacrifices humains, aujourd'hui par des dons en argents, par des holocaustes de bœufs et de brebis.

Dans certains villages, le malade est donc considéré comme possédé et on le fait souffrir, on le frappe, on l'incise, pour forcer « l'esprit » à sortir ; puis, pour empêcher ce dernier de revenir, on tire des coups de fusil, on bat le tam-tam.

L' « esprit » agit plutôt par influence et peut ainsi amener également la mort. Aussi pratique-t-on des autopsies pour savoir par qui elle a été causée.

Elles sont faites par le chef de village ou par un spécialiste. Le cœur est plus particulièrement examiné. Les caillots, la sérosité, la couleur du sang ont une grosse valeur ; et d'après un certain nombre de signes, on conclut que le défunt était « un bon ou un méchant homme » ou qu'il était possédé par l'esprit d'un « léopard » par celui d'un « éléphant », etc. Le rôle du sorcier consiste là encore, à rechercher « qui doit être accusé du décès ».

Le « N'Gadoumoungou » (mot à mot : le tonnerre de la bouche) tient une grande place dans l'étiologie des maladies et dans les causes de décès. C'est l'anathème prononcé par « un jeteur de sort », dont le pouvoir néfaste a d'autant plus de puissance, qu'il vient d'une personne ayant rang plus élevé dans la tribu ; mais tout le monde peut être « jeteur de sort », et le moindre des captifs est plus souvent accusé que son seigneur et maître.

Il existait et il existe encore beaucoup d'associations et de sociétés plus ou moins secrètes.

Dans le Manengoumba, les « Ahoué » se recrutaient parmi les notables, les gens riches et leurs enfants. Tous payaient une forte somme qui pouvait se monter à cinq cents francs. Leur but était de se procurer une ration alimentaire carnée. Si dans le village quelque discussion éclatait entre voisins, la Société se réunissait et réglait le différend en appliquant une amende et en ordonnant l'abatage de bœufs et de brebis. Les membres de cette société étaient connus, mais ils avaient aussi entre eux des secrets. Ils s'entendaient pour mettre à exécution des projets parfois criminels, pour faire disparaître un habitant de leur village, afin de rentrer en possession de ses biens ou de sa femme. Le chef de village faisait partie de cette société, mais il devait obéir au plus ancien qui détenait seul l'autorité supérieure.

Les « Djengou » ont leur langage particulier. Pendant deux ans ils se retirent dans la forêt, dans un repaire connu seulement de quelques femmes chargées de leur ravitaillement, et la nuit, ils pénètrent dans les villages pour piller.

Les « Moungui » et les « Mouankoum » comptent parmi eux quelques ventriloques. Certains soirs, ils s'écartent du village et dictent aux habitants leurs volontés. Les grands chefs les connaissent et s'en servent pour faire donner des ordres. Ils se traduisent généralement par des demandes de dons et d'offrandes, qui sont presque toujours exécutées.

L'Administration prend toutes les mesures pour empêcher les crimes rituels et les vols organisés. Ils deviennent exceptionnels dans les grands centres ; mais il est bien difficile de surveiller ce qui se passe dans les villages éloignés et perdus dans la forêt. De ce que l'âme ou l'esprit d'un animal peut entrer chez l'homme il n'y a qu'un pas à franchir pour conclure que cette imprégnation peut développer chez « le possédé », le caractère et la férocité de la bête. De là est venue l'idée chez certains criminels de « faire l'homme panthère » (1) et de se jeter sur d'inoffensifs villageois pour les tuer et les dépouiller. Beaucoup trop souvent encore, la justice doit s'occuper de ces coupables, qui, dans leurs attaques à main armée, causent d'effroyables blessures que nous étudierons au chapitre des affections chirurgicales.

De ce rapide exposé sur les mœurs des tribus de la zone côtière du Cameroun, on peut comprendre pourquoi, à leurs yeux, les Européens qu'ils reconnaissent comme d'excellents chirurgiens, méritent moins de confiance en ce qui concerne les affections internes. La thérapeutique n'est pour eux qu'un moyen très secondaire et tout à fait accessoire pour amener la guérison.

Au point de vue pratique, on peut en conclure que le médecin installé récemment dans un nouveau poste, fera bien de compter avec cette mentalité. Il aura soin de choisir ses premiers malades de manière à pouvoir obtenir des cures brillantes. Il s'imposera ainsi immédiatement comme « guérisseur » et saura dans la suite se faire écouter et obéir comme hygiéniste.

(1) Voir Deuxième partie, Chap. : Affections chirurgicales.

LE NORD CAMEROUN (1)

1) *Considérations géographiques*. — Sous le nom de Nord-Cameroun, nous ne voulons pas désigner ici la Région administrative. La Circonscription de N'Gaoundéré, en effet, sort toute entière du cadre de cette étude ; elle forme un plateau de raccordement avec le Sud, et fait partie du grand massif central.

Le Nord-Cameroun, tel qu'il semble devoir être défini à notre point de vue spécial, s'étend sensiblement du lac Tchad au 8e degré de lat. N., parallèle qui passe par Kontscha et Gabdo, coupe la haute vallée de la Bénoué à une centaine de kilomètres au Sud de Rei-Borba, et vient aboutir un peu au Nord de Baibokum. Ce 8e degré formait, sous la domination allemande, une base de 600 kilomètres ; les deux frontières Est et Ouest délimitaient alors un triangle assez régulier, dont le sommet se trouvait au Tchad. Aujourd'hui, ce triangle a été si largement entaillé à l'Ouest par les cessions aux Anglais, à l'Est par la reconstitution de la Circonscription de Mao-Kabbi, qu'il n'a plus de forme bien définie.

Toute la partie Sud-Est du Nord-Cameroun est montagneuse. Les massifs de l'Alantika et du Ssa., les contreforts extrêmes des montagnes du Boubandjida, délimitent deux cuvettes, l'une sur les bord de la Bénoué, l'autre sur les bords du Faro, que les Allemands comparaient à des golfes ou à des baies (Bénoué-Bucht, Faro-Bucht). La chaîne du Boubandjida forme la ligne de partage des eaux entre le bassin du Niger, et celui du Logone. Au niveau de Garoua, le Mao-Kabbi, qui vient de l'Est réunit au contraire les deux systèmes fluviaux par une large trouée. Si le massif du Mandara se dresse encore au Nord, en une chaîne importante qui suit la frontière sur plus de 200 kilomètres, les montagnes secondaires prennent de plus en plus un aspect isolé, et s'élèvent en îlots abrupts sur la plaine. Le Tingelin, les monts de Lombel, de Matafal, de Lame, de Midschiwin, de Moumour, de Lara forment un demi-cercle qui s'incurve vers l'est, mais apparaissent comme des pics soli-

(1) Ce chapitre est dû au Dr Thierry Ratcé. Nous y avons ajouté, entre guillemets, des renseignements extraits des rapports du Dr Carnot. Cet auteur les a recueillis en partie dans l'ouvrage du capitaine Lamoise, après les avoir observé lui-même au cours de ses diverses tournées.

taires ; la dent de Mendif, monolithe rocheux, tient autant de
l'obélisque que de la montagne.

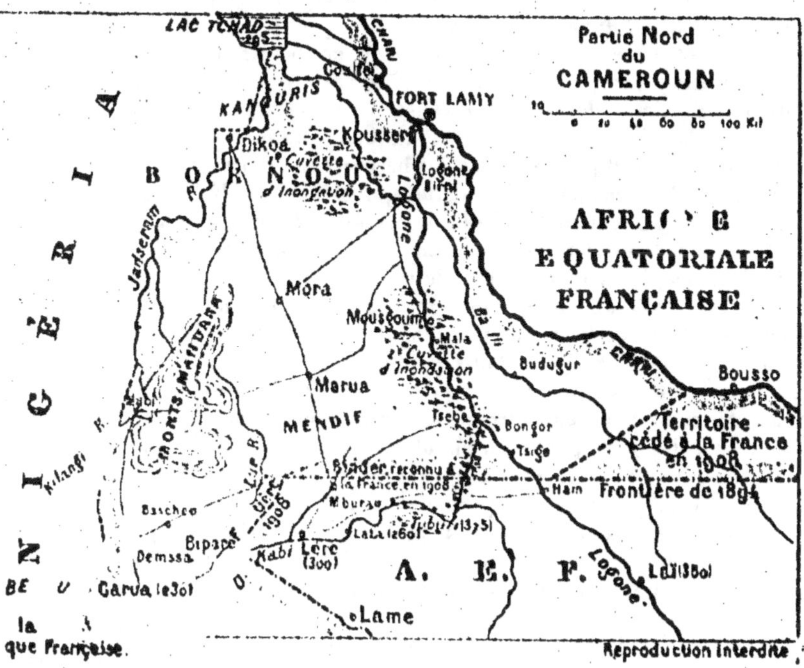

Quant au massif du Mandara, il est lui-même profondément
morcelé ; de larges couloirs, des vallées à fond plat le divisent.
Aride et dénudé, il ne peut jouer qu'un rôle très secondaire au
point de vue climatérique, et ne modifie pas le régime des grandes
plaines du Northern Niger et du Tchad qui l'entourent.

Au Nord et à l'Ouest d'une ligne Keraua-Mora-Binder on ne
rencontre plus aucune montagne : c'est la plaine immense qui
s'étend bien au-delà des limites du Cameroun ; c'est aussi le terrain
inondé en saison des pluies, plat, de faible altitude, et qui s'incline doucement vers la cuvette du Tchad.

Les seules rivières qui charrient un peu d'eau pendant toute
l'année sont celles dont nous avons déjà cité les noms : Bénoué,
Faro, Mao-Kabbi, Logone. Les autres, pendant la saison sèche,
sont aussi arides que les Oueds algériens. Mais aux premières
pluies, tout se remplit, déborde. L'orographie du pays donne une

première raison de ce fait. Les massifs montagneux sont rocheux,
escarpés, et les « mayos » qui y coulent, prennent un régime torren-
tiel ; d'autre part, la grande plaine est fort peu inclinée, sans écoulement, et une couche d'eau de quelques centimètres peut s'y éta-
ler sur d'immenses surfaces. Cette plaine, en dehors des points où
elle est d'un seul tenant, se prolonge comme nous l'avons vu par
des couloirs, des « baies », dans toutes les directions. Les vallées
de la Bénoué, du Mao-Kabbi, du Mao-Loué et la plupart des autres,
sont à fond très uni, et mal protégées par des berges peu élevées.

Une autre cause déterminante des inondations, c'est la nature du
terrain. Les montagnes sont toutes d'origine éruptive, ou volcanique ; de leurs flancs s'est détachée, au cours des âges, la masse
sédimentaire qui remplit et nivelle les couloirs et la plaine. Sous
une première couche d'épaisseur variable, formée de cailloux, de
sable et de gravier, le sous-sol est tantôt argileux, tantôt rocheux,
mais toujours imperméable. En certains points, la surface extérieure est colmatée par le limon, et l'on trouve des affleure-
ments d'eau. Ailleurs, la couche filtrante est assez épaisse pour
qu'il faille creuser des puits ; elle retarde alors l'évaporation, et
joue un rôle des plus utiles. Il n'est guère de points où l'on ne
puisse trouver de l'eau à une certaine profondeur, en saison sèche.
Tout le pays est formé d'une succession de cuvettes étanches,
délimitées par les moindres soulèvements de terrain. En saison
des pluies, ces cuvettes, parfois très vastes, forment autant de
mares.

Depuis deux ans, la sécheresse règne dans la contrée ; l'hivernage s'établit mal et lentement, et la nappe d'eau souterraine est
relativement basse : ses fluctuations sont donc moins sensibles qu'à
l'ordinaire. Et pourtant, il suffit d'une pluie insignifiante pour
transformer, aux environs de Maroua, toute la plaine en bourbier.

On voit facilement l'influence de ce phénomène sur la constitution médicale du Nord-Cameroun. C'est vraisemblablement aussi
à ce régime que nous devons les vagues de froid qui sont si surprenantes, pour qui arrive à Maroua au mois de décembre ou de
janvier. Quand à la fin de la saison des pluies, le pot-au-noir
reprend son oscillation vers le Sud, les brises qui jusque-là étaient
chargées de brumes équatoriales, sont remplacées par les vents
régnants du Nord et du Nord-Est ; l'état hygrométrique de l'atmosphère change du tout au tout, et l'air devient extrêmement sec.
En quelques jours, les grandes plaines inondées qui vont de Binder au Tchad s'assèchent brusquement, et il se fait une évaporation intense et rapide, qui n'amène pourtant jamais la saturation ;

Le phénomène de l'alcarazas suspendu dans un courant d'air se produit sur une étendue énorme. Le refroidissement produit est considérable.

2) *Climat*. — Le climat du Nord-Cameroun passe chaque année par les variations suivantes :

Des premières semaines de février au début de mai, s'étend une période chaude et sèche. Dans une atmosphère embuée de poussière, le soleil brille implacablement tous les jours ; les lointains sont estompés ; le ciel est d'un bleu terne ; de petites vagues d'air chaud courent sur le sol ; il n'y a pas de brise, et nuit et jour on vit dans une étuve étouffante et calme.

Les variations de la température se maintiennent entre 26 et 36 degrés à l'ombre, et la sécheresse est absolue. Par contre, les moustiques sont rares ; quelques-uns cependant, viennent chercher refuge dans les habitations les plus fraîches, et assurer la conservation de leur espèce en même temps que le tourment de leurs hôtes.

Au début de mai, tombent les premières pluies ; assez régulières à la limite sud de notre région, en bordure du plateau de N'Gaoundéré, elles sont précédées au niveau de Garoua et de Maroua par des tornades sèches, s'accompagnant de tempêtes de sable. L'époque des chutes d'eau est d'autant plus tardive que l'on remonte vers le Nord ; elles atteignent leur maximum en juillet-août, et se terminent en octobre.

Les quantités de pluie tombées sont donc faibles par rapport à celles de Douala ; elles sont insignifiantes si on les compare aux chiffres de Wasserfallfarm, sur les flancs du Mont Cameroun. Mais on remarquera que la plus grande chute d'eau mesurée en un seul jour, est relativement importante (Garoua, août 1913, 92 millimètres) ; et nous avons donné plus haut les raisons des inondations. A Kousseri, le Logone monte parfois de 6 m. 50 (*Bericht* 1913). A Garoua, M. Forest, de la Niger Cie, nous a dit avoir vu en 1916 le niveau de la Bénoué dépasser de plus de 5 mètres celui des basses eaux. Les bas-fonds se remplissent ; la plaine se recouvre partout d'une couche d'eau qui ne disparaît que lentement ; aux environs des villages, des centaines de mares se forment dans toutes les excavations d'où l'on a tiré la terre à bâtir. Toute la partie Nord de la région est impraticable ; les routes sont souvent coupées par les « mayos » débordés, et les voyageurs sont forcés d'attendre pendant deux ou trois jours la fin de la crue. Les faibles chiffres du pluviomètre prennent un aspect tout à fait paradoxal.

Mois année 1913	Localités	Total en m/m.	Nombre de jours de pluie	Maximum de pluie tombée en 1 jour
Juillet	Kousseri	23	5	19,2
	Mora	102,9	14	20,5
	Maroua	124,2	13	23,5
	Garoua	131,4	6	74,5
	N'Gaoundéré. . .	281,6	26	30,6
	Douala	696,8	29	103,9
	Wasserfallfarm . .	1.867,6	39	353
Août	Kousseri	175,2	8	36,4
	Mora	154,5	13	37,1
	Maroua	52,7	14	13,1
	Garoua	913,2	12	92,5
	N'Gaoundéré. . .	331	21	38,6
	Douala	769,7	27	100,1
	Wasserfallfarm . .	1.221,8	28	181,6
Septembre	Kousseri	28,5	7	10,9
	Mora	130	9	16,2
	Maroua	63,8	9	16,8
	Garoua	209,2	12	56,4
	N'Gaoundéré. . .	272,2	20	51,3
	Douala	645,2	23	137,8
	Wasserfallfarm . .	775	29	214
Octobre	Kousseri	0,0		
	Mora	10,8	3	6,2
	Maroua	7,6	4	3,1
	Garoua	45,3	3	31,2
	N'Gaoundéré. . .	158,3	13	34,5
	Douala	395,3	29	56,5
	Wasserfallfarm . .	632	26	120

En même temps, la température se rafraîchit ; les nuits sont reposantes, très agréables les soirs et les lendemains de pluie. L'air devient d'une limpidité remarquable, et les moindres montagnes se distinguent à l'extrême horizon ; la savane désertique se recouvre de feuilles et d'herbes, le mil pousse. Cette saison serait parfaite, si elle ne convenait à la grande pullulation des moustiques, et si elle n'était la période de réinfection paludéenne.

Enfin, en novembre, décembre et janvier, les froids font leur apparition. Aux environs de Kousseri on a signalé 8 degrés ; à Kouba, 6 degrés (*Bericht* 1908-09, p. 231). A Maroua, en janvier 1918, nous estimons que la température fut souvent inférieure à 9 ou 10 degrés. Pendant la journée, le soleil du Soudan reprend ses droits, et le thermomètre monte à plus de 30°.

De par sa latitude, sa situation continentale, sa constitution orographique, sa végétation pauvre et incapable de jouer un rôle de régulation, le Nord-Cameroun est donc un pays aux variations climatériques brusques, et aux saisons extrêmes ; il ne ressemble en rien aux régions plus tempérées du Sud.

3) **Principales régions.** — « Au point de vue *géologique et ethnologique*, les diverses régions de ce pays, si différentes et si variées, méritent une description rapide.

« 1° *En pays Kotoko* s'étendent à perte de vue des épineux. Immense bourbier herbeux en saison des pluies, le terrain prend un aspect gris noir tout crevassé en saison sèche. Les villages, bâtis le plus souvent au bord des cours d'eau, quelquefois protégés par de hautes murailles (Kousseri et Karnak Logone), sont formés de cases d'argile, avec tourelles adjacentes, surmontées d'une couche de chaume plate ou de toitures coniques en paille.

2° *Le pays Mousgou* est complètement inondé en saison des pluies et recouvert de hautes herbes. Les Mousgous sont groupés, en famille, dans des espèces de fermes construites sur de petites éminences. Leurs cases, sortes de tiares d'argile, sont ornées à l'extérieur de moulures qui servent à l'écoulement des eaux ; à l'intérieur on trouve quelquefois des lits en terre de 60 à 80 centimètres de hauteur ; ces habitations servent en même temps de grenier et d'étable. Grimpés sur de hauts belvédères, constitués par une planche posée sur quatre pieds élevés, avec saillies qui permettent l'ascension, les indigènes observent le pays, surveillent leurs troupeaux et s'interpellent de ferme à ferme. Les indigènes du pays Banana ont les mêmes coutumes.

3° *La chaîne du Mandara* qui court du N.-N-E. au S.-S-O. le long de l'ancienne frontière anglo-allemande, depuis Mora jusqu'à la Bénoué, est un immense chaos de chaînes granitiques qui détachent assez loin en plaine de puissants contreforts, le pic de Mendiff près de Maroua et la chaîne du Tingelin près de Garoua. Les plus hauts sommets arides épousent les formes les plus diverses (pics, tables, dômes), mais, par contre, les plateaux bas, les versants, les vallées inférieures sont cultivés par les Payens autochtones du pays qui n'ont pas accepté la domination des Foulbés. Appelés d'une façon générale « Kirdis insoumis », ils habitent, dans des enclos naturels ou artificiels, des niches à toit pointu accrochées aux flancs de la montagne, groupées derrière un rocher ou une haie ; cependant sur les hauts plateaux où l'on ne peut aisément venir les déranger, certaines tribus construisent des cases plus confortables.

4° *Le pays de plaine du Mandara et du Diamaré*, occupé à la fois par les Foulbés et les Payens soumis, devenus le plus souvent les captifs des premiers, est un pays riche, rendu fertile par les sables roulés, par de nombreux mayos, de la montagne vers la plaine. Les Peulhs ou Foulbés habitent de grands villages situés en général au pied de hauteurs ou sur les rives des mayos les plus importants. Ce sont de grosses agglomérations de cases en pisé avec toits coniques en paille, réunies par familles en enclos particuliers limités par des sécots de paille. L'un d'eux, plus vaste, entouré de hauts murs d'argile, avec un plus grand nombre d'habitations réservées aux femmes et aux captifs toujours nombreux, groupées autour d'une case centrale plus spacieuse, constitue le plus souvent le palais du Lamido ou chef de village. Cette demeure princière, et tout à côté, une multitude de bois tordus, fichés en terre, servant de soutien à une vague couche de paille donnant un peu d'ombre, et constituant la « mosquée » orientée vers l'Est, rompent la monotonie de ces villages qui se ressemblent tous. On trouve très souvent, à proximité, un gros arbre sous lequel, à toute heure de la journée, les vieux, les notables et ceux, très nombreux, qui ne travaillent jamais, viennent s'asseoir, discuter un peu et surtout rêver !! Ils sont là, plus ou moins mêlés à des Bornouans, à des Haoussas, à d'autres Peulhs plus nomades et pasteurs : les Borroros.

À l'Est et au Sud de Maroua (20.000 cases environ) les principaux centres du Diamaré sont : Bogo, Mendiff, Gidigis, Doumrou. Certaines plaines méritent de retenir l'attention, en particulier celle de la Bénoué. Très resserrée aux abords de Garoua, entre le Tingelin et le Bogolé, elle s'élargit à la hauteur de Pitoa (ancienne plantation allemande de coton et excellent terrain pour jardinage à 14 kilomètres de Garoua). Cette plaine forme en saison des pluies une vaste nappe d'inondation, qui se prolonge par la Bénoué vers le pays de Réi-Buba d'un côté, et de l'autre, par le cours du Mao-Kabbi va rejoindre, à la hauteur de Golombe, la belle cuvette qui prolonge la vallée de Léré. Garoua (10.000 cases environ) aurait pu avoir un emplacement mieux choisi, plus agréable et plus frais ; son port devait être destiné à concurrencer Yola.

5° *Le pays de Réi-Buba* si réputé, si riche et si fertile le long des rives du Réi, jusqu'aux limites du M'Béré, et l'immense plaine du Faro, limitée vers le Sud par les hauts massifs de l'Alantica, sont très cultivés. Moins de palmiers, de dattiers, de tamariniers que dans le Diamaré ; par contre, culture très riche, surtout le petit mil, le sorgho, le bérbéré (mil d'hiver), le riz, le blé, le maïs, avec des pâturages et de nombreux troupeaux. »

4) *Populations*. — En bien des points, il faut remonter au-delà des périodes historiques pour arriver à l'époque où la région Nord-Cameroun était encore exclusivement habitée par les populations autochtones. Laissons de côté les envahisseurs presque légendaires, Soussous et Saos, et envisageons seulement les Bornouans, dont les actions furent consignées par écrit par les historiens Arabes : dès le xvᵉ siècle, nous les voyons s'établir au Sud du Tchad, et conquérir ce que nous nommons aujourd'hui les pays Kotokos et les Sultanats du Nord. Le Mandara devient musulman vers le xviiᵉ siècle ; la grande invasion Foulbé se place au début du xixᵉ. Les dates des invasions venues du Sud sont plus difficiles à fixer ; mais on sait toutefois que les Massas redescendirent le cours du Logone, et luttèrent contre les Bornouans. Il est intéressant à ce sujet de lire les ouvrages de BARTH et de NACHTIGAL, et de se documenter dans l'étude de KUNT-STRUMPEL, traduite par le capitaine LEMOIGNE. Ce dernier résuma ses connaissances, lors de la conquête, dans sa brochure sur les *Pays conquis du Cameroun Nord*.

Aux invasions, aux mélanges de race, qui se sont faits au cours d'une histoire très tourmentée, il faut ajouter les courants pacifiques. Une région aussi riche, favorable à la fois aux cultures et à l'élevage, irriguée par de grands fleuves, et siège d'une civilisation avancée, fut de tout temps un point d'attraction. Elle était un trait d'union entre les contrées équatoriales et l'Afrique du Nord, et les caravanes qui venaient apporter les produits de Tunis ou de Tripoli, remontaient chargées d'ivoire et traînant derrière elles des troupeaux d'esclaves. Mais, malgré toutes les causes qui ont altéré la pureté des différents types, il est possible encore aujourd'hui d'en décrire quelques-uns, qui se différencient nettement entre eux.

Dans le Sud de notre région, deux races sont en présence : les Foulbés et les aborigènes que l'on désigne sous le nom générique de Kirdis. Leur limite Nord s'étend à peu près jusqu'au niveau de Mora. Sur les rives du Logone, nous trouvons, du Sud au Nord, les Toubouris, les Bananas, les Mousgoums, les Kotokos, quelques tribus de souche Arabe, que l'on nomme Schoas. Enfin, près du Tchad les Kanouris et les Bornouans. Dans le massif du Mandara habitent les gens de même nom, mais nous verrons que c'est là un groupement politique plutôt qu'ethnique.

***Foulbés*.** — L'élément le plus important par le nombre et la puissance, c'est l'élément Foulbé. Anciens maîtres du pays, les Foulbés sont restés les suzerains. Ils ne travaillent ni ne sèment ;

tout au plus surveillent-ils le travail des captifs et l'élevage de leurs bœufs et de leurs chevaux. Mais leur principale occupation semble être la politique. Ils entourent le chef, discutent des affaires intérieures, tiennent palabre avec le village ou le lamido voisin, ou intriguent pour la nomination de quelque dignitaire. Bien qu'ils soient, en apparence, de bons musulmans, leur foi paraît tiède ; leur souci des pratiques extérieures vient surtout du désir d'avoir l'influence qui s'attache à la réputation de saint homme, et qui conduit facilement à la possession des biens de ce monde. Les petits soulèvements religieux qui ont eu lieu depuis l'occupation européenne, recrutèrent certainement beaucoup de leurs adhérents par l'espoir de prendre part à une expédition fructueuse, plutôt que par l'appel au fanatisme.

Le genre de vie des Foulbés est le même que celui de leurs congénères des autres régions du Soudan. La commodité des cases, l'abondance de la nourriture végétale ou carnée, l'industrie locale du coton, du cuir, du fer, leur assurent une existence confortable.

La famine n'est pas à craindre, et il semble que depuis longtemps il n'y ait pas eu d'épidémies. Pourtant la population Foulbé n'augmente pas, ou décroît peut-être même. La raison en est que, depuis la venue des Européens, les conditions de vie ont changé : la fortune comporte ici la possession d'un grand nombre de captifs qui travaillent et font produire la terre. Le Foulbé peut alors vivre largement, avoir des femmes légitimes et des concubines, et procréer beaucoup d'enfants. Mais, avec la disparition de l'esclavage, il a appris à connaître les difficultés matérielles ; la natalité s'est fortement réduite, et comme la mortalité infantile est toujours élevée, les vides ne sont pas comblés.

Sauf les *Borroros*, et quelques représentants de vieilles familles, on ne rencontre plus que le type mixte, fortement métissé de Soudanais. Les Lamidos eux-mêmes, montrent souvent un nez épaté, un crâne rond et des extrémités fortes. Mais, si les anciens Foulbés disaient ne pas pouvoir travailler, à cause de leurs mains trop fines, les grosses pattes de leurs descendants ne sont pas encore bien calleuses.

Jadis conquérants, ils oublient facilement combien peu leur type primitif est resté pur, et ils ont gardé plutôt l'orgueil de leurs ancêtres que leurs vertus guerrières. Pasteurs aujourd'hui fixés, la nécessité les porte à la culture, leurs goûts vont à l'élevage. Ils sont profondément hiérarchisés : les anciennes familles ont gardé leur importance et le souci de leurs droits héréditaires.

Aussi l'administration a-t-elle fort à faire à écouter les revendications des chefs et à débrouiller les intrigues.

Tout Foulbé libre possède un cheval ; dans les cérémonies on le voit caracoler, armé de la lance, du sabre, du fusil et de l'arc, vêtu d'étoffes aux couleurs éclatantes ; sa monture est ornée du frontail en cuivre, et souvent revêtue du caparaçon (1) matelassé qui servait jadis de défense contre les flèches. Le tam-tam et la longue trompette de fer unissent leurs harmonies. Les cavaliers chargent à toute allure pour s'arrêter brusquement, et la fête n'est complète que lorsque tous les chevaux ont la bouche en sang et sont fourbus.

« La femme Peulh de race pure, au teint clair, aux attaches fines, à la taille svelte, devient rare ; le teint plus foncé, un nez moins aquilin, des yeux plus ronds, un corps plus robuste mais moins harmonieux, accusent nettement chez beaucoup de femmes un mélange de races. Quoi qu'il en soit, la Foulbé avec sa coiffure en cimier caractéristique, reste fine, rusée, voluptueuse. Le regard câlin, les yeux en amande, avec de longs cils peints au sulfure d'antimoine, elle se fait chatte et affectueuse pour avoir de beaux pagnes, des colliers, des parures, des parfums et des kilos de bracelets d'argent aux poignets et aux chevilles ; très orgueilleuse elle se plaît à exciter la jalousie de ses camarades moins fortunées. Au fond elle n'aime guère l'Européen ; mais si elle vient à lui par intérêt, elle sait racheter à temps son sourire quelquefois méprisant, car elle est raffinée et très experte. Elle est la plupart du temps très propre ».

La femme de race n'est guère accessible ; confinée dans sa case, elle n'en sort pas, et manifeste à la vue des Européens une crainte dont la sincérité reste douteuse. Il paraîtrait, que lors de la venue des premiers Européens, les maris, prévoyants, racontèrent à leurs femmes que les Blancs étaient affligés d'organes génitaux d'une telle dimension, que leur amour entraînerait nécessairement la mort de celle qui se livrerait à eux. Depuis, les statistiques médicales montrent que les femmes indigènes ont fait de nombreuses expériences sans en mourir et il est peu vraisemblable que leur crainte repose sur ces anciens racontars.

Quant aux femmes de moindre rang, on les voit sans difficultés. Elles s'occupent des soins du ménage, mais seulement dans la mesure où elles y sont forcées par la pauvreté. Si elles viennent à connaître des jours prospères, en se faisant richement entretenir

(1) Ce caparaçon s'appelle « Tchoudé », et le nom de « Lamido Tchoudé » est donné aujourd'hui encore au chef des guerriers d'un sultanat, au connétable du sultan.

par un Européen, par exemple, elles se laissent aller à une fainéantise incroyable.

Les croyances religieuses des Foulbés ne seraient qu'un faible obstacle à l'acceptation des mesures d'hygiène ; ils trouveraient sans difficulté des accommodements avec le Ciel. Mais ce qui est beaucoup plus irréductible, c'est leur paresse, quand il s'agit de l'entretien de la ville, ou leur crainte de la douleur, si on leur parle de vaccination.

Hommes ou femmes, les Foulbés sont de fervents buveurs d'alcool.

« *Les Borroros* de même race que les Foulbés, arrivés après eux dans le pays, se sont moins fusionnés aux autochtones. Leur race est restée plus pure ; ils ont le teint clair, le nez droit, les lèvres minces, qui caractérisent le Peulh, mais ils sont plus sveltes, plus élancés et surtout plus actifs que les Foulbés. Nomades et par dessus tout bergers, ils se déplacent avec leurs troupeaux dans le Diamaré et dans les vallées du Nord-Cameroun à la recherche des pâturages. Ce sont des conducteurs de troupeaux merveilleux, d'une patience à toute épreuve, aussi relâchés de mœurs que les Foulbés, complaisants pour céder leurs femmes avec intérêt, et bien peu scrupuleux de leur religion. »

Habés. — Le Habé, qui vient en seconde ligne, est le nègre soudanais soumis. Beaucoup d'entre eux vivent dans les mêmes villages que les Foulbés. Demi-captifs, demi-métayers, quart de musulmans, ils ont alors adopté en partie les mœurs, les coutumes, le vêtement, l'architecture de leurs maîtres ; les véritables captifs sont encore plus assimilés.

D'autres fois, les Habés vivent dans leurs groupements spéciaux. Suivant la région, l'importance des communications, l'ancienneté de leur soumission, tantôt ils se sont rapprochés plus ou moins des Foulbés, tantôt ils ont gardé au contraire les caractères des Kirdis. On voit tous les intermédiaires entre les deux races.

Kirdis. — Le nom de Kirdi signifie à proprement parler « Payen ». Les musulmans sont donc en droit de l'appliquer à toutes les peuplades autochtones, mais le terme a pris plus spécialement la valeur de « Payen réfugié dans les montagnes au moment de l'invasion Foulbé, et aujourd'hui encore irréductible ».

Tous les massifs du Nord-Cameroun abritent des Kirdis, et l'origine de chaque tribu est peut-être différente. Les idiomes sont tout à fait variables : le Kirdi du Tingelin ne comprend pas celui du Matafall, mais cependant, les mœurs sont assez semblables pour que l'on puisse conclure à une souche commune.

La seule industrie des Kirdis semble être la poterie et la forge ; le massif du Ssari, entr'autres, offre un minerai très riche qui est fondu sur place, et travaillé en pointes de flèches ou en couteaux, avec une admirable rapidité par les forgerons.

Les Kirdis insoumis des montagnes sont restés libres et, si je puis m'exprimer ainsi, « nature ».

Leurs petites cases et leurs grands greniers s'accrochent aux pentes, dominent les pics et les crêtes ; aucun point ne leur est trop escarpé. Absolument nus, ils portent parfois une peau de chèvre sur les reins, pour s'asseoir. Certains s'ornent le pénis d'un fourreau en paille tressée. Les femmes ont une sorte de petite ceinture mince en cuir tordu, quelque chose comme une ficelle.

Méprisant le froid et la pluie pendant la journée, les Kirdis se couchent pendant la nuit sur de larges planches assez bien polies, près du feu, ou encore sur un lit en terre sous lequel on entretient un foyer de braise et qui peut se chauffer comme un four.

Ce sont de bons agriculteurs, qui utilisent soit de petites terrasses gagnées sur la montagne, soit les plaines qui s'étendent au pied des escarpements. Ils récoltent de grandes quantités d'arachides et de mil, et consomment volontiers ce dernier sous forme de bière, qu'ils boivent en abondance. Ils ont parfois de beaux champs d'oignons et cultivent même du coton pour la vente. Leurs récoltes sont placées dans des greniers dont ils ferment hermétiquement les ouvert... avec de l'argile et où elles peuvent, paraît-il, se conserver deux ou... ans. Sauvages, leurs relations avec l'extérieur se bornen... souvent au brigandage et aux batailles. De sérieux efforts sont faits par l'autorité pour amener à nous ces gens laborieux, qui se souviennent encore des persécutions et des razzias qu'ils eurent jadis à subir. Des résultats heureux peuvent se constater tous les jours, mais il faudra beaucoup de temps, de patience, de douceur et de fermeté.

Au point de vue politique, les Kirdis actuels sont des démocrates très divisés ; l'autorité de l'« Arnado » (Chef) ne s'étend que rarement sur une fraction bien importante. Le plus souvent, chaque chef de famille est maître incontesté dans son « roundé » (groupe de cases), et ces roundés sont fort nombreux. On s'unit pour la guerre et le pillage, puis on lutte entre soi, et les villages voisins sont ennemis les uns des autres.

Anciens propriétaires du sol, traqués par les invasions et les chasseurs d'esclaves, les Kirdis sont devenus méfiants et farouches ; ils n'osent s'aventurer dans la plaine, ou s'ils le font, c'est pour détrousser les caravanes de marchands. Mais, à chaque occasion favorable, les Foulbés viennent aussi lever un tribut chez les montagnards ; la vieille lutte de race continue dans toute la mesure où les Européens n'y peuvent mettre obstacle.

Malgré les massacres qui furent faits par les divers conquérants, les Kirdis sont encore très nombreux, sans que l'on connaisse exactement leur nombre. La natalité chez eux est extraordinaire, et les enfants pullulent. On voit presque toutes les jeunes femmes enceintes, allaitant un enfant de 12 ou 14 mois, et traînant souvent dans leur « absence de jupe » un ou deux autres petits plus âgés. Aussi la population est-elle très dense. Mais il est encore tout à fait impossible de donner des chiffres se rapportant à des peuplades presqu'insoumises, et que l'on n'a guère l'occasion de visiter que pendant des expéditions de police.

C'est une race extraordinairement robuste et sans doute perfectible ; de taille moyenne, assez bien bâtis, brachycéphales, les Kirdis ont le type soudanais, sans rien de bestial ni de repoussant.

Nous ne connaissons guère leur religion ; le culte des morts y joue sûrement un grand rôle, et les sépultures sont soignées ; un petit cercle de pierres surélevées marque la place où le défunt est enterré, généralement, paraît-il, en position genu-pectorale.

Parmi ces peuples, je dois signaler ici nos voisins du Sud, les *Moundangs*. Soumis et laborieux dans la vallée du Mao-Kabbi et près de Léré, ils sont restés pillards et querelleurs à Lama, Moutourua, Midjiwin. En certains points, leur architecture mérite une mention : au lieu de toits en paille, ils construisent, comme couverture de leurs cases, des dômes de terre, très étanches. Ils ont aussi la coutume de lisser les murs et même le sol de leurs habitations à l'aide d'une petite pierre plate. La terre prend ainsi un aspect glacé très propre, mais je laisse à juger de la patience qu'il faut pour accomplir ce travail.

Bananas ; Mousgoums. — Si les Kirdis sont des autochtones purs, il est encore d'autres peuplades qui sont restées tout aussi primitives, et qui paraissent avoir avec eux une certaine parenté. Je veux parler des riverains du Logone : Bananas, Massais, Mousgoums. Ce sont là des descendants des Massas, et peut-être aussi des légendaires Saos ; comme tels, ils sont cousins des Kotokos, mais cousins pauvres. Alors que ces derniers étaient mis en contact étroit avec les Musulmans, et finissaient par embrasser eux-mêmes l'Islam, les autres voyaient seulement leur pays devenir une réserve giboyeuse pour la chasse aux esclaves. On trouve dans le livre de PASSARGE, une description frappante de l'exode désespéré que vit se produire devant lui STIEBER, alors qu'il parcourait les bords du fleuve. Aujourd'hui encore, les *Bananas* cachent leurs troupeaux à la venue des étrangers, et, au sentiment qui les pousse à tromper le fisc, se joint probablement une crainte ancestrale des razzias possibles.

Ils n'ont rien pris encore des usages de la civilisation. Leur nudité est la même que celle des Kirdis ; ils défigurent leurs femmes en leur introduisant dans les lèvres des disques de bois, dont on augmente le calibre progressivement. S'ils veulent ainsi dégoûter les étrangers de leur propre bien, ils y réussissent.

« Les *Mousgoums* sont de robustes gaillards bien bâtis, très souples, à la démarche sautillante, au nez épaté, aux lèvres moqueuses ; leur front haut, leur regard droit et franc leur donnent un air fier et arrogant autrement crâne que le regard fuyant du Foulbé, qui ne fixe jamais. Ils portent une peau de mouton à la ceinture. Une seule corde, un peu feutrée en triangle au niveau de la vulve, passe entre les jambes pour essayer de cacher les organes génitaux de la femme ; celle-ci, la tête complètement rasée, hideuse, garde constamment entre ses lèvres lippues, dans lesquelles sont greffées de larges rondelles de bois, une pipe juteuse qui paraît ridiculeusement courte entre d'horribles mandibules. »

Pêcheurs, agriculteurs, éleveurs, leur vie est largement assurée ; le fleuve leur fournit le poisson, et ses rivages, de gras pâturages et de riches terrains de culture. Leurs cases, bien comprises, sont propres ; autour de chaque ferme abondent les champs de mil, de tabac et de coton.

Leur manière de monter à cheval est tout à fait spéciale : ils ignorent la selle, et leurs petits poneys, très vigoureux, portent sur le dos une plaie vive grâce à laquelle le cavalier peut se maintenir. Le mors est d'un usage peu général, et d'introduction récente. Parmi leurs armes nous signalons l'existence du couteau de jet, et celle de cuirasses en cuir épais, modelées sur le corps humain, d'une assez grande perfection.

Ils croient aux « esprits » des eaux et des tempêtes ; le lieutenant BLANVILLAIN a vu chez les *Massais*, des tombes, ornées de piquets de bois peints en rouges, et de poteries. Le défunt était enseveli dans un linceul de peaux cousues, et la coutume de le munir d'aliments et de boissons rend vraisemblable la croyance à un empire des morts. On sait que les peuplades du Sud-Cameroun admettent que celui qui vient de mourir doit faire un long voyage avant d'arriver dans le domaine du repos.

Ces peuples sont, comme tous les primitifs, vigoureux et résistants. J'ai vu, chez les Bananas, des hommes qui avaient reçu jadis des blessures graves de la boîte crânienne, et qui étaient absolument guéris ; j'ai été frappé du nombre et de la dimension des cicatrices, et de la fréquence de ces blessés. La plupart étaient d'ailleurs admirablement musclés. On est porté à croire qu'ils feraient de forts beaux tirailleurs.

La natalité est élevée, mais, les riverains payent un lourd tribut au paludisme. La lèpre est également répandue.

Kotokos. — Plus au Nord, noûs arrivons dans les Sultanats Kotokos. L'origine de cette tribu est assez récente ; toutefois on s'est parfois demandé si les Saos primitifs n'étaient pas d'origine égyptienne et ne seraient pas les Souss us que nous avons mentionnés plus haut. Lemoigne rapporte qu'avant de devenir musulmans, les Kotokos adoraient des animaux fétiches, iguane, serpent ou buffle, qui ne sont pas sans analogie avec les Dieux de l'ancienne Egypte : c'est la question, toujours discutée, des rapports de l'Afrique centrale avec le bassin du Nil.

De leur vie primitive de peuples chasseurs et pêcheurs, il est resté, dans la hiérarchie du pays deux charges le Mrai-Logone (chef des pêcheurs) et le Mrai-Kaah (chef des chasseurs), qui indiquent l'importance ancienne de ces modes de subsistance (1). Une tradition, relevée par Passarge, indique d'ailleurs que les deux Mrai étaient jadis les gouvernants du pays. Mais, la conquête par les Bornouans apporta de grandes modifications dans le genre de vie. Malgré des luttes qui remplirent la contrée jusqu'à la période contemporaine, la sécurité des Kotokos fut mieux assurée que celle de leurs prédécesseurs. Devenus musulmans — très tièdes — on ne les considéra plus comme du gibier ou du bétail. Ils furent propriétaires du sol, et un de leurs revenus les plus importants consista dans les redevances que durent payer les Borroros et les nomades dont les troupeaux viennent chercher chez eux en saison sèche sur les bords du fleuve ; l'herbe qui manque partout ailleurs.

Au temps de Nachtigal, le pays était encore très peuplé et très prospère : l'explorateur évalue la population de Karnak Logone à 12 ou 15.000 habitants Ce chiffre est tombé aujourd'hui à 1.000.

Les Kotokos sont pêcheurs et exportateurs de poisson, et les marchés de l'Adamaoua voient chaque jour arriver de nombreuses charges de poisson sec. Artisans habiles, ils sont aussi, bons archi-

(1) Cf. Lemoigne, *Pays conquis du Cameroun Nord*, Kotokos, dignitaires de Karnak Logone.

tectes, et leurs constructions à étages ont attiré l'attention de tous
ceux qui les ont vues. De taille élevée, à la démarche lente et
balancée, ils ont les traits gros et disgracieux ; ce sont des superstitieux. Leurs femmes, de taille moyenne sont vilaines avec de grosses lèvres et un front fuyant ; une longue estafilade leur coupe le
milieu du front et la racine du nez ; leurs cheveux courts sont
tressés en « tranches de melon » divergentes sur le sommet du
crâne. Quoique laides, elles ont une réputation de libertinage. »

A côté des Kotokos vivent les *Arabes* ou *Schoas* ; ils ont des
groupements particuliers, où ils élèvent leur bétail et font pousser leur mil. La chasse leur donne également des ressources, et,
bien que musulmans, ils ne considèrent plus le cochon sauvage
comme une viande impure. Grands gaillards intelligents, tout le
monde est d'accord pour les regarder, au point de vue moral,
comme très menteurs et très fourbes. Dans un rapport tout récent,
le sergent ALBERTI, qui fit le recensement de la contrée, signale
leur mépris complet pour les soins de propreté les plus élémentaires. Il insiste sur le grand nombre d'aveugles. Il sera intéressant de rechercher, aussitôt que possible, si le trachome n'en est
pas cause, ou s'il ne faut pas voir dans la cécité une complication
de la variole.

Mandaras. — Les Mandaras ne constituent pas une peuplade à
caractères ethniques distincts ; c'est une agglomération de races,
dans laquelle le payen aborigène, le Bornouan, le Foulbé sont entrés
en proportions variables. Des tribus du pays Massa sont venues
compléter également le mélange. Comme certains Habés, et comme
les Kotokos, les Mandaras font partie de ces groupes mixtes et
bâtards, auxquels viennent finalement se fondre et s'amalgamer
différentes races qui formeront le fond de la population du pays.

Dans le cortège d'honneur du Sultan, lors de sa venue à
Maroua, j'ai remarqué deux faits qui témoignent des relations que
les Mandaras ont entretenues avec des régions assez lointaines.
D'abord, le chef était précédé de douze porteurs de ces éventails à
long manche, bordés de plumes d'autruches, mentionnés par
NACHTIGAL comme insigne de souveraineté dans le Soudan oriental
et dessinés par lui (1). Il les décrit sous le nom de « Risch » et fait
remarquer que leur nombre n'est pas proportionné à la puissance
du chef : le roi du Ouadaï n'en avait que trois. Cet emblème ne se
retrouve pas, à ma connaissance, chez les Foulbés. Ensuite, quelques hommes de la garde étaient revêtus de cottes et de bonnets

(1) *Sahara und Sudan*, p. 601, tome II.

de maille du type Sarrazin, venus sans doute, il y a longtemps, de Tripolitaine.

La coiffure des femmes est aussi très particulière, elle ne ressemble ni au cimier des Foulbé, ni aux tresses des Arabes ; les cheveux abondamment graissés sont réunis, latéralement, en forme de cornes recourbées sur les tempes, et se relèvent au-dessus du front en une crête transversale.

Bornouans. — Pour terminer ce dénombrement de peuples, il reste quelques mots à dire des Bornouans.

Les Bornouans ont, à bien des points de vue, le même genre de vie nomade que les Haoussas. Habiles à éluder les consignes, ce sont des gens de taille moyenne portant la barbe et quelquefois la moustache. Très industrieux, excellents éleveurs et dépourvus de tout scrupule ils font de merveilleux commerçants. Tous les métiers leur conviennent (tailleurs, cordonniers, tanneurs, bijoutiers). Leurs femmes, osseuses et maigres, ont le nez rond, le front bombé, les lèvres épaisses et portent un cylindre de corail ou de bois dans la narine droite ; leurs cheveux sont nattés en calotte sur la tête.

Le Bornou ne fait plus guère partie du Cameroun, depuis les modifications de la frontière du Nord-Ouest. Mais nous savons quel rôle important il a joué, dans le domaine historique, vis-à-vis de notre région. Aujourd'hui, il est encore en contact étroit avec elle par les nombreux commerçants qu'il y envoie. Maroua et son marché sont un des centres où les Bornouans se rendent volontiers ; on voit toujours dans la ville, leurs camps volants installés de façon primitive, autour desquels sont entravés les chameaux, les bœufs porteurs et les bourricots. Les caravanes apportent des produits de la Nigeria, et viennent parfois directement de Kano ; elles achètent en retour ce que peut livrer le Cameroun, parfois de l'ivoire, souvent des bestiaux. Ces commerçants, habiles, rusés, m'ont semblé assez sales, et ils préfèrent faire fructifier leur argent que le consacrer à des dépenses somptuaires. Leur respect de la loi morale, et même des règlements policiers, est limité par le souci de leurs intérêts ; aussi faudrait-il exercer sur eux une surveillance attentive à la première menace d'épidémie, car ils rayonnent beaucoup. En temps normal, leur influence sur la vie du pays est surtout d'ordre économique.

Le chiffre des populations du Nord-Cameroun ne peut être donné que sur des évaluations approchées ; il est en tout cas considérable, et dépasse probablement 600.000 âmes. Des courants locaux de migration peuvent se former çà et là, sous l'influence de faits d'ordre général, mais ils ne portent que sur un petit nombre de personnes, et ne modifient pas la situation. Partout, la densité reste très forte, et elle est plus grande encore aux environs des centres. Toutes les régions, plaines, montagnes, bords des fleuves, sont habitées, et peuvent assurer la subsistance de leurs habitants.

Les conditions de vie, nous l'avons dit, sont très bonnes : le mil, le berbéré (mil d'hiver), les arachides, la patate, le maïs, le riz, le blé poussent au prix d'un faible travail. Il suffit de gratter légèrement la surface du sol, de faire un petit trou avec un long bâton, — pour éviter de se baisser — et de laisser tomber quelques graines : la bonne nature se charge du reste, et fait l'irrigation en temps voulu. Seuls les Kirdis déploient une certaine activité pour faire leurs terrasses, mais eux aussi sont largement récompensés au moment de la récolte.

Le cheptel ovin et bovin est considérable ; le lundi, jour du marché de Maroua, on tue parfois de 40 à 60 bœufs, et il en est de même dans toute la région. Le poisson sec fournit un gros appoint de substances azotées ; le lait, le beurre, l'huile d'arachides assurent pour tous l'alimentation en graisse.

La culture du coton et le tissage indigène permettent de se passer à la rigueur de toute importation d'étoffes. Les peuplades qui vont toutes nues, sacrifient à la mode locale, mais n'y sont pas obligées par l'impossibilité de se procurer des vêtements ; les Kirdis cultivent parfois le coton pour la vente.

Les potiers et les forgerons fabriquent les ustensiles de ménage ; des mortiers creusés dans un tronc d'arbre, remplacent nos moulins, et on y pile de bonne farine. Enfin, les industries de luxe sont du domaine des teinturiers, des tanneurs, des ouvriers en cuir, des brodeurs même, qui emploient la soie fournie par les cocons d'une sorte d'araignée. Notre monnaie d'argent transformée en bijoux, finit parfois dans les cheveux, sur l'aile du nez, autour des chevilles ou des poignets des élégantes.

CLIMATOLOGIE, DESCRIPTION ET RESSOURCES DES PRINCIPAUX POSTES

Au Cameroun, il existe quatre saisons assez bien marquées : deux saisons sèches et deux saisons des pluies, et à part quelques modifications dues à l'influence des massifs montagneux ou du voisinage plus ou moins immédiat de la mer, elles peuvent se répartir schématiquement comme suit :

1° Deux saisons plus nettes, une allant de décembre à février (saison sèche) et une allant de juillet à novembre (saison humide).

La fin du mois de décembre et le mois de janvier sont ordinairement indemnes de toute pluie. Néanmoins, les brouillards sont fréquents. Souvent le soleil n'arrive pas à les dissiper dans le cours de la journée, surtout dans la région maritime.

La saison des pluies est caractérisée par des pluies intenses, torrentielles, surtout de fin juillet à septembre. Elles sont continues, transformant chaque petit marigot en rivière, chaque ruisseau en torrent impétueux, augmentant considérablement le débit des fleuves. Elles changent l'aspect de tous les bas-fonds, qui deviennent des marécages ressemblant à ces rives des fleuves, perpétuellement inondées et appelées « poto-poto ».

2° Deux saisons moins différenciées, l'une humide, de fin février à avril, l'autre sèche, de mai à juillet, ordinairement dénommées « petite saison des pluies » et « petite saison sèche ».

Au cours de la première, les pluies ne sont ni permanentes ni très abondantes ; elles sont surtout nocturnes.

Pendant la petite saison sèche, des tornades diurnes ou nocturnes abaissent la température d'une façon brusque et assez considérable, surtout dans les pays de montagnes (N'Gaoundéré, Bana, Yaoundé). Ces tornades surviennent à des heures à peu près fixes, plus souvent l'après-midi.

De nombreux et violents orages éclatent brusquement, entraînant de fréquentes chutes de foudre. Chaque année des indigènes en sont victimes.

Douala. — « Aucune capitale de nos colonies de la côte d'Afrique, exception faite peut-être de Konakry, limitée cependant dans son développement par la mer, ne peut donner une idée de Douala. L'importance du port de Dakar surpasse celle de Douala, mais la ville, vieille et mal tracée, malgré des embellissements récents, n'a rien de comparable aux quartiers européens et même indigènes, percés de longues et larges avenues bien ombragées, qui font la beauté de Douala. Aucune comparaison n'est possible entre Cotonou, Bassam ou Libreville d'une part et Douala d'autre part.

Au fond d'un vaste et large estuaire, où viennent se jeter, en de multiples bras, d'abondantes rivières, Douala montre au voyageur qui y aborde une falaise brune où se dressent, parmi les arbres,

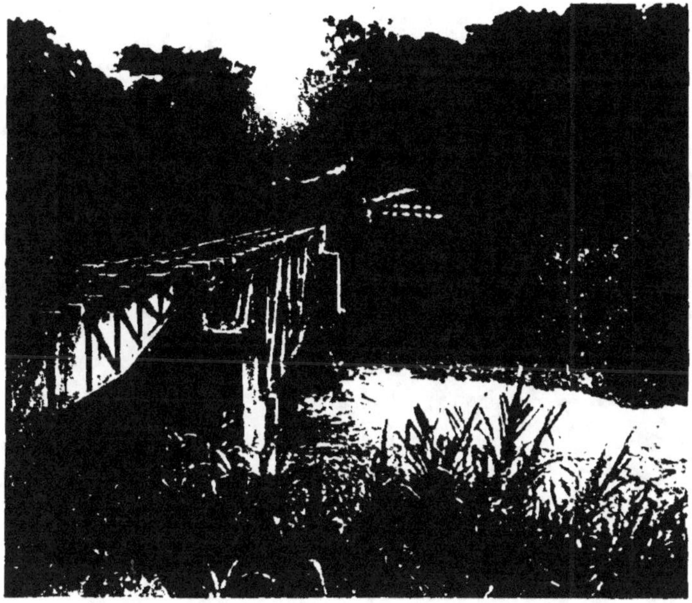

(*Cliche Renbon*).

Fig. 5. — Chemin de fer du Nord. Pont sur la rivière Dibombé.

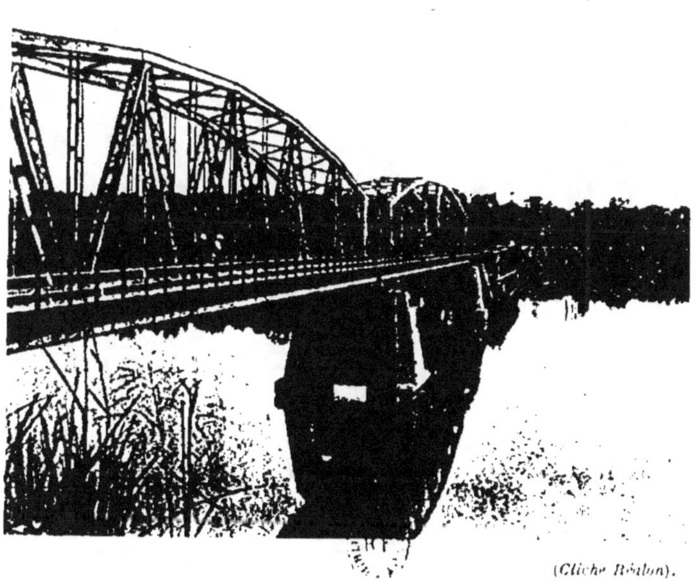

(*Cliche Rénbon*).

Fig. 6. — Chemin de fer du Centre. Pont de Yapoma sur la Dibamba.

des maisons européennes : hôpital, maison du Gouverneur, habitations de fonctionnaires et de commerçants. Entre la falaise et le fleuve, sur un terre-plein large d'une cinquantaine de mètres s'ali-

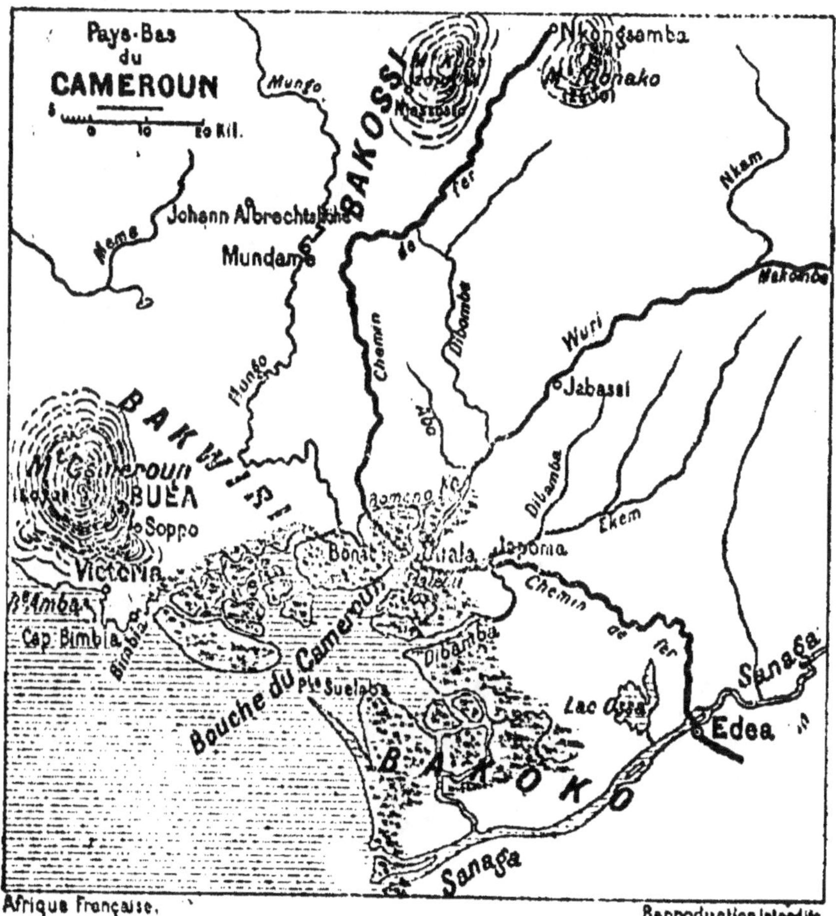

gnent les magasins et les ateliers de la marine, la douane, les factoreries européennes. Des appontements sur pilotis, partant du quai, s'avancent dans le fleuve.

Qui n'a vu que cela, n'a encore rien vu de Douala. Il ne connaît que l'entrée de la ville officielle qui occupe, sur le plateau de Joss

(Joss Platte), l'emplacement de l'ancien village indigène de Bell.

Si l'on consulte une carte, on remarque que le plateau immense, qui donne à la capitale du Cameroun toute liberté de s'étendre, et qui, pendant des kilomètres, longe le fleuve, se trouve, en deux places, très nettement coupé d'un ravin qui le divise en trois

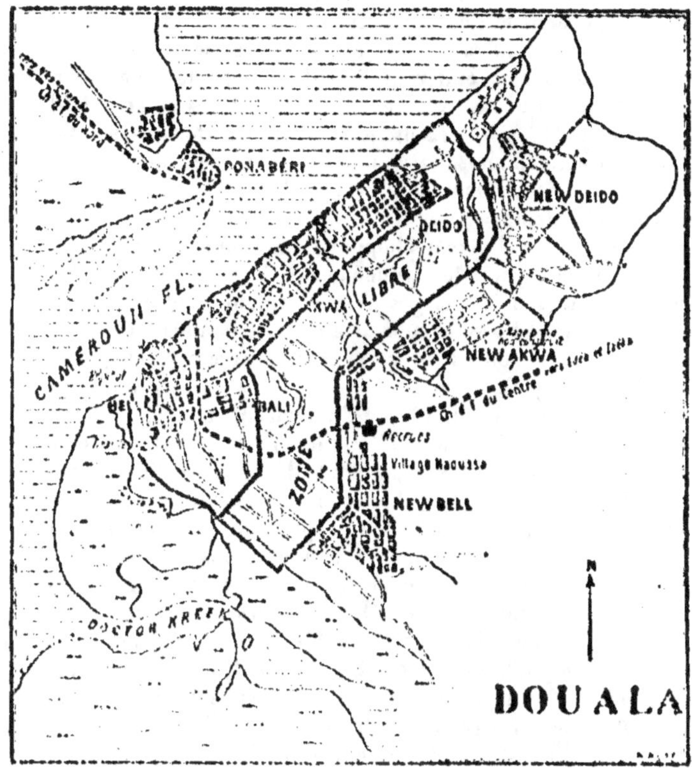

tranches inégales : Bell, Akoua et Deïdo. Par le premier ravin, celui du Sud, où coule, en un mince filet d'eau, le Besséké, la voie du chemin de fer du centre (Mittellandbahn) monte vers l'intérieur du pays. Un ruisseau plus important, le Mbopi, occupe le fond du deuxième ravin, entre Akoua et Deïdo. Chacun de ces deux derniers quartiers a des maisons près du fleuve, mais aucun quai, aucune voie ne sont encore construits. Seuls des wharfs, placés par les factoreries en face de leurs entrepôts, permettent aux chalands et aux chaloupes d'accoster.

Trois quartiers donc, forment le Douala des bords du fleuve, et la construction de ces quartiers évoque toute l'histoire de la fondation de la ville.

Lorsque les Allemands songèrent à s'installer d'une façon solide à Douala, ils commencèrent par occuper le plateau de Joss. Jusque-là, ils n'avaient guère fait que du trafic avec les divers chefs de la tribu des Doualas, et devant l'interdiction qui leur était faite de s'installer à terre, ils résidaient sur des navires amarrés à la rive. Leur installation à terre priva en partie les Doualas du rôle fructueux d'intermédiaires, qui était le leur, entre les commerçants européens et les trafiquants indigènes, et ce fut une première cause de mécontentement.

Successivement, s'élevèrent l'hôpital, la maison du gouverneur, entourée d'un joli parc, les principaux édifices publics et des maisons d'habitation. De larges avenues furent tracées, se coupant à angle droit : l'évacuation des eaux, l'assainissement, la lutte contre les moustiques furent poursuivis avec méthode (1).

Une foule de petits chefs, groupant autour d'eux quelques cases, occupait la seconde tranche du plateau, nommée aujourd'hui Akoua. Là aussi, l'œuvre d'assainissement fut entreprise et dans les nouvelles avenues s'élevèrent des constructions européennes. De riches indigènes y firent aussi construire des maisons en pierre. Attirés par la curiosité et l'appât du gain vers la cité naissante, les gens de l'intérieur affluèrent : gens du Bamoum, gens d'Edéa, de Kribi, voire même des régions du Nord, commerçants haoussas, trafiquant de tout, étoffes, sel, armes ou esclaves. C'est dans Akoua que s'installa tout ce monde, et ce quartier est aujourd'hui le plus pittoresque de Douala. Les haoussas, cependant, sont restés à part, tout à côté, mais dans un village spécial, qui évoque, avec ses hautes palissades de piquets juxtaposés et son dédale de cours intérieures, les régions de la Bénoué et du Tchad.

La société de Deïdo est plus choisie. La grande majorité de ses habitants sont des Doualas, intelligents et commerçants, vite adaptés aux vêtements et à certaines habitudes européennes (2). Deïdo, comme le Nouveau-Bell, est la pépinière des clerks du commerce

(1) Voir : Troisième partie. Chap. III. *Étude des eaux potables* et *Évacuation des ordures ménagères*. Chap. VII. *Ségrégation*.
(2) Voir Troisième partie, chap. IV. *Hygiène individuelle* et *Hygiène des cases*.

et de l'administration, chaussés, vêtus à l'européenne, fiers de porter, les dimanches et jours de fêtes, le faux-col impeccablement blanc, le veston bien coupé, le faux panama ou le feutre boche au poil verdâtre. Heureux sont ceux à qui leur solde a permis de se payer de somptueuses lunettes d'or (vrai ou faux), à l'instar du « Herr Doktor » ou du « Herr Referent » d'autrefois, et qui sont considérées comme le summum de la civilisation !

Si la guerre actuelle n'avait fait chasser les Allemands du Cameroun, ceux-ci se préparaient à transformer complètement la physionomie d'Akoua et de Deïdo. Persuadés que l'avenir leur réservait la constitution, à leur profit, d'un immense empire transafricain allant du Golfe de Guinée à l'Océan indien, ils avaient résolu de faire de Douala la porte sur l'Atlantique de leur domaine. Akoua devait voir s'élever une de ces gares « kolossales » dont les Allemands possèdent la spécialité. Un immense hall de marchandises devait être construit vers Deïdo, ainsi qu'un quartier industriel, des entrepôts et des bassins pour les navires de commerce. Un pont de plus d'un kilomètre, devait relier Douala à Bonabéri, de l'autre côté du fleuve, où se trouve la tête de ligne du chemin de fer du Nord.

La beauté de la ville européenne est du plus heureux effet. Les vastes maisons en pierre ou en ciment, entourées de vérandas peut-être un peu trop étroites (1), les grands arbres dont les branches horizontalement poussées par étages, ombragent les longues avenues (2), la grande place du Gouvernement pourvue d'une estrade ronde pour la musique, les vastes espaces entourant la maison de l'ancien roi indigène Manga Bell, l'hôtel à l'européenne, que l'électricité illumine, donnent une sensation de calme et d'espace au quartier de Bell, cité-jardin, malgré quelques cases en tôle qui finiront par disparaître. Les feuilles mortes qui jonchent ses avenues, l'herbe qui repousse en maint endroit, augmentent l'impression ; et, le soir, quand les indigènes ayant regagné leurs quartiers, il ne reste plus que les quelques boys des Européens, Douala ressemble plus à une station d'eaux un peu vide, en fin de saison, qu'à une ville coloniale.

Sur des kilomètres de distance, la ville borde le fleuve. Les quais déjà longs, devaient être considérablement étendus. Le lit du fleuve est ainsi fait, que toute sa profondeur longe la rive et que sans peine, aux appontements construits, les grands navires

(1) Voir : Troisième partie. Chap. III. *Hygiène des centres.*
(2) Voir : Troisième partie. Chap. IV. *Surveillance de la voirie.*

peuvent accoster. Tous les paquebots anglais viennent à quai ; mais nos paquebots français s'obstinent à mouiller en rade de Suellaba, à plus de vingt kilomètres.

Douala est un port incomparable, et, quand du haut des jardins du gouvernement qui surplombent les rives, l'œil embrasse l'immense étendue de l'estuaire et du fleuve, quand, sur les quais, où la vie est intense, les factoreries emplissent de leurs produits les navires amarrés, comment ne pas reconnaître que Douala, enfoncée dans le cœur de l'Afrique équatoriale, est la porte d'entrée naturelle de notre empire central colonial ? » (1).

La capitale est, en pleine zone maritime et forestière. Les températures les plus élevées sont observées au cours de la saison sèche, avec un maximum de 30° ; les plus basses sont rencontrées pendant la saison des pluies avec un minimum de 23°. Le fort état hygrométrique de l'atmosphère rend difficilement supportables ces températures pourtant moyennes. Il est généralement admis que la meilleure saison est la saison des pluies, parce que ces dernières font abaisser le degré moyen de la température. L'influence du climat sur la morbidité se fait sentir au cours de la petite saison sèche et de la petite saison des pluies. A ce moment, les indigènes et les tirailleurs, qui prennent moins de précautions que les européens, sont atteints de nombreuses maladies pulmonaires et intestinales, réveillées ou causées par le refroidissement auquel ils s'exposent pendant la nuit.

Edea. — Le chef-lieu de la circonscription d'*Edea* comprend deux agglomérations européennes reliées par une route, et distantes d'environ 1.500 mètres. La première, commerçante, à proximité de la gare, ne comporte que des factoreries, en bordure de la route. Les constructions sont en maçonnerie et en bois, ou en tôle ondulée ; elles présentent un confort suffisant, sont bâties sur une légère élévation de terrain et bien ventilées. Certaines factoreries sont tenues par des Noirs de diverses colonies : sénégalais, lagotiens, originaires de Gold-cost et du Togo. De nombreux indigènes commerçants ont demandé l'autorisation de s'établir ; après discussion, il a été décidé que leur installation pourrait être accordée, à condition que les cases construites seraient hygiéniques et édifiées sur un terrain à proximité du centre européen

(1) Extrait d'un article : Douala port français (X... Administrateur de 1re classe des colonies), *in Bulletin Afrique française*, n°s 5 et 6, pp. 179-183 (mai et juin 1917).

aux environs du marché. Ce marché très fréquenté, où les ressources du pays sont vendues aussi bien que les marchandises importées, termine actuellement le centre commerçant. Immédiatement après, il n'y a ni marigots ni ruisseaux.

La deuxième agglomération européenne, administrative et militaire, est située sur un terrain surélevé, dominant la Sanaga, bien exposé aux vents d'ouest. Ce plateau est entouré de bas fonds où serpentent des ruisseaux de peu d'importance pendant la saison sèche, et fortement grossis à la saison des pluies. Cette agglomération forme un vaste quadrilatère, et comprend les bureaux de l'administration, le camp des tirailleurs, la Cour-Mixte et le dispensaire. Les constructions sont en maçonnerie et recouvertes de tôle ondulée.

Les conditions d'existence des Européens au chef-lieu de la circonscription, sont celles habituelles sous les climats équatoriaux. La chaleur humide constante est une cause d'anémie rapide, de fatigue générale croissante. La vie y est tranquille. Les Européens sont peu nombreux ; l'obligation matérielle de se coucher de bonne heure, l'impossibilité des abus alcooliques, entrent en ligne de compte dans le maintien d'un état sanitaire qui pourrait être beaucoup plus mauvais, vu les conditions climatériques. A Edéa en effet, le climat est pénible, la température moyenne de l'année est de 27° à 28° avec un maximum de 31° à 33° pendant la saison sèche et un minimum de 20° pendant la saison des pluies.

D'après le rapport général allemand 1910-1911, il y eût à Edéa dans l'année : 11 décès d'Européens (hommes). soit un pourcentage de 9,4 de la population qui comprenait dans cette circonscription 98 hommes et 19 femmes. Les décès pour toute la colonie, dans le même temps, furent de 26 hommes, donnant pour une population de 1.455 personnes un pourcentage de 1,8. La proportion des décès à Edéa par rapport au total des décès de toute la colonie, fut de 40 %.

La question de l'alimentation prend souvent dans ce poste la forme d'un problème difficile à résoudre ; la guerre a été la cause d'une diminution considérable de l'exportation hors d'Europe des matières consommables. Les factoreries n'ont à offrir qu'un choix assez restreint de conserves ; d'autre part le pays ruiné par les opérations militaires qui y ont eu lieu, ne pouvait au début fournir que peu de produits. L'impossibilité de conserver du gros bétail, qui maigrit, s'étiole et meurt rapidement, empêche un ravitaillement en viande fraîche régulier et suffisant. La chasse permet d'avoir, sans pouvoir tabler sur ses ressources, du gibier (biche et sanglier). La Sanaga est poissonneuse, mais les espèces pêchées sont mauvaises ; les pêcheurs indigènes sont très paresseux et ne se soucient pas outre mesure des désirs des clients.

Les cultures maraîchères ne donnent guère l'espoir d'un grand rendement ; il y aurait cependant lieu de les encourager, mais on doit s'inquiéter de la cherté d'une main-d'œuvre qui travaille lentement et qu'il est nécessaire de surveiller étroitement. Les radis, les salades, les choux, les haricots poussent, mais demandent des soins nombreux ; la pomme de terre ne donne que peu ou pas de tubercules ; les oignons, les tomates, les aubergines, les concombres, sont susceptibles à la saison sèche de produire quelque peu. Tous les Européens se sont mis à créer des jardins. Les indigènes entreront sans doute dans cette voie, et le marché pourrait être approvisionné en légumes frais assez variés.

Les produits de la basse-cour sont de plus en plus nombreux chez les indigènes, qui vendent des volailles et des œufs ; ceux-ci sont rares cependant, les poules étant mauvaises pondeuses ; les canards ont paru donner de meilleurs résultats et offrir une résistance plus grande au climat.

Les moutons et les brebis, les chèvres peuvent s'élever ; on n'obtient du lait que de façon passagère.

Kribi. — *Kribi* est nettement divisé en deux parties par la rivière Kienké : d'un côté, le village indigène, de l'autre les bâtiments Européens.

Les principales constructions réservées aux Européens comprennent : d'une part, les bâtiments qui servent aux fonctionnaires et aux administrations publiques : le Camp des Tirailleurs, la Résidence et les logements à proximité pour les sous-officiers, l'Hôpital Européen avec ses dépendances (morgue, Hôpital Indigène, maison du médecin), les Services de la Marine et ceux des Postes ; d'autre part, les bâtiments des commerçants. Nombreux sont ceux inutilisés.

Kribi a un bel aspect. Les avenues sont larges, bien entretenues. Le village indigène est proprement tenu ; il vient d'être entièrement reconstruit. L'écoulement des eaux est assuré par un système de caniveaux de chaque côté des routes et des chemins. Il existe des fosses pour déposer les ordures, hors du périmètre des habitations. Le nombre des puits actuellement en état (trois) est suffisant, leur alentour est bien protégé. Toutes les popotes (officiers, sous-officiers, camp, hôpital) sont pourvues d'un filtre. Les conditions générales d'existence des Européens sont bonnes quant à l'habitation. Elles sont peu hygiéniques en ce qui concerne l'alimentation. Le Dr Le Gouellec attirait spécialement l'attention sur ce fait, qu'il n'existe pas une tête de bétail dans toute l'étendue de la circonscription et qu'aucun ravitaillement de viande fraîche n'est assuré. Les légumes (à part, pendant un certain temps, la pomme de terre) font aussi défaut ; il reste donc les légumes indigènes : patates douces, macabos, etc.. Des essais de cultures de riz ont été tentés dans la subdivision de Lolodorf avec quelque succès. On a pu planter et récolter des haricots (nienbé). Les cultures maraîchères réussiraient certainement, mais il n'y a pas de graines.

La situation des Européens, au point de vue de l'alimentation, laisse donc assez à désirer à Kribi.

D'une façon générale, le climat de la zone côtière présente cette particularité, que les saisons y sont mal réglées, et que les deux périodes de pluies, théoriquement admises sous cette latitude, se continuent par des orages et des tornades pratiquement indéfinis. Le régime est différent à distance de la côte. Le plateau montagneux est plus frais et plus sain, les saisons y sont mieux établies, le climat est meilleur, plus facile à supporter.

C'est en septembre, octobre, novembre, qu'on a le plus de jours pluvieux (22 par mois environ), c'est en avril que la quantité d'eau tombée est maxima, à cause des tornades très fréquentes en ce mois. La température oscille entre 12 et 15° le matin ou la nuit, et 27 à 28° et même 31° dans la journée. Dans la région des plateaux, la température peut descendre la nuit à 11° et au-dessous.

Yaoundé. — Bâti sur un sol de latérite, au milieu d'un pays fertile et peuplé, *Yaoundé*, situé au carrefour des routes d'Akonolinga, de Yoko, d'Edéa et de Kribi, s'élève sur un mamelon que dominent au nord-ouest les collines de la région d'Eton, et que contournent deux ruisseaux qui le séparent des villages yaoundé et haoussa également installés sur des hauteurs.

Le poste proprement dit, construit en 1907 par le Major Dominik, comprend une enceinte carrée de 120 mètres de côté, faite de briques. A l'intérieur, se trouvent les habitations du commandant de la circonscription et des officiers, les logements des sous-officiers européens, les bureaux, les magasins et les prisons.

Derrière le poste s'étend une vaste place qui sert en partie de terrain de manœuvres et sur laquelle s'élèvent la citerne et le marché indigène. Une série de constructions, dont quelques-unes ont été affectées comme logement aux tirailleurs, font bordure d'un côté, tandis que du côté opposé est établi le bâtiment des Postes et Télégraphes, qui avoisine le quartier des factoreries, aligné sur une route.

Toutes les maisons européennes sont en briques avec un revêtement de chaux. Possédant un plancher et recouvertes de tuiles, elles sont pour la plupart confortables.

De larges routes mènent au poste, traversant les quartiers indigènes, proprement entretenus, composés de cases en paille et en écorce.

Le climat, le confort des habitations, les facilités qu'on y trouve pour s'alimenter, rendent le séjour de Yaoundé agréable aux Européens. Aux fruits et produits tropicaux viennent s'ajouter les produits des jardins. Presque tous les légumes d'Europe peuvent être cultivés. Si le poisson n'est pas abondant, il est facile de se procurer de la volaille. Après la guerre, en raison de la diminution des moutons et des chèvres, les bêtes existantes ont été laissées en grande partie aux chefs pour la reconstitution d'un cheptel, mais l'élevage du bœuf est difficile et les troupeaux, amenés à d'assez longs intervalles par les Haoussas, doivent être assez rapidement soumis à l'abatage.

Le gibier n'est pas rare. Antilopes, cochons ou bœufs sauvages sont chassés par les indigènes à la sagaie, ou pris au piège.

Situé entre le Sanaga et le Nyong, Yaoundé possède un climat chaud et humide, mais tempéré par l'altitude (731 mètres). Les variations de température y sont faibles. Les deux saisons sèches et les deux saisons des pluies des régions équatoriales, ne sont pas toujours très marquées. Dans le tableau ci-contre des observations prises dans le courant de l'année 1916-1917 on voit que la température maxima n'a pas dépassé 29°, la température minima, 17°. La température moyenne de l'année a été de 23°. Il a plu pendant 163 jours. A Yaoundé, et surtout à *Yoko*, les nuits sont ordinairement d'une fraîcheur reposante. Les Allemands considéraient ce dernier poste comme un sanatorium. A l'époque de l'hivernage, les femmes des Européens habitant Yaoundé y allaient passer plusieurs mois.

Dans la subdivision : *Ayos* se trouve sur une colline qui domine la rive droite du Nyong. A l'exception de deux bâtiments en briques, ayant servi autrefois de pharmacie et de magasin et d'une construction de vaste dimension laissée inachevée, il ne subsiste rien des anciennes installations sanitaires allemandes. De hautes herbes recouvrent aujourd'hui l'emplacement occupé naguère par les cases où étaient hospitalisés les malades atteints

Yaoundé : Observations climatologiques (1916-1917)

Mois	Moyennes de température prises à l'ombre			Température la plus haute observée	Température la plus basse observée	Nombre de jours de pluie	Observations (Brouillard, vents dominants)
	Moyennes de température maxima	Moyennes de température minima	Température moyenne				
Octobre 1916	23°8	21°7	22°7	26°	20°	21	Pluie le matin et la nuit. Vents Est. Brouillard le matin.
Novembre 1916	25°	21°5	23°	26°	21°	16	Brouillard le matin, Vents Est.
Décembre 1916	25°2	20°2	24°	27°	17°	3	Vents Est et Sud-Est.
Janvier 1917	25°8	22°	24°	27°	20°	8	Orages dans l'après-midi. Vents Est.
Février 1917	27°	21°	24°	29°	20°	6	Temps couvert; brouillard. Vents-Ouest.
Mars 1917	26°	21°	24°	28°	21°	3	Grêle au début du mois. Brouillard. Vents Sud-Est.
Avril 1917	26°5	21°	23°6	27°	21°	16	Orage dans l'après-midi. Brouillard la nuit. Vents Sud-Est.
Mai 1917	26°5	20°8	23°7	27°	20°	20	Tornades l'après-midi. Vents Est et Sud-Est.
Juin 1917	26°1	22°	24°	27°	21°	17	Vents Sud-Est.
Juillet 1917	23°8	19°5	22°	21°	19°	7	Temps frais. Vents Sud-Est.
Août 1917	23°1	20°5	22°2	25°	20°	23	Temps couvert et frais Vents Est et Sud-Ouest.
Septembre 1917	21°3	21°9	23°7	26°	21°	18	Vents Est et Nord-Ouest.

Température moyenne des mois de l'année : 23°4. L'écart entre les extrêmes a été de 12°. Journées de pluie dans l'année : 163.

de trypanosomiase et de pian. Il n'existe plus trace du laboratoire, ni des habitations destinées au personnel. La léproserie a été détruite.

Ebolowa. — Le poste d'*Ebolowa* est constitué par un fortin posé sur une colline ; au sud et à l'ouest il est dominé par deux monticules : la hauteur de Bülow et la montagne des chimpanzés ; sur la première était installé un petit poste allemand de télégraphie sans fil, dont on peut voir encore des vestiges ; la montagne des chimpanzés était flanquée d'un blockhaus.

Au nord et à l'est du poste, les montagnes sont plus éloignées et la plaine qui les sépare du poste s'étend sur trois ou quatre kilomètres carrés.

Les bâtiments du poste militaire consistent en cases en pierre et brique, à étages, bien comprises.

Le camp des tirailleurs est formé par un grand bâtiment en brique, encerclant une vaste cour. Il est divisé par des cloisons en un certain nombre de compartiments, dont chacun loge deux ménages ou quatre célibataires.

Il y a peu de commerce à Ebolowa ; le caoutchouc seul est une source de revenus. Les indigènes viennent le vendre directement aux commerçants, ou il leur est pris en payement de l'impôt et revendu ensuite sur place.

Au point de vue industriel, il y a lieu de signaler la mission évangéliste américaine, installée au village d'*Élat* à deux ou trois kilomètres du poste : elle occupe de nombreux ouvriers indigènes et possède, surveillés par deux Américains, une scierie mécanique, une imprimerie, un atelier de menuiserie et de vannerie, des tours pour la confection d'objets en ébène et en ivoire, etc. Toutes les maisons de cette mission sont construites par leur main-d'œuvre. Elles sont complètement en bois et bien aménagées. Leur école est très prospère et contient plus de 200 élèves.

La vie matérielle est très facile à Ebolowa : les pommes de terre et les oignons qui sont cultivés dans le pays, sont achetés o fr, 3o le kilo. Les jardins potagers, vastes et bien agencés, fournissent en abondance haricots verts, choux, salades, tomates, radis, navets, persil.

Le poste possède en outre un troupeau d'une trentaine de chèvres ou de moutons et d'une quinzaine de bovidés qui donnent du lait frais. La volaille indigène, nombreuse, est vendue 1 franc pièce et les œufs 5 centimes l'un. Pendant les saisons des pluies, de nombreux perdreaux pris au lacet par les noirs, sont payés en moyenne 1 fr, 5o pièce. Enfin, le poste appointe deux chasseurs indigènes qui apportent plusieurs fois par semaine des biches et des cochons sauvages, dont la viande est excellente, et il n'est pas exagéré de dire qu'au point de vue de l'alimentation, Ebolowa est un des bons postes du Cameroun.

Dans la circonscription, les postes de *Sangmélima* et d'*Akoaf-fim* ont également des ressources abondantes, et le ravitaillement de Douala en pommes de terre provient en grande partie de la subdivision de Sangmélima.

A Ebolowa, même pendant la saison sèche, se forment parfois des brouillards d'une densité telle qu'ils obstruent la vue à moins de cent mètres. Il est certain qu'ils ont une influence sur la santé aussi bien des Européens que des indigènes, et il est fréquent de voir ceux-ci grelotter pendant que les premiers doivent mettre des vêtements de drap. La grande saison des pluies est également assez pénible : la chaleur humide est lourde, l'évaporation cutanée se faisant difficilement.

Doumc. — Le Poste de *Doume* était, du temps des Allemands, constitué principalement par un grand fortin carré en briques où se trouvaient trois grandes cases à étage et un certain nombre de logements latéraux. Le tout était occupé par les services (Poste, sous-officiers européens, magasins, etc.). La case principale était la maison du juge. Ce fortin ayant été incendié pendant la conquête n'est plus entièrement logeable. Les magasins, les services y sont installés ainsi que deux sous-officiers européens.

Le reste du personnel européen est logé en dehors du fortin dans des cases construites à la mode indigène. Seule l'ancienne case en briques de l'officier allemand, commandant la compagnie de Dume a pu être réparée et rendue habitable.

L'infirmerie, également en briques, a été réparée tout récemment. Toutes les autres habitations européennes sont des paillotes.

Les commerçants se sont établis le long d'une allée descendant obliquement vers la Doume.

Le camp des tirailleurs est situé à 4oo mètres environ au nord du fortin, sur l'emplacement de l'ancien camp des tirailleurs allemands. Il s'étend en fer à cheval, sur un large plateau bien aéré, et à proximité d'un ruisseau d'eau courante. Les cases sont des paillotes séparées l'une de l'autre par un intervalle de trois mètres.

Au point de vue du confort, les Européens vivent dans des conditions assez précaires. Les cases du modèle indigène ferment mal, laissent filtrer l'air, le soleil, et souvent la pluie.

Il existe peu de ressources dans le commerce local pour améliorer les conditions de l'existence. Sauf, de loin en loin, quelque ravitaillement, les commerçants sont à peu près démunis de tout ce qui serait nécessaire aux Européens.

Les légumes d'Europe poussent bien. Malheureusement, les graines, en raison sans doute du long trajet et des variations de température subies pendant le transport, sont d'un rendement médiocre. La culture de la pomme de terre par les indigènes, actuellement à l'essai, paraît devoir donner des résultats satisfaisants.

Le ravitaillement en viande fraîche, assuré par les Haoussas qui amènent le bétail de N'Gaoundéré est plus que suffisant. La viande est, en général, de bonne qualité, mais les bœufs vivent mal à Doumé et y dépérissent rapidement.

N'Kongsamba, Bana, Foumban. — Les postes de *N'Kongsamba, Baré, Bana, Foumban*, possèdent des maisons confortables pour les Européens qui trouvent dans ces régions des jardins potagers d'un excellent rendement. Le climat favorable à la culture permet la récolte des légumes les plus variés. Tomates, salades, choux, radis, carottes, navets, poireaux, fraises poussent facilement. Les haricots et les petits pois sont plus délicats à obtenir et les essais de pommes de terre ont faiblement réussi. Manioc, maïs, macabos, igname, bananes sont en abondance.

Les bœufs arrivent dans de bonnes conditions. Les chèvres, les moutons, les porcs, les poulets sont nombreux et sont bon marché.

Le poisson est rare ainsi que le lait. Toutefois, grâce à la présence de troupeaux bororos dans les environs de Foumban, on peut se procurer dans ce poste assez aisément du lait et du beurre.

En raison de son altitude élevée, la région jouit d'un climat tempéré. Les chaleurs brûlantes y sont inconnues et les nuits sont toujours fraîches. Les différences thermométriques y sont peu marquées d'une saison à l'autre. C'est avant tout un pays pluvieux. A Bana, il pleut environ 200 jours par an et il y tombe près de 3 mètres d'eau. La contrée Nord, moins humide, se rapproche légèrement du climat continental.

La grande saison des pluies s'installe en juillet et se termine au début de novembre. Elle est suivie d'une période relativement

sèche qui dure jusqu'en avril. La petite saison des pluies va de la
fin d'avril au début de juin, la petite saison sèche prend fin
vers le milieu de juillet. Les époques intermédiaires se signalent
par l'apparition de vents violents venant de l'Est et par la fréquence des orages. Ceux-ci sont particulièrement intenses dans le
Bamoum.

N'Gaoundéré. — Sur le plateau Adamoua, la végétation est
partout assez pauvre. Les herbes, brûlées chaque année par les
Borroros, ne sont parsemées que de petits arbres noueux, à feuilles
sessiles ou persistantes. Le mil y est cultivé dans les vallons, la
patate près des cases ; la banane y est rare et ne pousse que dans
les endroits très abrités. N'Gaoundéré était un grand centre de
production de la pomme de terre sous les Allemands ; à Tibati et
surtout à Banyo, le jardin est rempli d'ananas.

La température moyenne pendant l'hivernage est de 22° à Tibati,
21° à Banyo, 20° à N'Gaoundéré ; elle diminue d'un degré vers
23 heures, se maintient à 19° jusqu'à quatre ou cinq heures, moment
où elle descend de trois à quatre degrés ; on a noté le minimum
de 12° au-dessus de zéro. Elle se relève à huit heures et revient
vers dix heures à 20° ; à quinze heures, la moyenne est de 22,
23, 24°. La température dépasse rarement 25°. Il faut compter en
saison sèche deux à trois degrés de plus.

Si un orage éclate, de brusques variations de température
(7° à 8° à N'Gaoundéré), se montrent en un instant.

En saison des pluies, l'atmosphère est saturée d'une humidité
pénétrante, qui recouvre en deux ou trois jours les objets d'une
pellicule verdâtre de moisissure. Cette saison commence en général le 1er avril et n'est rarement terminée que le 15 octobre.

Le poste européen de *N'Gaoundéré*, situé en 1918 à 8 kilomètres du village indigène, vient d'être déplacé et reconstruit.

Les coloniaux, qui y vivent sous un climat favorable, ni trop
chaud, ni trop humide, ni trop sec mais plutôt frais, trouvent
aisément à varier leur nourriture, car outre du bœuf, du mouton,
de la volaille, des œufs, du lait, des bananes et d'un peu de poisson, ils disposent de grands jardins potagers qui fournissent la
plupart des légumes des pays tempérés (sauf les tomates dont la
récolte est difficile).

Le poste de *Banyo* (259 kilom. au S.-O. de N'Gaoundéré) bien
situé, possède de belles cases européennes avec des dépendances
spacieuses éloignées de 1.200 mètres du village noir.

Tibati (175 kilom. au S. de N'Gaoundéré) est mal placé près

d'un lac qui communique avec le Mayo-Ming et, qui inonde la
plaine pendant l'hivernage. Les moustiques envahissent les habitations.

Garoua, Maroua, Mora. — *Garoua* tire une grande importance de sa situation et du fait que les seules maisons de commerce anglaise et française de la Circonscription y ont leur siège
principal.

Le poste, de construction allemande est situé à environ
2.000 mètres de la Bénoué et à 800 mètres au N.-O. des cases les
plus proches du village. La plupart des maisons occupées par les
Européens sont des habitations en murs de briques blanchis à la
chaux, avec colonnades et larges vérandas circulaires. Ces cases
surélevées par un terre-plein de ciment, et qui ont dû jadis être en
fort bel état, ont l'inconvénient de manquer de persiennes, et de
toiture suffisante protégeant la véranda ; les toits en tôle ondulée
les rendent très chaudes. Il a été remédié en partie à ces inconvénients par des stores mobiles ; une couche épaisse de paille,
moins conductrice de la chaleur que la tôle, recouvre actuellement les toitures. On compte ainsi six bâtiments principaux,
plus ou moins distants les uns des autres, réservés aux divers
services et au logement des Officiers. De plus, la majeure
partie des sous-officiers et caporaux du poste, habite un corps
de bâtiments sans soubassement, affecté jadis aux sous-officiers
allemands : les pièces mal aérées, au plafond bas, sont loin d'être
hygiéniques. Elles viennent d'être améliorées. Une case réservée
aux passagers a été construite.

La richesse du pays permet aux Européens de trouver une nourriture saine et suffisante (viande de bonne qualité, bœuf, mouton,
porc, volaille, gibier, poisson, beurre, lait, œufs à volonté). Il est
nécessaire cependant d'entretenir au poste des jardins potagers
susceptibles de fournir en toute saison des légumes frais, variés,
en quantité suffisante. Le rude climat de Garoua en saison sèche
rend cette tâche délicate ; grâce à la bonne volonté et à la contribution de chacun, ces jardins sont aujourd'hui dans un bon état de
rendement. A N'Gaoundéré, avons-nous dit, les terrains sont très
favorables à la culture de la pomme de terre, et la récolte intensive de ce tubercule si utile pourrait y être ordonnée et réglementée, de manière à assurer le ravitaillement des postes de Maroua
et de Garoua qui du fait du climat ne peuvent le cultiver.

A *Maroua*, les cases pour Européens, construites depuis l'occupation, si elles sont moins luxueuses que les cases d'origine allo-

mande du poste de Garoua sont très hygiéniques et des plus confortables. Surélevées, avec des murs en pisé très épais, une toiture
de paille très haute à plan incliné, elles ont une aération suffisante,
avec des larges vérandas bien protégées contre la réverbération.
Distant du village qui est situé au pied d'une chaîne de montagnes,
le poste se trouvait à proximité des bords de la rivière Kaliau inondés en saison des pluies. Malgré une surveillance étroite des règles
essentielles de prophylaxie anti-larvaire, le moustique devenait
l'hôte assidu des pièces pourtant fraîches mais sombres des cases
habitées. Une crue du Mao-Kaliau, en septembre 1918, ruina de
fond en comble le poste et le camp, qui ont été reconstruits sur
un mamelon d'une cinquantaine de mètres. Il domine le village
et la plaine. L'aération y est infiniment meilleure que dans l'ancien emplacement, car la brise s'y fait continuellement sentir. Si
les cases du village ne sont pas encore très éloignées, la différence
de niveau offre une garantie et les moustiques y viennent plus
difficilement.

Les Européens profitent avec intérêt des légumes de jardins soigneusement entretenus par eux, au point même d'en pouvoir faire
bénéficier quelquefois les tirailleurs qui sont d'ailleurs très bien
nourris. Les prisonniers eux-mêmes, mieux vêtus qu'ils ne le
furent jamais, s'accommodent agréablement de leur ration d'entretien très suffisante et saine. L'eau potable provient, en saison
sèche, de puits de sable creusés au lit même de la rivière. Elle
est consommée filtrée.

Mora bénéficie des mêmes avantages que Maroua. Il possède de
bonnes habitations et un jardin en plein rapport. Les moustiques
sont rares ; mais, il existe une forte réverbération, le poste se
trouvant dans un demi-cirque de hautes montagnes.

Dans la région Nord, les deux puissants massifs du Tingelin et du
Bololé semblent pendant la saison sèche, arrêter la brise et en hivernage, écarter les tornades. Le climat est déterminé par les pluies.
L'hivernage s'établit, lentement d'abord et irrégulièrement, au
mois de mai ; les tornades sont alors très violentes, mais n'amènent pas de chutes d'eau considérables. Peu à peu, le temps
devient moins orageux, mais plus couvert ; en août et en septembre, les pluies sont plus abondantes, et les pluviomètres des Allemands indiquaient de 160 à 200 millimètres à Kousseri, de 50 à
100 millimètres à Maroua (chiffre qui semble faible) et de 250 à
350 millimètres à Garoua. L'hivernage se termine en octobre.
Quant à la courbe de température, elle passe par un minimum, en
décembre et janvier, et ce minimum est d'autant plus bas que l'on

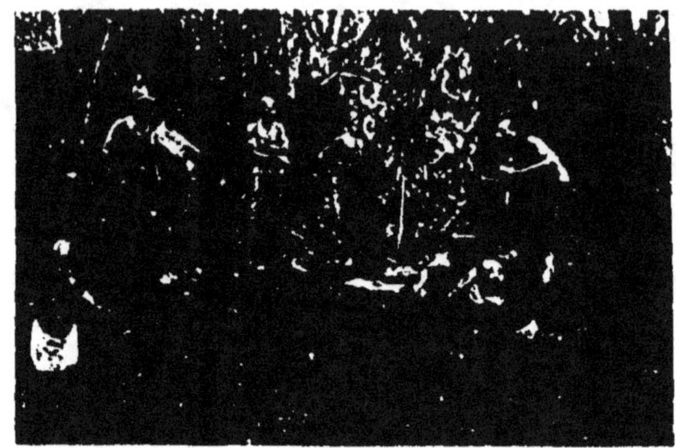

(*Cliché Champod*).

Fig. 7. — Jugement indigène. L'inculpé doit prendre une pierre jetée dans un pot rempli d'eau bouillante. Si la main n'est pas brûlée, il n'est pas coupable.

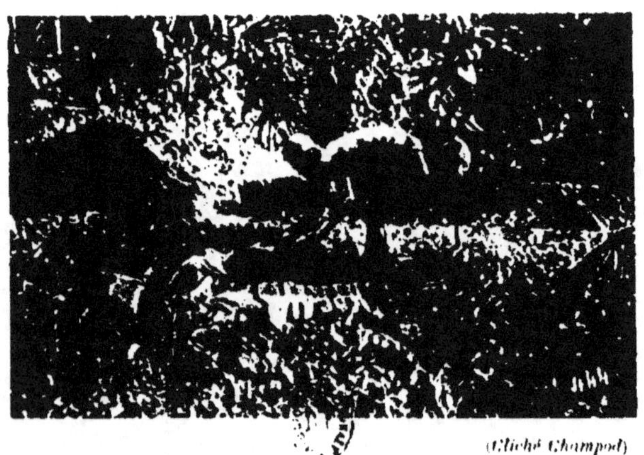

(*Cliché Champod*)

Fig. 8. — Autopsie d'un indigène par un indigène (voir pages 28 et 325).

remonte vers le Nord (9° à Maroua, 8° à Kousseri, 6° à Kouba). A Garoua, au contraire, elle ne semble guère descendre au-dessous de 12 ou 14° (nous parlons ici de la température extrême, et constatée pendant quelques heures seulement). C'est en mars et en avril que l'on note les températures les plus élevées, le Dr CARTRON signale 42° dans un endroit aéré. Le Dr RAUGÉ a observé souvent et pendant des après-midi entières 38 et 39°.

A Garoua, on peut donc distinguer deux périodes très nettement différenciées : de novembre à mai la période sèche, qui devient de plus en plus chaude, et de mai à la fin d'octobre la saison des pluies pendant laquelle la chaleur est moindre.

A Maroua, il faut en décrire une troisième, la période des froids, qui comprend la fin de novembre, décembre et janvier, pendant laquelle les nuits sont très fraîches et les journées supportables (maximum de 30 à 32°).

La caractéristique de ces pays, c'est l'étendue des inondations. A voir les chiffres de hauteurs d'eau tombée, et le petit nombre des jours de pluies, on ne se douterait jamais des modifications profondes que l'hivernage entraîne. Non seulement toute la grande plaine du Nord-Est ne laisse plus émerger que les quelques mamelons qui portent des villages, mais toutes les vallées sont également inondées. Aux points où le sol se relève par de lentes ondulations, et où il dépasse en altitude les cours d'eau avoisinants, chaque creux, chaque dépression se transforme en mare. Les villages sont souvent complètement entourés, et les habitants forcés de se déplacer en pirogue.

En général, dans les villes et les postes du Cameroun, les règles d'hygiène et de salubrité ont été bien appliquées par les Allemands, lors des premières installations. Quelques postes, dans le Sud du Cameroun, ont été détruits par eux dans le cours de leur retraite, mais depuis notre occupation, nous avons reconstruit ceux qui avaient le plus souffert.

Dans les centres, les Européens habitent des maisons en ciment armé qui donnent habituellement toute satisfaction au point de vue du confortable. Cependant la défense contre le soleil a dû être augmentée. Beaucoup de vérandas n'étaient pas fermées et ont été closes par des volets ou par des moyens de fortune.

Les sources sont protégées. Les ordures ménagères sont enfouies ou brûlées. Des fours à incinérer ont été construits à Douala, à Garoua, à Tibati, etc.

A Douala fonctionne normalement le service du tout à l'égout. Il y existe une canalisation d'eau potable.

La propreté des villes est assurée par des équipes qui pratiquent la destruction des gîtes à larves et des moustiques et qui surveillent la voirie.

Toutes ces questions, si importantes au point de vue de l'existence et de la santé des Européens, sont exposées en détails dans la troisième partie de cet ouvrage.

CONCLUSION ET CLASSIFICATION DES POSTES ET DES RÉGIONS AU POINT DE VUE DE LA SALUBRITÉ

Après les différentes études précédentes, si nous voulons maintenant donner une vue d'ensemble sur la climatologie du Cameroun, on peut au point de vue climatérique et géographique, considérer trois zones assez distinctes : *une zone du Nord, une zone du Centre, une zone du Sud.* Cette dernière peut être appelée *zone maritime et forestière.*

Toutes ont un caractère commun, l'humidité, variable cependant dans son intensité, si l'on prend les deux régions extrêmes du Nord et du Sud. L'état hygrométrique est dû à la situation du Cameroun dans la zone équatoriale, aux influences de la mer et des grands fleuves, et aussi à celle du grand massif montagneux, qui, se détachant du mont Cameroun (en territoire anglais actuel), s'étend en direction N.-N.-E. jusqu'au delà du Bamoum vers N'Gaoundéré et Garoua.

La *première zone* englobe les circonscriptions de Garoua et de Maroua. Pays de savane, de cultures et de bétail, c'est une contrée relativement saine pour l'Européen. Garoua, situé dans le bassin de la Bénoué, entouré de nombreux marécages, possède un climat plus fatigant et plus anémiant que Maroua. En saison des pluies, les brouillards y sont presque permanents, la chaleur y est plus difficilement supportable. En saison sèche, le vent (l'harmattan) chargé de poussières domine.

Dans la *seconde zone* sont comprises les circonscriptions de Bana, de Yaoundé et de N'Gaoundéré. Ce poste est situé à 1.116 mètres d'altitude. Les nuits y sont très froides. De N'Gaoundéré, la transition se fait insensiblement jusqu'à Bana, par le poste de Banyo. Bana et Foumban sont situés dans un pays montagneux où les brouillards du matin ne sont pas très accentués, sauf à la saison des pluies. La chaleur est très supportable pendant le jour, et les nuits fraîches, obligent souvent l'Européen à porter les vêtements de drap à partir du coucher du soleil.

A Yaoundé, le climat est bon. Ce centre se trouve à la lisière Est de la forêt équatoriale, et les Européens y vivent dans des conditions favorables. Yoko, à quatorze jours d'étapes de ce point, est un poste signalé comme tout à fait agréable. Les Allemands l'avaient choisi pour y installer un sanatorium.

La *troisième zone* comprend les circonscriptions de Douala, de Kribi, d'Ebolowa et de Doumé.

Douala et Kribi, et surtout Edéa, avec leur climat essentiellement maritime, très chaud, avec un état hygrométrique très élevé, sont assez pénibles pour les Européens. La chaleur est dure à supporter pendant le jour, et se maintient jusqu'à une heure avancée de la nuit, heure à laquelle des brouillards parfois intenses et persistant dans la journée s'installent, occasionnant une baisse de température. Celle-ci, surprenant brusquement Européens et indigènes peut provoquer des maladies diverses, suivant l'état de moindre résistance de l'individu. Aux heures des marées une brise venant de l'Ouest rend la température plus supportable.

Les postes d'Edéa et d'Eséka n'ont pas la ressource de cette brise et sont peu favorisés. La température y est chaude.

Ebolowa se trouve dans une région essentiellement forestière. Le poste, construit sur un petit mamelon, est assez souvent couvert de brouillards.

Enfin Doumé, situé plus à l'Est, possède un climat identique à celui de la région de Carnot en Afrique Equatoriale Française.

Au point de vue sanitaire, il y aurait intérêt à faire des mutations entre les Européens des divers postes, entre ceux de la côte et ceux de l'intérieur, et à ne pas conserver dans le même centre, pendant tout un séjour, les mêmes fonctionnaires et les mêmes militaires. Les mutations permettraient aux sujets anémiés et fatigués par le climat maritime de Douala, d'Edéa, etc., d'aller se reprendre dans certains pays plus salubres et plus riches en ressources alimentaires.

On peut classer ainsi schématiquement les postes et les régions :

1° *Banyo, N'Gaoundéré, Yoko, Yaoundé* sont des centres de choix quant au climat et aux ressources naturelles (bétail, élevage, jardins potagers). Cette région était considérée par les Allemands comme un pays d'avenir et de colonisation européenne. L'un d'eux, le Dr GUILLEMAIN écrivait : « Avec leur forêt-vierge et leur climat humide, avec leurs populations indigènes, assez denses il est vrai, mais complètement incultes et, malgré cette sauvagerie, en partie dégénérées, ce ne sont pas les zones côtières qui pourront avoir l'importance espérée et désirée par la mère-patrie, ni lui offrir des pays de colonisation pour sa surproduction humaine et des marchés pour ses objets manufacturés. Au contraire, la riche contrée de savanes habitée par des races plus intelligentes, doit être ouverte à la colonisation européenne et rendue accessible par la construction de voies ferrées ».

En saison d'hivernage, les variations de températures sont très sensibles à N'Gaoundéré où il n'est pas rare de voir la température passer d'un maxima de 22° à 26° à un minima de 7° à 8° dans la même journée.

2° *Baré, Foumban, N'Kongsamba, Bana* sont à une altitude qui fait bénéficier les Européens d'un milieu tempéré, très frais mais humide. Les variations thermométriques sont très peu marquées d'une saison à l'autre. Les journées de beau soleil sans brouillard sont rares, en particulier à Bana et surtout à Fongang-Gondji sur la route d'étapes.

N'Kongsamba est certes un pays privilégié, par rapport à Douala, mais il ne convient pas à certains tempéraments, en raison de son extrême humidité en saison des pluies. Baré est déjà meilleur et un peu plus sec. Il semble que le Noun puisse servir de ligne de démarcation entre deux régions assez distinctes : au Sud, les journées sont agréables, peu chaudes, les nuits sont fraîches, mais un brouillard épais et pénétrant y règne, matin et soir en saison sèche, toute la journée en saison des pluies ; au Nord, Foumban encore pluvieux, jouit d'un climat plus chaud et plus sec. La région montagneuse de Ribao, où l'on rencontre les premiers contreforts du plateau de N'Gaoundéré, pourrait servir de deuxième ligne de démarcation entre cette région de Foumban et celle de Banyo qui, par son état hygrométrique et sa température plus élevée, donne nettement l'impression d'un nouveau climat. Banyo, dans la circonscription de N'Gaoundéré peut, selon le Dr CARTRON, être considéré comme un des postes les plus sains et les plus agréables du Cameroun.

Dans son ensemble, la circonscription de Bana, où la sommation des piqûres par moustiques est très faible, diffère heureusement du climat chaud, à potentiel électrique élevé de Douala. Cependant son extrême humidité et sa fraîcheur favorisent les manifestations larvées du paludisme. De grandes précautions contre le froid doivent être prises par les Européens pour éviter la bilieuse. De plus ce pays, agréable à parcourir sur la ligne d'étapes, devient extrêmement pénible, particulièrement dans la subdivision de Bana, à qui veut y faire, consciencieusement et avec fruit, des tournées d'inspection ou de recensement.

Si la contrée est justement appréciée par les Européens qu'un long séjour à la côte a anémiés et éprouvés, elle impressionne moins favorablement ceux qui ont pris l'habitude des régions du Nord, quelquefois pénibles car très chaudes, mais saines parce que très sèches.

3° *Garoua*, au milieu de pays peuplés, riches et intéressants, a une température assez difficile à supporter. *Maroua* est à ce point de vue plus agréable. Au pied du plateau d'Hamman, à deux jours de N'Gaoundéré dans la direction de Garoua, la transition est très brusque entre le climat presqu'européen du plateau de N'Gaoundéré (1.116 mètres d'altitude) et le climat sénégalien de la plaine de la Bénoué (Garoua 258 mètres d'altitude).

4° *Ebolowa* et *Doume* n'ont pas un climat excessivement dur mais sont en pleine zone forestière.

5° *Douala* et *Kribi* ont des mois pénibles, mais sont sur le bord de la mer et en relation facile avec la Métropole.

6° *Edéa* est un des postes les moins favorisés à tous points de vue, excepté sa proximité de la capitale et l'installation bien comprise de ses locaux d'habitation.

« Dans la circonscription d'Edéa, dit le médecin-major BOREL, l'acclimatement est difficile ; il y aurait intérêt, quand la situation permettra la régularité des relèves, de faire les affectations pour Edéa au début de la saison sèche, c'est-à-dire vers novembre ou décembre. Le service en serait facilité pour les raisons suivantes dont plus de deux ans de séjour me donnent l'expérience : jusqu'au mois de mai, voire en juin, les routes sont praticables, sans trop de marécages, l'Européen peut facilement circuler, visiter la circonscription, prendre contact avec la population chez elle, dans son milieu, dans son village. Pour les détachements indigènes amenés à la suite, c'est une promenade militaire, un entraînement excellent et la rupture de la monotonie de la vie de caserne. Au mois de juillet, les pluies commencent, détrempent les sentiers, transforment les moindres ruisseaux en rivières. La difficulté surgit dès la grande route, elle augmente si on se jette dans la brousse ; les fatigues pour l'Européen sont énormes, le chemin lui paraît démesurément allongé, il arrive à l'étape, fatigué, fiévreux, il ne peut se rendre compte de l'exactitude des renseignements. Il rentre, il a besoin de repos et de soins. Bien souvent, il n'a pu accomplir entièrement sa tâche ; déjà au poste même, l'anémie, la rigueur du climat lui rendent le service pénible. Mais si cet Européen connaît la circonscription, les villages, il peut résoudre toutes les questions posées à leur sujet, il lui est facile de parler en connaissance de cause aux chefs indigènes qui viennent le trouver, et bien qu'il n'accomplisse pas de tournées il peut faire œuvre très utile pendant les mois d'août, de septembre et le début d'octobre ».

CHAPITRE II

Historique médical

Aperçu général sur la campagne du Cameroun et sur l'organisation des
Territoires occupés au point de vue médical.

Conquête du Cameroun. — Des auteurs, plus autorisés que
nous, ont déjà dépeint les nombreuses difficultés rencontrées par
les colonnes en marche à travers un pays de forêts tropicales et
souvent coupé de marécages. Ils ont décrit les fastes glorieuses
de la campagne du Cameroun. Notre rôle n'est pas de les rappeler ici. Nous ne donnerons donc qu'un rapide résumé de la conquête de la colonie allemande (1).

Schématiquement, on peut distinguer trois périodes d'activité
avec des intervalles de repos et d'organisation.

La première s'étend d'octobre 1914 au début de 1915.

La seconde, après le programme d'offensive du 6 février 1915, de
février à juin-juillet 1915.

La troisième, après la conférence d'août 1915, d'octobre 1915 à
fin février 1916.

L'expédition franco-anglaise, dont le commandement avait été
confié au Général anglais Dobell, arrivait sur les côtes du Cameroun le 23 septembre 1914. Elle comprenait un fort contingent
d'hommes de troupes françaises ayant quitté Dakar le 7 septembre,
et placé sous les ordres du colonel Meyer (une compagnie euro-

(1) Voir « La conquête du Cameroun » et « La colonne française du Nord »
in *Bulletin Afrique française* (J. F.), avril 1916, p. 4 et juin 1916, p. 109-228 ;
« Le rôle des colonnes françaises dans la campagne du Cameroun » (Henri
Maillet) in *Bull. Afr. franç.*, juin 1916, p. 187 ; « Histoire de la conquête du
Cameroun » dans l'*Illustration*, 5 et 19 février 1916, 23 sept. 1916.

péenne, deux bataillons de sénégalais, une batterie de 80 de montagne, deux sections de mitrailleuses, une ambulance de campagne mobile et de nombreux porteurs).

Ce fut, au dire de témoins, un spectacle vraiment grandiose : trente-deux bâtiments alliés, cuirassés et transports, entourés de patrouilleurs, se trouvaient réunis en rade de Suellaba par un temps superbe, sous un soleil resplendissant dont les rayons doraient les montagnes de Fernando-Po, et le mont Cameroun. La canonnière française *La Surprise* qui, quelques jours avant (21 septembre), avait attaqué à l'embouchure du Rio-Muni, Cocobeach (ancien poste douanier français annexé aux territoires du Nord en 1911) et dont la prise assurait la sécurité de Libreville, arborait fièrement son pavillon.

Les Allemands avaient vainement essayé de rendre inaccessible aux navires de guerre l'entrée de l'estuaire, en le protégeant par un réseau de mines et en y coulant une dizaine de vapeurs de commerce ; une passe fut aménagée à travers les épaves et, le 26 septembre, le croiseur anglais de 2ᵉ classe *Challenger*, remontant la rivière, s'arrêtait en vue de Douala, et exécutait contre la ville un bombardement qui valut, le même jour, la reddition sans conditions de la Place par le commandement.

Les Allemands, surpris de l'audace, de la témérité d'un navire qu'ils s'attendaient à voir sauter, confiants dans les préparatifs de défense et dans le système de tranchées dont ils avaient entouré Douala, ne semblaient pas avoir envisagé leur départ. Précipitamment, ils se retirèrent en abandonnant tout leur matériel, sans rien détruire des approvisionnements dont regorgeaient les magasins. Ils espéraient certainement revenir bien vite et retrouver leurs richesses, car les nouvelles fausses qu'ils recevaient d'Europe les incitaient à croire à une campagne de peu de durée.

Ne leur assurait-on pas que Versailles était en flammes, que Paris avait été pris le 16 septembre, que deux Généraux français et 300 hommes avaient été exécutés pour trahison, que l'Inde et l'Egypte étaient en révolution, que l'Amiralissime anglais avait été relevé de ses fonctions parce que le *Gœben* et le *Breslau* avaient échappé à seize bateaux de guerre anglais ; que 7.000 Russes avaient été pris à Kœnigsberg et qu'une conférence pour la paix devait se réunir à Madrid !

Après l'occupation de Douala, les troupes ennemies s'étaient repliées sur Yabassi et sur Edéa, le long de la voie ferrée du centre. Le pont de Yapoma sur la Dibamba était pris le 2 octobre. Edéa tombait entre nos mains le 26 octobre et subissait deux attaques allemandes le 24 novembre et le 5 janvier. Elles furent repoussées.

Le 15 novembre, après l'occupation du port de Victoria, les troupes franco-anglaises entraient à Bouéa (siège du Gouvernement Allemand), et une colonne anglaise venue de Nigéria, progressant méthodiquement, s'emparait de la voie ferrée du Nord et de Bana (début 1915).

Les progrès incessants des alliés contraignaient bientôt les Allemands pressés de toutes parts, à accentuer leur mouvement de retraite et à chercher un refuge vers l'arrière. Ils transportaient le siège de leur Gouvernement à Yaoundé, tandis que les diverses colonnes venues de la Nigéria et du Tchad, de la Lobaye, de la Sangha, du Gabon pénétraient fort avant dans les territoires de l'Ancien Cameroun.

Au Nord, le Colonel LARGEAU, commandant le territoire du Tchad, tenta dès le début des hostilités une première offensive infructueuse sur Kousseri, vite reprise et cette fois menée à bien (21 septembre 1914), puis il lança sur les places de l'intérieur, Mora, Maroua, et Garoua la colonne du Lieutenant-Colonel BRISSET. Celui-ci, avec le concours des forces britanniques, envoyées de Yola sous le commandement du Major WEBB-BOWEN que renforçait le Colonel CUNLIFF, entrait le 11 juin 1915 dans Garoua qui capitula après un siège de cinq mois. C'était une position transformée en terrier, entourée de trous de loup, de fils de fer barbelés et qui paraissait être une forteresse inexpugnable. Les obus de notre 95 et les munitions d'une pièce de 75 de marine anglaise semèrent au dernier moment la terreur parmi les indigènes, et l'ennemi se rendit avec 10 mitrailleuses, 4 canons, un millier de fusées éclairantes et 80.000 cartouches ; 37 Européens et 210 tirailleurs furent faits prisonniers. Après cette victoire, la colonne alliée atteignait en quinze jours N'Gaoundéré, qu'elle occupait le 8 juillet 1915, puis Tingéré (18 juillet). La colonne MORISSON la rejoignait à Koundé le 11 août. Tibati était pris le 3 novembre, et de ce poste, en liaison avec une colonne anglaise du Colonel CUNLIFF partie de Kontcha, la colonne BRISSET marchait sur Banyo qui était enlevé le 6 novembre. Yoko se rendait le 17 décembre.

Nous n'avons pas l'intention de suivre les différentes colonnes dans leurs marches coupées d'arrêts. Signalons simplement que la colonne de la Lobaye (Colonel MORISSON), partie de Zinga (au Sud de Bangui), était maîtresse en octobre 1914, de Koumbé, Carnot et Bana, et qu'elle entrait alors en liaison avec la colonne de la Sangha pour marcher sur Batouri et sur Bertoua (décembre 1914); Moopa, en pleine forêt, était occupé le 23 juin, Doumé le 25 juillet, Abong-Bang le 29 juillet 1915.

Rappelons aussi que le Lieutenant-Colonel Hutin avait pris, le 10 septembre 1914 à Ouesso, le commandement de la colonne de la Sangha partie de Bonga. Nola était enlevé le 18 octobre, mais les Allemands venus de Moloundou et concentrés à Dzimou, obligèrent le Général Aymérich à une offensive contre ce poste le 26 octobre, avec des forces franco-belges. Là fut blessé M. le Lieutenant-Gouverneur du Moyen-Congo, Lucien Fourneau, qui avait accompagné nos troupes. Celles-ci se replièrent pour être victorieuses le 29 octobre.

Le 14 décembre 1914, la colonne de la Sangha occupait Tibondi, puis, quelques jours après, Moloundon, où elle organisait sa conquête. Elle entrait le 25 juin à Lomié.

Après un essai infructueux d'encerclement de Yaoundé par les différentes colonnes (avril-juin 1915), les mois de juillet, août et septembre furent consacrés à la préparation d'une nouvelle offensive.

En novembre, partait de Moum-Biagas (kilomètre 87 de la route Edéa-Yaoundé) une colonne anglaise se dirigeant sur Yaoundé, tandis que la colonne Mayer marchait parallèlement sur ce même objectif. Elle quittait Eséka le 24 novembre : les troupes françaises s'étaient emparées de ce point le 11 mai 1915, l'avaient abandonné pour y revenir le 30 octobre. La colonne Mayer se composait de 142 Européens, 1.387 tirailleurs et partisans, 2 canons, 7 mitrailleuses, 2.000 porteurs, et marchait en trois groupes. La progression fut lente : les forces allemandes s'étant portées au devant d'elles, et il fallut 28 jours d'un combat ininterrompu pour franchir les trente kilomètres séparant Eséka de Mangelès, qui tombait le 21 décembre. Ces opérations coûtaient 75 morts dont 4 Européens, 224 blessés dont 21 Européens et 436 malades évacués, y compris les porteurs, soit dans l'ensemble le quart de l'effectif. Après un temps d'arrêt et une réorganisation à Mangelès devenue tête d'étape, la colonne se préparait à repartir quand le 1er janvier, arriva la nouvelle de l'entrée à Yaoundé des Anglais.

Les diverses colonnes alliées du Nord et de l'Est, convergeaient sur ce centre, et bientôt toute la partie du Nord du Cameroun, sauf Mora toujours investie, était en notre pouvoir.

L'ennemi s'étant replié sur Ebolowa, ce point fut le nouvel objectif à poursuivre. Il fut atteint le 19 janvier 1916 et l'ennemi se retirait vers la Guinée Espagnole dans la direction de N'Goa. Après une marche victorieuse sur ce point, qui nous coûtait 28 morts (dont 9 officiers anglais et 19 tirailleurs français), et 46 blessés (dont 29 Français) l'ennemi franchissait la frontière en février; la conquête du Cameroun, après la capitulation de Mora dans le Nord (19 février) devenait un fait accompli.

Morbidité et mortalité pendant les colonnes. — Du fait même des Alliés, dit le Médecin-Major Joxor (1), en négligeant les Allemands, les documents nécessaires pour l'histoire médicale de la campagne du Cameroun seront longs à rassembler, et la Direction du Service de Santé à Douala ne possède aucun renseignement sur l'état sanitaire des colonnes qui ont dû opérer, aussi bien au point de vue médical que militaire, le plus souvent indépendamment les uns des autres.

« Les contingents du Territoire Militaire du Tchad avaient leur base à Fort-Lamy, la colonne de la Lobaye à Bangui, celle de la Sangha, à Brazzaville, la colonne du Gabon à Libreville, les colonnes anglaises du Nord-Ouest en Nigéria, les contingents franco-britanniques de Douala à Lagos, Acra, Freetown pour l'élément britannique, à Dakar pour l'élément français. Les relations étaient établies par des vapeurs fluviaux, et sur mer par des transports affrétés ou les courriers postaux de l'Elder-Dempster et des Chargeurs-Réunis.

« Les troupes alliées et allemandes en présence se composaient presqu'exclusivement d'indigènes encadrés par des Européens. Elles étaient obligées de se faire accompagner de nombreux porteurs venant de l'Ouest Africain, dont le chiffre dépassait celui des combattants. Les Français évacuèrent sur Dakar dès le commencement de 1915, la compagnie européenne formée de réservistes de l'Ouest Africain qui payait un trop lourd tribut au paludisme (1) ».

Les pertes par blessures de guerre ont été beaucoup plus importantes que dans les campagnes antérieures, ce qui n'a pas lieu de nous surprendre, puisque les deux partis en présence étaient armés et dirigés par des Européens. La plupart des plaies étaient causées par des armes à feu, fusils ou mitrailleuses. La colonne expéditionnaire du Cameroun occidental, composée d'éléments tirés de l'Afrique Occidentale Française, a eu à elle seule, au cours de ses 19 mois de campagne, environ 300 tués (dont 9 officiers et 33 Européens) 675 blessés (dont 9 officiers et 43 Européens) plus de 25 o/o des forces totales engagées.

(1) Voir *Bulletin Société Pathologie Exotique*, tome IX, n° 8, octobre 1916.

Les invalidités et hospitalisations par maladies ont dépassé de beaucoup celles causées par blessures de guerre. Paludisme et fièvre hémoglobinurique chez les Européens, Béribéri chez les indigènes opérant dans la zone maritime, Dysenterie bacillaire et surtout Dysenterie amibienne, Helminthiase et Ankylostomiase chez les Européens et chez les indigènes, sont parmi les affections à signaler tout d'abord. La broncho-pneumonie a joué aussi un rôle très important dans la morbidité et la mortalité indigène. Quelques cas de fièvre typhoïde chez les blancs et chez les noirs se sont également produits. Les maladies vénériennes et cutanées, très répandues, ont causé de nombreuses indisponibilités. L'ulcère phagédénique a été un véritable fléau, causant même des décès, chez les porteurs, mais, parmi ces derniers, aussi bien dans les contingents anglais que français, les ravages ont été surtout dûs aux privations et aux surmenages de la campagne.

« A la fin de 1915 et au commencement de 1916, la mortalité fut particulièrement élevée. Beaucoup succombaient dans la brousse, d'autres parvenaient dans les formations sanitaires dans un état de misère physiologique tel, que tous les soins étaient inutiles. Le Service sanitaire de Douala eut un effort considérable à fournir pour recueillir, réconforter ces pauvres gens et les évacuer sur leurs colonies d'origine » (Dr Jojot).

« Si la morbidité chez les Européens fut très grande, écrit le Médecin-Major Dreseau, il ne pouvait en être autrement pour des gens qui avaient déjà un séjour colonial assez long et qui subirent au cours des colonnes très dures de nombreuses fatigues et des privations. Il y avait là une proie facile pour les diverses maladies endémiques et en particulier un terrain bien préparé pour le paludisme et la dysenterie. Beaucoup de malades furent évacués soit sur Dakar soit sur la France et, grâce à ces évacuations, la mortalité ne fut pas très considérable. On profita de toutes les occasions (bateaux français et anglais) pour rapatrier tous ceux dont l'état de santé était grave ; mais les évacuations du Corps expéditionnaire du Cameroun furent influencées par le manque de place dans les hôpitaux et par la pénurie de personnel et de matériel. La plupart des malades sérieux de la colonne étaient dirigés ou finissaient par être envoyés, après un séjour dans les formations sanitaires de l'avant, à l'hôpital de base de Douala. Nous dirons plus loin que le Service de Santé anglais occupant la majeure partie des locaux et la plus confortable, les Français ne disposaient que de 30 lits pour les Européens et de 200 environ pour les indigènes. Quand ils étaient garnis, il fallait nécessairement faire le vide en rapatriant, puisque les évacuations de l'avant continuaient. D'autre part, il y aurait eu intérêt à ne rapatrier que les malades les plus gravement atteints et rendus définitivement inaptes au service du Cameroun. Cela ne fut malheureusement pas possible en raison des conditions dans lesquelles ces évacuations s'opéraient. Le Corps expéditionnaire n'avait pas à sa disposition de navire-hôpital. Il était obligé de se servir de vapeurs non aménagés, disposant seulement de quelques couchettes d'infirmerie à la disposition des malades graves. Il fallait de plus prévoir un embarquement en chaloupe à vapeur à Douala, un transbordement en mer au mouillage de Suellaba. On ne pouvait songer à transporter ainsi de grands blessés ou des malades trop sérieux et il a été souvent nécessaire de renvoyer en Afrique Occidentale Française des sujets momentanément impropres auxquels une plus longue hospitalisation aurait peut-être permis de conserver leur place dans le rang. Dans ces conditions, on ne peut s'étonner si un petit nombre de malades a pu se rétablir pendant la traversée, et si leur évacuation a paru discutable au moment de leur arrivée à Dakar ».

Dans l'élément européen : En 1915-1916, six cas de typhoïde furent constatés à l'hôpital de Douala, et la forme en fut assez sévère, puisqu'il y eut deux décès en novembre et en décembre 1915. Un autre décès eut lieu en janvier 1916, mais il ne s'agissait vraisemblablement que de paratyphoïde. Étant donnés les effectifs opérant dans la région de Douala (Colonnes de l'Ouest), et les fatigues subies, on peut dire que la fièvre typhoïde a été une exception, qu'il s'est agi dans la plupart des cas de formes atypiques, et qu'il y a peu de chances pour que ces malades se soient infectés sur place. Il faut noter enfin l'arrivée au Corps expéditionnaire de militaires venant de France, et dont quelques-uns avaient eu récemment la fièvre typhoïde. Les affections typhoïdiques existent peu chez les indigènes. Les Allemands ont signalé leur rareté et personnellement nous n'avons vu aucun cas certain au cours de l'année 1916 (Docteur DRENEAU).

Chez les Européens de la colonne marchant le long de la voie ferrée du chemin de fer du centre, de Sô-Dibanga à Eséka, la dysenterie prédomina en octobre 1915, les précautions hygiéniques étant plus difficiles à observer en marche qu'en garnison. Beaucoup de militaires, atteints de façon bénigne, purent demeurer dans leurs unités et un petit nombre seulement fut évacué sur l'hôpital (17 entrées d'octobre 1915 à mai 1916). Ce résultat est dû à l'émétine, dont les médecins de l'avant étaient pourvus en quantité suffisante. Il y a eu un contraste frappant, rapporte le Docteur DRE-

NEAU, entre la première colonne (d'avril-mai-juin 1915), où faute d'émétine, de nombreux malades furent évacués sur Edéa et sur Douala, et la seconde colonne (d'octobre 1915) où la majorité des malades put conserver son rang dans les unités. La dysenterie devint ensuite de plus en plus fréquente à mesure que la colonne progressait dans la direction d'Ebolowa et du Muni. Le Corps expéditionnaire opérant alors dans une contrée malsaine donna des signes de fatigue. Les malades furent soignés sur place ou évacués sur Eséka. La plupart des cas se terminèrent par la guérison, malgré le retentissement de la maladie sur le foie, et chez un seul, un infirmier de la colonne de l'Est (Colonne de gauche), l'hépatite aboutit à la suppuration. Un militaire provenant de Campo, évacué sur Douala, mourut, malgré l'émétine et les injections de sérum antidysentérique. L'autopsie révéla des lésions disséminées dans le gros intestin et dans l'intestin grêle. Plusieurs évacuations sur l'hôpital ont eu lieu également pour diarrhée (6), une seule pour trypanosomiase (contractée dans la Sangha, par un sous-officier d'une colonne de l'Est), beaucoup pour paludisme (184 entrées en 1915-1916 dont 124 d'octobre à fin avril) et pour bilieuse hémoglobinurique (12 au cours de l'année dont 10 de novembre à fin mai) ; 2 pour accès pernicieux.

Les conditions dans lesquelles opérait le Corps expéditionnaire étaient telles que le paludisme ne pouvait manquer d'y sévir et de fait il a sévi avec intensité. Le refroidissement, la pluie, l'effort corporel, les émotions, la privation de sommeil, les séjours en plein soleil durant des journées entières, la nourriture de qualité insuffisante (conserves) ne pouvaient que réveiller des rechutes chez des sujets antérieurement impaludés.

Le plus grand chiffre des bilieuses a été de 5 en avril 1916, mais, relativement aux contingents et aux fatigues de la campagne, on peut dire avec le Docteur DRESEAU que les cas de bilieuse hémoglobinurique furent peu nombreux. Il faut remarquer que les troupes du Corps expéditionnaire du Cameroun ont été embarquées fin avril, et qu'elles furent pendant tout le mois concentrées à Douala. Quelques Européens, privés de confort pendant la campagne, se livrèrent à des écarts de régime assez excusables. Le mois d'avril fut assez frais, et le refroidissement, joint à quelques excès alimentaires fut un excellent facteur, pour l'éclosion des bilieuses, chez des sujets porteurs d'hématozoaires, et se soumettant irrégulièrement, ou pas du tout, à la quinine préventive.

Alors que les ulcères phagédéniques ont été si graves, si fréquents, si tenaces, parmi les tirailleurs, et surtout parmi les porteurs, cette affection fut une exception parmi les Européens ; un cas est signalé cependant chez un sous-officier infecté à Eséka et qui, évacué sur Douala, guérit très lentement. L'ulcère siégeait à la cheville, était profond, recouvert de fausses membranes, et dégageait une odeur fétide caractéristique.

La plupart des blessures arrivaient à Douala infectées. Il n'en pouvait être autrement, et surtout au début, à cause des difficultés et des lenteurs du transport. Le manque de personnel médical a souvent empêché de faire accompagner des blessés et de renouveler en temps utile leurs pansements. Cependant, malgré ces mauvaises conditions, malgré les réveils de paludisme ou des atteintes de dysenterie surajoutées, malgré l'anémie consécutive aux blessures à longue convalescence, la guérison s'est produite en général de façon rapide et complète, à l'hôpital de base. Il est vrai que les plus grands blessés étaient décédés sur place ou pendant leur transport au cours des opérations des colonnes.

Aucun cas de tétanos n'est enregistré. C'est une complication des plaies et des blessures de guerre exceptionnelle au Cameroun. Les blessés des colonnes ont eu souvent leurs plaies souillées de terre et quelques-uns même sont restés plusieurs heures dans la boue des marigots sans présenter de tétanos. D'octobre 1915 à mai 1916, 176 tirailleurs blessés sont entrés à l'hôpital de Douala, où six sont décédés (pas de tétanos).

Dans l'élément militaire indigène, on rencontre ici au Cameroun comme partout sous les tropiques, de nombreux tirailleurs, porteurs de grosses rates, indices de paludisme chronique. Les fatigues des marches, surtout pour les troupes venant du Congo et du Gabon, qui avaient à traverser les régions de la Lobaye, de la Haute Sangha, et le pays montagneux situé derrière le Muni espagnol, ont certainement favorisé l'éclosion du paludisme ou l'ont aggravé quand il existait déjà. Si la malaria a contribué à provoquer de nombreuses indisponibilités au cours des colonnes, cette affection en a causé cependant beaucoup moins que la dysenterie. Après les pertes et les déboires du début de la campagne 1914-1915, et pendant les colonnes d'Eséka et de Yaoundé (en avril, mai, juin 1915), l'émétine fut largement distribué aux médecins de l'avant. De nombreux malades purent être soignés sur place, ou dans les formations sanitaires de Mangélés, d'Edéa ou d'Eséka. Un nombre relativement petit de dysentériques fut évacué en 1915-1916 sur Douala (49 avec 20 p. 100 de décès ; aucun abcès de foie). Mais c'est sur les porteurs que l'affection causa de véritables ravages. Quand le sujet ne succombait pas à une attaque aiguë, la maladie passait à l'état chronique. Les sujets atteints étaient dans un état de cachexie lamentable, rappelant les faméliques de l'Inde. 39 décès en janvier 1916 et 50 en février 1916 dans les formations sanitaires de Douala sont les chiffres les plus élevés qui aient été atteints. Il était impossible d'avoir une quantité d'émétine suffisante pour soigner tous les malades. D'autre part, ces derniers déposaient leurs déjections n'importe où, et se refusaient absolument à faire usage des feuillées qui leur étaient destinées; ils s'infectaient mutuellement. La dysenterie a revêtu chez eux un caractère nettement épidémique, et l'hôpital de Douala n'a vu qu'une petite partie des cas qui se sont produits pendant les colonnes. Une complication fréquente a été le prolapsus du rectum, qui atteignit quelquefois un volume considérable, mais il s'est toujours montré facilement réductible. L'ictère a été constaté à différentes reprises. La période de l'année où la dysenterie fut la plus fréquente, fut celle de la saison sèche (décembre, janvier, février), celle qui correspond à l'étiage le plus bas des eaux, à la formation des mares stagnantes dont la consommation dans la brousse offre les plus grands inconvénients (1).

Le béribéri, comme la dysenterie, sévit avec beaucoup moins d'intensité et moins de gravité en 1916 que pendant l'année précédente, et cependant il occasionna 148 évacuations sur Douala. Le Dr Dresear écrit : « La cause de décroissance du béribéri doit être rapportée plutôt au changement de garnisons qu'à quelques modifications isolées dans l'alimentation. En fait, le riz blanc, d'origine indochinoise, resta la base de l'alimentation des indigènes, mais la majeure partie des effectifs quitta Édéa pour les postes du front en octobre 1915, et la vie s'en trouva entièrement modifiée. Le Bataillon 2 qui avait souffert de béribéri à Kribi avait également vu l'endémicité disparaître quand il avait quitté ce poste. Une petite épidémie isolée se montra dans la colonne de Campo, en février 1916. Onze tirailleurs et deux porteurs furent évacués. »

Les affections de l'appareil respiratoire, bronchites, congestions pulmonaires graves, pneumonies simples ou doubles, causèrent de nombreuses entrées à l'hôpital (158 cas avec 17 décès) particulièrement au début de la saison des pluies (mars-avril). Les indigènes du Bataillon 4, arrivés à la colonne en octobre 1915, après avoir voyagé, à bord d'un vapeur, dans de mauvaises conditions hygié-

____

(1) Extrait des rapports du Docteur Dresear.

niques, (entassement dans les locaux humides), furent très éprouvés par la pneumonie (2 porteurs morts pendant le débarquement, 11 tirailleurs hospitalisés d'urgence et 4 décès). A Edéa, où le bataillon se rendit ensuite, la maladie continua à sévir (50 cas avec 7 décès) et montra une forme telle, que le service sanitaire inquiet envoya au laboratoire de Douala des produits d'expectoration. Ils furent examinés, au point de vue bactériologique, et il fut reconnu que l'hypothèse d'une affection pesteuse n'était pas justifiée.

La tuberculose pulmonaire a nécessité de nombreuses évacuations parmi les porteurs gabonais.

Au cours de la colonne il n'y eut pas plus parmi les troupes opérant sur la côte que parmi celles venant du Congo et du Tchad, d'épidémie de variole. Quelques cas isolés de varicelle sont seulement à signaler.

Trois cas de trypanosomiase furent notés parmi les compagnies provenant de l'Afrique Equatoriale Française.

Enfin disons que la gale et les maladies de peau furent la règle parmi les tirailleurs et les porteurs des colonnes, chez ces derniers principalement ; les puces chiques, en amenant des désordres sérieux, ulcérations profondes et abcès tenaces et les vers de Guinée causèrent de nombreuses indisponibilités.

Ambulance mobile. — Le Corps expéditionnaire, venu d'Afrique Occidentale Française possédait un matériel d'ambulance mobile qui, dès le débarquement au Cameroun, suivit la colonne MAYER dans sa marche sur Edéa. Là, en novembre 1914, l'ambulance prit possession des anciens bâtiments hospitaliers allemands et s'installa dans cette ville située sur la Sanaga, à 80 kilomètres de Douala, et desservie par le Chemin de fer du Centre, mais les ressources étant à tous points de vue beaucoup plus limitées à Edéa qu'à la capitale, l'ambulance évacuait Européens et indigènes sur l'hôpital de base qui se trouvait à Douala. Lors de la marche d'Eséka à Ebolowa (18 novembre 1915-23 janvier 1916) l'ambulance se mit en route avec la colonne, laissant à Edéa une infirmerie de garnison et de gare avec un Médecin, un pharmacien auxiliaire, un caporal infirmier européen, un tirailleur infirmier indigène.

Eséka, point terminus du chemin de fer, fut tête d'étape où les malades et blessés de la colonne furent dirigés. Le service sanitaire y était assuré par les Médecins des bataillons occupant la place.

Après la prise de Mangélés, un poste de relai médical fut établi dans ce centre avec un médecin. En janvier 1916, une infirmerie fonctionna également à Olama.

Le service de la colonne était ainsi assuré .

1° *Service des bataillons*. — Un Médecin par bataillon avec un infirmier européen, un tirailleur infirmier indigène, et des porteurs ; 2° *Ambulance*. — Médecin-Major de 2ᵉ classe PASSA, Médecin Aide-Major BEAUVALLET, un sergent européen, un soldat infirmier européen, trois tirailleurs infirmiers, 100 porteurs.

Après la prise d'Ebolova (19 janvier), une partie de l'ambulance mobile servit à organiser un centre médical dans cette place, une partie suivit la colonne. Le reste retournait à Eséka où le Dʳ PASSA et le Dʳ BEAUVALLET arrivaient le 29 janvier.

Pendant cette colonne d'Ebolova, les manifestations paludéennes, dont un cas de bilieuse hémoglobinurique chez un Officier, ont causé la moitié des évacuations des Européens. Les indigènes ont surtout souffert de dysenterie, d'affections aiguës des voies respiratoires et d'ulcères phagédéniques.

La dysenterie, sans revêtir un caractère épidémique aussi sévère que dans la colonne (en mai-juin 1915) sur Yaoundé n'en a pas moins entraîné 60 évacuations dont 4 Européens. Elle a sévi surtout dans la première phase des opérations, entre Eséka et Mangélés, pendant laquelle les troupes, en contact permanent avec l'ennemi ont éprouvé des pertes sensibles par le feu et par la maladie. Selon toute vraisemblance, l'amibiase intestinale était endémique parmi les tirailleurs allemands et les conditions de la lutte nous obligeaient à bivouaquer le plus souvent dans le voisinage des campements que l'ennemi venait de quitter. Les pertes eussent été encore plus redoutables, si au lieu de la période sèche qui coïncida avec le début des opérations, nous avions manœuvré en saison des pluies.

De Mangélés à Eséka, l'ennemi n'eut pas le temps de contaminer les points d'eau et nous pûmes également choisir assez facilement de bons emplacements de campement.

Les compagnies durent fréquemment coucher sur place à proximité immédiate de l'ennemi et les indigènes insuffisamment couverts et sans abri contre la fraîcheur humide de la nuit étaient alors particulièrement exposés aux congestions pulmonaires et aux bronchites graves.

La fréquence et la gravité des ulcères phagédéniques chez les porteurs, s'expliquent par l'état de fatigue de ces indigènes soumis à de dures étapes, sur le ballast de la grande voie ferrée d'Edéa à

Eséka, puis sur le chemin malaisé du Décauville dont le pied chaussé de l'Européen s'accommodait lui-même assez mal.

Pendant la période d'activité des opérations, l'ambulance a reçu du 24 novembre au 23 janvier :

Européens	71
Tirailleurs	413
Porteurs.	560
Partisans	2
Tirailleurs allemands . . .	1
Porteurs allemands . . .	1
Guide	1
Total . . .	1.049 entrants.

13 malades furent laissés le 23 janvier à Ebolowa ;

17 malades furent ramenés d'Ebolova et d'Olama à Mangélés ;

99 malades ou blessés reprirent leur service au sortir de l'ambulance ;

920 furent évacués sur l'arrière (167 blessés, 753 malades ou éclopés), dont 54 Européens, 554 porteurs, 312 tirailleurs.

Sur 54 Européens évacués on compte : 17 blessés, 25 paludéens, 4 dysentériques, 3 anémiés, 1 entérite et congestion du foie, 3 lumbago, cystite, rhumatisme. Sur 312 tirailleurs évacués : 144 blessés, 38 affections respiratoires, 29 dysenteries, 29 ulcères, 72 autres affections diverses. Sur 554 porteurs évacués : 6 blessés, 465 ulcères, 32 affections respiratoires, 28 dysenteries, 24 autres affections ; sans compter 100 porteurs atteints presque tous d'ulcères et quelques-uns de dysenterie, non rentrés à l'ambulance, ramenés à Ebolowa.

Il y eut également à l'ambulance 24 décès soit : 1 Officier, 10 tirailleurs, 4 porteurs. Blessures de guerre 17, dysenterie 3, congestion pulmonaire 1, ankylostomiase 1, coup de chaleur 1 (1).

Hôpital de Base de Douala. — Nous avons dit que la base sanitaire de la colonne expéditionnaire ne pouvait être établie qu'à

(1) Extrait du rapport du Dr Passy.

Douala, seule ville où l'on trouvait des bâtiments appropriés, du matériel hospitalier et un port pour se ravitailler et évacuer les malades. Or, lors du débarquement des troupes franco-anglaises à Douala (27 septembre 1914), le personnel médical français ne comprenant que quatre médecins, dut suivre en totalité les forces françaises qui continuaient leur marche victorieuse sur Edéa (novembre 1914). Le Service de Santé anglais organisa donc seul le « *Base-Hospital* » de Douala. Il fut constitué dans l'ancien *Regierungs-Hospital* allemand auquel furent annexés des bâtiments voisins : l'ancien mess des officiers allemands, une caserne de troupes indigènes, certaines maisons privées, etc. Les Allemands avaient laissé un matériel et des approvisionnements abondants dans l'hôpital et dans l'*Apotheke*, vaste pharmacie civile régionale, appartenant à l' « *Afrikanisch Aktien Gesellschaft* ». En outre, les Anglais réquisitionnèrent en ville de la literie et des approvisionnements.

Après la prise d'Edéa, la section d'ambulance française s'établit d'une façon sédentaire dans cette ville, mais évacua Européens et indigènes sur le *Base-Hospital* de Douala ; nos malades se trouvaient entre les mains d'un personnel exclusivement anglais, ne parlant pas le français, à tel point qu'un aumônier alsacien venu de Lagos, servait d'interprète entre leurs médecins et eux.

Quand en décembre 1914, quatre médecins français arrivèrent au Cameroun, le Chef du Service de Santé anglais demanda que l'un d'eux restât au *Base-Hospital* de Douala et le Médecin-Major de 1re classe des troupes coloniales Jojot fut personnellement désigné en raison de ses connaissances en anglais).

Le 22 décembre 1914, un service français commença donc à fonctionner au *Base-Hospital*, mais la correspondance et les pièces officielles étaient établies en anglais. Nos malades étaient nourris par nos alliés qui fournissaient tout le nécessaire. Les indigènes français furent confiés au Dr Jojot qui ne devait recevoir que des malades légers européens, de façon à éviter la constitution de deux services de garde simultanés. Les malades graves restaient donc chez les Anglais. Par suite, de nombreuses mutations se produisaient, certains malades passant plusieurs fois d'un service à l'autre, suivant les modifications de leur état.

Au commencement de 1915, un ancien pasteur protestant suisse de la *Basler Mission*, M. Champod, fut mis à la disposition du Dr Jojot, comme infirmier, par le Chef du Service de santé anglais. Parlant le français, l'allemand, l'anglais et plusieurs langues indigènes, ayant fait des études médicales à Bâle, il ne cessa de se montrer un auxiliaire très consciencieux et des plus précieux.

Au 1ᵉʳ mai, malades français et anglais furent séparés complètement. Le *Base-Hospital* fut divisé en *British-Department* et *French-Department*. Le Dʳ Jojor eut à prévoir tous les besoins de ses malades, mais l'hôpital anglais continua à fournir les médicaments et les objets de pansements. La section française du *Base Hospital* ne détenait en effet aucun matériel sanitaire français de la colonne expéditionnaire. Le matériel de Douala, prêté par les Anglais, provenant en bonne partie des prises faites sur les Allemands s'accrut ensuite par des achats sur place dans les maisons de commerce, par différents travaux exécutés par des ouvriers civils ou par le service du Génie (Section du Chemin de fer de campagne). Les brancards et les hamacs indispensables pour le transport des malades appartenaient en totalité aux Anglais.

Avec l'assentiment du colonel commandant les forces françaises, M. le Brigadier Général DOBELL, adressa à M. le Gouverneur Général de l'Afrique Équatoriale Française, une demande concernant l'envoi à Douala de sœurs infirmières, de personnel, de matériel dont l'Afrique Équatoriale pourrait se départir. Le 9 mai arrivaient deux caporaux européens de la section des infirmiers coloniaux, un sergent et trois infirmiers indigènes du cadre local du Gabon, quatre sœurs de la congrégation de l'Immaculée-Conception de Libreville accompagnées d'un missionnaire, le R. P. Barreau, enfin, quatorze caisses de médicaments et de pansesements. De la sorte, le fonctionnement de l'hôpital français de Douala était assuré.

Les locaux occupés par la section française dans le *Base-Hospital*, comportaient 32 lits pour Européens et 150 environ pour indigènes. Mais ces chiffres étaient malheureusement souvent dépassés, surtout en ce qui concerne les indigènes. Un nouveau bâtiment mis à notre disposition en août 1915, porta à 200 lits les places pour les noirs. Ce nombre resta insuffisant.

En raison de l'accroissement des effectifs du corps expéditionnaire et de la plus grande activité des opérations militaires, la seule solution qui parut possible, fut la création d'une annexe de l'hôpital français dans le quartier d'Akwa, à proximité du Dépôt. Cet établissement installé dans un ancien hôpital de la *Basler Mission*, commença à fonctionner le 24 mai sous le nom « d'Infirmerie de Garnison ». Le Médecin chargé du service de la Place assura le fonctionnement de cette nouvelle formation sanitaire. Celle-ci ne devait accepter que les malades légers ou convalescents et recevait de l'hôpital les fonds nécessaires à son fonctionnement.

A partir du 20 juillet, le nombre de lits de « l'Infirmerie d'Akwa » fut porté à 70 pour indigènes et à 11 pour Européens et l'établissement (avec le Médecin aide-major MARCHAND) reçut son autonomie au point de vue financier.

En novembre 1915, cette infirmerie d'Akwa, dont l'importance allait croissante, fut transformée en « Hôpital annexe ». A la suite des nouvelles opérations (marche sur Ebolowa et Yaoundé) cet hôpital annexe et l'hôpital de base furent trop étroits, pour recevoir en totalité les grosses évacuations de porteurs, faites de l'avant sur Douala. Il fut nécessaire d'opérer une sélection parmi les évacués. En principe, l'hôpital de base ne conserva que les cas sévères. Ceux apparaissant de gravité moindre, furent envoyés à l'hôpital annexe, mais le nombre de décès survenus dans cet établissement prouve combien l'état de beaucoup de ces porteurs était sérieux. Une troisième catégorie d'évacués, atteints le plus souvent d'ulcères phagédéniques, était envoyée au dépôt de Douala et devait être soignée à la visite de la Place. Le dépôt se trouva très vite encombré de centaines de porteurs, et, faute de personnel et de locaux appropriés, ces malades étaient pratiquement abandonnés à eux-mêmes, sans surveillance, au détriment de leur santé et de la bonne tenue du quartier d'Akwa où ils circulaient constamment. Il parut indispensable de créer à leur intention une formation sanitaire spéciale.

Ce fut le rôle du « dépôt des porteurs » d'Akwa. Il fut installé dans une ancienne école de la *Baptiste-Mission* (qui servait de caserne de passage aux troupes françaises) malheureusement assez éloignée. Pour éviter cet inconvénient, il aurait fallu, à l'instar du Service de Santé Britannique, construire des bâtiments, ce qui aurait entraîné des dépenses que le Service de Santé français a toujours évitées. Dans le but de simplifier le service, le nouvel établissement fut considéré comme faisant partie de l'hôpital annexe d'Akwa. Il pouvait recevoir environ 400 porteurs.

Le mois de février 1916 marque la fin des opérations militaires, mais si l'ère des colonnes était définitivement close, la concentration à Douala des forces anglaises, belges et françaises quittant le Cameroun par voie maritime, amenait encore à l'hôpital central de nombreux malades ou blessés et une grande quantité de porteurs. Avril 1916 est le mois où l'établissement de Douala fut le plus encombré. Le nombre des européens entrants (40) porte à 61 le chiffre total des hospitalisés, auquel il faut ajouter celui des indigènes : 447. A cette époque, il est vrai, tous les locaux vacants du *Base-Hospital*, à la suite du départ des Anglais (fin mars 1916), étaient à notre disposition.

Le dépôt des convalescents, dit « Camp des porteurs », avait été supprimé le 22 mars 1916 ; l'Hôpital annexe d'Akwa (dont les malades furent dirigés sur l'hôpital de Douala) fut fermé le 15 avril.

D'après l'accord conclu entre le Général AYMERICH et le Général DOBELL, les services anglais devaient remettre leurs établissements aux services français le 1er avril. Le Lieutenant-Colonel STATHAM, Directeur du Service de Santé des forces alliées, étant parti malade le 3 avril, le passage du service eut lieu entre le Major USSWUI et le Médecin-major de 1re Classe JOJOR. Celui-ci reçut à charge l'hôpital de base et la droguerie en gros de l'*Apotheke*. La question des sommes dues pour nos malades hospitalisés dans les services anglais pendant le 4e trimestre 1914 et le commencement de 1915 (médicaments, pansements, personnel, aliments) fut liquidée au total de 73.661 francs. Le Service de Santé Britannique laissa à l'hôpital une quantité appréciable de matériel pour lequel il ne demanda ni prise en charge ni remboursement. L'inventaire en fut établi (1).

.·.

Période d'occupation. — L'accord de Londres du 4 mars 1916 chargeait la France d'occuper la presque totalité du pays, à l'exclusion de deux zones (le Bornou et les territoires contigus à la Nigéria) placées sous l'Administration anglaise.

Par un télégramme du Ministère des Colonies du 12 mars 1916, les régions cédées à l'Allemagne en 1911 constituaient le « *Nouveau Cameroun* » et étaient considérées comme territoires dépendant de l'Afrique Équatoriale Française dont ils avaient été momentanément détachées. Les régions de l' « *Ancien Cameroun* » formaient un territoire d'occupation indépendant, relevant du département, et étaient administrées par M. le Général AYMERICH nommé, par décret du 7 avril 1916, Commissaire de la République Française.

Le 14 mai 1916, un arrêté local divisait les territoires de l'Ancien Cameroun en neuf circonscriptions partagées en subdivisions. L'officier le plus ancien dans le grade le plus élevé, prenait la

_____

(1) Extrait des Rapports du Dr JOJOR et du Dr DAËSRAU.

direction politique et administrative de la circonscription tout en conservant ses attributions militaires. Un Médecin devait être affecté au chef-lieu de chaque circonscription.

L'autonomie médicale entraînée par la nouvelle administration du Cameroun fut sanctionnée par le décret du 3 juin 1916 créant une direction du Service de Santé à dater du 1er juillet 1916.

Le 7 juin, le médecin-major de 1re classe GUSTAVE MARTIN, désigné pour cet emploi, attendait suivant les ordres du G. Q. G. l'arrivée de son remplaçant au 1er C. A. C. et s'embarquait à Bordeaux le 22 août, pour arriver le 7 septembre à Douala. Le nouveau Directeur du Service de Santé prenait avant son départ de Paris, des instructions auprès du Département sur le programme à suivre au point de vue assistance, hygiène et police sanitaire. Il obtenait la nomination du médecin-major de 2e classe ROUSSEAU, comme chef du laboratoire bactériologique de Douala. Ce bactériologiste arrivait le 8 octobre 1916.

A cette même date, débarquait au Cameroun M. LUCIEN FOURNEAU, gouverneur des colonies, délégué aux fonctions de commissaire de la République, en remplacement de M. le Général AYMERICH rentrant sur sa demande en France le 23 octobre 1916.

Dès le mois de novembre, des arrêtés concernant l'organisation des services médicaux, de la police sanitaire, de l'hygiène, paraissaient au *Journal officiel* de la Colonie.

Le Directeur du Service de Santé était nommé Inspecteur des Services sanitaires civils (18 novembre 1916) et les premières instructions envoyées à tous les médecins des postes, commençaient à recevoir leurs applications.

Après les périodes de troubles et de colonnes, le commandement et l'administration ont dû faire un gros effort pour ramener la pacification, la tranquillité et l'apaisement. L'assistance médicale aux indigènes fut escomptée avec juste raison comme l'un des principaux moyens de pénétration et d'influence.

Certes, nos prédécesseurs au Cameroun avaient frappé l'esprit des indigènes par le formidable outillage médical qu'ils possédaient, par le nombre de leurs médecins et de leurs auxiliaires, par leurs multiples installations chirurgicales, par leurs laboratoires. En période d'occupation nous ne pouvions espérer réaliser une organisation semblable à la leur, mais il était nécessaire cependant de prouver aux autochtones que les nouveaux occupants du Territoire avaient également à leur disposition un arsenal d'excellents médicaments pour combattre et pour guérir les nombreux maux qui les déciment. Pour protéger les Européens et les tirailleurs des endémo-épidémies, qui les guettent quotidiennement, un minimum d'assistance aux indigènes était d'ailleurs indispensable et M. le Général Aymerich l'avait bien compris, puisqu'il en avait immédiatement après la conquête, jeté les premières bases. Aussi, tous les chefs-lieux de circonscription furent-ils pourvus d'un médecin, doublé presque partout d'un infirmier européen, et les indigènes apprirent vite à connaître le chemin des dispensaires.

Les approvisionnements demandés en France, réservés plus spécialement aux Européens et aux troupes, ne furent bientôt plus suffisants pour satisfaire à toutes les consultations et à toutes les opérations sollicitées. Une commande supplémentaire pour le 2e semestre 1917 fut accordée par le Département qui, à la suite d'un rapport de M. le Gouverneur Lucien Fourneau envoya également deux médecins comme *vaccinateurs mobiles* (22 avril 1917), mais la nécessité de remplacer dans les postes, des titulaires rapatriés pour raisons de santé, n'a permis d'utiliser que pendant quelques mois, l'un de ces médecins dans ces fonctions spéciales.

Un décret du 3 juillet 1917 (*Journal officiel* de la République Française du 7 septembre 1917) a placé sous la haute autorité du Gouverneur Général de l'Afrique Equatoriale Française, le Commissaire de la République Française dans les territoires occupés de l'Ancien Cameroun. Le Commandant du corps d'occupation relève donc actuellement du Général commandant supérieur des troupes de l'Afrique Equatoriale Française et les chefs de services militaires (Intendance et Santé) se trouvent sous les ordres des Directeurs de Brazzaville.

.·.

Personnel. — Les territoires occupés de l'Ancien Cameroun sont divisés en dix circonscriptions, qui prennent le nom de leur chef-lieu : Douala, Bana, N'Gaoundéré, Garoua, Maroua, Yaoundé, Doumé, Edéa, Ebolowa, Kribi.

A Douala se trouve la direction du Service de Santé, l'hôpital militaire et le médecin-chef de service du Bataillon I. Les autres médecins régimentaires, au nombre de trois, sont répartis dans les postes suivants : Bataillon I : Bana ; Bataillon II : Yaoundé et Ebolowa.

En principe, dans les autres chefs-lieux de circonscription, se trouve un médecin militaire en service général hors cadres, mis à la disposition de l'autorité civile. Il donne ses soins aux éléments militaires des chefs-lieux, de même que les médecins affectés aux troupes doivent leurs soins aux éléments civils, et s'occupent de l'Assistance médicale indigène de la circonscription. Chaque médecin doit en outre, se rendre dans les postes de la circonscription pour les inspecter, pour y donner ses soins quand ils sont nécessaires, et pour y faire prendre toutes mesures prophylactiques en cas de maladies contagieuses ou épidémiques.

Chaque chef-lieu a sous sa dépendance des postes secondaires. Ce sont :

Douala : Jabassi.

Bana-N'Kongsamba : Baré, Somo, Foumban.

N'Gaoundéré : Banyo.

Ebolowa : Sangmelima, Akoafim, Ambam.

Kribi : Campo, Lolodorf, Njabessam.

Edéa : Eséka.

Yaoundé : Akonolinga, Yoko.

Doume-Station : Lomié, Youkadouma, Moloundou.

Garoua et *Maroua* : Mora et Kousseri.

La pénurie de personnel n'a pas permis toujours de doter chacun des chefs-lieux d'un médecin. En particulier dans le Nord, il n'y en a eu qu'un pour Garoua-Maroua.

Les principales formations hospitalières possédant des installations sérieuses et des bâtiments datant de l'époque allemande, sont, après celles de Douala : 1° Yaoundé, 2° Garoua, 3° Kribi.

Au 1ᵉʳ janvier 1918 le personnel médical européen comprenait :

1° *A Douala* :

1 Médecin-major de 1ʳᵉ classe, directeur du Service de Santé et Médecin-chef de l'hôpital ;

1 Médecin-major de 2ᵉ classe, médecin traitant des Européens et Médecin-chef du laboratoire (Hôpital) ;

1 Médecin-major de 2ᵉ classe, médecin traitant des Indigènes et Médecin-chef du service chirurgical (Hôpital) ;

1 Médecin-major de 2ᵉ classe, chargé du service d'Hygiène et de l'Assistance médicale aux Indigènes (Dispensaire d'Akoua), assurant également la visite aux prisons et à la police, l'arraisonnements et l'inspection des viandes ;

1 Médecin aide-major et des services militaires. (Bataillon n° 1), Médecin de la Place ;

1 Officier d'administration, gestionnaire de l'hôpital et du Service de Santé.

1 Pharmacien auxiliaire, 2 Aumôniers militaires, 2 Dames infir-

mières de la Croix-Rouge, 1 adjudant et 4 sergents ou caporaux infirmiers, 3 caporaux d'infanterie coloniale mis à la disposition du Service de Santé (Direction, Hôpital à Akoua).

2º *Dans l'intérieur* : 8 médecins à Edéa, Kribi, Elolowa, Yaoundé, Doume, Bana, Garoua, N'Gaoundéré ; 7 caporaux infirmiers détachés dans ces postes sauf à N'Gaoundéré.

Au début 1919 il ne restait que 9 médecins et 8 infirmiers européens. Un seul parmi ces derniers était détaché dans le poste le plus éloigné de l'intérieur : Garoua.

A cette époque le *personnel indigène* comprenait encore, outre les infirmiers civils de recrutement local, six infirmiers militaires de la section d'A. E. F. et d'A. O. F. en service au Cameroun depuis le début des opérations : quatre à l'hôpital de Douala (salle des tirailleurs). Le cinquième était à *Kribi*, le sixième était à *Yaoundé*.

CHAPITRE III

L'Assistance médicale aux Indigènes. — Considérations générales sur la morbidité et sur la mortalité chez les Européens et chez les Indigènes.

Les premiers résultats de l'Assistance médicale aux Indigènes dans l'Intérieur et à Douala. — Considérations générales sur la morbidité et sur la mortalité dans la population indigène civile et militaire et chez les Européens. — Mouvement des malades. — Statistiques. — Évacuation et rapatriements. — Durée de séjour colonial.

Assistance médicale aux Indigènes. — L'œuvre médicale à accomplir sur les territoires occupés de l'Ancien Cameroun, est considérable et le personnel présent doit faire face à des besoins pour ainsi dire illimités. Dans ce pays visité par des maladies multiples et variées, notamment par des fléaux tels que le paludisme, la syphilis, la variole, la lèpre, et la maladie du sommeil, il était indispensable que chaque officier du corps de santé comprît son service dans le sens le plus large et le plus intégral, en évitant de se confiner dans des attributions étroites d'ordre militaire ou administratif, et en contribuant par tous les moyens au développement de l'Assistance.

Faire œuvre d'hygiène, soigner les indigènes, et les préserver des épidémies, c'est la façon la plus sage et la plus raisonnable de conserver à nous-mêmes, à nos troupes, et à nos cadres européens, un état sanitaire convenable et satisfaisant. Pratiquer largement l'Assistance, c'est également protéger nos colonies voisines. Accueillir les noirs, soulager leurs misères et leurs maux, n'est pas seulement un acte louable d'humanité, c'est un acte politique intelligent et fructueux, qui a toujours été escompté comme méthode de pénétration.

Aussi, l'un des premiers soins de M. le Gouverneur FOURNEAU,

Commissaire de la République Française au Cameroun, fut-il de réglementer la question et de donner des ordres aux médecins de l'intérieur pour installer dans leur poste un dispensaire où des consultations seraient données et où quelques indigènes pourraient même être hospitalisés.

L'arrêté local du 2 décembre 1916 a organisé officiellement le fonctionnement de l'Assistance médicale aux indigènes. Celle-ci d'ailleurs ne date pas de cette époque. Elle remonte aux premiers jours de l'occupation. Dès que la situation fut suffisamment assise, dans tous les centres où se trouvait un médecin, nous avons accordé gratuitement aux noirs, des médicaments et des pansements, dans la mesure des approvisionnements dont nous disposions.

Dans la capitale, dès la fin d'avril 1916, les consultations furent tout d'abord données en petit nombre à l'hôpital central de Douala, puis au dispensaire d'Akoua (dans le quartier indigène le plus important et le plus rapproché du centre Européen), et à Bonabéri, où, sur la rive droite du Cameroun, se trouve la gare du Chemin de Fer du Nord. Le Médecin profite de sa visite hebdomadaire aux employés du C. F. N. pour donner ses soins aux noirs qui se présentent à lui. Un infirmier indigène reste à demeure dans une salle spécialement destinée à cet usage; il est muni du matériel et des médicaments d'urgence qui lui permettent, en cas d'accident, de pratiquer les premiers pansements.

Dispensaire d'Akoua. — La clientèle du dispensaire se recrute dans toutes les classes de la population indigène : D'une part les indigènes, indépendants, de l'agglomération Douala-Akoua ou des environs, pour lesquels les consultations sont données moyennant une très légère redevance, ou gratuitement, sur le vu d'un certificat d'indigence visé par l'Administrateur. (Au début, cette catégorie représentait une minorité, et pendant longtemps le nombre des consultations est resté bien inférieur à ce qu'il devait être, étant donnée l'importance de la population de Douala). Le reste de la clientèle comprenant des indigènes ayant droit aux consultations non payantes (employés des divers services des administrations, personnel de la police, enfants des écoles, etc...), formait alors la majorité. Leur nombre était dû, moins à la gratuité des consultations, qu'au fait de l'influence directe européenne sous laquelle ils se trouvaient, et qui avait pour effet de les détourner des officines indigènes clandestines.

Les indigènes acceptent en effet assez facilement, à Douala, de donner une légère redevance pour les consultations, mais, à la condition de recevoir une solution médicamenteuse et surtout une injection. Bien plus, pour beaucoup d'entre eux, la médication ne saurait avoir aucune valeur si elle était délivrée gratuitement et avec libéralité. Les riches resteraient persuadés de la qualité inférieure de nos produits pharmaceutiques, en comparaison de ceux qui leur étaient donnés jadis, moyennant finance, aussi bien que les indigents actuellement enchantés de posséder sans débours, le même produit que leur voisin plus fortuné.

L'Assistance médicale fut tout d'abord fortement concurrencée, tant par des fétichistes et sorciers traditionnels, que par un certain nombre d'indigènes (en général d'anciens infirmiers du temps de l'occupation allemande) qui délivraient, moyennant de fortes rétributions, des pansements ou des médicaments européens. Ils utilisaient un matériel vraisemblablement constitué au cours du pillage auquel fut livrée la ville de Douala, dans l'intervalle compris entre l'évacuation par les Allemands et l'occupation par les Alliés. Cette concurrence diminua peu à peu d'importance, car les noirs furent dans un certain nombre de cas frappés des résultats souvent désastreux produits par la thérapeutique bizarre et l'empirisme particulier de ces praticiens improvisés. De véritables cliniques avaient en effet été organisées où des malades hospitalisés étaient quelquefois même opérés. Les produits s'épuisant, des décès étant survenus à la suite d'opérations importunes et septiques, la vogue de ces faux médecins pâlit petit à petit.

La majorité des consultants est amenée à la visite pour des lésions externes, généralement banales d'ailleurs : menus traumatismes, plaies ulcérées, sur lesquelles l'effet de la thérapeutique européenne est facile à constater. Il est beaucoup plus difficile d'obtenir d'eux l'assiduité pour les affections internes où des résultats appréciables sont moins visibles et moins rapidement obtenus. Il y a donc grosse prédominance des affections chirurgicales et dans cette dernière classe, forte proportion d'ulcères phagédéniques. Viennent ensuite les maladies vénériennes et syphilitiques, pour lesquelles se présente surtout une clientèle masculine.

Les cas de gale, de pian, de maladies cutanées sont extrêmement fréquents, mais peu de malades se rendent au dispensaire pour ces motifs, car ils considèrent ces affections comme des nécessités qu'ils acceptent avec résignation, et devant lesquelles leur fatalisme s'incline. Les porteurs de pian cependant, dès qu'on substitue à l'iodure de potassium, la thérapeutique plus active des arsénicaux en injection, viennent en nombre pour peu que leurs lésions soient étendues.

Parmi les affections relevant de la pathologie interne, se rencontrent au premier rang les manifestations paludéennes, les affections abdominales déterminées principalement par les parasites intestinaux (ankylostomes), les accès de rhumatisme, puis les embarras gastriques, et les dysenteries. Il est à remarquer, en ce qui concerne le paludisme, une certaine disproportion entre le nombre des consultants et celui des consultations (deux consultations pour un consultant) ; de plus, la malaria occasionne très peu d'hospitalisations. On en peut déduire que l'endémie palustre, très répandue dans la population indigène de Douala, est constituée par un paludisme relativement bénin chez les adultes. L'indigène, après un accès de fièvre, se présente une ou deux fois à la visite et en général ne reparaît plus après l'ingestion d'un purgatif salin qui a raison des phénomènes gastriques concomittants. Le paludisme infantile avec grosse rate a conduit au dispensaire quelques cas en proportion infiniment rare relativement au nombre des splénomégalies paludéennes et des porteurs d'hématozoaires (Dr Huot).

Depuis novembre 1916, il y a eu une augmentation régulière et constante du chiffre des consultations. Le nombre des consultants, employés des divers services, restant à peu près le même, la progression a porté principalement sur les indigènes indépendants. La gratuité au titre indigent est d'ailleurs avec juste raison concédée avec une grande libéralité.

Les moyens du dispensaire ne permettent d'effectuer que la petite chirurgie (réparation de plaies, points de suture, injections intraveineuses, etc...). Pour les interventions plus sérieuses, il est nécessaire de diriger les patients sur l'établissement du service général. Des opérations suivies d'heureux résultats, dans des cas d'urgence et d'accidents, amenèrent les noirs, à venir réclamer d'eux-mêmes l'aide du chirurgien pour des circoncisions, des hernies inguinales, des éléphantiasis du scrotum et des hydrocèles. Les opérations pratiquées par M. le Médecin-major DRENEAU et M. le Médecin-major HUOT en 1916 et en 1917 par M. le Médecin aide-major RACHÉ puis par M. le Médecin-major VINCENS en 1917 et en 1918 eurent la plus grande et la plus favorable répercussion sur la population.

Le nombre de consultants au dispensaire d'Akoua pendant la période octobre 1916-septembre 1917 a été de 4.776 consultants, donnant un total de 18.065 consultations :

Mois	Hommes	Femmes	Enfants	Total	Consultations
1916. Octobre	85	24	32	141	560
Novembre	106	33	37	176	794
Décembre	113	42	48	203	816
1917. Janvier	228	62	82	372	1.058
Février	157	62	85	304	1.122
Mars	204	76	89	369	1.454
Avril	183	86	88	357	1.304
Mai	225	78	126	429	1.738
Juin	257	119	152	528	2.276
Juillet	263	127	176	566	2.142
Août	248	161	220	629	2.817
Septembre	258	198	246	702	2.087
Total	2.327	1.068	1.381	4.776	18.065

soit une moyenne de 398 consultants et de 1.505 consultations par mois.

En 1917-1918 le nombre des consultants a été de 8.571 avec 31.811 consultations, soit 714 consultants et 2.651 consultations mensuels. Les chiffres des consultations au cours des derniers mois (2.800 à 3.000), représentant une moyenne journalière de 90 à 100 consultants, paraissent constituer un maximum qu'il n'y a pas intérêt à voir dépasser au point de vue action médicale véritable et réelle. Il y a lieu en effet, de compter avec les difficultés actuelles d'approvisionnements pour certains médicaments usuels ; d'autre part une affluence plus considérable ne permettrait pas au médecin de consacrer à chaque malade le temps suffisant à un examen sérieux et à l'institution du traitement voulu, basé sur un diagnostic sérieusement établi.

L'hospitalisation au dispensaire a commencé en février 1917 et a donné comme premiers résultats :

Mois	Femmes	Hommes	Enfants	Total	Journées
1917. Février	2	4	0	6	39
Mars	6	10	1	17	233
Avril	6	12	2	20	424
Mai	5	11	5	21	422
Juin	6	19	2	27	454
Juillet	12	16	1	29	363
Août	13	21	2	39	431
Septembre	8	28	2	38	460
Total	58	124	15	197	2.826

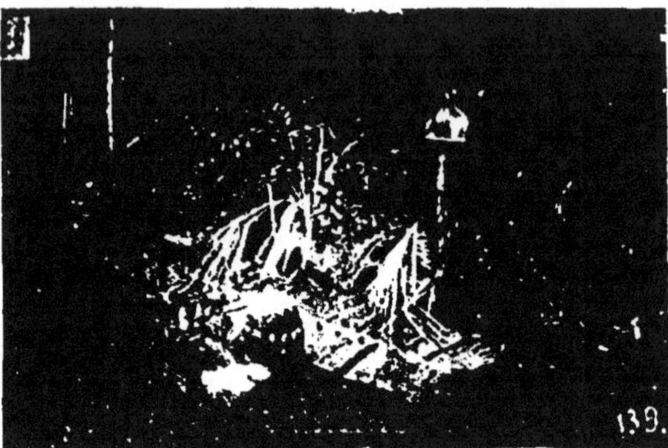

(Cliché Champod).

Fig. 9. — Consultation médicale indigène à N'Djombé. Le malade alité, trop gravement atteint pour sortir de sa case, est représenté par un tronc de bananier coupé, planté en terre, sur lequel on a placé un pot. Une feuille de bananier est étendue devant. On y voit alignées six petites boules médicamenteuses (charbon pilé, poivre et piment). A côté, se trouvent un panier renfermant également des médications et le sac contenant les amulettes du médecin indigène (fétichiste) qui viendra pratiquer les cérémonies nécessaires pour chasser la maladie dont souffre le patient. Un des parents de ce dernier sera présent. On lui administrera une partie des médicaments (voir pages 27, 28).

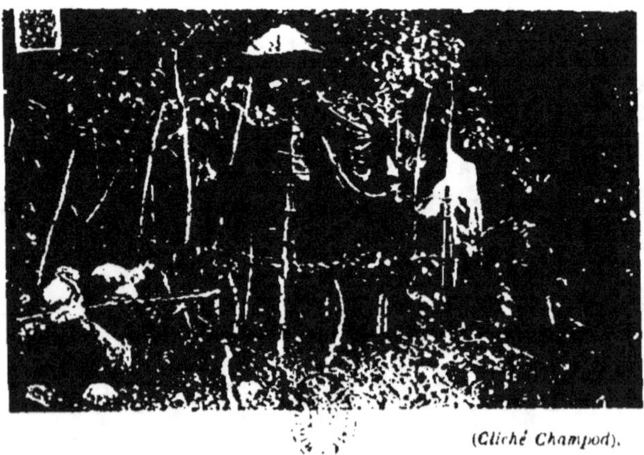

(Cliché Champod).

Fig. 10. — Offrandes à un mort chez les Bakossis. Lorsqu'une personne riche ou influente est décédée, on place ses objets personnels (lit, parapluie, poteries, etc.) sur une claie élevée, en un endroit isolé, où les parents apportent de temps à autre quelques aliments. L' « esprit » du mort (qui est enterré ailleurs) vient prendre l' « esprit » des objets dont il a besoin.

Ces chiffres comprennent à la fois les nombres des existants au début du mois et les entrants ; en réalité il y a eu en 1916-1917 132 indigènes hospitalisés à Akoua. Leur nombre est monté à 373 en 1917-1918 avec 5.475 journées.

A. M. I. et Hôpital de Douala. — Avant le mois d'avril 1916, il ne pouvait être question, à l'hôpital de Douala, d'Assistance médicale. Le nombre élevé des malades (l'hôpital a compté — pour les troupes françaises seulement — jusqu'à 800 malades, tirailleurs et porteurs des colonnes), la nécessité dans laquelle on se trouvait d'économiser le plus possible les médicaments et les objets de pansement, le manque de temps aussi, ne permettaient pas de soigner les autochtones. Ces derniers qui se présentaient en petit nombre à la consultation gratuite d'Akoua ne venaient que très rarement jusqu'à l'hôpital. A dater d'avril 1916, après le départ des troupes du Corps expéditionnaire et de ses porteurs, le nombre des hospitalisés diminua considérablement. L'évacuation de la plus grande partie de l'hôpital par les Anglais permit d'avoir plus d'espace et plus de confortable ; on commença à accueillir les indigènes qui se présentaient. Tous ceux du quartier d'Akoua continuèrent à aller au dispensaire et l'hôpital n'eut guère au début que les gens du quartier du Gouvernement (boys, femmes, travailleurs) et quelques habitants du quartier de New-Bell. Il faut y ajouter le personnel des maisons de commerce et celui du Service du Port.

En mai et juin, l'hôpital avait une moyenne de 5 ou 6 consultations par jour, pas davantage. Il s'agissait la plupart du temps d'affections banales (ulcères, maladies de la poitrine, maladies abdominales). En juillet, août et septembre, grâce au bon accueil que leur réservent médecins et infirmiers, le nombre des consultants augmente régulièrement de façon très appréciable. A partir du mois d'octobre, les indigènes acceptés plus largement en tant qu'assistés se présentent de plus en plus nombreux à la consultation journalière. Des syphilitiques porteurs d'accidents tardifs avec plaies phagédéniques, gommes, nécroses des tissus et des os, sont traités par des injections intraveineuses de néo-salvarsan. Cette médication en améliorant rapidement leur état général, en amenant la cessation des douleurs, les émerveille. Le galyl et le novarsénobenzol, employés dans le pian chez les enfants, assurent la guérison complète de nombreux cas. Les injections d'émétine chez les dysentériques amibiens provoquent également des résurrections et l'impression de la médication hypodermique ou intraveineuse en général est telle chez les indigènes qu'elle est réclamée par les consultants, beaucoup plus que les comprimés, les cachets ou les potions qui, sauf peut-être l'iodure de potassium, semblent avoir perdu de leur valeur à leurs yeux. De même, les opérations de hernie et d'éléphantiasis sont prisées à tel point qu'on ne peut, à l'hôpital de Douala, satisfaire à toutes les demandes d'intervention.

Devant les premiers succès obtenus, les indigènes ne comprennent pas, que dans cet ordre de faits, la puissance du médecin soit limitée et qu'il ne puisse tailler et recoudre à merci. Rien ne leur paraît impossible. Ainsi l'un d'eux, porteur de deux tabliers-éléphantiasiques énormes dans les aines, à droite et à gauche, avait également une vieille hernie que des adhérences et des complications scrotales rendaient inopérable. Comme cette dernière tumeur était peu volumineuse et lui semblait anodine en comparaison des deux masses qui lui avaient été précédemment enlevées, le patient tenait absolument à revenir à la salle d'opérations. Mis sortant, on le retrouvait le lendemain sur son ancienne couchette. Quelques jours après, il faisait une scène au marché, apitoyait les passants, se déclarait malade et on le voyait réapparaître à l'hôpital sur lequel un garde de police l'avait dirigé d'urgence.

La progression des malades visités et traités le matin à l'hôpital, s'accuse en novembre et en décembre. D'une moyenne de 10 consultations, le mois précédent, ce nombre monte à 15 et 20 par jour en novembre 1916, à 30 et 40 de février à juin 1917, à 50 en septembre 1917. Il dépasse 70 en décembre.

En 1916-1917, le total des consultants a été de 3.915 donnant 13.129 consultations. En 1917-1918 leur nombre atteint 4.616 avec 18.205 consultations.

A ces chiffres il est juste d'ajouter celui des consultants venus au laboratoire : 108, en 1916-1917, occasionnant 1.150 consultations ; 126, en 1917-1918, pour lesquels le médecin major ROUSSEAU a donné 1.335 consultations.

A partir de janvier 1918, les hospitalisations au titre de l'Assistance, sont faites régulièrement et suivant l'application d'un arrêté local du 2 décembre 1916. Avant cette dernière date, le prix élevé des hospitalisations calculé, d'après le règlement du 2 août 1912 des services hospitaliers aux colonies, n'était en effet accessible qu'à un très petit nombre d'individus : travailleurs des maisons de commerce dont les frais d'hospitalisation incombaient aux employeurs la plupart du temps à la suite d'accidents de travail. Les autres hospitalisés étaient considérés comme indigents et les dépenses étaient supportées par la ville de Douala ; ils restent encore la majorité, mais nous avons également de nombreux particuliers indigènes qui viennent à l'hôpital à leurs frais.

Les malades entrés, au titre de l'Assistance médicale indigène, à l'établissement général, ont été de 737 en 1916-1917 donnant 30.853 journées, et de 825 en 1917-1918 avec 33.773 journées.

La Pharmacie de l'Hôpital de Douala, outre les médicaments préparés et délivrés aux Médecins de l'Assistance médicale indigène de Douala et des postes, consent aux indigènes quelques cessions de médicaments, sur présentation de prescriptions médicales. Le médecin du dispensaire d'Akoua dirige sur la pharmacie les consultants ayant besoin d'une préparation médicinale composée, exigeant des manipulations un peu lentes ou spéciales nécessitant un outillage particulier. Les cessionnaires peuvent se classer en deux catégories : les indigents, les plus nombreux, et les payants dont la quantité pourrait s'augmenter facilement. Ils appartiennent pour la plupart, aux familles autochtones riches d'Akoua et de Deido ou aux familles d'émigrés des colonies anglaises (Lagos, Sierra-Leone); il ne semble pas qu'une cession ait été faite à des Sénégalais. Les médicaments les plus demandés sont, avec les pansements, l'iodure de potassium, l'iodoforme, la teinture d'iode, les anti-blennorrhagiques, la pommade antipsorique, la quinine. La rareté des produits iodés et anti-blennorrhagiques n'a pas permis d'en délivrer autant que les indigènes, surtout les payants, en eussent désiré. D'ailleurs la possibilité de revente lucrative de produits, acquis au prix réduit du tarif de remboursement, conseillait la prudence quant aux quantités cédées. Celles-ci n'ont jamais été supérieures à l'usage normal qu'un malade pouvait en faire.

∴

A. M. I. dans les postes. — À l'intérieur, l'Assistance médicale indigène est organisée par les médecins militaires, qui ont comme auxiliaires des infirmiers indigènes civils. Dans tous les postes médicaux, les consultations aux indigènes commencent aussitôt après la visite des Tirailleurs. En principe, les consultants sont examinés à tour de rôle, ceux en cours de traitement et connus, passent les premiers. S'il s'agit de pansements, si tout est en bonne voie, ils vont à la salle de pansements, où les infirmiers font le nécessaire. S'il y a un coup de bistouri à donner, s'il faut cautériser, etc., ils attendent à la fin de la visite, que le médecin puisse s'occuper d'eux. De l'eau bouillie chaude est préparée ; les bains locaux pouvant être donnés facilement sont d'une grande utilité dans les plaies des membres inférieurs, toujours souillées à cause de l'absence de vêtements et de chaussures. Les nouveaux consultants indiquent leur situation, donnent leur nom, celui de leur village, de leur chef ; ces renseignements sont inscrits sur le cahier de visite. Après leur examen, ils reçoivent les soins nécessités par leur état. Les médicaments sont en solutions dosées. Ils sont pris en présence du médecin. On évite ainsi que les consultants puissent faire du trafic avec les remèdes prescrits et délivrés.

Dans chaque centre où réside un médecin, est installé également un dispensaire avec plusieurs lits, pour l'hospitalisation des malades graves, mais la nourriture est à la charge des hospitalisés qui se font apporter leur alimentation de l'extérieur. Des rations de vivre peuvent être délivrées gratuitement aux indigents, sur l'ordre du Commandant de Circonscription.

Les patients se présentent le plus souvent à la visite après avoir essayé tous les médicaments empiriques. Ils sont généralement atteints d'affections chroniques nécessitant un traitement assez long et qui devrait être régulièrement suivi. Il serait indispensable, que ceux dont l'affection a été diagnostiquée, reviennent assidûment, jusqu'à leur guérison, ou tout au moins jusqu'à la disparition complète de leurs manifestations. Sans cet esprit méthodique, nul bienfait thérapeutique réel ne peut être obtenu, et les médicaments sont distribués sans aucun profit pour le malade. Il serait donc de l'intérêt de ce dernier d'accepter sans hésiter l'hospitalisation, mais à l'heure actuelle, dans les postes de la brousse, cette mesure est encore fort peu adoptée par les indigènes. S'ils ne considèrent plus le dispensaire comme une succursale de la prison, ils ont encore beaucoup d'appréhension à se laisser abriter dans les locaux des Services de l'Assistance. Lorsqu'ils ne sont pas impotents, ils préfèrent quelle que soit la gravité de leur état, venir chaque matin du village à la salle de visite. S'ils ne peuvent se déplacer, ils consentent bien difficilement à quitter leurs habitudes et à abandonner pour une longue période leur case. Toute latitude leur est cependant accordée pour recevoir les membres de leur famille ; ils ont même la permission de loger à proximité, dans un local spécial, les serviteurs qui les suivent et qui préparent leur cuisine. Il est vrai, que les parents se lassent vite d'apporter régulièrement la nourriture à des individus qu'ils considèrent trop souvent comme des infirmes définitifs et qu'ils jugent inaptes à leur rendre des services ultérieurs. Aussi, est-il naturel que les indigènes un peu éloignés d'un centre médical, se montrent réfractaires à l'hospitalisation. Il faudra arriver plus tard, à assurer la subsistance de tous les hospitalisés. Du jour où cette mesure sera générale, un grand pas sera accompli, mais un écueil sera à éviter, car le chemin du dispensaire sera alors tellement suivi, que les médecins seront débordés par des gens n'ayant aucune raison plausible de venir à eux. Ils devront alors écarter les vieillards, les invalides, les indésirables des nombreux villages des alentours, jusqu'à l'heure où des *asiles spéciaux* et des *hospices* seront créés pour cette catégorie.

Le Médecin aide-major LE GOUELLEC, à Kribi, avait fait mettre en culture, par les malades, les terrains avoisinant le dispensaire, et, en attendant leur rendement, il avait obtenu que les chefs des villages auxquels appartenaient ses hospitalisés, fassent apporter deux fois par semaine à leurs administrés, ce qui était nécessaire à leur alimentation. Du moment où l'obéissance à cette prescription fut complète, le nombre des entrées augmenta, et le médecin demanda la construction d'une nouvelle case, pour abriter les femmes et les enfants, et les séparer complètement des hommes.

Suivant les anciens usages allemands, la question du paiement des consultations et des hospitalisations avait tout d'abord été envisagée et prévue, avec distribution très large de certificats d'indigence, permettant aux miséreux d'être exonérés des charges qui pouvaient leur incomber ; mais du fait de la guerre et de la perturbation économique qui s'en est suivie dans le pays, on a dû arriver dans presque tous les dispensaires, au principe de la gratuité. Celle-ci a d'ailleurs toujours été complète et absolue dans tous les cas d'affections transmissibles lorsque le malade est hospitalisé par ordre médical.

Pour l'avenir, nous estimons qu'il est cependant nécessaire de tenir compte d'une réelle hiérarchie sociale, et de prévoir dans les centres importants, une échelle de rétributions permettant de classer suivant leur rang et leur situation de fortune, les indigènes gros traitants et grands chefs. Si l'on veut arriver à des résultats utiles, ce sera là une nécessité, principalement dans les pays du Nord, où les musulmans méprisent les serviteurs, où le Sultan dédaigne le « mesquine » (le pauvre).

Tous les médecins des postes constatent que le succès des consultations est allé sans cesse en croissant. L'assiduité des malades est plus grande, leur confiance augmente et l'institution des dispensaires répond à un besoin réel.

Les premiers résultats sont satisfaisants, si l'on songe que le nombre des consultants et des consultations subit des fluctuations très grandes suivant l'absence plus ou moins prolongée du médecin pendant ses tournées dans la brousse.

Dans les postes, les consultants en 1916-1917 ont été de 7.154 (40.930 consultations). Ils ont été en 1917-1918 de 10.882 avec 75.869 consultations.

A. M. I. — Postes médicaux (1917)	Consultants	Consultations
Affections épidémiques.		
Varicelle	92	104
Affections endémiques.		
Paludisme	1.725	7.773
Filariose.	215	645
Pian	227	2.490
Dysenterie	39	201
Lèpre	22	41
Parasitisme intestinal	49	93
Ulcères phagédéniques	981	6.712
Affections sporadiques.		
Intestinales.	70	562
Cardiopulmonaires	318	2.506
Chirurgicales	821	6.482
Rhumatismales	422	2.341
Affections vénériennes.		
Syphilis et blennorrhagie	2.143	10.854
Affections cutanées.		
Gale, etc.	30	132
Totaux	7.154	40.930

Les hospitalisés dans les postes ont été de 854 en 1916-1917 avec 13.814 journées d'hospitalisation. En 1917-1918 leur nombre a atteint 1.728 avec 32.473 journées.

A. M. I. — Postes médicaux (1918)	Entrées	Journées
Affections épidémiques.		
Varicelle.	35	673
Rougeole	2	10
Variole	2	36
Oreillons.	1	25
Tuberculose.	10	167
A reporter . . .	50	911

A. M. I. — Postes médicaux (1918)	Entrées	Journées
Report	50	911
Affections endémiques.		
Ulcères phagédéniques	267	4.959
Lèpre	79	1.966
Béribéri	8	113
Paludisme	18	212
Cachexie	24	352
Dysenterie	3	30
Trypanosomiase	31	547
Ankylostomiase	20	153
Pian	139	3.252
Eléphantiasis	4	66
Affections sporadiques.		
Abdominales	41	210
Cardiopulmonaires	111	1.612
Chirurgicales	210	3.795
Rhumatismales	52	825
Gynécologiques	7	301
Affections vénériennes.		
Chancres	70	1.834
Blennorrhagie	199	4.581
Syphilis	354	6.596
Affections cutanées.		
Gale, etc.	25	155
Totaux	1.728	32.472

815 hommes ; 757 femmes ; 156 enfants.

Malgré les difficultés inhérentes aux circonstances présentes,
l'œuvre de lente persuasion qu'est l'Assistance médicale indigène,
est en bonne voie. Dans des territoires aussi vastes que ceux que
nous occupons, l'action médicale a dû être limitée autour des centres principaux. Dans certaines circonscriptions, le médecin a été souvent obligé, pour donner dans les villages des consultations et pratiquer les vaccinations, de subordonner ses déplacements à des tournées nécessitées par des raisons militaires. Nous n'avons pu étendre rapidement les bienfaits de notre puissance, faute de matériel
et de personnel. Il faudra dans l'avenir, multiplier le nombre des
dispensaires qui devront comprendre plusieurs cases séparées, avec
des installations pour les bain et les douches. Il faudra les approvisionner largement en néosalvarsan, émétine, quinine, iodure,
pommade d'Helmerich, etc., et leur donner l'outillage nécessaire.

« Dans de nombreuses subdivisions d'ailleurs, lors de la reprise des transactions commerciales, le noir gagnera facilement de l'argent s'il veut travailler, et on obtiendra de lui la rémunération partielle des dépenses effectuées au titre de l'Assistance. Un village peut être considéré comme une association sous la direction d'un chef ; ce serait de la bonne mutualité que les valides interviennent pour les impotents. Le paiement d'une taxe médicale serait facilement accepté des indigènes dans plusieurs régions, à la condition de pouvoir leur accorder les médicaments qu'ils viendraient réclamer. Peut-être serait-on même obligé alors, d'empêcher la formation d'une clientèle de vieux habitués qui reviendraient périodiquement au dispensaire, vraisemblablement par goût désintéressé des médicaments, par suite d'une mentalité rappelant celle de ces lecteurs assidus des réclames pharmaceutiques aux quatrièmes pages de journaux (Dr CARTRON). »

Dans le *Nord Cameroun*, les populations ne sont pas réfractaires, en principe, aux soins médicaux, il n'est pas rare même de voir les chefs demander un conseil ou un médicament ; cependant il n'y règne pas encore la confiance absolue qui existe dans le Sud. L'occupation européenne, en effet, y remonte seulement à 1902, elle fut coupée par la guerre, et jamais il ne s'est produit là l'effort moral considérable qui fut fait à la côte par les Missions de diverses confessions, en particulier par les médecins des Missions Américaines, qui ont indiscutablement préparé la voie à l'assistance officielle.

Autant que l'on puisse en juger, les peuplades moins civilisées, les fétichistes, se mettraient plus facilement entre nos mains que les Musulmans. Ceux-ci craignent toujours un peu, dans leur for intérieur, de commettre quelqu'acte contraire à la Loi, et l'Islamisme s'est souvent greffé ici sur des croyances anciennes, qui maintiennent la terreur plus ou moins avouée des sortilèges.

Pour le Nord-Cameroun, en 1917-1918, au point de vue Assistance, si nous totalisons les consultations données dans les postes et pendant les tournées, nous trouvons :

	Garoua	Maroua	Total
Consultants . . .	1.794	516	2.310
Consultations . .	16.097	1.441	17.538

Par sexes, ces consultants se répartissent comme suit : A Garoua, 796 hommes, 716 femmes et 282 enfants. A Maroua, 218 hommes, 161 femmes et 137 enfants. Au total, 1.014 hommes, 877 femmes et 419 enfants. Et en pourcentage, 44 o/o d'hommes, 38 o/o de femmes, 18 o/o d'enfants.

A. M. I. Résultats généraux. — Les tableaux ci-contre donnent le résumé du mouvement médical au point de vue Assistance aux indigènes, pendant les années 1er octobre 1916-30 septembre 1917 et octobre 1917-fin septembre 1918. Le lecteur trouvera dans la liste suivante les motifs des consultations dans le centre de Douala pendant l'année 1918.

A. M. I. — Centre de Douala (Année 1918) (Hôpital. — Dispensaire Akoua. — Bonabéri).	Consultants	Consultations
Affections épidémiques.		
Oreillons	15	29
Varicelle	7	12
Ophtalmie purulente	3	22
Méningite cérébro-spinale	1	1
Affections endémiques.		
Pian	511	1.699
Ulcères phagédéniques	1.209	4.060
Paludisme	1.064	2.877
Dysenterie	14	43
Bilharziose	4	30
Ankylostomiase	371	1.491
Helminthiase	51	175
Filariose	2	2
Dracunculose	1	5
Œdème de Calabar	3	7
Eléphantiasis	2	5
Lèpre	12	27
Béribéri	1	1
Affections sporadiques.		
Abdominales	741	3.141
Cardio-pulmonaires	662	3.468
Chirurgicales	5.958	20.148
Rhumatismales	759	3.639
Affections vénériennes.		
Syphilis	1.620	6.861
Chancre, blennorrhagie	524	2.960
Affections cutanées.		
Gale	446	1.901
Totaux	13.981	52.613
Pour mémoire (Consultants du laboratoire)	126	1.335
Postes médicaux	10.882	75.869
Totaux	24.989	129.817

Assistance médicale aux indigènes Consultations	Consultants	Consultations
Année 1916-1917		
a) Douala, hôpital	3.195	13.129
laboratoire	108	1.150
Bonabéri	478	1.222
Akoua	4.776	18.063
b) Postes médicaux	7.154	40.936
Total	15.711	74.502
Année 1917-1918		
a) Douala, hôpital	4.616	19.205
laboratoire	126	1.335
Bonabéri	794	2.597
Akoua	8.574	31.811
b) Postes médicaux	10.882	75.869
Total	24.989	129.817

Assistance médicale aux indigènes Hospitalisations	Hospitalisés	Journées d'hospitalisation
Année 1916-1917		
a) Douala	737	30.853
Akoua	132	2.826
b) Postes médicaux	854	13.814
Total	1.723	47.493
Année 1917-1918		
a) Douala	825	39.773
Akoua	373	5.475
b) Postes médicaux	1.728	32.472
Total	2.926	77.720

Morbidité et mortalité dans les troupes indigènes. — Dans *l'élément militaire* (1), au point de vue morbidité parmi les *indi-*

(1) En 1916-1917 et en 1917-1918 les effectifs militaires étaient globalement (officiers compris) de 304 à 321 européens et de 2.152 à 2.203 indigènes.

gènes, en 1915-1916, en raison de la campagne et des colonnes, de nombreux cas de dysenterie, de diarrhée, de béribéri, et des blessures de guerre enrichissaient malheureusement les statistiques. La gale était alors de règle parmi les tirailleurs. Les plaies phagédéniques, les ulcérations produites par les puces chiques, les cas de ver de Guinée furent fréquents. En 1916-1917 et en 1917-1918 ces causes d'indisponibilité et d'hospitalisation disparaissent ou deviennent exceptionnelles, mais les maladies vénériennes en première ligne, puis les affections pulmonaires, rhumatismales et paludéennes, continuent à se montrer aussi répandues que jadis.

Le Médecin aide-major RAVGÉ a établi une statistique sérieuse des troisième et sixième compagnies, en totalisant tous les malades traités à Garoua et à Maroua, à la chambre et à l'infirmerie, et en calculant la proportion par rapport à l'effectif moyen total pendant l'année (410 tirailleurs). Ses chiffres sont encore au-dessous de la vérité, car ils ne comprennent que les malades les plus graves qui ont été vus par lui. Il faudrait y ajouter ceux qui se sont alités pendant ses absences et ceux qui sont tombés malades, en cours de route, pendant les tournées dans la brousse.

Nous arrivons cependant au chiffre important de 350 o/oo de maladies vénériennes dépassant de plus de la moitié celui des affections intestinales, puis celui du paludisme venant à la suite par ordre d'importance.

Tirailleurs Nord-Cameroun Maladies	Total des malades Effectif : 410	Proportions 0/00
Blennorrhagie et complications. . .	59	143
Chancres mous et complications . .	73	178
Syphilis	12	29
Affections intestinales.	66	160
Paludisme	54	131
Plaies et contusions	53	129
Rhumatisme.	44	100
Affections respiratoires . . .	26	63
Affections chirurgicales . . .	19	46
Vers intestinaux (Toenia) . . .	9	21
Ver de Guinée	9	21
Blessures.	12	29
Courbature sans fièvre . . .	13	31
Maladies de la peau	12	29
Névrites diverses	7	17
Dysenterie	5	12
Affections cardiaques.	1	2,4
Ictère grave.	2	4,8
Varicelle.	1	2,4
Maladies yeux, nez, oreilles. . .	4	9
Ulcère tropical	1	2,4

La mortalité de ces derniers temps n'est pas comparable avec celle de l'année de guerre 1915-1916. Elle a été moins forte en 1917-1918 (1,18 o/o) que l'année précédente (1,44 o/o).

Nous donnons dans ce tableau les causes de décès : les affections pulmonaires sont principalement en cause. 17 en 1916 (32 o/o décès), 11 en 1917 (34,3 o/o), 8 en 1918 (30,7 o/o).

Troupes Indigènes : Décès Maladies	1915-1916 Hôpital de Douala seulement	1916-1917 Hôpital de Douala et Postes médicaux	1917-1918 Hôpital de Douala et Postes médicaux
Trypanosomiase	1		1
Béribéri	1		
Fièvre Jaune			1
Variole		1	
Paludisme	3		
Accès pernicieux		3	
Bilieuse		1	
Congestion cérébrale			2
Insolation		1	
Dysenterie	10		2
Diarrhée	1		
Anhylostomiase		1	1
Affection à forme typhique			1
Tuberculose	1	2	1
Bronchite			
Broncho-pneumonie	17	11	8
Congestion pulmonaire			
Affections cardiaques et vasculaires		1	3
Aortite syphilitique			1
Congestion du foie		5	
Ictère grave			1
Blessures de guerre	11		
Abcès multiples		1	
Syphilis			1
Submersion accidentelle		1	1
Brûlures étendues			1
Coup de feu		2	
Suicide		2	
Affections sporadiques	2		
Affections chirurgicales	3		
Cystite infectieuse			1
Totaux	53	32	26

Morbidité et mortalité chez les Européens. — *Parmi les Européens* pendant les années 1917 et 1918, les blessures de guerre, les cas de fièvre typhoïde, les manifestations diarrhéiques (signalées en 1915 et 1916) ont disparu complètement des statistiques et les dysenteries ont manifestement et notablement diminué de fréquence.

Au cours de l'année 1918, médecins et commandants d'armes des postes, ont été unanimes à constater que chez la plupart des Européens, l'organisme était déprimé par un trop long séjour colonial. Sans nécessiter une interruption de service absolue, l'état de fatigue et d'anémie de ces militaires a motivé de nombreuses exemptions, et les a mis dans des conditions de moindre résistance pour supporter l'isolement, le climat, et l'infection palustre. Ajoutons aussi que parmi les militaires débarqués à des dates relativement récentes, se sont trouvés des récupérés, anciens blessés de guerre qui s'adaptent difficilement à l'existence de la brousse. Nous avons dû rapatrier des sous-officiers de cette catégorie, inaptes à la vie coloniale hors des centres, car celle-ci nécessite des déplacements souvent pénibles et de longues étapes.

Le paludisme cause le plus grand nombre de journées d'indisponibilité, mais avec la fin des colonnes, avec les séjours plus prolongés dans les postes, le repos et l'administration plus régulière de la quinine ont diminué sa gravité. Des cas de bilieuse ont été cependant encore observés, et la *malaria reste avec les maladies vénériennes la raison principale des traitements à la chambre, des entrées à l'infirmerie et des hospitalisations.*

Les affections blennorrhagiques et syphilitiques paraissent avoir augmenté. Sur 375 entrées à l'hôpital de Douala, en 1915-1916, on ne compte que 5 syphilis, (1,3 o/o des entrés), alors qu'en 1916-1917 sur 186 entrées il y en a 14 (7,4 o/o) et en 1917-1918 sur 129 entrées 16 (12,4 o/o). De même, les autres maladies vénériennes sont toujours aussi répandues, malgré les conseils largement donnés aux Européens, malgré les mesures prophylactiques prises. Elles donnent en 1918 un chiffre moins élevé, dans le pourcentage des hospitalisations qu'en 1917, mais comme nous le verrons plus loin, au cours de cette étude, de nombreux blennorrhagiques et syphilitiques sont soignés à la consultation et n'entrent dans aucune statistique d'indisponibilité, puisqu'ils continuent à assurer leur service.

Au point de vue *mortalité*, en 1916-1917, il y a eu parmi les troupes : 5 décès Européens à l'hôpital de Douala (2 accès pernicieux, 1 tuberculose bilieuse hémoglobinurique, 1 syphilis cérébrale), et 1 décès à Garoua (accès pernicieux), soit une mortalité de 1,77 o/o.

En dehors des troupes il y eut 1 décès par accès pernicieux chez un syrien, 1 de cirrhose et d'ascite chez un vieux commerçant paludéen. Ainsi sur 8 décès, 5 sont dus directement au paludisme ; pour un autre, le paludisme a également joué un rôle avec peut-être un peu d'association alcoolique : il s'agissait d'un colon âgé de 53 ans, atteint de cirrhose hépatique, ayant 26 ans de présence sous les tropiques, entré à l'hôpital avec une énorme ascite et des œdèmes considérables. A l'autopsie : rate de 550 grammes et foie de 1.350 grammes, bistre pâle, dur, à surface complètement couverte de rugosités grosses comme des têtes de clou.

En 1917-1918 pour la statistique de l'année qui s'arrête en octobre, par conséquent avant l'épidémie de grippe, 4 décès sont à enregistrer : 1 tuberculose à l'hôpital de Douala et 3 fièvres bilieuses hémoglobinuriques (1 à Douala, 1 à Ebolowa, 1 à N'Gaoundéré, ces deux derniers chez deux infirmiers de la section) ; soit une mortalité de 1,25 o/o.

Évacuations et Rapatriements. — L'installation d'infirmeries ou de locaux spéciaux dans les différents postes de l'intérieur, a permis de soigner sur place la majorité des tirailleurs malades. Seuls ont été dirigés sur l'hôpital de Douala, les sujets atteints d'affections particulières, pour lesquelles le diagnostic était à préciser bactériologiquement, ceux à mettre en observation pour maladies chroniques susceptibles d'être simulées, et ceux pour lesquels une opération chirurgicale s'imposait. Parmi eux tous, le rapatriement sur leurs colonies d'origine a été une exception pendant la période d'occupation.

Les Européens de l'intérieur, anciens de séjour, atteints sévèrement de paludisme, de bilieuse, d'hépatite, etc..., ont été en principe, tous dirigés sur Douala pendant leur convalescence. L'éloignement des postes de Domne, de N'Gaoundéré, et surtout de Garoua et de Maroua ne permet guère l'évacuation sur l'hôpital, d'un malade, que lorsque celui-ci est complètement guéri. Garoua possède un établissement hospitalier qui se trouve à un millier de kilomètres de Douala (plus de 40 étapes). Cette formation sanitaire, plus encore que celle de Yaoundé et de Kribi, mérite donc d'avoir toujours à sa disposition un outillage sérieux, avec un personnel complet, du matériel de laboratoire, une instrumentation et des ressources suffisantes. La voie navigable de la Bénoué permet d'évacuer rapidement de Garoua vers la côte, tout malade dont le rapatriement est urgent. Le maintien d'une ambulance en ce point s'impose.

Au cours des années 1917 et 1918, la pénurie des cadres et du personnel dans les différents services a obligé le commandement à conserver au Cameroun des militaires pour lesquels le simple fait de leur temps de séjour ici aurait dû entraîner le rapatriement. Parmi, eux plusieurs avaient déjà vécu en l'une des colonies de l'Afrique Occidentale Française (Sénégal, Côte d'Ivoire, etc…) lorsqu'ils ont été désignés pour faire partie des colonnes et du corps d'occupation ; il était commun de rencontrer des sergents et des caporaux qui avaient 72 mois, 78 mois, 80 et 82 mois de présence aux colonies. Tous sans exception étaient impaludés et anémiés. Souvent indisponibles, il était difficile de compter de façon absolue sur leur rendement. Nous avons rapatrié les plus malades, les impaludés tenaces, les convalescents de bilieuse, les tuberculeux, et quelques anciens blessés de guerre inaptes à l'existence coloniale.

Nous estimons que le séjour normal au Cameroun devrait être fixé à 20 ou 24 mois (20 mois pour la côte, 24 mois pour l'intérieur). Après ce temps, l'européen doit jouir d'un congé de convalescence en France.

Hôpital de Douala. — Donnons en terminant ce chapitre, à titre documentaire, le mouvement général des malades de l'hôpital de Douala en 1916, 1917, 1918 (1).

Le nombre des militaires *Européens* des troupes coloniales entrés à l'hôpital a été :

En 1915-1916 : 67   officiers
                24 sous-officiers
               151 caporaux et soldats ; soit 442.
En 1916-1917 : 16 officiers
               113 sous-officiers
                57 caporaux et soldats ; soit 186.
En 1917-1918 : 21 officiers
               114 sous-officiers
                40 caporaux et soldats ; soit 175.

Celui des militaires des troupes indigènes a été :

En 1915-1916 : 24 sous-officiers
              1.408 soldats ; soit 1.432.
En 1916-1917 : 1 sous-officier
               198 soldats ; soit 199.
En 1917-1918 : 8 sous-officiers
               189 soldats ; soit 197.

(1) Depuis le 1er juillet 1916, l'établissement hospitalier de Douala se gère avec une masse d'alimentation et une masse de matériel.

Aux chiffres des militaires entrés à l'hôpital, il faut ajouter :

1° Pour les *Européens* :

1915-1916 : 32 particuliers à leurs frais.
1916-1917 : 144 particuliers et marins.
1917-1918 : 117 particuliers et marins.

2° Pour les *Indigènes* :

1915-1916 : 13 femmes ; 4.057 porteurs (hôpital et annexes).
1916-1917 : 737 (A. M. I.), au titre assistance médicale aux indigènes.
1917-1918 : 825 (A. M. I.).

En comptant les malades restants au 30 septembre et les entrants dans l'année et en comprenant parmi les indigènes, non seulement les tirailleurs et les assistés mais aussi certains malades, tels que marins et manœuvres des équipages, non portés dans les chiffres précédents, nous arrivons aux totaux suivants, pour le mouvement général des malades de l'hôpital de Douala :

1915-1916 (hôpital et annexe) :

474 européens......	9.468 journées
5.701 indigènes	72.451 journées.

1916-1917 :

354 européens......	7.080 journées
1.038 indigènes......	38.961 journées.

1917-1918 :

298 européens......	5.726 journées
1.258 indigènes......	47.818 journées.

Pour la troupe, les principaux motifs d'hospitalisations sont donnés dans les tableaux suivants :

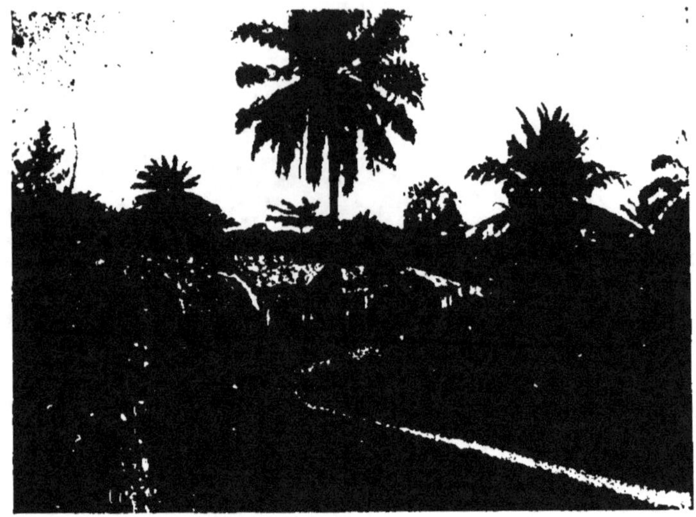

Fig. 11. — Hôpital de Douala. Les pavillons indigènes.

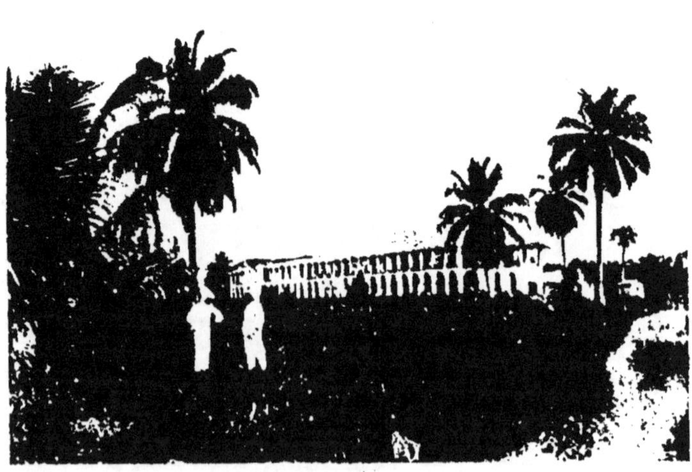

Fig. 12. — Hôpital de Douala, Les pavillons européens.

Troupes Européennes
(OFFICIERS, SOUS-OFFICIERS ET SOLDATS)

Entrées à l'hôpital de Douala

Motif des entrées	Année 1915-1916	Année 1916-1917	Année 1917-1918
Rougeole			1
Rhumat. art. aigu		2	1
Emb. gast. fébrile		3	1
Fièvre typhoïde	6		
Dysenterie	16	1	6
Hépatite suppurée	1		2
Diarrhée chronique	7	1	
Paludisme et anémie	184	72	70
Bilieuse hémoglobinurique	13	5	3
Tuberculose		4	5
Syphilis	5	14	16
Chancres et blennorrhagie	44	30	14
Tænias			3
Ankylostomiase			1
Filariose		1	
Trypanosomiase	1		
Affections sporadiques	39	3	3
Affections pulmonaires	8	2	3
Affections gastro-intestinales		9	5
Affections hépatiques		6	6
Affections nerveuses		7	3
Affections des organes des sens		3	1
Affections chirurgicales	17	18	18
Blessures de guerre	23		
Affections cutanées	11	4	3
Insolation		1	
Total des entrants	375	186	165
Officiers	67		10
Total des hospitalisés	442	186	175

Troupes Indigènes (Hôpital de Douala)
(SOUS-OFFICIERS, CAPORAUX ET SOLDATS)

Maladies	Entrées 1915-1916	Entrées 1916-1917	Entrées 1917-1918
Varicelle	3	4	7
Oreillons	4		2
Dysenterie	49	2	5
A reporter	56	6	14

Maladies	Entrées 1915-1916	Entrées 1916-1917	Entrées 1917-1918
Report	56	6	14
Emb. gast. fébrile	6	1	4
Paludisme	20	3	5
Trypanosomiase	3	1	2
Pian		2	2
Ulcère phagédénique	260	12	8
Lèpre	2	1	1
Tuberculose	18	4	2
Tænia		3	4
Ver de Guinée	15		
Bilharziose			1
Ankylostomiase	10	1	1
Filariose		1	1
Béribéri	148	1	
Rhumatismes	102	25	19
Affections pulmonaires	158	21	19
Affections cardiaques	6	1	4
Affections intestinales	90	3	4
Affections hépatiques	7	1	1
Affections oculaires	12	2	8
Affections chirurgicales	170	39	32
Blessures de guerre	176		
Blennorrhagie	38	15	17
Chancres	80	41	25
Syphilis	15	10	14
Affections cutanées	29	6	7
Troubles mentaux	5	1	2
Total des entrées	1.432	199	197

DEUXIÈME PARTIE

Nosographie

CHAPITRE PREMIER

Maladies contagieuses et épidémiques

Varicelle. — Oreillons. — Rougeole. — Dysenterie. — Fièvre typhoïde. — Méningite cérébro-spinale. — Fièvre jaune. — Peste. — Prophylaxie.

Les quelques cas d'affections épidémiques, signalés à Douala et au Cameroun en 1917 et en 1918, ont été principalement des cas bénins de *varicelle*, d'*oreillons*, apparaissant disséminés dans l'ensemble de la population. Dirigés à Douala, sur l'hôpital, et dans les postes de la brousse sur le dispensaire, au fur et à mesure de leur apparition, aux fins d'isolement, ils n'ont jamais donné lieu à la constitution de foyers sérieux.

L'épidémie de *grippe* qui devait exercer tant de ravages sur le continent noir, fit son apparition à Douala en octobre 1918, et de ce point, le long des routes d'étapes, s'étendit sur tout le territoire semant la terreur parmi les populations et causant de nombreux décès. Nous consacrerons un chapitre à son étude.

En raison de leur importance, la *maladie du sommeil* et la *variole* méritent également un développement spécial que le lecteur trouvera plus loin (1).

Les *oreillons*, suivent leur cours normal, avec des complications ourliennes fort rares d'orchite.

La *varicelle* existe à l'état endémique toute l'année et dans tout le Cameroun. Elle cause parfois dans les prisons des indisponibilités nombreuses : Doumé, par exemple, signale 8 cas de varicelle

____

(1) Voir Seconde partie, Chap. III. La maladie du sommeil et Troisième partie, Chap. VIII. La variole et sa prophylaxie.

suppurés en août 1918, et 11 en septembre. Les Allemands, avant nous, avaient constaté que la varicelle était très répandue. Elle revêt parfois la forme épidémique, atteignant plus rarement les indigènes vivant librement, et s'attaquant plutôt aux agglomérations : ouvriers des ateliers de réparations, équipes des bateaux, travailleurs du chemin de fer, prisonniers. Les infirmiers indigènes ont été très souvent atteints, exceptionnellement les européens. Le tableau clinique est le suivant : céphalée un jour ou deux avant l'apparition des pustules, frissons, fatigue générale, sensation de chaleur. Le stade éruptif s'accompagne la plupart du temps d'une forte fièvre durant trois jours ; sur tout le corps, apparaissent des vésicules à liquide clair, sur le palais, des taches rouges de la largeur d'une lentille. Après quelques jours, les vésicules se sèchent en même temps que d'autres font leur apparition. Dans la majorité des cas, l'affection est légère et n'affecte que peu ou pas l'état général. Les hommes paraissent plus atteints que les femmes. La durée de la maladie est en moyenne de 10 à 14 jours, la mortalité de 3 à 4 pour 1000 environ.

Quelques cas de *variole* ont été signalés en 1917 et en 1918 dans la région de N'Kongsamba, Foumban, à Baigam, à Ynoundé, à Banyo, à Doumé, à Maroua, mais il n'y a pas eu d'épidémie.

La *rougeole* s'est montrée rare chez les noirs du Cameroun. Elle a été vue par nous dans quelques cas. En 1909 elle fut rencontrée assez souvent et elle se compliquait de phénomènes pulmonaires graves.

Nos prédécesseurs ont signalé chez les indigènes de la côte (Douala-Victoria) et dans la région entre Bonabéri et le massif de Manengouba des cas de *fièvre typhoïde*. Chez un prisonnier, l'hypertrophie de la rate et l'examen bactériologique confirmèrent le diagnostic. A l'autopsie d'un crowmann mort de péritonite purulente, on trouva dans la cavité abdominale, un ascaris libre, qui avait pénétré par effraction d'un des ulcères. Le gros intestin était rempli d'ascaris et montrait de nombreuses ulcérations typhiques récentes.

Les Allemands ont noté dans leurs rapports quelques cas de *tétanos* chez des porteurs de plaies souillées, chez un jeune garçon, à la suite d'une circoncision pratiquée avec un couteau malpropre. En 1910-1911, une jeune fille avec trismus a été traitée à l'hôpital de Douala ; un cas suivi de mort est enregistré à Victoria. Il y a lieu de s'étonner, écrivent-ils, de ce que le tétanos ne soit pas plus fréquent chez les indigènes si souvent atteints de plaies aux pieds. ZIEMANN, dans un grand nombre d'examens, a démontré la fréquence du bacille tétanique dans la terre de la région côtière.

En mars 1918, le Dr RAVOÉ a eu un décès de tétanos à Garoua chez un indigène atteint de plaie au pied et le Dr CARTRON a signalé dernièrement (1919) un cas mortel à N'Kongsamba chez une recrue qui s'est infectée sur un terrain recouvert d'ancien fumier de cheval.

Avant notre occupation, la *dysenterie* amibienne et la dysenterie bacillaire se sont déclarées fréquemment dans tout le Cameroun (Garoua, Baré, Ebolowa, Edéa, etc...), prenant parfois dans plusieurs centres, l'allure épidémique. La dysenterie est une des maladies qui a fait le plus de victimes à Doumé, à Monsemo, dans le pays Maka, à Lomié. De mai à août 1909, il y eut dans le district de Bongora et à Kousseri de nombreux décès qui firent songer à nos prédécesseurs à une possibilité d'épidémie de choléra dans l'Adamoua.

En novembre-décembre 1917 et janvier 1918 une épidémie de dysenterie cholériforme, a éclaté dans la région de Troinga et Efrana (Yaoundé). Sur 217 malades connus et observés, il y a eu 91 décès. Sur ce nombre, 138 avaient été isolés à Efrana.

Hommes	. . .	62 cas	27 décès
Femmes.	. . .	96 »	33 »
Garçons.	. . .	38 »	14 »
Fillettes.	. . .	21 »	17 »
Total	. . .	217 »	91 »

« Le syndrome dysentérique, écrit le Dr JULLEMIER, éclate brusquement, sans vomissements, avec des douleurs localisées au niveau du gros intestin avec selles glaireuses et sanguinolentes, accompagnées de forte fièvre. La congestion du foie et l'ictère sont assez fréquents. Cet état dure de 2 à 8 jours. La mort survient, parfois dans les premiers jours, ou plus tardivement, par des hémorragies ou une diarrhée profuse, quelquefois aussi par péritonite. Les autopsies pratiquées ont révélé des ulcérations sur toute la longueur du gros intestin, surtout au niveau du cæcum. Le sérum antidysentérique seul, à hautes doses, a paru avoir de l'influence sur l'évolution de la maladie. La marche de celle-ci a été limitée et elle n'a atteint ni Yaoundé à l'ouest, ni Akonolinga à l'est ».

Le médecin de Doumé note, à la même époque, 16 cas *d'entérite cholériforme* parmi les indigènes enfermés à la prison de la Circonscription (4 cas avec 2 décès en novembre 1917, 12 cas dont 7 mortels en décembre 1917). En juillet 1918, il y eut également 3 cas dont 1 décès.

En septembre 1917, le Commandant de la Circonscription de N'Gaoundéré était officiellement avisé que la *fièvre jaune* avait éclaté en Nigéria dans la province Muri et qu'un officier anglais était décédé à Yalingo (Haute-Bénoué).

Le 11 octobre, M. le Gouverneur Général de l'Afrique Equatoriale Française informait de Brazzaville M. le Commissaire de la République au Cameroun, qu'un cas de fièvre jaune suivi de décès avait été signalé à Matadi (Congo Belge).

Le 3 novembre, M. le Gouverneur général de Nigéria câblait que cette maladie avait enlevé un européen à Forcados le 24 octobre.

Au Cameroun, une alerte passagère eut lieu en novembre. A N'Gaoundéré le Dr NOUVEAU signala 5 cas de malades suspects de typhus amaril chez des indigènes. Deux femmes, l'une de tirailleur, l'autre de milicien, décédaient les 2 et 3 novembre : la première avec face vultueuse, conjonctive oculaire jaune, fièvre et embarras gastrique ; la seconde avec des vomissements, et l'autopsie paraissait confirmer le diagnostic. Un prisonnier et une femme pris le 6 et 10 novembre (céphalée, fièvre, nausées, vomissements) guérissaient le premier le 9, la seconde le 10. Une fillette mourait le 10 (foie énorme de couleur jaune moutarde, reins congestionnés, cadavre à teinte jaune chrome généralisée).

Nous n'insisterons pas sur les ordres donnés à cette époque : isolement des malades, destruction des moustiques et des gîtes à larves, débroussaillement, distribution de moustiquaires, etc. Les cas restèrent localisés et l'épidémie (?) s'éteignit tant à cause des mesures prises, que par suite d'un froid nocturne violent. « Le moustique est un hôte rare du haut plateau de N'Gaoundéré qui tire ses avantages plutôt de son climat trop rigoureux que de son altitude élevée » (Dr CARTRON).

Dans le Nord-Cameroun, le Commandant de région signala, fin octobre, 1917, l'existence, dans la région de Jagua sur le Logone, d'une épidémie dont l'allure ressemblait à celle de la *méningite cérébro-spinale*. Le médecin aide-major CARTRON, en tournée à Maroua, se rendant sur les lieux, examina les cas suspects et les rattacha à des affections pulmonaires et paludéennes causant des décès groupés et isolés.

A Douala, le médecin-major ROUSSEAU chez une fillette de 11 ans, d'Akoua ,a isolé du liquide céphalo-rachidien un méningocoque ne prenant pas le Gram ; la malade guérit avec des injections intra-rachidiennes de sérum antiméningococcique.

La *peste* aurait fait son apparition dans le Nord-Cameroun, à Léré, en 1914, et le médecin allemand, le Dr TREPPES qui fit l'examen microscopique fut très affirmatif. En un mois et demi, il y aurait eu 45 décès. La maladie affectait la forme pulmonaire et provoquait des arthrites suppurées. Dans les frottis de sang et de suc pulmonaire se montraient des bacilles pesteux typiques : bâtonnets se colorant fortement à leurs extrémités. L'épidémie s'éteignit sur place. Son existence est confirmée par l'interrogatoire des indigènes qui s'en souviennent fort bien. Depuis avril 1914, aucun cas analogue ne semble s'être produit.

Cliniquement, cette maladie n'est pas sans analogie avec les cas qui se produisirent en fin 1916, dans les villages de Kiango, Bijindjo (Circonscription de Kribi) sur la route de N'Komakak et qui causèrent 7 décès. La maladie, signalée du 5 au 9 novembre, parmi les gens habitant les mêmes cases, ou se transportant d'une case dans une autre, était accompagnée de frissons, courbature, tuméfaction de la région parotidienne, douleurs intenses dans la poitrine, toux, oppression. La mort survenait en 48 heures. Le Dr RAUGÉ envoyé en mission dans la région, ne trouva plus rien de suspect à son arrivée : nulle morbidité, nulle mortalité, aucune épizootie chez les rongeurs. Il ne put recueillir que des renseignements vagues et se demanda s'il s'agissait d'une infection pneumococcique suraiguë ou d'un début de peste pneumonique. Dans le doute, il fit procéder à l'incendie de cinq cases contaminées et fit établir un cordon sanitaire. Nul incident nouveau ne fut signalé dans la suite.

Les indigènes, on le sait depuis longtemps, ont une susceptibilité spéciale aux variations de température. Le froid détermine chez eux, tantôt de l'ictère, de la congestion du foie, des accès de fièvre et plus souvent encore des infections broncho-pulmonaires. Les *pneumonies* sont fréquentes. Elles ont un caractère de gravité, parce que le pneumocoque se généralise et le malade succombe très souvent à une atteinte cardiaque qui détermine la mort d'une façon subite, le deuxième ou le troisième jour. Ainsi peuvent s'expliquer certaines *bouffées épidémiques locales*. La pneumonie évoluant avec des symptômes sévères déterminant une adynamie

très prononcée, provoque des décès qui sont causes d'alertes, si
un médecin ne se trouve pas dans le voisinage pour poser le diagnostic.

.·.

Dans *l'élément militaire indigène*, sont à signaler quelques
cas de rougeole et d'oreillons à Ebolowa à Yaoundé, et à Doume,
plusieurs cas de varicelle dans les différents postes et à Douala.

Dans *l'élément européen*, depuis 1915-1916 il n'y a pas eu de
fièvre typhoïde. Celle-ci avait en 1916 présenté une forme clinique
particulière avec courbe de température irrégulière, constipation
fréquente et état typhique caractéristique absent, sans taches rosées.
Dans deux autopsies sur quatre, on rencontra des ulcérations et
des plaques de Peyer.

En avril 1918 un sous-officier européen venant du Congo et
habitant Douala depuis un mois fut atteint d'une rougeole typique
et sans gravité.

.·.

Prophylaxie (1). — Les multiples fléaux, qui ont menacé diverses régions des territoires occupés du Cameroun et qui ont été
partout enrayés prouvent la nécessité de veiller de façon constante
sur l'état sanitaire du pays.

L'organisation médicale, telle qu'elle a été prévue par les arrêtés
locaux du 16 novembre et du 2 décembre 1916, l'institution d'un
Conseil supérieur d'hygiène à Douala et des Commissions sanitaires dans toutes les Circonscriptions (arrêté du 20 novembre 1916),
la déclaration obligatoire des maladies contagieuses (arrêté du 2 janvier 1917), les instructions aux médecins de l'intérieur au sujet des
mesures à prendre en cas de maladies épidémiques (30 novembre
1916), ont permis au Service de Santé de prendre immédiatement
les mesures nécessaires et de lutter efficacement dès le début des
épidémies.

En ce qui concerne la *fièvre jaune*, il a suffi de rappeler les
conseils donnés par la voie du *Journal officiel* de la Colonie à la
population, concernant la destruction des moustiques (24 novembre

____

(1) Voir Troisième partie. Chap. I, Chap. II et Chap. V (police sanitaire).

1916), la ségrégation (30 janvier 1917), l'hygiène générale des villages (20 mars 1917).

Les arrêtés du 1er décembre 1916 concernant les eaux stagnantes, avaient déjà étendu à tous les centres européens et postes médicaux, le fonctionnement d'un service d'hygiène. Le 10 octobre 1917, un ordre du Lieutenant-Colonel Commandant le Corps d'Occupation, notifiait à tous les commandants d'armes, d'apporter leur aide à l'action du Service de Santé, en mettant à la disposition de celui-ci des tirailleurs, non seulement pour former des cordons sanitaires, mais aussi pour constituer des équipes destinées à coopérer à la destruction des moustiques et des larves. Des instructions techniques relatives à l'épidémiologie, à l'anatomie pathologique et au traitement de la fièvre jaune furent adressées aux médecins, et le *Journal officiel* du 12 novembre 1917 fit paraître un long article sur le mode de fonctionnement des équipes d'hygiène, sur la façon pratique de les utiliser et de les contrôler, sur l'emploi des vapeurs de crésyl dans la destruction des stégomyas adultes. De plus, à Douala, le médecin-major de 2e classe ROUSSEAU, Chef du laboratoire de bactériologie, eut sous son contrôle le médecin-major Chef du service d'hygiène de la ville et le médecin de bataillon chargé de la surveillance des terrains militaires. Le service des Travaux Publics exécuta les travaux de voirie et les réparations d'urgence qui lui étaient demandées. Un effort indiscutable et très sérieux fut accompli au point de vue débroussaillement général. La population européenne reçut de M. le Gouverneur l'ordre de munir de moustiquaires les serviteurs indigènes autorisés à loger dans les dépendances de leur maison d'habitation.

Les médecins de Garoua ont souvent insisté sur la nécessité de ne pas perdre de vue, que la fièvre jaune, qui à plusieurs reprises, a fait son apparition en Nigéria, et récemment encore pas très loin de Yola (Yaling, Ibi, province de Muri), menace de gagner un jour Garoua par la voie de la Bénoué. D'accord avec le Commandement, toutes les mesures qui s'imposaient en pareil cas ont été prises par le Service de Santé, pour lutter contre la pénétration de ce fléau dans la Circonscription (cordons sanitaires rigoureux, sur le fleuve, à la frontière et sur toutes les routes d'accès, surveillance des fiévreux et suspects, lutte antilarvaire au Poste et surtout au village, recherche de l'index du stégomya par secteur, protection mécanique, conférences, notices d'hygiène dans les Subdivisions, etc.). Des mesures sévères sont à prendre, tout au moins en ce qui concerne la lutte contre les stégomyas ; elle doit être poursuivie sans répit et de tout temps, en particulier dans les gros centres indigènes à proximité de la frontière anglaise et le long du fleuve. Il ne faut pas attendre que la maladie soit devenue endémique dans la colonie pour songer à triompher d'elle.

CHAPITRE II

Epidémie de grippe

SOMMAIRE (1)

A. *Épidémiologie* :

I. Cas initiaux. — Durée de l'épidémie. — Importation par voie de mer et par voie de terre. — Dissémination le long des principales voies de communication. — Migration militaire. — Épidémie dans la population noire, dans l'élément militaire indigène et dans l'élément européen. — Différences d'intensité et particularités.

II. Relations entre l'influenza pandémique et la grippe ordinaire endo-épidémique. — Cas sporadiques. — Vagues différentes. — Extension de la maladie de proche en proche en partant des foyers autochtones et de réinfection.

III. Morbidité. Mortalité par pneumonie grippale. — Statistiques. — Importance des atteintes suivant les catégories de population, les classes sociales, l'âge, le sexe.

B. *Pathologie* :

I. Les localisations ont-elles été limitées aux voies respiratoires supérieures ou inférieures. — Cas de pneumonie, œdème pulmonaire, pleurésie, leur gravité.

II. Formes cliniques observées. — Cas où les phénomènes pulmonaires sont apparus d'emblée. — Pneumonie grippale et pneumonie endémo-épidémique des noirs. — Gravité et évolution de la maladie selon l'âge, la constitution, la tuberculose, l'alcoolisme. — Séquelles. — Cas à forme diarrhéique, cholériforme.

C. *Etiologie* :

I. Relation de la grippe avec les maladies respiratoires dites *a frigore*. — Grippe chez les animaux.

II. Exaltation de la virulence. — Diffusibilité. — Contagion.

III. Récidives. — Immunité. — Résistance des vieillards. — Les individus en traitement quinique, ou arsenical (Salvarsan); ont-ils échappé au fléau ?

D. *Prophylaxie* :

I. Prophylaxie individuelle et publique. — Clôture des lieux de réunion. — Mesures restrictives de circulation. — Claustration.

II. Médicaments préventifs. — Traitement.

III. Défense sanitaire.

(1) Plan suivi d'après les indications données par le *Bulletin de l'Office international public* (août 1919).

A. Épidémiologie

I

Le Cameroun n'a pas été atteint par la pandémie verno-estivale de 1918. L'invasion grippale a eu lieu, dans le Sud-Cameroun, en octobre 1918 à Douala ; et dans le Nord-Cameroun, en décembre 1918 à Mora-Maroua.

La vague qui s'est fait sentir, dans certaines régions de l'hinterland, pendant les premiers mois de 1919 est en relation directe et étroite avec l'invasion de 1918.

Nous n'avons donc à étudier pour le Cameroun qu'une seule et même invasion grippale, apparue à des dates différentes, suivant la distance des villages loin des centres d'infection. Elle a sévi plus ou moins longtemps, selon les régions : des cas *de réinfection* se produisirent dans certains postes par l'apport de contingents de Recrues contaminées.

La dissémination épidémique a suivi les principales communications terrestres dans tout l'intérieur du pays. Le transport de la maladie s'est opéré par la circulation des habitants et des nomades le long des routes de caravanes. Il a été conditionné particulièrement par la *migration militaire des détachements de Recrues venant du Tchad à la côte.*

Cas initiaux. Durée de l'épidémie. — Le 6 octobre *1918* était arraisonné à Douala le bateau anglais *Saint-Philipps-Land.* Il fut admis tout d'abord à la libre pratique, mais le lendemain de son arrivée, il présenta quelques cas suspects de grippe. Quatre matelots européens furent débarqués et isolés au lazaret terrestre, installé près de la route de Japoma, en pleine zone libre. Ils y furent soignés du 9 au 17 octobre, date à laquelle ils sortirent guéris pour rejoindre leur navire.

Dans la période du *6 au 8 octobre,* des contaminations ont pu se produire à Douala, du fait de la libre circulation en ville d'Européens ou d'indigènes provenant du *Saint-Philipps-Land.* Cependant, ni à ce moment, ni les jours suivants, il n'était constaté de grippe parmi les éléments de la population européenne et indigène qui avaient eu des rapports directs avec le bateau.

Les premiers cas très nets apparurent vers le 15 octobre chez deux Européens : Ils se manifestèrent chez des sujets n'ayant eu aucun contact avec le navire suspect. L'un d'eux rentrait à l'hôpital le 18 octobre et y succombait le 24 octobre.

Le 23 octobre, plusieurs malades étaient signalés au centre de la ville ; trois sous-officiers étaient hospitalisés d'urgence. Le 26, l'épidémie atteignait le plateau de Balihohe, dit de Koumassi. Le 29 elle faisait son apparition à Bonabéri. Le 31, le Service maritime, l'Intendance, les Travaux publics étaient infectés. L'épidémie était alors au point maximum de son évolution, et pendant les premiers jours de novembre, les différents corps et services étaient tous plus ou moins désorganisés, d'autant que les indigènes, atteints également, montrèrent un état de dépression, d'anxiété et de peur tel, que manœuvres, plantons, secrétaires abandonnèrent tout travail, restèrent chez eux, et même s'enfuirent dans les villages de la campagne et de la brousse.

Le mouvement à cette époque avait diminué puis cessé dans les rues, au marché, sur le fleuve ; et *pendant huit à dix jours* la ville prit un aspect particulièrement triste et lugubre.

Le *22 novembre* date du *dernier décès européen* l'épidémie était terminée parmi l'élément blanc.

Dans l'élément indigène, l'épidémie s'est comportée de façon assez différente selon que l'on considère : 1° les indigènes en contact avec la population européenne 2° la population des quartiers purement indigènes d'Akoua, de Deido, et de New-Bell. Chez la première catégorie, l'épidémie apparût tout d'abord et devait plus rapidement faire sa part. L'écart, entre le premier et le dernier cas apparus, ne semble pas avoir excédé 25 jours (20 octobre-15 novembre). Chez la seconde catégorie, la courbe de la morbidité est plus étalée, l'écart entre le premier et le dernier cas fût d'environ cinq semaines (27 octobre-2 décembre).

Cette différence d'évolution s'explique par les communications des habitants de Douala avec les villages de culture situés dans un périmètre de quinze à vingt kilomètres. Au moment de l'apparition de l'épidémie, de nombreux indigènes pour fuir la contagion émigrèrent dans ces villages qui furent atteints secondairement. L'épidémie y battait son plein, alors qu'elle était sur son déclin à Douala. La plupart des manifestations tardives observés à Douala furent en réalité des cas rapportés de ces villages.

A *Edea*, les premiers cas de grippe constatés affectent un Européen et un Indigène venus de Douala par le train du lundi 28 octobre. L'Européen était, à son arrivée, en parfaite santé, mais le lendemain il se trouvait fatigué, courbaturé et fiévreux. Il s'alitait le soir. L'indigène également présentait, ce même jour, de légers symptômes de courbature et de fièvre. Le 30 octobre, parmi les employés de ces deux personnes, se manifestent des cas analogues. Le 1ᵉʳ novembre, un lieutenant est atteint et à partir de cette date, l'épidémie fait tache d'huile. Quelques décès surviennent, et la ville est désertée. L'affection s'étend à l'intérieur par les indigènes que la violence de la maladie épouvante et qui se réfugient dans des villages éloignés. *Esseka*, tête de ligne du chemin de fer du centre, est contaminé exactement à la même époque qu'Edea.

Fin novembre, alors que l'état sanitaire de la circonscription devenait meilleur, et tendait vers la normale, des contingents de recrues arrivant à Edea, de l'intérieur, offrent à la grippe un terrain neuf. La contagion se produit sur le parcours *Yaoundé-Esséka* chez le détachement qui parvient dans cette dernière localité fin novembre. Les détachements, qui arrivent fin décembre, paraissent s'être contaminés en route, en partie seulement. Plusieurs ne le sont qu'à Edea. Il est à noter que l'affection a été bien plus sévère pour ces détachements arrivés les 21 et 25 décembre (virulence accrue par passages). En janvier et en février 1919, il y eut encore, à Edea, des cas de congestion pulmonaire que le médecin-major Borel considère comme des manifestations grippales.

L'état sanitaire de la circonscription *Bana-N'Kongsamba* avait été satisfaisant jusqu'au 8 novembre. Deux cas de grippe furent cependant constatés le *28 octobre* chez deux indigènes employés à la gare de N'Kongsamba et qui furent isolés. L'affection fut très probablement importée par des individus de Douala fuyant devant la maladie. Certains furent rencontrés se dirigeant vers le Nord. Déjà contaminés, ils contribuèrent certainement à disséminer rapidement l'affection. En novembre, quelques Européens et une Européenne furent atteints. Tous les tirailleurs furent frappés, et l'un d'eux mourut le 10 novembre.

De N'Kongsamba l'épidémie gagnait *Baré* le 2 novembre et *Bana le 8*. Là, elle fit son apparition sur deux tirailleurs venus de Baré, qui furent aussitôt isolés, mais sans résultat, puisque le quatrième jour, tout le détachement, à l'exception d'une vingtaine d'hommes, ainsi que les Européens était atteint.

A *Foumban*, fin novembre, des cas de céphalée et de fièvre avaient été observés parmi les jeunes élèves haoussas de l'Ecole, et des malades en pleine évolution grippale furent soignés dans

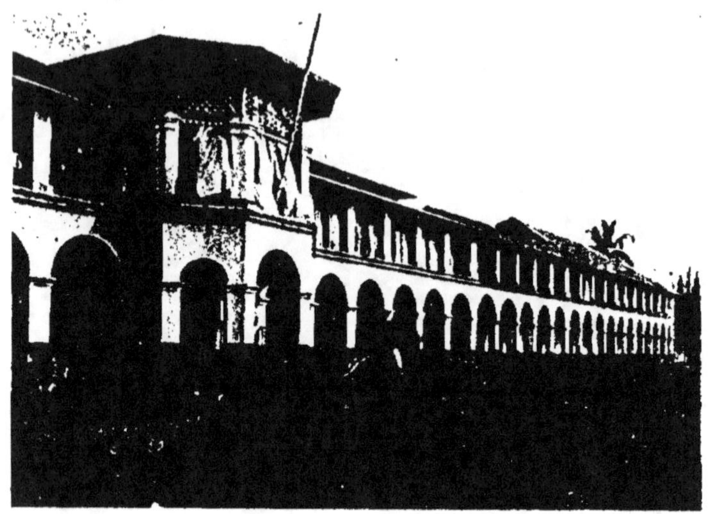

Fig. 13. — Douala. L'hôpital européen.

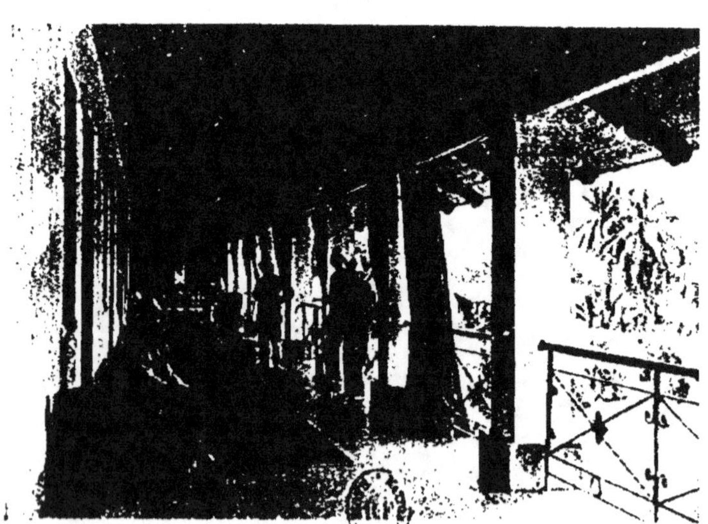

Fig. 14. — Douala. Hôpital européen. Galerie du premier étage.

le village indigène. Au début de décembre, l'épidémie éclata avec une violence extraordinaire et se généralisa. A la fin du mois elle était signalée partout en décroissance très accusée.

A *Ebolowa*, le premier cas est déclaré le 14 novembre et du 15 au 28 novembre, 35 indigènes sont isolés. Le 17 décembre il subsiste encore 37 grippés. Un tirailleur meurt le 8 janvier ; à la fin de ce mois l'état sanitaire est excellent parmi l'élément militaire, mais le commandant de subdivision rend compte que l'épidémie n'est pas encore terminée parmi la population civile.

A *Yaoundé*, l'épidémie éclatait brusquement chez les tirailleurs le 8 novembre. Dès les premiers jours 15 tirailleurs étaient atteints. Peu après, presque tous étaient malades. Le premier cas européen était observé le 9 novembre et on enregistrait malheureusement *deux décès de militaires européens le 24 et le 26 novembre*. En fin janvier l'épidémie était éteinte. Dans le courant de ce mois, plusieurs cas de broncho-pneumonie et de congestion pulmonaire d'origine grippale étaient observés ; aucun décès parmi les tirailleurs, mais deux morts parmi les femmes indigènes.

A *N'Gaoundéré*, le premier cas est signalé le *21 novembre*, parmi les tirailleurs de la compagnie ; puis 4 cas quelques jours après, chez des recrues et chez des Européens. Le 7 janvier, l'épidémie pouvait être considérée comme terminée dans le poste, mais elle continuait ses ravages dans la population civile des environs. Le *31 janvier*, elle était en décroissance dans toute la région.

A *Maroua*, la grippe faisait son apparition le 3 décembre, et la progression du nombre des malades dans les troupes d'occupation était la suivante :

3 décembre	. . . .	10 tirailleurs
4 »	. . . .	14 »
5 »	. . . .	28 »
6 »	2 Européens	45 »
7 »	4 »	63 »
8 »	4 »	80 »
9 »	5 »	85 »
10 »	6 »	84 »
11 »	6 »	85 »
12 »	6 »	85 »

13	»	6 Européens	80	» tirailleurs
14	»	7 » .	80	»
15	»	6 »	85	»
16	»	6 »	85	»

A partir de cette date, le nombre des indisponibles se maintenait à 80 parmi les tirailleurs. *Deux sergents européens décédaient le 14 et le 27 décembre.*

Au 1er janvier l'état sanitaire s'améliore.

A *Garoua*, le premier cas se manifestait chez un Européen le 13 décembre, et l'épidémie dura de 25 à 30 jours.

De nos observations ainsi que des renseignements qui nous sont parvenus on peut conclure :

La grippe a pris un caractère nettement épidémique très rapidement après l'apparition des cas initiaux.

La durée moyenne de l'épidémie a été de 3 à 4 semaines dans les centres où nul apport secondaire étranger n'est venu se surajouter.

La *période d'acmé* dura de 8 à 12 jours et commença dès la fin de la première semaine.

Les derniers décès se produisirent 5 à 7 jours après le moment où l'on pouvait considérer l'épidémie comme terminée.

A Douala, chez les tirailleurs, la période nettement épidémique s'étendit du 25 octobre au 5 novembre (soit 12 jours), avec 85 cas en octobre, 5 en novembre. Chez les recrues, elle alla du 27 octobre au 8 novembre (soit 13 jours), avec 176 malades dans les cinq premiers jours et 121 dans les huit derniers.

Les 43 Européens hospitalisés à Douala entrèrent à l'établissement, du 18 octobre au 9 novembre (23 jours) ; le premier décès eut lieu le 24 octobre, le dernier le 16 novembre.

Importation. Désinfection. Diffusion. — L'épidémie de grippe a été probablement importée au Cameroun :

1° Dans le Sud-Cameroun, à Douala, par voie de mer ;

2° Dans le Nord-Cameroun, à Mora-Maroua, par voie de terre, de la Nigeria anglaise.

1° Dans le Sud-Cameroun, le *Saint-Philippe-Land*, navire descendant de la Côte occidentale d'Afrique où la grippe sévissait à Dakar, à Sierra-Léone et en Guinée depuis septembre, à la Côte-d'Ivoire depuis le début d'octobre), était certainement contaminé à son arrivée dans notre port, mais la grippe, venue de *Nigeria*, existait à ce moment, ou même antérieurement, dans le *Cameroun anglais*. Bien que rien de particulier n'ait été signalé de Tiko et de Victoria, des Noirs arrivant directement de cette région, ont présenté, dès le début d'octobre, à Douala, des symptômes de grippe. L'agglomération de Douala est reliée à Tiko et Victoria, non seulement par le voyage régulier d'un vapeur soumis à la surveillance sanitaire, mais aussi par un trafic incessant et difficilement contrôlable de pirogues utilisant les criques et les nombreux méandres de la rivière Cameroun.

En tous cas, les premiers malades de Douala pour lesquels le diagnostic de grippe s'impose, sont observés vers le 15 octobre, alors que le *Saint-Philipps-Land* mouillait en rade le 6 octobre ; et c'est le 28 que sont signalés les premiers grippés dans les postes d'Edea et d'Esseka (sur la voie ferrée du Centre), et dans le poste de N'Kongsamba (point terminus de la ligne du Nord), tous les trois situés à moins de douze heures de trajet — en chemin de fer — de Douala.

D'Edea et d'Esseka d'un côté, et de N'Kongsamba de l'autre, l'épidémie gagne la grande ligne d'étapes du Nord vers le Tchad ; et l'on peut suivre sa progression pas à pas, de poste en poste. De ces foyers d'infection, elle se répartit le long des routes secondaires de caravanes, d'où elle se propage dans les villages de l'intérieur sans épargner, semble-t-il, aucune zone.

La grippe suit les principales voies de communication terrestre, et la date d'apparition du fléau dans les villages de l'intérieur est d'autant plus tardive que ceux-ci sont plus éloignés de Douala ou offrent moins de relations administratives, militaires ou commerciales avec la capitale ou les chefs-lieux de circonscription (1).

La grippe, apparue à N'Kongsamba le 28 octobre, à Baré le 2 novembre, à Bana le 8, à Somo le 15, arrive à Foumban (2) le 30 novembre, à Banyo et à Tibati en décembre.

Parvenue à Edea et à Esseka le 28 octobre l'épidémie, gagne Yaoundé le 8 novembre, N'Gaoundéré le 21 novembre.

---

(1) Le poste de Yoko, situé sur la grande ligne d'étapes du Nord entre Yaoundé (contaminé le 8 novembre) et N'Gaoundéré (contaminé le 21 novembre) paraît avoir fait exception à cette règle générale. L'épidémie ne nous a été signalée à Yoko que dans la première quinzaine de décembre.

(2) Foumban est à 8 jours d'étapes de N'Kongsamba.

D'Edea et d'Esseka elle atteint Ebolowa le 14 novembre, Kribi le 15 novembre (1), Lolodorf et N'gulemakong vers la même époque, Sangmelima en décembre d'où elle se propage en janvier vers le Sud et vers les villages, dans la direction d'Akoafim. Dans cette dernière région l'épidémie battait son plein en mars.

De Yaoundé, elle parvient à Akonolinga le 26 novembre, à Atok et à Doume en décembre, à Yokadouma et à Lomié en janvier.

2° Dans le Nord-Cameroun, dès la fin d'octobre, des renseignements de source privée permettaient de connaître à Garoua l'importance et la rapidité de l'épidémie qui sévissait en Nigeria anglaise, où l'on a pu suivre l'extension de la maladie. Pendant le mois de novembre, elle se propagea du Sud au Nord et de l'Est à l'Ouest, gagna rapidement Kano et remonta la vallée de la Benoué. (Un commerçant français arrive à ce moment à Garoua. Il a traversé la série des villes contaminées mais il est demeuré indemne). A la fin de novembre, la grippe était parvenue jusqu'à Yola, et suivant d'autre part la grande route commerciale de Kano à Maiduguri, accessible aux automobiles, envahissait ce dernier point. Le 2 décembre elle attaquait Mora ; le 3 décembre Maroua ; le 13 Garoua (2) ; le même jour Léré ; puis les courants divers se fondaient, en une seule nappe qui couvrait le pays.

La frontière était franchie sur plusieurs points à la fois, comme par un courant venant de l'Ouest. Dans le territoire Nord du Cameroun, la marche de la maladie continuait rapide et régulière. Des renseignements fournis par les chefs de villages indigènes il semble ressortir que, dans certains cas, la grippe a *parcouru 35 à 40 kilomètres par jour* et même plus. D'ailleurs la densité très considérable de la population, le grand nombre des villages et surtout des villages de culture (raoundés), l'usage répandu du *cheval* permettant de se déplacer rapidement, sont autant de causes de cette vitesse de propagation (Dr RAVOÉ).

.·.

Les premiers cas apparus à Douala, ont affecté *d'abord l'élément européen* et les sujets indigènes en contact avec lui. Ce n'est que

---

(1) La grippe a fait son apparition à Kribi vers le 15 novembre venue par la route de Lolodorf et la route d'Edea. Stationnaire à Kribi en décembre elle se développe en janvier à Kampo et à N'Jabessan.

(2) Garoua est à plus de 1.000 kilomètres de la côte et à 40 jours d'étapes de Douala. Maroua est encore plus éloigné.

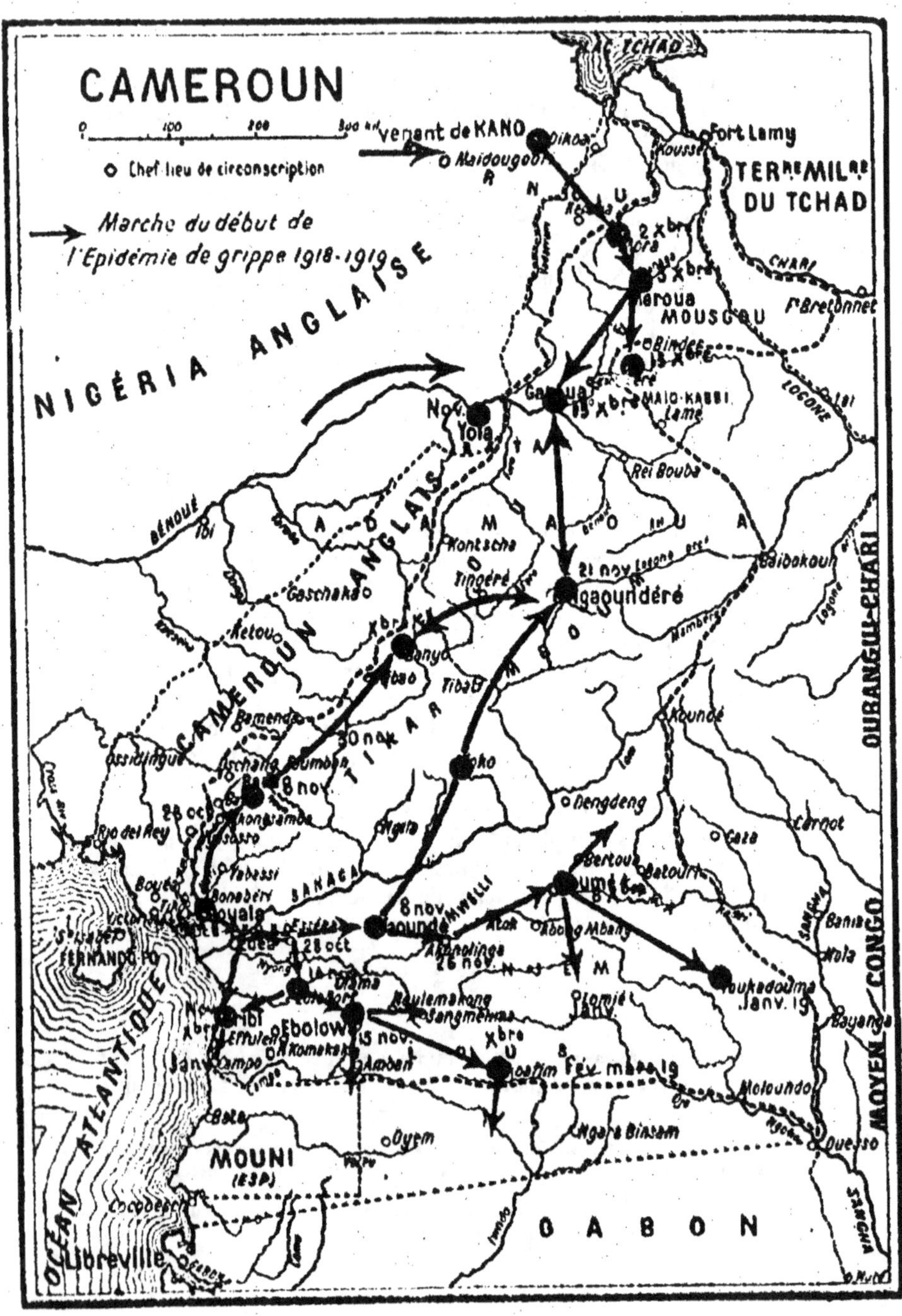

CAMEROUN
Chef lieu de circonscription
Marche du début de
l'Epidémie de grippe 1918-1919
venant de KANO
NIGÉRIA ANGLAISE
TCHAD
Fort Lamy
TERRe MILre DU TCHAD
Dikoa
Maidougour
Kousseri
Garoua
MOUSGOU
Fr Bretonnet
Meroua
Binder
MAIO-KABBI
Lame
Rei Bouba
CAMEROUN ANGLAIS
ADAMAOUA
Yola
Kontscha
Tingéré
Ngaoundéré
Baibokoun
BÉNOUÉ
Geschako
Ketou
Banyo
Tibati
Koundé
Bamenda
TIKAR
Ossidingui
Tschang Foumban
Bafo
Ngila
Joko
Dengdeng
Carnot
OURANGUI-CHARI
Rio del Rey
Nkonguamba
Nsaso
Yabassi
Bouea
Bonabéri
SANAGA
Douala
Bertoua
Batouri
Bania
Nola
Victoria
Edea
Yaoundé
Mbalmayo
Atok
Abong Mbang
MOYEN CONGO
FERNANDO PO
Eséka
Abindjng
Lomié
Doumé
Loukedouma
Janv. 19
Bayanga
ÉBOLOWA
Kribi
Mvila
Sangmelima
Boulemakong
Xbre
Campo
Nkomaksi
Ambam
Akoafim Fév. mars 19
Moloundol
Molundo
Ngara Binsam
MOUNI
(ESP.)
Oyem
Quesso
Cocobeach
GABON
SANGHA
Libreville
OCÉAN ATLANTIQUE

plus tard, et alors que l'épidémie avait frappé déjà un pourcentage
important de la population blanche et de la population noire de
la ville européenne (boys, interprètes, écrivains, manœuvres, poli-
cemen), que la grippe éclatait dans les quartiers indigènes,
notamment dans celui des commerçants étrangers (Lagotiens, Togo-
men, etc.), à Akoua et à New-Bell. Elle s'étendait bientôt à toute
la ville et atteignait avec un léger retard les quartiers les plus
éloignés de Deïdo et de Bonabéri situé sur la rive droite du
Cameroun en face Douala).

Dans les postes de l'intérieur, la maladie a touché tout d'abord
les Européens et les tirailleurs, puis secondairement la population
civile.

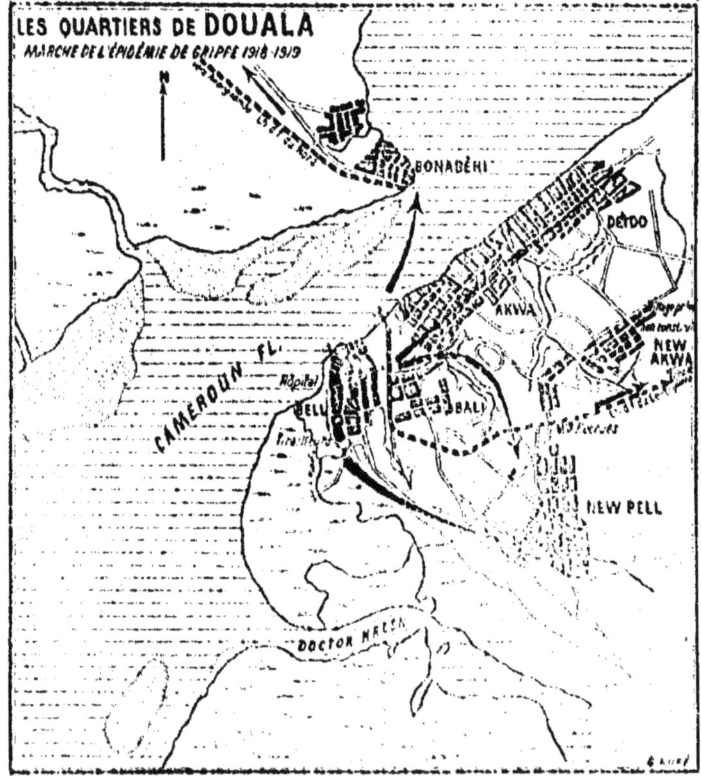

La très grande diffusion de la maladie jusque dans les endroits
les plus reculés est attribuée, par le commandant de la région

Bana-N'Kongsamba, à l'invasion des subdivisions de la circonscription par une nuée d'individus, de boys, de femmes, fuyant Douala par voie ferrée et par voie de terre. Dans une seule journée plus de soixante indésirables sont arrivés à Bana.

D'Edéa et d'Esseka, l'affection s'est propagée à l'intérieur par les *caravanes* et surtout par les *indigènes en service* dans ces deux groupements que la violence de l'épidémie épouvanta et qui se réfugièrent dans leurs villages d'origine.

Dans le Nord-Cameroun, la grippe se déclara presque simultanément dans les différents milieux indigènes, tirailleurs, européens. Une maladie à contagion si facile et si directe, est particulièrement apte à se transmettre dans le Nord, où se tiennent partout d'importants *marchés* et des *réunions* que fréquentent les militaires indigènes, leurs femmes et les boys d'Européens. D'eux-mêmes les habitants se dispersèrent et se disséminèrent. Ils se rendirent dans les *villages de culture*, et l'on sait quel est partout l'encombrement des cases où vivent pêle-mêle des familles nombreuses (Dr RACAÉ).

Dans les régions moins peuplées, l'épidémie fut plus lente à progresser. Dans la circonscription de Bana, le docteur CARTRON attribue bien plus à l'absence de villages entre le Noun et Foumban qu'aux mesures de surveillance prises au Noun (rivière séparant les deux subdivisions de Bana et de Foumban), la diminution et l'arrêt de l'infection. Celle-ci mit une douzaine de jours pour atteindre Foumban.

Plusieurs chefs de poste ont imputé au *passage des détachements* de recrues *l'importation* de la maladie et surtout sa *recrudescence*.

Dans d'autres localités, des *caravanes* sont cause du *réveil* de l'affection : Ainsi, l'épidémie avait disparu des villages de la route Ebolowa-Lolodorf, mais plusieurs convois de vivres administratifs, de raphia et de ricin y ont à nouveau porté la maladie.

II

Les Indigènes, on le sait depuis longtemps, ont une *susceptibilité spéciale aux variations de température*. Le froid détermine chez eux tantôt de l'ictère, de la congestion du foie, des accès de fièvre et, plus souvent encore, des affections broncho-pulmonaires. Les pneumonies, fréquentes, ont un caractère de gravité du fait

que l'infection pneumococcique ne se limite pas à l'appareil circulatoire, mais envahit avec facilité le rein. Le pneumocoque se
généralise et le malade succombe très souvent. C'est ainsi que
peuvent s'expliquer certaines bouffées épidémiques saisonnières
locales; mais elles apparaissent sur plusieurs points à la fois et
elles n'ont ni la rapidité, ni l'extension, ni la violence, ni l'intensité de l'épidémie constatée au Cameroun fin 1918. Aucun indigène
du pays ne se souvient avoir vu maladie pareille et les épidémies
anciennes de variole semblent seules avoir laissé dans leur mémoire
une impression comparable.

Dans le Sud-Cameroun, la maladie n'est pas apparue en même
temps sur un grand nombre de points, mais du foyer primitif
de Douala s'est répandue *de proche en proche*. Dans le Nord-
Cameroun également, si la vague venue de Nigeria *par voie terrestre et fluviale* (la Bénoué) semble avoir franchi plusieurs
points de la frontière à la fois, le premier courant partant de
Mora-Maroua a suivi les grandes routes et les voies de communication.

A son déclin l'épidémie a persisté sous la forme de *cas sporadiques qui ont été le point de départ de récidives et de bouffées
secondaires* épidémiques tardives, dans certains villages où des
fêtes et des cérémonies réunissaient une grande quantité de personnes.

III

Morbidité. Mortalité. Statistiques. — A *Douala*, parmi les
300 Européens habitant ce chef-lieu : *150* furent touchés par l'affection, soit *50 %* de morbidité; et *43* furent hospitalisés. Si nous
ajoutons 2 cas provenant de Matadi (Congo belge) et 5 cas (du
Cameroun) étrangers à Douala, nous avons eu en traitement à
l'hôpital 50 grippés (29 en octobre, 21 en novembre) sur lesquels
5 seulement ont présenté une forme bénigne sans extension au
parenchyme pulmonaire. Les 45 autres ont tous montré une congestion plus ou moins intense des poumons.

Nous avons eu à enregistrer *12 décès*, soit *4 %* de la population
totale et *8 %* des gens atteints.

Ces 12 décès sont survenus après 5 à 8 jours d'hospitalisation,
du fait des complications pulmonaires chez des individus déjà
impaludés et *anémiés* par un *long séjour* colonial. (un enseigne

de vaisseau fut seul hospitalisé 16 jours); ils comprennent celui d'un maréchal des logis mort pendant sa convalescence d'hémoptysie (d'origine *tuberculeuse*).

Dans la région *Bana-N'Kongsamba*, sur 35 Européens (effectif total des différents postes) 16 ont été atteints (forme pulmonaire): 45,7 % de morbidité. Aucun décès à signaler: 0 % de mortalité.

À *Edea-Esseka* (22 Européens) 86,4 % de la population blanche ont été frappés (forme pulmonaire) donnant deux décès (pneumonie grippale), soit comme mortalité : 8,7 % de la population totale, 10,5 % des grippés.

À *Yaoundé*, sur 17 Européens 14 grippés (forme pulmonaire) soit 83 o/o et 2 décès (pneumonie) soit 14,3 o/o des grippés.

À *Akonolinga* deux Européens sur deux ont été malades, 0 décès.

À *Lolodorf* on signale deux cas bénins et malheureusement aussi le décès d'un sergent d'infanterie coloniale qui a succombé le 8 janvier (forme thoracique avec catarrhe bronchique et températures élevées).

À *Marona* sur 10 Européens (100/100 de morbidité) on note 8 cas dont 2 mortels ; et à *Garona* sur 11 Européens 9 cas dont 2 mortels, soit 17 cas de grippe sur 21 Européens : 81 o/o de morbidité ; 23,5 o/o de mortalité parmi les grippés. Tous ont montré une forme pulmonaire s'accompagnant chez l'un d'eux de diarrhée. Les décès ont eu lieu à *Garoua*, l'un chez un *tuberculeux*, l'autre chez un *ancien emphysémateux*, et à *Maroua*, l'un par suite de complications broncho-pneumoniques chez un homme *anémié* par 60 mois de séjour, l'autre chez un individu *vigoureux*, *mais dont un poumon avait été traversé* par un coup de feu, deux ans auparavant.

La morbidité chez les *Européens* du Cameroun a donc varié :

de. . .	45,7 o/o	(N'Kongsamba-Bana).
à . . .	50 o/o	(Douala).
. . .	81 o/o	(Garoua-Maroua).
. . .	83 o/o	(Yaoundé).
. . .	86,4 o/o	(Edéa).
et même. .	100 o/o	dans certains petits postes éloignés occupés par deux ou trois Européens.

Il y eut dans tout le Cameroun 21 décès parmi les Européens soit environ 3,5 o/o de mortalité générale par grippe, et l'on peut estimer à 25 o/o la proportion de population blanche (habitant

toute dans des foyers épidémiques) restée indemne dans l'ensemble
du pays.

La mortalité parmi, les grippés fut :

de   o   o/o   à Bana-N'Kongsamba, à N'Gaoundéré,
                           à Doume, etc.
              8,66 . .   à Douala.
              10,5. . .   à Edea-Esseka.
              14,3. . .   à Yaoundé.
              23,5. . .   à Garoua-Maroua

Faisons remarquer ici qu'au Cameroun, il n'y a aucune distinction à faire au point de vue épidémiologique entre l'élément civil
et l'élément militaire européens : colons, fonctionnaires, militaires, mènent sensiblement la même existence citadine et de brousse.
En ville les soldats, les caporaux et les sous-officiers occupent
dans des quartiers divers des chambres séparées ; en brousse ils
sont logés sous des paillottes confortables.

Notons cependant qu'à Douala, plus facilement que dans les
postes de l'intérieur, une partie de la population européenne put
vivre avec le moins de contact possible avec les grippés. Dans les
postes de l'intérieur au contraire, les Européens, du fait même des
besoins des services administratifs militaires ou commerciaux,
étaient en relations constantes avec les malades.

Parmi les *Indigènes*, il y eut à Douala dans l'élément militaire :
1° au bataillon, chez les *tirailleurs*, du 25 octobre au 5 novembre,
130 malades (85 en octobre, 45 en novembre) parmi lesquels
2 décès, les 6 et 11 novembre.

Chez les *recrues*, du 27 octobre au 8 novembre : 297 malades
(176 en octobre, 121 en novembre) et 8 décès du 6 au 16 novembre.

2° Dans les *casernes de police*, sur un total de 250 indigènes
160 cas de grippe, avec 3 décès en novembre.

Effectif :		Grippés :	
160	*gardes*	120	gardes
73	*femmes*	35	femmes
10	*boys* (serviteurs)	15	boys
250		160	

Dans les *prisons*, sur un total de 294 indigènes, 186 grippés,
avec 5 décès en novembre.

Effectif :   44 *gardiens*   Grippés : 36 gardiens
           250 *détenus*   150 détenus
           ——   ——
           294   186

Ecoles. — A l'école des moniteurs d'Akoua, *tous les élèves, sauf un*, ont été malades. Un est mort sur 35 (3 o/o).

A l'école des filles, sur 180 inscrites toutes passent pour avoir été malades. Deux sont décédées.

A Bonabéri, 90 élèves sur 163 ont été malades ; 1 seul est mort.

A Jebale, 37 élèves sur 54 ont été malades ; 1 seul est mort.

A Bonendale, la presque totalité des élèves aurait été malade, aucun décès.

D'après les chiffres qui nous ont été donnés, nous pouvons résumer dans le tableau suivant les principaux résultats de notre enquête à *Douala*, mais si notre statistique a une valeur à peu près exacte pour les Européens (I), les tirailleurs et la police (II), elle ne donne qu'une idée approximative de la mortalité parmi la population indigène, qui fut sensiblement plus élevée (III).

	Morbidité	Mortalité	Mortalité parmi les grippés
I. Européens	50 o/o	4,33 o/o	8,66 o/o
II. Police indigène	64	1,2	1,8
Prison indigène	63,2	1,7	2,6
Recrues	72,4	2	2,6
Bataillon	57,7	2,3	2,7
Ecoles	80	0,84	1,1
III. Manœuvres	60	5	8
Travaux publics	76	4	5
Famille *service maritime*	55	6	11
Voirie (*manœuvres*)	81	4,7	5,8
Voirie (*familles*)	—	—	26,8
Travailleurs	60	5,5	9

A Douala le pourcentage d'Européens atteints a été notablement inférieur à celui observé dans les différents milieux indigènes où la morbidité a frappé 60 à 75 et même 80 o/o de la population.

La *dissémination* des habitations européennes et, dans les maisons à plusieurs habitants, le logement en *chambres séparées*, le fait que l'Européen dès le début de l'atteinte *s'alite*, et *s'isole ainsi de son milieu professionnel*, devaient rendre la diffusion de l'affection moindre dans les groupements européens que dans les groupements indigènes où ces conditions se trouvent renversées.

Sur l'ensemble des cas observés dans les différents camps (camp de gardes de police, infirmerie des tirailleurs, prisons) *nous n'avons vu apparaître le premier décès qu'au moment où l'épidémie était déjà en pleine décroissance.* Le chiffre des décès constatés dans ces éléments, donne un pourcentage infiniment plus favorable que celui des Européens, dont la forme de la maladie fut plus sévère.

Chez les indigènes des villages d'Akoua, New-Bell et Deïdo, le pourcentage plus élevé de décès ne paraît pas résulter d'une forme plus sévère de la maladie, mais plutôt de la *différence de traitement* des malades dans les deux catégories. Alors que dans la première (gardes, tirailleurs, etc.) les malades étaient maintenus *alités* dans des *baraquements bien abrités*, et recevaient abondamment des *boissons chaudes légèrement alcoolisées*, dans la seconde au contraire, parmi la population des villages indigènes, nombre de malades circulaient en pleine période d'état, ainsi qu'en témoigne le nombre important de *décès survenus en pleine rue.*

Il est à noter que les femmes des tirailleurs ont été plus éprouvées que les tirailleurs eux-mêmes, que les familles des manœuvres ou des employés de factorerie ont payé un plus lourd tribut à la maladie que les manœuvres eux-mêmes.

D'autre part, chez les sujets de *race douala,* les *pratiques fétichistes* employées par un entourage, parfois intéressé à la prompte disparition d'un parent indésirable ou d'un testataire fortuné, ne pouvaient, dans nombre de cas, que précipiter le passage de vie à trépas. La mortalité a été moins élevée dans le quartier commerçant d'Akoua, habité par des étrangers du Lagos, du Dahomey ou du Togo chez lesquels n'existait pas pareille mentalité (Dr Huot).

D'une façon générale, il faut établir dans les postes de l'intérieur, une différence entre les hommes des compagnies locales et les *tirailleurs* du régiment du Cameroun d'une part, et les détachements de *recrues* venant du Tchad, de l'autre. C'est ainsi que dans la région de Bana, sur 205 tirailleurs, 186 ont été atteints et 9 seulement sont morts (soit 90 o/o de morbidité et 4,8 o/o de mortalité parmi les grippés). A Foumban en particulier il n'y eut aucun décès ni parmi eux ni parmi leurs femmes et leurs boys. Les *recrues* au contraire, *plus fatiguées, moins bien surveillées, moins bien vêtues, touchant des rations d'endaubage et de riz, au lieu du mil et de la farine de maïs habituels, moins bien acclimatées aux *intempéries* d'une saison dure et froide, ont donné 63 o/o de morbidité et 18 o/o de mortalité parmi les atteints.

En décembre le médecin de N'Gaoundéré signalait 2 décès parmi 14 tirailleurs en traitement (14,2 o/o) et 42 décès sur 87 recrues (27 o/o).

A Edea, sur 494 recrues il y eut 305 cas de grippe (70 o/o de morbidité) avec 35 décès (11 o/o de mortalité parmi les grippés) tandis que 155 tirailleurs donnaient 100 o/o de morbidité avec un seul décès.

A Garoua, la morbidité chez les tirailleurs fut de 70 o/o avec un seul décès, et dans un détachement de recrues, de 73 o/o avec une mortalité de 9 o/o de l'effectif total.

Dans le poste de Yaoundé qui fut un *lieu de passage et d'arrêt des recrues*, la répercussion se fit sentir chez les tirailleurs : sur 157, 106 furent malades et on enregistra 33 décès (31,1 o/o).

Akonolinga signale 28 tirailleurs atteints sur 28, avec 0 décès, et par contre 9 morts parmi les femmes de ces tirailleurs.

Doumé note sur 175 tirailleurs 44 grippés et 8 décès (18 o/o des cas).

Marona compte sur 170 tirailleurs 110 grippés (64 o/o) et 6 décès (3,3 o/o de l'effectif total).

Chez les Européens, comme chez les militaires indigènes, la courbe de la morbidité n'a pas suivi une marche parallèle à celle de la *mortalité et celle-ci apparaît d'autant moins élevée que la morbidité a été plus forte.* Il est vrai de dire que les statistiques donnant un chiffre de morbidité très élevé comprennent généralement un grand nombre de cas légers ayant tendance naturelle à la guérison.

Il est difficile d'évaluer la proportion de population restée indemne dans l'ensemble du pays. Dans la région d'Edea pour la totalité de la population on peut estimer à *80 o/o* le pourcentage des atteintes et à *10 o/o* celui des décès.

A Bana, dans l'élément indigène, la morbidité s'est élevée de 72 à 75 o/o, la mortalité de 10 à 12 o/o chez les grippés.

Sur *148.883* habitants de la contrée N'Kongsamba-Baré-Foumban, *14.740* décès furent comptés.

A Lolodorf, sur une population de 3.700 âmes, il y aurait eu environ 1.000 malades et 64 décès.

Dans la subdivision d'Akonolinga, la *mortalité* a atteint au minimum *15 o/o de la population* totale.

Lomié signale 30 décès sur 500 cas de grippe.

Dans la région d'Effulen la mortalité *chez les grippés* a varié de 4 et 6 o/o à 7 et 10 o/o. Elle a atteint *37,5 o/o parmi les porteurs.* Aucun décès n'est enregistré sur *35 cas* soignés à l'hôpital de la *mission américaine protestante d'Effulen.*

A la léproserie de Baïgam (Foumban), il y eut 50 décès sur 118 lépreux.

A la prison d'Eden, il y eut 100 o/o de grippés avec 1 décès.

A la prison de Yaoundé, il y eut 80 malades sur 125 internés et 20 décès.

Dans la région Nord-Cameroun, le docteur Ravaé écrit : « Je ne puis donner de chiffres très nets sur la mortalité et la morbidité parmi la population civile. La première paraît osciller chez les grippés de 6 à 12 o/o, la seconde entre 60 et 80 o/o ».

Catégories des populations atteintes. — A Douala, un fait incontestable est que parmi les Européens, les gens à *constitution plus ou moins forte* ont fourni presque tous les cas mortels. Sur 12 individus décédés, 9 au moins étaient bien musclés et présentaient un léger embonpoint. Les sujets un peu gras et à thorax particulièrement développé ont paru également avoir une convalescence plus lente. Les malades ayant un *séjour colonial très long,* ceux accusant de *l'asthénie psychique* ont été moins résistants à la maladie. La même observation a été faite par les médecins de l'intérieur.

Parmi les indigènes, tous les médecins et de nombreux observateurs sont d'accord pour rendre compte que les *hommes et les femmes dans la force de l'âge,* les premiers surtout, ont été les plus frappés. *Les enfants ont bien mieux résisté. Les vieillards ont été à peu près épargnés.*

A Douala, les enfants des écoles ont donné 80 o/o de morbidité, 0,84 o/o de mortalité générale, 1,1 o/o de mortalité parmi les grippés.

Pour l'intérieur, les chiffres suivants nous ont été fournis :

Sur 14.740 décès de la région Bana-Foumban on peut compter :

5.915 hommes.
5.106 femmes.
3.719 enfants.

Dans la région de Yaoundé 3.905 décès se répartissant ainsi :

> 1.625 hommes.
> 1.370 femmes.
> 910 enfants.

A Doume et aux environs, sur 165 décès : 62 H., 61 F., 52 E.

Dans la région du Nyong sur 627 décès : 281 H., 216 F., 130 E.

A Atok, sur 160 cas de grippe on en note 130 chez des adultes, 30 chez des enfants.

A Edea, les chefs de 195 villages comprenant une population de 23.139 hommes, 26.409 femmes, 20.365 enfants, ont indiqué comme chiffres de mortalité :

Hommes :   2.959 soit . . .   12,8 o/o de la population mâle,

Femmes :   2.157 soit . . .   8,3 »   —   féminine,

Enfants : { 1.060 masculins . } 9,7 »   --   infantile,
         { 923 féminins . }

Les femmes ont été un peu moins atteintes que les hommes et, parmi les enfants, ce sont ceux du sexe masculin qui ont le plus souffert.

Les diverses catégories de populations urbaines ou rurales ont été également touchées. Toutes vivent dans les mêmes conditions lamentables de promiscuité. Cependant les gens riches payèrent un moindre tribut que les *captifs* et les *esclaves*.

Dans la région de Foumban, nous a dit M. l'aumônier militaire ALLÉGRET, les villages les plus atteints ont été ceux les *plus mal construits, exposés au Nord, mal situés* et ne recevant pas de rayons solaires. La mortalité a été plus grande chez les « grassfields » ignorant les principes les plus élémentaires d'hygiène et de propreté, habitant des cases enfouies dans la verdure, les unes à côté des autres.

B. — Pathologie

Formes observées. — *Européens.* — C'est dans le milieu européen que la maladie a affecté, dans la moyenne des cas, la forme la plus sévère. Sur 40 malades européens, suivis à Douala par le médecin-major Huot, celui-ci ne relève que 4 cas réellement bénins (10 o/o) n'ayant pas obligé les malades à s'aliter et leur permettant de venir se faire traiter comme consultants. Dans les autres cas, il a constaté une majorité d'atteintes moyennes : 26 cas, soit 65 o/o. L'affection a revêtu la forme simple pulmonaire sans complications.

Sur 50 grippés, en traitement à l'hôpital de Douala, 5 seulement ont présenté une forme bénigne sans extension au parenchyme pulmonaire. Les 45 autres ont tous montré une congestion plus ou moins intense du poumon. Nous avons observé des grippés ayant leur localisation pulmonaire d'emblée avec forte température 39°-40°. Le sujet peut alors mourir au cinquième et sixième jour, après avoir laissé constater une aggravation constante des symptômes pulmonaires, une température élevée qui atteint quelquefois 40°, 40°5 et 41° au moment de la mort, comme cela se passe dans certains accès paludéens. La mort peut être tardive aussi et survenir au bout d'une quinzaine de jours. Dans ce cas, l'affection présente au milieu de son évolution, une *amélioration d'un ou deux jours* qui donne espoir, mais suivie d'une aggravation des phénomènes de congestion, avec expectoration purulente d'une extraordinaire abondance, oppression croissante, dyspnée et augmentation de la fièvre jusqu'à la mort. Le Dr Rousseau a vu, d'autre part, des malades présentant des signes de congestion pulmonaire dès le début et qui guérissaient très bien.

A Bana-N'Kongsamba, sur 16 Européens grippés : 11 formes simples, 5 compliquées (formes pulmonaires).

A Yaoundé, sur 17 grippés : 3 cas anodins, 14 formes pulmonaires dont 6 sévères (2 décès).

En résumé, chez les Européens, approximativement, on a pu compter parmi les grippés :

A Douala. . . .	10	o/o	de cas bénins
»	65	»	d'atteintes moyennes.
»	25	»	de cas graves.
A Yaoundé . . .	17,6	»	de cas bénins,
» . . .	47,2	»	de cas moyens,
» . . .	35,2	»	de cas graves.
A Bana	32	»	de cas graves,
»	68	»	de cas légers et moyens.

Dans tous les cas observés à Douala, la forme pulmonaire seule a été quelquefois mortelle, et celle qui n'a eu comme localisation que les premières voies respiratoires a toujours guéri. Il semble donc que la toxine grippale, pour envahir suffisamment l'organisme pour le tuer, a besoin de la localisation pulmonaire qui lui fournit une surface de contact énorme avec le sang. C'est seulement dans ces formes pulmonaires que le poison grippal, aidé par l'asphyxie produite par la congestion et l'œdème du poumon peut tuer son homme.

Cette gravité des complications pulmonaires a été bien différente, suivant qu'elles apparaissent en période d'état de l'affection ou qu'elles se déclarent dans la période de déclin. Le pronostic doit être surtout réservé lorsque les complications pulmonaires surviennent dans la première semaine de la maladie, à un moment où l'organisme, sous le coup de la toxémie en pleine virulence, ne présente plus une résistance suffisante pour faire les frais de la broncho-pneumonie surajoutée. La complication pulmonaire apparaissant quand les phénomènes critiques (défervescence, augmentation du taux des urines) ont déjà amorcé la désintoxication, est mieux supportée (Dr ROUSSEAU).

Indigènes. — De façon générale, nous n'avons observé chez les Européens que des formes pulmonaires. Ce sont aussi les plus fréquentes chez les indigènes : 98 o/o d'après CANTROS qui a vu chez eux quelques cas intestinaux avec *symptômes cholériformes* suivis de décès en 24 ou 48 heures.

Entre Kribi et Yaoundé, le Dr LE GOUELLEC a noté quelques formes gastro-intestinales qui, d'après lui, paraissent plus meurtrières que les formes pulmonaires.

A Bana-N'Kongsamba sur 556 cas on compte :

> 393 formes pulmonaires simples,
> 118   --   compliquées,
> 15 formes intestinales,
> 10 formes nerveuses.

A Doumé 296 grippes donnent 155 cas légers, 131 cas sérieux dont 5 formes intestinales.

A Atok sur 160 cas, 74 cas graves et 86 légers ;
Parmi les premiers :

> 5 œdèmes pulmonaires,
> 35 broncho-pneumonies,
> 20 congestions,
> 12 pneumonies,
> 2 dysenteries.

Dans le Nord, le docteur RAUGÉ a observé des cas de pneumonie massive foudroyante.

Pneumonie endémique. Paludisme. Alcoolisme. Etude clinique. — Sans la notion d'épidémicité, qui rendait facile le diagnostic celui-ci eût pu rester en suspens entre la *pneumonie endémique* des Noirs et la *pneumonie épidémique* ; et ces deux maladies nous semblent actuellement difficiles à différencier (1).

Nous avons déjà dit que la gravité et l'évolution de la maladie étaient influencées par l'*âge*, par la *constitution*, par la *tuberculose*.

L'alcoolisme ne nous paraît pas avoir joué un rôle spécial. Nous avons vu des éthyliques gravement atteints guérir. D'autres ont succombé.

L'association paludéenne et grippale ne peut être niée. Tous les malades traités à Douala étaient des impaludés. Un de ceux qui sont morts était en instance de rapatriement pour anémie palustre et splénomégalie. A l'autopsie, l'hypertrophie de la rate et celle du foie venaient s'ajouter aux lésions pulmonaires grippales. Il est certain que le paludisme ne peut que favoriser l'encombrement des capillaires et aggraver la grippe, mais cliniquement, il a paru intervenir peu dans l'évolution grippale. Sauf un cas très net de grippe sur son déclin, dans lequel quatre accès francs, chaque fois modifiés par la quinine, ont apparu, le paludisme n'a pas été spécialement réveillé par la grippe qui a, en général, travaillé pour son compte. Il est vrai que, d'elle-même, toute la population européenne doubla sa dose habituelle de quinine préventive pendant l'épidémie.

Mentionnons un sous-officier atteint en même temps de grippe et de fièvre bilieuse hémoglobinurique. Les deux affections furent peu sévères et le malade guérit en dix jours.

Dans le monde indigène, le paludisme a joué souvent un rôle aggravant, surtout chez les très jeunes et le docteur ROUSSEAU a eu l'occasion de voir deux enfants, de un à deux ans, mourir des deux affections associées.

Il ne nous a pas été signalé de foyer épidémique plus ou moins étendu constitué par des cas d'influenza abdominale.

(1) Sans la notion d'épidémicité, le diagnostic eût été également délicat, dans quelques cas, entre certaines formes grippales et l'accès pernicieux.

Etude clinique de l'épidémie. — Il est difficile de faire un tableau général et commun de tous les cas observés. On peut dire cependant que tous nos malades ont présenté des signes pulmonaires et de la fièvre qui se sont manifestés avec une intensité plus ou moins grande.

Nous distinguerons, avec le D⁽ʳ⁾ Louis Rousseau :

1° Quelques formes vraiment légères, présentant du coryza, une angine bénigne et de la trachéo-bronchite, avec très peu de fièvre le soir, s'accompagnant de fatigue et d'inappétence. Ces cas rappellent le rhume vulgaire, mais ils laissent après eux une lassitude plus accentuée que celle observée en général après les coryzas et les bronchites ordinaires.

2° Des formes plus graves assez nombreuses (débutant par du coryza, de l'angine ou de la trachéo-bronchite, ou par les trois à la fois), caractérisées par une fièvre assez élevée (38°5 à 39°8 en moyenne), de *six* à *sept* jours de durée, dans lesquelles le parenchyme pulmonaire reste intact. L'auscultation ne révèle que peu de signes de bronchite. Dans les derniers jours la température baisse, une expectoration purulente très peu abondante et de très courte durée se produit et la convalescence survient avec de la lassitude assez accentuée, de la perte d'appétit et des sueurs abondantes. Huit jours de repos au moins, après le dernier jour de fièvre, sont nécessaires avant que le malade puisse reprendre son travail.

3° Dans le plus grand nombre des cas, la grippe prend un type nettement pulmonaire ; ce type pulmonaire revêt encore plusieurs formes.

Quelquefois, les quatre ou cinq premiers jours de la maladie, les bronches seules sont atteintes et la température peu élevée a tendance à baisser. Le malade croit être sur le point de guérir, lorsque la fièvre s'élève et l'oppression apparaît. Sans que le grippé ait ressenti aucun point de côté, l'auscultation révèle des signes de congestion pulmonaire intéressant plus ou moins inégalement l'étendue des deux poumons, *principalement les deux bases.* Le patient a donc à supporter une deuxième phase de la maladie, avec plus de fièvre, plus d'oppression qu'au début, une expectoration laborieuse de crachats purulents, des quintes de toux fatigantes, de fréquentes crises sudorales ; puis, si l'évolution de l'affection doit prendre bonne tournure, les symptômes s'amendent, le malade reprend courage, mais tousse toujours et se plaint souvent d'insomnie. Des fugues ont été constatées à cette période. Ce sont les quelques jours de cette seconde phase (8ᵉ, 9ᵉ et 10ᵉ jours) qui sont les plus critiques. Si l'issue doit être fatale, c'est à ce moment que le patient peut avoir les idées confuses et la parole bredouillante ; il commence à tirailler ses draps. La langue n'est cependant pas toujours desséchée. Les urines ne contiennent pas d'albumine. Les quintes de toux semblent même avoir tendance à diminuer. De temps en temps, le grippé lance au hasard un crachat purulent ; puis l'obnubilation, la carphologie, l'asphyxie augmentent, la température s'élève et le malade meurt.

Parfois enfin la grippe, comme nous l'avons déjà dit, a sa localisation pulmonaire d'emblée, avec forte température et phénomènes graves progressant jusqu'au décès.

Température. — En général, tous les malades ont eu de la fièvre, souvent une fièvre élevée, variant, entre 37°5, 38°5 et 39°, atteignant même 40°, 40°5, 41° dans les cas mortels.

Chez un certain nombre, la maladie a débuté par un violent accès de fièvre avec délire (40°). Cette température s'est maintenu quelque temps, puis est allée en décroissant, lorsqu'il n'y avait pas de complications pulmonaires. Chez d'autres, la fièvre, ayant débuté par 36°, a régulièrement augmenté, s'accompagnant au contraire de lésions pulmonaires.

Phénomènes pulmonaires. — Presque nets dès le début de toute affection sérieuse, les phénomènes pulmonaires dominent la scène. Ils consistent tout d'abord en picotement des voies respiratoires supérieures, puis, avec la fièvre, s'établit le catarrhe des muqueuses. On peut constater du jetage, du larmoiement, ainsi que de l'angine et de la laryngite. A l'auscultation, on trouve des râles fins disséminés, légers à leur apparition, ou réunis en un seul foyer. Dans les formes graves, pendant toute la période de congestion pulmonaire, on entend un mélange de râles crépitants et sous-crépitants, plus ou moins intenses suivant les territoires auscultés ; quelquefois, on note de l'obscurité en un point, avec, au-dessus, une respiration soufflante, ou, beaucoup plus rarement, un véritable souffle tubaire, comme dans la pneumonie. Le timbre respiratoire paraît être plus élevé que dans cette maladie. La voix transmise s'entend plus facilement. « Dans certains cas moyens, il semblerait, écrit le Dr Bonel, qu'une partie du poumon reste immobilisée au milieu de la masse ».

Quand la fièvre tombe, le malade est toujours sauvé, mais le poumon est loin d'être débarrassé. Ce n'est qu'avec le temps que, peu à peu, les sous-crépitants disparaissent, en 3, 4 ou 5 jours ;

puis, des râles crépitants, le plus souvent très fins situés aux bases et rappelant le *crepitans redux* de la pneumonie, persistent très longtemps, quelquefois 15 jours ou 3 semaines après le dernier jour de fièvre; à leur disparition l'oppression qui les accompagnait diminue aussi.

Dans les formes graves, où la fièvre augmente régulièrement et ne descend plus au-dessous de 39°, la toux ne quitte plus le malade; une oppression rétro-sternale, une sensation d'étouffement lui enlèvent tout repos. Même dans les cas où le grippé a pu être sauvé, une dyspnée considérable se produit au moindre effort. Elle s'atténue très lentement pendant la convalescence. L'amplitude respiratoire est diminuée, comme si les parois alvéolaires avaient perdu leur élasticité.

Les quintes de toux, d'abord inefficaces, c'est-à-dire sans expectoration possible, sont toujours pénibles. Elles finissent par être suivies d'une expectoration blanchâtre, spumeuse, farineuse, pour ainsi dire, puis le crachat se concrète et présente, dans une solution antiseptique, un aspect nummulaire. Leur expulsion demande des efforts répétés, violents et douloureux. Plus tard, l'expectoration devient purulente ou moitié purulente, moitié sanglante. « Cette hémoptysie, dit le Dr Rousseau, qui s'installe dans les deux derniers jours de la période fébrile et se prolonge les deux ou trois premiers jours de la convalescence et quelquefois plus longtemps, est loin d'être d'un mauvais pronostic (tout comme les épistaxis). J'ai vu, dans neuf cas, de véritables crachements de sang ; ces neuf cas ont donné neuf guérisons. Cependant les crachats ne sont pas les crachats hémoptoïques du pneumocoque ; il s'agit d'un crachat moitié pus moitié sang pur. L'examen direct de ces crachats, à plusieurs colorations, révèle du pus avec du pneumocoque seul ou associé à la flore habituelle des crachats de bronchite simple ».

Très souvent, même dans les cas bénins, les crachats sont légèrement striés de sang.

Phénomènes cérébraux et nerveux. — Sur les symptômes pulmonaires, sont venus se greffer des phénomènes cérébraux et nerveux. La céphalée du début est parfois si intense qu'elle motive l'application de glace sur la tête et qu'elle ne cède qu'à la suite de ce traitement. Elle s'accompagne d'une absence complète de sommeil pendant les premiers jours. Cette insomnie a été d'ailleurs également observée chez des sujets assez légèrement atteints.

Le médecin du bataillon signale « des douleurs névralgiques

très violentes et particulièrement rachialgiques, une sensation de constriction à la base du thorax, quelquefois des douleurs articulaires ».

De nombreux grippés ont présenté un état psychique particulier, fait de mélancolie et d'angoisse, d'obsession de leur maladie, de peur et de crainte de mourir. Leurs crises d'anxiété n'étaient souvent que l'exagération de prédispositions émotives et les symptômes trahissaient l'état constitutionnel névropathique de certains d'entre eux.

Chez les plus gravement atteints nous avons constaté, coïncidant le plus souvent avec une ascension de la température, du délire, de la confusion mentale, une agitation particulière. Le malade quitte sa couchette, sans trop avoir conscience de ce qu'il fait. Il abandonne sa chambre et on le retrouve dans la brousse voisine. Replacé sur son lit, il ne peut rester tranquille, il rejette ses draps pour les reprendre ensuite. Les troubles de la mémoire et de la volonté qui font partie du tableau classique de la confusion mentale se retrouvent chez nos grippés ainsi qu'une suggestibilité spécialement marquée : Même pendant les manifestations d'actes délirants, tout ordre prononcé un peu impérieusement est compris et obéi docilement.

Le docteur Borel, d'Edéa, écrit : « Il m'a paru que le délire grippal ramenait constamment le patient à ses occupations habituelles, à sa profession. Le docteur M... parle de son dispensaire, de sa visite, de ses léproseries... Le lieutenant L... de ses rapports. Celui-ci vit son rêve en action et se lève, la nuit, pour travailler à sa table et ranger ses paperasses. Une après-midi, il s'habille, va à la fenêtre, cause avec un sergent qui passe et lui assure sa guérison. On lui demande à qui il parle. Il répond : « C'est au colonel, il dit qu'il est venu à pied cette nuit de Douala, mais je crois bien qu'il a pris le train... ». Le dédoublement de la personnalité a été observé ».

A Douala, certains malades ont été pris d'un violent désir de quitter l'hôpital pour aller chez eux ou ailleurs. Trois sont partis, l'un définitivement, à une heure très matinale et sans avertir personne, pour prendre le bateau et rejoindre sa factorerie, l'autre pour retourner à son domicile, après être allé la nuit chez tous ses camarades leur dire qu'il était perdu, mais sans donner toutefois à ceux-ci l'impression de confusion mentale ; un troisième, en trois jours, quitta de nuit deux fois l'hôpital, la première fois pour se rendre chez lui à une heure où un tel acte était stupide, l'autre fois, pour aller, en chemise et drapé dans une couverture de lit, jusqu'aux bords du fleuve où un Européen le rencontra de grand matin. On lui conseilla de rentrer à sa chambre. Il obéit immédiatement. « C'était, dit-il, conforme à ses intentions ». Il est parfois assez difficile de savoir ce qui, dans ces équipées nocturnes, est imputable à la crainte ou à la toxine grippale.

Phénomènes digestifs. — Du côté de l'appareil digestif, les divers médecins ont relevé l'inappétence, le dégoût rapide pour toutes sortes de boissons que le malade trouve également fades, désagréables, et qui finissent par lui répugner. Ils ont noté, comme troubles, des nausées, des vomissements plus ou moins pénibles. Si ces phénomènes ont souvent été dus aux efforts de toux, il n'en est pas moins vrai que plusieurs grippés ne pouvaient garder le moindre aliment. « La langue est saburrale, sèche. Elle se dépouille peu à peu à la convalescence. Les lèvres sont pétéchiales dans les cas graves. Des évacuations biliaires, par selles ou vomissements, se produisent » (Dr BONEL).

En général, on a observé une tendance plus marquée à la constipation, qu'à la diarrhée.

Phénomènes cardio-vasculaires. — Du côté cardio-vasculaire, la faiblesse du pouls, l'arythmie sont à signaler dans les cas graves.

Le Dr BONEL a vu, chez un de ses malades, des phénomènes d'asphyxie des extrémités, bleuissement des ongles, refroidissement des mains et des pieds, qui ont disparu sous l'influence de la caféine.

Le Dr VINCENS a trouvé que, chez un de ses grippés, dont l'état est resté longtemps inquiétant, l'infection semblait avoir frappé les ganglions nerveux du cœur, et déterminait une bradycardie très accentuée (44 à 48 pulsations). Celle-ci a duré plusieurs jours. A la suite du traitement approprié, le cœur s'est relevé très lentement et bien tardivement. Au moment de la convalescence, le malade présentait encore une légère bradycardie.

Le Dr ROUSSEAU rend compte : « Je n'ai pas remarqué qu'en dehors des signes pathologiques communs à toutes les toxines, la toxine grippale se fasse remarquer par un symptôme spécial. Peut-être peut-on dire qu'elle accélère peu le pouls. Un grippé, qui a 39°5 de température, n'a pas, m'a-t-il semblé, le pouls aussi rapide que le comporterait cette température. J'ai observé pendant la convalescence, une fois la fièvre tombée, un cas de ralentissement des mouvements cardiaques (pulsations 48). Parmi les nombreuses formes pulmonaires que j'ai suivies, je dois mentionner le cas d'un sous officier qui a guéri, après avoir présenté un état adynamique avec langue sèche et fuligineuse, *pouls faible peu accéléré* et torpeur rappelant l'état de stupeur des typhiques ».

Trois autopsies ont été pratiquées à l'hôpital de Douala. Dans deux cas, les poumons étaient totalement congestionnés et œdématiés. Dans l'autre, la congestion intéressait la base seule. Les sommets n'étaient qu'œdématiés. Il n'y avait aucune perte de substance, comme aurait pu le faire prévoir une expectoration purulente abondante. Le cœur, vide de tout caillot, avait un myocarde un peu pâle. Deux fois, la glande hépatique est trouvée hypertrophiée, une troisième fois un petit abcès, gros comme un œuf de pigeon et contenant un pus pâteux, est rencontré au bord antérieur du lobe gauche. Dans deux cas, le poumon présentait à la surface des taches de pigment malarique.

Convalescence. — Une atteinte, même légère, laisse le grippé sans courage et sans énergie. Dans les cas graves, la convalescence est longue, souvent pénible : les malades, anémiés, amaigris, asthéniques, se plaignent de douleurs en ceinture, de points de côté, de céphalée rendant tout travail cérébral sérieux impossible, de dyspnée, d'essoufflement, de palpitations et d'oppression au moindre effort, de sueurs profuses. L'irritation de la gorge et la bronchite persistent fort longtemps. La chute des cheveux est à noter chez quelques sujets. Contre la dépression et la fatigue généralisée, les injections d'arrhénal ou de cacodylate de soude en série amènent une réelle amélioration. La maladie a des localisations tardives, des séquelles. Il faut citer le cas d'un maréchal des logis d'artillerie sorti tout à fait guéri de l'hôpital et qui mourut quelques jours après, subitement, la nuit, d'une hémoptysie tuberculeuse foudroyante provoquée par sa grippe récente. « J'ai vu, écrit le docteur ROUSSEAU, un cas de céphalée frontale persistant deux semaines après la fin de la maladie, un cas de perte du goût et de l'odorat qui, je pense, ne sera que provisoire ; un cas d'adénite inguinale double, sans tendance à suppurer, que je ne rattacherai à la grippe qu'avec incertitude ; mais ce que j'ai souvent vu ce sont, après guérison complète, de nombreux cas d'angine ou de trachéite, sortes d'énanthèmes de retour, bénins mais tenaces, se localisant très vraisemblablement aux endroits où le virus grippal s'est d'abord fixé ».

Pronostic. — Le pronostic doit toujours être réservé au cours de la maladie. Même en présence d'une affection atténuée, laissant supposer une grippe de moyenne intensité, le médecin attendra plusieurs jours avant de se prononcer en toute sûreté. L'étude attentive de la courbe de la température lui sera d'une utile indication. Le pronostic est d'autant plus sombre que la chute de la température est plus tardive. Du septième au dixième jour, la température baisse souvent brusquement, mais cette rémission peut ne pas durer et le thermomètre remonte après 12 ou 18 heures. Dans les cas heureux, tout rentre dans l'ordre après ce dernier accès. Dans les cas moyens, la fièvre persiste quelques jours encore et, dans les cas graves, elle ne descend que graduellement et progressivement. Quand la fièvre est tombée définitivement, le malade est sauvé, bien que les symptômes pulmonaires persistent encore.

C. — Etiologie

I

Maladies respiratoires dites « à frigore ». — Certains médecins du Cameroun n'ont pas attribué à la grippe infectieuse tous les décès qui se sont produits dans la population noire. Il est certain que, même en temps normal, c'est toujours en octobre, novembre et décembre que les indigènes succombent en plus grand nombre de la broncho-pneumonie. Les conditions climatériques ont d'ailleurs favorisé l'épidémie : le mois de décembre, avec ses *pluies dans le Sud*, avec ses *nuits froides* et ses *brusques changements de température* dans le plateau central et dans le Nord Cameroun, a été pénible pour tous et plus particulièrement pour les *recrues venues du Tchad et non acclimatées*.

A Foumban, poste situé à neuf jours d'étapes de Douala, plusieurs formes de grippe furent observées fin octobre-début novembre. Trois cas particulièrement graves, compliqués, l'un de dysenterie, l'autre de pneumonie, le troisième de congestion du foie et de la rate (ce dernier nettement paludéen) furent traités dans le village indigène. Au poste, plusieurs femmes, quelques boys, une dizaine de tirailleurs présentèrent les symptômes suivants : fièvre rapidement élevée (39°-40°) ; céphalée sus-orbitaire très forte, coryza, trachéo-bronchite, état saburral des voies digestives, adynamie, vertiges. Quatre malades eurent : l'un de l'œdème du poumon, les trois autres de la broncho-pneumonie ou de la bronchite capillaire. Le docteur CARTRON écrivait : « Le climat actuel, de transition, montre de brusques variations thermiques, et de hautes pressions barométriques; le diagnostic d'accès paludéen porté pour quelques malades est justifié ; mais le plus grand nombre, de par leurs symptômes, doivent être considérés comme atteints par une *épidémie* probablement *saisonnière* de grippe à forme pulmonaire, quelquefois intestinale, rarement dysentérique ou nerveuse ». Le docteur CARTRON n'a établi, dans la suite, aucune relation entre cette épidémie et celle de grippe infectieuse qui devait éclater à Foumban vingt jours plus tard.

Nulle épizootie n'a été signalée, et aucune observation ne nous permet de dire que les animaux ont pu jouer, au Cameroun, un rôle dans la diffusion de l'épidémie humaine.

II

Contagion. — *Les formes ambulatoires*, qui passent inaperçues, paraissent être des agents aussi puissants de dissémination que les cas sévères.

Les premiers cas furent bénins, mais en peu de temps, la virulence du germe s'exalte. Dans leurs cases, véritable milieu clos, les malades se réinfectent les uns les autres et les décès se produisent de plus en plus nombreux.

La mauvaise habitude des tirailleurs et surtout des recrues, de tous les noirs d'ailleurs en général, *de se moucher dans les doigts, de cracher partout, même sur leurs couvertures*, est une cause de dissémination des germes.

La fâcheuse méthode qu'ont les indigènes de prendre des *bains froids en pleine fièvre et en pleine grippe*, sans pouvoir ensuite s'entourer de vêtements chauds au moment de la réaction, est à l'origine de nombreuses et graves complications. Les malades qui ont suivi le conseil de ne pas prendre de douches, s'en sont bien trouvés.

III

Récidives. — Des personnes, atteintes au cours de la vague automnale de 1918 au Cameroun, ont eu des récidives en 1919.

Pendant le mois de février 1919, des trachéo-bronchites, des bronchites, des pneumonies et des congestions pulmonaires amenèrent à l'infirmerie les recrues de N'Kongsamba. Sur un effectif de 1.020 hommes, 80 furent portés malades ; 43 furent traités à la chambre, 34 furent hospitalisés (3 décès). Ces affections, dit le docteur CARTROX, attaquent indifféremment les hommes déjà soignés antérieurement pour grippe ; et parmi eux, certains, très touchés auparavant, font des formes graves très vite congestives et purulentes.

Le médecin d'Edea a noté également, en février 1919, plusieurs cas de congestion pulmonaire chez des recrues antérieurement grippées.

A Douala, pendant la dernière semaine de février et au début de mars, plusieurs Européens ont dû garder la chambre et être traités à domicile pour des manifestations grippales atténuées. Parmi eux, l'officier d'administration de l'hôpital, déjà sévèrement atteint en octobre a présenté pendant cinq jours de la fièvre, du coryza, de la bronchite et une température élevée. Dans sa maison, sa femme et son enfant (un garçon de dix ans) demeurés indemnes en 1918, ont été atteints.

Une première attaque de grippe tend à créer un état d'immunité Mme M..., atteinte en France au cours de l'épidémie verno-estivale, est arrivée au Cameroun dans le poste d'Edea en pleine épidémie. Elle a passé au chevet de son mari gravement touché des jours et des nuits à proximité de la chambre où décédait un lieutenant. Autour d'elle, des serviteurs indigènes étaient frappés. Elle a complètement échappé au fléau.

La quinine a rendu service chez les grippés dans le cas où le paludisme est associé. Dans les autres cas, même à doses élevées (1 à 2 grammes en injections intramusculaires), elle nous a paru, à Douala, n'avoir aucune influence.

« La quinine à dose préventive, écrit le docteur RAYGÉ, me laisse sceptique ». Il a constaté au moment où l'épidémie débutait à Garoua, un cas de bilieuse hémoglobinurique et il se demande si l'usage de doses fortes du médicament ne présente pas autant de dangers que d'avantages.

Par contre, le Dr CARTROX rend compte qu'il a obtenu de très bons résultats thérapeutiques et prophylactiques avec la quinine (0,75 au début puis 0,50, par jour). Il attribue en partie à ce médicament, qui fut distribué régulièrement aux tirailleurs, la faible mortalité de ce contingent, comparativement à celle des recrues non quininisées.

Le Dr Rousseau à Douala, le Dr Borel à Edea, ont vu, plusieurs de leurs malades syphilitiques, suivant un traitement régulier à l'*arsénobenzol*, être atteints par l'affection le lendemain ou quelques jours après leur injection intraveineuse.

Le *collargol* à 1 o/o n'a donné nul bénéfice au médecin-major Vincens.

La *collobiase d'or* n'a apporté aucun résultat entre les mains du médecin-major Borel alors qu'il en avait retiré des avantages très nets dans des pneumonies graves.

D. — Prophylaxie

Prophylaxie individuelle et publique. Défense sanitaire. — Dès les premiers cas de grippe, l'autorité militaire donna les conseils d'hygiène nécessaire à la population par la voie du rapport de la place. Le Gouverneur, Commissaire de la République, fit paraître au *Journal Officiel* une note sur l'emploi des moyens prophylactiques qui avaient paru donner déjà de bons résultats en Afrique Occidentale française.

Les malades furent autant que possible isolés. Etant donnés les multiples inconvénients de la salle commune, tous les Européens hospitalisés, non atteints de grippe, et qui à la rigueur pouvaient ajourner leur traitement et quitter l'hôpital, furent évacués. Les différents médecins valides de Douala furent d'accord pour *traiter à domicile* le plus grand nombre de grippés et pour n'admettre à l'hôpital que des malades à pronostic grave, ou à domicile trop éloigné et trop inconfortable.

En même temps que l'équipe de désinfection du service d'hygiène, une équipe militaire de quatre tirailleurs munis d'un *Vermorel* et surveillés par un sergent européen, eut pour mission d'antiseptiser au *lysol* ou au *formol* les camps militaires et les habitations de la place où des cas de grippe s'étaient déclarés.

La défense sanitaire terrestre, à cause du mouvement incessant des indigènes, des nomades, des porteurs. et en raison aussi du manque de communications télégraphiques, est dans les pays équatoriaux africains, plus difficile encore à réglementer que la défense sanitaire maritime.

Le **Service de santé** demanda, pour les indigènes, le licenciement des écoles, la suppression des rassemblements et des différentes réunions religieuses ou judiciaires, proposa l'arrêt du mouvement des recrues à travers le Cameroun.

Des mesures quarantenaires, avec cordons sanitaires, ne seraient pas inutiles pour préserver certaines régions, mais elles devraient être très strictement et très sévèrement appliquées pour être réellement utiles.

Le centre d'*Ebolowa*, éloigné de la grande artère principale, arrêta le 3 novembre toute communication dans un rayon de 4 kilomètres sur les routes de Lolodorf, Yaoundé, Kribi, Sangmélima. Le personnel, les ouvriers et les manœuvres indigènes furent licenciés, les écoles publiques et privées furent fermées, les réunions des fidèles furent proscrites, la troupe fut consignée sur le terrain militaire et tout cas suspect dût être signalé. Malgré ces mesures, le chef de poste s'alitait le 20 novembre, 33 indigènes et deux tirailleurs étaient malades. Le 17 décembre, il y avait encore 37 nouveaux grippés. Finalement tous les tirailleurs et leurs femmes étaient atteints (1 seul tirailleur est décédé).

Dans le Nord-Cameroun, à Garoua dès que l'épidémie de Nigeria fut connue on prit des mesures de prophylaxie. L'arraisonnement des bateaux de la Bénoué, la visite individuelle des hommes d'équipage, la surveillance des nomades, n'ont permis à aucun moment de constater des cas qu'il eut été possible d'isoler, et la frontière a été franchie sur plusieurs points à la fois

Dans la région d'*Effulen*, le Dʳ WEBER de la Mission américaine, nous a rendu compte que la morbidité ne fut pas très élevée, du fait que la population, suivant les consignes données, se tint scrupuleusement à l'écart des lieux infectés. Une zone de protection fut établie en dedans de laquelle il y eut peu de contamination. La quarantaine fut observée, et quand elle fut levée, l'on avisa les habitants de se tenir aussi loin que possible des voies de communication. En décembre, un Européen organisant une fête dansante (tam-tam) dans un village où il était de passage était cause de 63 affections. Un mois plus tard, à la suite d'un tam-tam donné dans un autre village, par une caravane venue de N'Jabessan, 38 cas se développaient. Le Dʳ WEBER cite l'observation « d'une famille entière atteinte de grippe dans deux villages, où aucune autre personne ne contracta la maladie, car les habitants restèrent éloignés de la case contaminée ».

Dans les postes, les détachements de *recrues*, arrivant de façon

incessante, furent campés dans des huttes construites rapidement
et éloignées des agglomérations. De deux détachements arrêtés et
isolés à *Garoua*, l'un deux se contamina rapidement, l'autre au
contraire resta d'abord pratiquement indemne, mais fit son épidémie plus tard en cours de route.

A *Bana*, les tirailleurs du poste furent isolés à deux kilomètres
de la route de Dschang un mamelon judicieusement choisi. Ils
furent peu touchés.

Les mesures d'arrêt et de surveillance prises au *Noun*, rivière
séparant les deux subdivisions de Bana et de Foumban causèrent
un certain arrêt de la maladie, mais n'empêchèrent pas celle-ci
d'atteindre Foumban.

Les officiers et l'équipage du navire de guerre *Vaucluse, stationnaire du Cameroun*, échappèrent complètement à l'épidémie
en quittant Douala pour aller mouiller en rade de Suellaba et se
rendre à Fernando-Po et à Libreville.

De nombreux médicaments préventifs ont été employés par les
Européens du Cameroun, comme prophylaxie individuelle, mais
leur usage n'a pas été assez systématique ni assez régulier pour
donner une opinion scientifique de leur valeur.

Ni les vaccins, ni les sérums n'ont été employés. Le docteur
CARTRON dit qu'il a utilisé le *sérum antidiphtérique* dans 7 cas
très graves parmi lesquels il n'eut que 2 décès.

Le traitement (1) a été, avant tout, symptomatique. Il a consisté à
soutenir l'organisme en défaillance et à désintoxiquer le malade.

---

(1) En France (*), pendant l'épidémie de grippe, les médecins se sont
trouvés bien de l'emploi précoce et large de l'abcès de fixation (injection de
1 cc. de térébenthine) et de l'usage des toni-cardiaques (huile camphrée, en
injections massives à 1/10ᵉ à la dose de 8 à 12 cc. par jour) caféine. La
médication stimulante (acétate d'ammoniaque, alcool, arsenic) la médication
antiseptique (goménol, eucalyptus) la médication opothérapique (adrénaline
associée à la strychnine) ont donné de bons résultats. La médication révul-
sive a une action capitale. Elle s'exerce par les émissions sanguines locales
ou générales (ventouses scarifiées, saignées), par les enveloppements humides
du thorax (enveloppements chauds ou tièdes 30 degrés, ou froids 25 degr's)
renouvelés trois ou quatre fois par jour (sauf pendant la nuit), par les bains
(30 à 32 degrés) répétés toutes les quatre heures pendant le jour.

A côté de la révulsion, la désinfection buccale et rhinopharingée, l'évacuation régulière de l'intestin par les lavements font partie des soins de
détail qui ne doivent pas être négligés.

La quinine, associée ou non à l'antipyrine, à l'aspirine, au pyramidon,
appliquée de façon précoce dans le premier stade de la grippe, a conservé

Notons tout d'abord qu'il est important pour le grippé de se coucher dès qu'il se sent souffrant. Les premiers malades atteints par l'épidémie, qui ont différé cette sage mesure ont été victimes.

La révulsion par les ventouses sèches et scarifiées, par des cataplasmes sinapisés, a été largement employée. Les émissions de sang abondantes ont toujours amené pendant quelques heures une amélioration reconnue des malades, et une modification des signes stéthoscopiques.

Les sudations abondantes, provoquées par des bouillottes ou par l'absorption de boissons chaudes, ont été d'une pratique efficace, surtout aux premiers jours de l'affection et à la période critique.

La quinine (en injections intramusculaires, tout à fait au début, dans le cas où le paludisme est associé), l'antipyrine, l'aspirine, les toniques cardiaques, la caféine et surtout l'huile camphrée, ont tenu une grande place dans la thérapeutique.

Les potions opiacées, alcoolisées et toniques, l'ipéca à doses fractionnées expectorantes, utilisé quand le malade est encore vigoureux, le benzoate de soude ont été judicieusement administrés.

Pendant les périodes de délire et d'agitation et contre l'insomnie tenace, la morphine est utile. Un cas autorise même le docteur Borel à supposer que la tolérance des sujets pour ce médicament est plus élevée que normalement.

Les lavements, légèrement salés pour favoriser les évacuations, et suivis de l'administration d'un litre de sérum artificiel en lavement goutte à goutte ont rendu également service.

Comme alimentation, ce sont les boissons gazeuses, le bouillon, le champagne, le lait avec des jaunes d'œufs battus, qui ont été le mieux supportés des malades.

---

toute sa valeur thérapeutique, mais lorsque la complication pulmonaire est apparue, elle est inopérante.

On peut conseiller : Potion avec :

<table>
<tr><td rowspan="5">{</td><td>2 à 4 grammes acétate ammoniaque,</td><td rowspan="5">}</td><td rowspan="5">(par cuillerée à bouche toutes les heures).</td></tr>
<tr><td>XV gouttes teinture de digitale,</td></tr>
<tr><td>XX gouttes teinture eucalypt...,</td></tr>
<tr><td>3o gr. sirop,</td></tr>
<tr><td>120 gr. eau.</td></tr>
</table>

Dans la convalescence, 5 à 10 cgr. par jour de poudre de surrénale, 1 à 2 mmgr. par jour d'arséniate de strychnine.

(¹) V. *Journal médical français*, janvier 1919. **La Grippe**.

Conclusion

Une seule épidémie maligne de grippe, caractérisée surtout par la fréquence des localisations pulmonaires, a sévi au Cameroun d'octobre 1918 à mars 1919.

A. — I

Cette pandémie (*automno-hivernale*) a porté sur le territoire tout entier, sans en épargner, semble-t-il, aucune zone.

Elle a été importée : 1° de la Côte occidentale d'Afrique, par voie de mer, à Douala en octobre 1918 ; 2° de la Nigeria anglaise, par voie terrestre, à Mora-Maroua, au début décembre 1918.

La dissémination épidémique a suivi les principales voies de communication terrestre, avec plus de rapidité, plus de régularité, et plus d'intensité, dans les régions peuplées, où les villages peu éloignés les uns des autres communiquaient entre eux plus facilement et plus fréquemment

La date d'apparition du fléau, dans les divers centres de l'intérieur, a été d'autant plus tardive que les relations administratives militaires ou commerciales de ces points avec les foyers d'infection étaient moins nombreuses.

Dans les centres, où il n'y a pas eu apport de nouveaux cas d'importation, l'épidémie a duré de trois à quatre semaines, avec une période d'acmés, de 8 à 12 jours, qui a commencé dès la fin de la première semaine.

Le transport de la maladie, s'est opéré par la circulation des personnes, par le mouvement des caravanes, des nomades, des porteurs, des tirailleurs, et surtout dès les premiers cas par *la fuite*, dans les villages de la brousse, de gens affolés par la crainte du fléau.

Le passage des détachements de *Recrues* venant du Tchad et traversant le Cameroun du Nord au Sud (migration militaire) a déterminé des *poussées secondaires* et des réinfections.

A Douala, l'affection a sévi tout d'abord sur les Européens, puis sur les militaires (tirailleurs et recrues) et sur les boys en contact avec les Européens ; elle s'est étendue ensuite à la population civile. Dans le Nord, elle a frappé primitivement les tirailleurs, et dans les centres de l'intérieur indifféremment l'élément militaire indigène ou européen, pour *toucher secondairement les populations*.

Les agglomérations de troupes, les rassemblements populaires, et la promiscuité lamentable dans laquelle vivent généralement les indigènes ignorants des premières notions d'hygiène, ont été des causes d'infections réciproques.

II

Les *épidémies saisonnières* de grippe et de pneumonies chez les indigènes n'o   ni la rapidité, ni l'extension, ni la violence ni l'intensité de la pandémie de 1918. Elles apparaissent souvent sur *plusieurs points à la fois*, où elles se localisent.

La pandémie de 1918-1919 s'est répandue de proche en proche à partir des *foyers primitifs de Douala et de Mora*, faisant tache d'huile pour couvrir, en nappe, toute la colonie.

A son déclin, la maladie a persisté sous la forme de cas sporadiques, qui ont été le point de départ de récidives et de réinfections, dans certains villages, où des fêtes locales réunissaient de nombreuses personnes.

III

L'épidémie a été également sévère dans les différentes catégories de populations urbaines ou rurales. Elle a frappé plus durement les autochtones et les recrues, que les tirailleurs et les gens en contact avec les Européens. En général la morbidité a été *moins élevée chez les Européens que chez les noirs*, mais les *atteintes ont été plus graves chez les premiers que chez les seconds*.

Chez les indigènes, les gens riches vivant avec un confort relatif ont été plus épargnés que les captifs, les manœuvres et les esclaves.

L'affection a bien plutôt atteint les adultes, que les enfants ; et dans ces deux catégories, le sexe masculin a le plus souffert. Les vieillards ont été à peu près épargnés.

Parmi les causes aggravantes de la maladie, l'alcoolisme nous a paru jouer un rôle moins important que le *paludisme* et la *tuberculose*.

B

Ce sont principalement les formes (toutes pulmonaires chez les Européens) de moyenne intensité qui ont été observées, mais de nombreux malades, chez lesquels, les phénomènes de pneumonie grave ont apparu d'emblée, ont été vus également.

Nous avons noté des cas de broncho-pneumonie, de congestion, d'hémorragie, d'œdème pulmonaire, de pleurésie.

Nous avons observé des différences de formes et de gravité dans les manifestations pulmonaires. Celles-ci ont été d'autant plus graves qu'elles apparaissaient plus près du début de l'affection.

Sans la notion d'épidémicité, il eut été difficile de différencier la pneumonie grippale de la pneumonie endémique et de la pneumonie épidémique ; dans certains cas, le diagnostic eut pu également rester en suspens avec l'accès pernicieux.

De nombreux Européens et indigènes ont présenté des *troubles psychiques*, de la *confusion mentale*, des *phénomènes nerveux*. Quelques formes *choréiques* ont été signalées.

La convalescence a été lente.

Les cas d'influenza abdominale à forme *diarrhéique*, ou *choériforme* (seulement rencontrés chez les indigènes) ont été graves, mais ne sont pas arrivés à constituer un foyer épidémique.

C

Il n'y a, pour le Cameroun, aucune relation à établir entre l'épidémie 1918-1919 et les diverses maladies de l'appareil respiratoire, dites maladies *a frigore*, qui causent tous les ans des décès à la période froide et pluvieuse.

Nous n'avons recueilli aucun fait portant à admettre l'existence de la grippe chez les animaux et rien ne nous permet de supposer qu'une grippe épizootique a joué un rôle au Cameroun dans la diffusion de l'épidémie humaine.

Les premiers cas furent bénins, mais en peu de temps la virulence du germe s'est exaltée. Dans leurs cases, véritable milieu clos, les malades *se mouchant dans leurs doigts et crachant partout* se sont réinfectés les uns les autres.

Les formes ambulatoires qui passent inaperçues paraissent être des agents aussi puissants de dissémination que les cas sévères.

Nous n'avons pas d'observations au sujet de la transmission comme telle d'emblée de la forme pneumonique.

Les *récidives* n'ont pas présenté un caractère particulier de bénignité. *Certaines ont été graves, mais n'ont pas été en génér* *suivies de décès.*

Une première attaque de grippe semble tendre à créer un état d'immunité et pourrait peut-être expliquer la résistance relative des vieillards à l'épidémie.

Le fléau n'a pas épargné les individus en cours de traitement par la quinine ou par le salvarsan.

D

Une prophylaxie rationnelle, systématique, individuelle et publique, mérite confiance et rendrait des services, mais à la condition d'être si rigoureuse et si stricte qu'elle est difficilement applicable et pratiquement peu réalisable.

Les diverses mesures d'ordre administratif concernant la restriction de la circulation, la clôture des lieux de réunion, etc., ne permettent guère d'empêcher la marche de la maladie, mais elles peuvent enrayer sa violence et mettre à l'abri certaines zones, dans ces zones certains villages ou certains centres, dans ces centres certains quartiers, dans ces quartiers certains groupements et certaines personnes.

CHAPITRE III

Maladie du sommeil

La création à Douala d'un bureau de renseignements des archives étrangères a permis de rassembler de nombreux manuscrits et rapports allemands, parmi lesquels plusieurs concernant le service de santé. Grâce à la compétence toute particulière du capitaine BLAISOT, officier interprète, nous avons eu connaissance des documents concernant la maladie du sommeil qu'il nous a aimablement traduits. Joints à ceux que nous possédions déjà et dont la majorité nous avait été fournie par notre camarade, l'aide-major RAYGU, nous avons pu réunir une série de renseignements épars, se complétant les uns les autres, corroborés par les rapports des médecins de Douala et de l'intérieur et par nos observations personnelles. Toutes ces études, groupées en un travail d'ensemble, envisageront successivement :

1. La répartition de la maladie du sommeil au Cameroun ;

2. Le programme de prophylaxie fixé par la commission médicale allemande d'Ayos ;

3. Le fonctionnement des camps de sommeilleux et le traitement des malades ; les travaux d'assainissement et de débroussaillement effectués ; la lutte contre les glossines ;

4. La surveillance de la circulation et des territoires fermés ;

5. Les recherches scientifiques ;

6. Les résultats obtenus, les dépenses budgétaires prévues en 1914 et en 1915 pour la lutte contre la trypanosomiase humaine au Cameroun, l'effort donné pendant la période d'occupation et le programme actuel.

En raison des étroites relations des territoires occupés avec la Haute-Sangha qui dépend actuellement du gouvernement de l'Afrique équatoriale, nous parlerons également de cette région.

1) Répartition de la maladie du sommeil au Cameroun

Sans nous occuper ici des territoires contaminés du bassin de la Sangha, depuis la région de Carnot Bania et Nola jusqu'à l'embouchure du fleuve, on peut considérer comme principaux foyers de la maladie du sommeil dans les territoires de l'Ancien Cameroun : la région Maka Nord et Maka Sud, la région de Doumé, les pays marécageux arrosés par les cours d'eau s'écoulant vers le Nyong, les bassins de la Doumé et du Nyong, de la Haute-Dschah et du Woumo.

Dans ces territoires, d'après les documents allemands, la trypanosomiase sévit surtout : 1° Sur les rives de la Doumé supérieure jusqu'à Gross-Pol. Quelques cas ont été observés à Bertoua, à Batouri et sur la Kadeï ; 2° sur les bords du Long (affluent de la Sanaga). Le cours de cette rivière est très contaminé jusqu'à la colline de Gongalong ; 3° sur les rives du Nyong, d'Abong-Bang à Akonolinga. Avec l'affluent du Longmafog, l'Ayong est particulièrement atteint, de Gélémendouka à l'embouchure, surtout dans la partie moyenne de son cours. D'Abong-Bang à Lomié l'infection se propage. En 1910, le docteur Freyer établit le premier camp de concentration de sommeilleux à Akonolinga et dans l'espace d'un mois le nombre des malades internés s'éleva à 239. Il y eut bientôt au bout de six mois 416 trypanosomés en traitement.

Le docteur Schacht-Meier (du camp de Momendang), nous a laissé les résultats de l'examen de 3.878 habitants appartenant à 36 villages de la région Maka. En ajoutant à ce chiffre 600 Noirs, qui se sont soustraits à l'examen et 1170 individus provenant d'autres villages, en considérant également que 12 o/o environ des habitants ont échappé au médecin (soit 678), le docteur Schacht-Meier obtient le chiffre global de population de 6.326. Comme il a trouvé chez les 3.878 individus examinés 844 trypanosomés, il arrive à cette conclusion que sur les 6.326 habitants on peut compter 1.377 malades, soit 21,7 o/o de la population.

Dans le Sud-Est, des cas de maladie du sommeil ont été examinés et soignés à Moloundou. En 1911, le docteur Eckeat a trouvé un foyer dans le bassin de l'Aïna (limite Sud de la subdivision d'Ebolowa, près du Gabon). Au cours d'une tournée effectuée chez les Nyems, vers le Gabon, en 1913, le docteur Beaudevin a signalé des malades suspects : à Madjingo et aux environs d'Etalia. Dans cette même région, le docteur Rautenberg a rencontré des individus trypanosomés aux « Rapides » (Sembé-Koudou).

Dans la plaine de M'Bo (système hydrographique du fleuve M'Bam), plusieurs malades suspects ont été vus, dès 1906, par le docteur Berké. Au début de 1912, une femme originaire de cette région mourut, à Dschang, trypanosomée et dans le courant de la même année, 25 malades furent trouvés. Les glossines y sont nombreuses. Au cours d'une mission de 17 jours effectuée au début de 1914 par le médecin-major Pistxer dans le Bamum, en saison sèche, des équipes de chasseurs de mouches capturèrent 300 tsétsés, dont 126 *Glossina palpalis*, moitié mâles et moitié femelles, et 12 *Glossina fusca*. Sur 100 glossines, 2 étaient infectées » (Bassin du M'Bam). Des Tabanus et des Hématopotes furent également rencontrés.

Sur différents points éloignés du territoire, des cas ont été observés un peu partout, dans des régions où la maladie ne paraît pas sévir actuellement à l'état endémique. Ainsi Garoua signale en 1909-1910 des malades provenant du Congo Français. Avec les habitudes nomades des noirs, surtout des habitants du Cameroun septentrional, il est bien difficile de savoir où l'infection a été contractée. Si l'on interroge les vieux chefs, ils connaissent presque tous la maladie. Il semblerait même que jadis des épidémies ravagèrent des régions dont il est difficile de préciser les limites. Les médecins allemands attribuent au peu de densité de la population et à la dissémination des habitants dans la forêt le fait que la maladie s'est éteinte sur place et n'a pu s'étendre.

Sur la côte, la trypanosomiase existe, et les rapports annuels qui se succèdent de 1905 à 1914 relatent tous des cas, dont plusieurs furent indubitablement contractés aux environs de Douala et traités à l'établissement hospitalier de ce centre. L'hôpital de Victoria a soigné également quelques malades.

En 1905-1906, deux indigènes n'ayant jamais quitté Douala

furent atteints. L'un d'eux était une femme extrêmement amaigrie qui avait eu cinq avortements et qui était arrivée à la période de somnolence lorsque le diagnostic fut porté. En 1908-1909, sur six sommeilleux hospitalisés à Douala, deux étaient originaires des quartiers de Bell et d'Akona. En 1909-1910, sur cinq décès, l'un concernait un noir originaire de Jabassi, l'autre survenait chez une femme du chef indigène de Bonabéri.

ZIEMANN signale quelques cas dans le bassin fluvial du Wuri.

Les territoires occupés de l'ancien Cameroun sont infectés depuis fort longtemps ; et vouloir faire remonter les premiers cas à des importations venues de Fernando-Po à la côte (ZIEMANN), ou du bassin de la Sangha à l'intérieur, ne nous paraît pas être à notre avis l'expression de la vérité. Bien avant 1901, époque à laquelle les soupçons furent éveillés par le capitaine VON STEIN, qui trouva un véritable foyer dans la région Maka, à l'Est d'Atok (sur le Nyong supérieur), la maladie existait dans l'Est de l'Ancien Cameroun. Dès 1899, le capitaine VON STEIN, dans un entretien avec M. YERLES, ancien directeur de la C. F. S. O. à Douala, racontait avoir vu de nombreux cas de trypanosomiase dans le bassin de la N'Goko allemande (Dscha) et la tradition indigène prétend que, au temps ancien, une redoutable épidémie sévissant dans la région de Lomié, obligea la population fort nombreuse à quitter ses riches plantations, pour fuir dans la forêt. Dans la circonscription de N'Gaoundéré, à Koundé, et au Sud à Gasa, à Batouri, à Yokadouma, les noirs ont gardé le souvenir du fléau qui les a anciennement décimés. D'après les auteurs allemands, les Dzimous émigrant du Congo remontèrent jadis la Sangha. Ils traversèrent en partie le seuil du Kounabombé et se mélangèrent avec les Bantous qui habitaient la boucle du Dschah pour créer une race métis : les Nyems. Les Dzimous ont apporté la maladie du sommeil et les Makas ont été infectés par les Nyems (docteur SCHOXIG). Qu'il y ait eu infiltration de malades du bassin de la Sangha vers le Cameroun allemand, cela n'est pas douteux, mais il est également certain que des cas importés du Cameroun sont venus au Congo français infecter des villages indemnes. Il était d'ailleurs impossible que le développement de la civilisation dans les pays équatoriaux, en améliorant les conditions d'échange et de trafic, en augmentant le nombre des caravanes, en accroissant les échanges continus entre deux colonies voisines, ne favorisât pas l'extension de la maladie du sommeil. Celle-ci, depuis l'accord du 4 novembre 1911 qui cédait des territoires congolais à l'Allemagne, paraît bien avoir progressé dans les pays du Sud-Est Cameroun en relation directe avec la Sangha, et nos prédécesseurs avaient certes raison de proposer de judicieuses mesures de prophylaxie.

« Autant que j'ai pu m'en rendre compte, nous a écrit le docteur Jousson, la maladie est entrée dans la colonie par le coin Sud-Est et elle a remonté la Sangha, la Doume et le Nyong. Son avance devint rapide quand les traitants en caoutchouc pénétrèrent dans la région et prirent comme porteurs des milliers de Bénés, de Makas, de Nyems, avec leurs femmes. Ces travailleurs rentrant dans leurs villages rapportèrent la maladie avec eux. Des Nyems circulaient constamment d'Akonolinga et d'Abong-Bang à Ouani-Bessa. Ils voyageaient en pirogue, transportant du caoutchouc, des marchandises, sans cesse exposés à l'infection. Ils ont été de puissants agents de contamination.

Depuis que le commerce s'est arrêté l'extension de la maladie a été beaucoup plus lente dans la région, mais elle a une emprise forte et étendue chez les tribus Makas, Yébékolés et Nyems ; et autour de Manga et Boko. J'ai vu deux trypanosomés seulement l'an dernier à Metet, et tous deux venaient du Haut-Nyong. Pas de cas chez les Boulous autour d'Ebolowa. »

Au cours des colonnes en 1914-1916 et en 1917-1919, plusieurs tirailleurs furent hospitalisés et soignés pour trypanosomiase, mais ils étaient tous originaires de territoires où la maladie règne à l'état endémique (Congo et Gabon particulièrement), et il a été impossible des avoir s'ils avaient contracté l'affection en séjournant dans les zones infectées du Cameroun.

En 1917, deux cas véritablement autochtones diagnostiqués à l'hôpital de Douala par le médecin-major ROUSSEAU, sont à signaler. Le premier concerne un homme d'environ 48 ans, né à Douala, habitant Newbell, un des nouveaux quartiers de la ville. Il entra à l'hôpital dans un état de narcose continue, avec une paralysie du bras et de la jambe droite contractée depuis environ deux mois. Il ne répondait pas aux questions qui lui étaient posées, mais sa femme interrogée fit connaître qu'il n'avait jamais vécu dans les régions où sévit intensément la maladie. Il avait passé six mois à Jabassi, un an à Kribi, un an à Edéa, et depuis son mariage (sept ans environ), il ne quittait Douala que pour se rendre à Tiko et à Missililé, villages de cultures situés sur la rive droite de l'estuaire du Cameroun, à cinq heures de pirogue de la ville. A l'examen on remarqua de l'autoagglutination des hématies, on ne trouva pas de trypanosomes dans le sang ni dans le suc ganglionnaire. La centrifugation du liquide céphalo-rachidien permit de constater la présence de deux flagellés. Traité à l'atoxyl et à l'émétique, il s'améliora nettement, mais après une période de plusieurs mois d'état de santé satisfaisant il mourut.

Le deuxième cas est celui d'une petite fille de onze ans, originaire de Bonendale, village situé sur la ligne du chemin de fer du Nord, à 10 kilomètres de Douala. Elle n'avait jamais quitté la région. Son père, frappé des périodes exagérées de somnolence qu'elle présentait dans la journée, l'amena au laboratoire. Elle avait une nutrition excellente et paraissait normale au point de vue intellectuel. L'attention du père avait été d'autant plus attirée du côté de la maladie du sommeil que du temps des Allemands, disait-il, un an environ avant la guerre, deux hommes de Bonendale furent hospitalisés pour cette affection à l'hôpital de Douala où ils moururent. Une ponction ganglionnaire cervicale permit de découvrir chez notre fillette trois trypanosomes. Traitée à l'atoxyl, elle se lassa vite des injections. Le médecin-major ROUSSEAU se rendit à Bonendale pour l'y chercher et continuer son traitement. Il en profita pour dépister les suspects du village, mais il n'en trouva pas. Il apprit que la petite malade venait de mourir à Bomono, à 12 kilomètres plus loin.

La maladie du sommeil existe à Douala et aux environs, mais les manifestations sporadiques en sont peu fréquentes. Elle est bien connue des indigènes qui l'appellent « diaboalaye », et la confiance qu'ils ont dans le médecin pour la soigner nous aurait sans doute permis d'être avisé s'il s'était produit un nombre important de contaminations.

La glossine est rare en ville et sur le plateau. On l'y rencontre cependant et plusieurs exemplaires de *Glossina palpalis* nous ont été apportés par des Européens habitant : le quartier Balihôhé, les maisons situées auprès du camp des tirailleurs et même près de la place et du jardin du Gouvernement. À l'hôpital, une dame infirmière a été piquée sur la galerie du premier étage. Aux environs, dans la brousse sauvage qui pousse dans les criques de l'estuaire, le long des rives du Cameroun, les tsétsés sont nombreuses et les Européens sont souvent leur proie.

Le médecin d'Edéa et le chef de subdivision de Campo ont constaté, chacun dans leur contrée, un ou deux cas erratiques de trypanosomiase. Le médecin de la circonscription de Bana n'a pas observé de sommeilleux dans la région de Foumban, Baré, N'Kongsamba ni dans le Manengouba. D'après les indigènes, la maladie se serait éteinte dans le foyer de M'Bo mais nous ne saurions avoir grande confiance dans leurs dires.

Les médecins de N'Gaoundéré et de Garoua n'ont rencontré aucun trypanosomé au cours de leurs tournées. Cependant il est possible, dit le docteur CARTRON, que dans certains villages de l'Est des zones limites du Chari et du Congo il y ait des gens parasités. Il est incontestable que des porteurs de trypanosomes provenant de régions contaminées doivent circuler à l'insu des autorités et traversent des pays où il y a de nombreuses glossines. Le docteur RAUGÉ écrit : « Les seuls cas de trypanosomiase humaine signalés dans le Nord Cameroun sont des cas importés. A ce point de vue, la route la plus redoutable est celle de Garoua-Baboua-Carnot. Si les communications devenaient faciles avec Baibokum par Reï-Bouba, une autre voie serait ouverte à l'invasion. La *Glossina palpalis* a été signalée à Garoua et elle existe certainement en plusieurs points, près des cours d'eau, sous les galeries forestières. D'ailleurs les trypanosomiases animales se rencontrent dans le Nord en certaines régions des rives du Logone, dans les vallées de la Bénoué, du Reï et du Paro, sur la route de Garoua-N'Gaoundéré où la contrée du Mao-Boki est justement redoutée des marchands de chevaux. Cependant la maladie ne pourra jamais prendre une grande extension, car la savane herbeuse qui pousse généralement dans le pays est trop aride et trop chaude pour fournir aux larves un habitat de choix. »

Seuls les médecins de Yaoundé et de Doumé insistent sur l'intensité avec laquelle sévit l'affection dans leur circonscription. Les Drs PEYRONNET et LEBARD nous ont rendu compte que la trypanosomiase humaine était très répandue dans la subdivision de Doumé (bassin du Nyong, régions de la Kadeï, de Mindourou, au-dessous de Batouri, extrémité Sud-Est, région de Moloundou). La mouche tsétsé est fréquente. En novembre 1917, le docteur LEBARD a traité des sommeilleux à Gélé-Oundi, à Gélémenduka, à Kokolo. « Les indigènes, dit-il, craignent la maladie et la savent contagieuse. Quand un individu atteint arrive à l'ultime période, ils le transportent au loin dans la brousse, jusqu'à 10 ou 20 kilomètres des villages. Ils l'abandonnent à son sort après lui avoir construit un vague abri. L'issue est sûre : c'est la mort ou de maladie ou de faim, si ce n'est la dent des panthères. Les noirs, très friands de chair humaine dans ces régions, ne mangent pas les sommeilleux de crainte de contagion ».

Le médecin aide-major JULLEMIER, au cours de ses tournées en

1917-1918 : 1° sur les rives du Nyong ; 2° dans la région comprise entre ce fleuve et la Sanaga ; 3° sur les rives de la Sanaga, a noté de nombreux cas très nets de trypanosomiase. L'affection pouvait être également soupçonnée chez des indigènes présentant un ensemble de symptômes tels que la polyadénie, la fièvre, la tachycardie, les œdèmes et l'asthénie.

« A l'Ouest d'Akonolinga, la partie située entre Olama et Kolmakak semble indemne. Les pasteurs de la mission américaine, établis depuis longtemps à Olama et à Métet, près de Bidogambala, s'accordent à dire qu'ils n'ont pas connaissance actuellement de l'affection dans cette région, entièrement forestière, et où les glossines sont cependant nombreuses. A partir de Kolmaka, sur la rive gauche du Nyong, la contrée devient suspecte, mais il faut aller jusqu'à Akonolinga pour voir de nombreux malades, à Efulan, à Ngonanga, à Yémé-Yémé, à Mouma, à Ekoudongou dans les villages de la région marécageuse d'Abem, chez les Yékabas. Tout le pays est couvert par la forêt et les marigots. Le gros gibier y est répandu : antilopes, bœufs sauvages et, à certains endroits, des éléphants. Les glossines sont trouvées le long de presque tous les cours d'eau.

Sur la rive droite du Nyong, en prenant la route d'Abong-M'Bang : Mébang près d'Akonolinga, N'Gulomakong, Emini, Olimbé, Ouahan, Ebenbek, Fan Filour, Tombo, N'Gala, Fan Bikan sont contaminés. Les glossines existent dans tous les marigots qui traversent la route d'Abong-M'Bang ; mais on les signale particulièrement sur le N'Kom et près du Nyong. Les moustiques abondent ; Ayos en est infesté.

Entre le Nyong et la Sanaga, cette vaste région, recouverte au Sud par la forêt, fait place au Nord à des plaines herbeuses. Elle est parcourue par de nombreux cours d'eau dont les principaux sont le N'Kom, le N'Foumou et la Tédé, les deux premiers affluents du Nyong, le troisième affluent de la Sanaga. Les glossines, très nombreuses en traversant la Tédé, habitent les fourrés boisés longeant les cours d'eau qui arrosent la savane. La population de ce pays est peu dense ; elle comprend diverses tribus, Yébékolés et Makas, souvent ennemies entre elles et qui n'ont que peu de relations avec les postes.

En quittant la route d'Abong-M'Bang, et en remontant vers Sobia, de nombreux trypanosomés sont observés dans le bassin de l'Ayong. On en rencontre à Etangé, à Boké, à Loum, au Sud de Lembé (c'est la première fois que nous entendons parler de la

maladie comme existant près du N'Foumou), à Demba, habité par
de nombreux Haoussas.

Les rives de la Sanaga sont bordées des deux côtés par une bande
de forêt abritant des glossines, surtout à Zila. Ce village a été
signalé comme contaminé, ainsi que ceux de Tabéné, de Dandou-
gou (sur la rive droite de la Sanaga) et de Molé (entre Nanga,
Eboko et Dong-Dong).

Il nous a été rapporté, qu'avant la guerre, des porteurs de Yoko,
venus à Akonolinga, y auraient contracté la maladie. Hospitalisés
à Ayos, ils seraient revenus dans leurs villages. Le renvoi de tous
les trypanosomés d'Ayos par les Allemands au début de la campagne de 1914 n'a pu, du reste, que disséminer l'affection.

En résumé, la maladie du sommeil sévit actuellement dans la
circonscription de Yaoundé, surtout aux abords du Nyong et dans
les tribus Yébékolés et Makas de la subdivision d'Akonolinga.
Plus au Nord, la maladie peut être soupçonnée : les indigènes
la signalent jusque sur les rives de la Sanaga et même dans la
subdivision de Yoko chez les Bafias et près de Ngila. Venue de
l'Est, elle se propagerait lentement vers l'Ouest et le Nord sans
grande tendance à l'extension. » (Dr JULLEMIER).

De 1917 à 1919, plusieurs cas de maladie du sommeil ont été
traités à Yaoundé, chez des Haoussas, des tirailleurs de police
et chez des individus habitant les rives du Nyong. A la même
époque, des sommeilleux signalés par l'administration ont été hospitalisés au camp d'Akonolinga.

M. Lucien FOURNEAU, commissaire de la République française,
au cours de son voyage d'inspection en mars 1918, a rencontré
dans certains villages de la route d'étapes Akonolinga-Doumé des
trypanosomés. « Les malades sont isolés par leurs compatriotes
« eux-mêmes, mais cet isolement, écrit M. le Gouverneur, est
« illusoire et sans effet : les cases spéciales affectées aux trypano-
« somés étant placées toutes, à côté des autres habitations du vil-
« lage, à quelques mètres seulement. Le danger de contamination
« subsiste entièrement. J'invite les commandants et médecins de
« circonscription à prendre toutes mesures utiles ».

A son retour du Congo, où il avait dirigé une section de prophylaxie de la maladie du sommeil, le médecin-major de 2ᵉ classe
JAMOT, s'est arrêté au Cameroun et au cours d'une mission rapide,
en novembre-décembre 1919, il a exploré dans la circonscription

de Yaoundé les routes de Yaoundé à Akonolinga, d'Akonolinga à
Ayos, d'Akonolinga à Olama et les rives du Nyong, d'Ayos à
Olama. Le rapport suivant, résume ses observations :

	Nombre d'indigènes		Coefficient d'infection
	visités	cliniquement malades	
A. — Route de Yaoundé à Akonolinga :			
a) Dans la subdivision de Yaoundé.	740	61	8,2
b) Dans la subdivision d'Akonolinga.	173	11	6,3
B — Poste d'Akonolinga et villages voisins (y compris le camp militaire et les porteurs de passage)	1.194	73	6,1
C. — Route d'Akonolinga à Ayos	850	78	9,2
D. — Villages d'Ayos et des environs immédiats	183	12	6,2
E. — Rives du Nyong entre Ayos et Akonolinga	577	10	3,6
F. — Route d'Akonolinga à Kolmaka (elle longe la rive gauche du Nyong à quelques kilomètres)	756	55	7,2
G. — Rives du Nyong entre Akonolinga et Kolmaka	291	19	6,4
H. — Régions situées à l'Ouest de Kolmaka :			
a) Rives du Nyong de Kolmaka à Olama	505	6	1
b) Routes de Kolmaka à Onana Bessa (rive gauche et rive droite . . .	938	14	1,5
Total	6.000	339	5,6

« Les chefs des villages visités ne nous ayant présenté qu'une
partie infime de leurs gens et ayant surtout omis de nous montrer les habitants apparemment malades, nos coefficients d'infection sont très approximatifs et vraisemblablement inférieurs à
la réalité.

Quoi qu'il en soit, les chiffres qui précèdent montrent que la
maladie est toujours endémique dans les environs d'Akonolinga et
sur les rives du Nyong, dans les régions où elle fut observée avant
la guerre, par les médecins allemands, et, en 1917-1918, par le

médecin aide-major JULLEMIER. Il résulte des renseignements que nous avons recueillis auprès des indigènes, qu'aux environs d'Ayos, la maladie serait en régression.

Nos observations établissent encore que, depuis l'occupation française, la maladie se propage nettement à l'Ouest d'Akonolinga sur les rives mêmes du Nyong; sur la route qui longe le fleuve entre Akonolinga et Onana Bessa : enfin sur la route d'Akonolinga à Yaoundé.

1° Sur les rives du Nyong, nous avons vu des malades dans tous les villages, entre Akonolinga et Kolmaka ; plus à l'Ouest les villages nous ont paru indemnes.

2° L'une des routes fréquentées des porteurs entre Akonolinga et Onana Bessa, suit la rive gauche du Nyong, à quelques kilomètres de distance, jusqu'au village N'Baga, où elle traverse le fleuve, pour longer ensuite sa rive droite. Dans tous les villages compris entre Akonolinga et N'Baga, à l'exclusion de ce dernier — qui est situé à 50 kilomètres environ à l'Ouest de Kolmaka — nous avons trouvé des sommeilleux. Au delà, les villages étaient à peu près déserts, mais nous n'avons vu aucun malade, parmi les rares habitants que nous avons réussi à examiner. Cependant à Onana Bessa et à Olama, nous avons observé 4 trypanosomés, dont deux femmes, originaires de Fernando-Po, d'où elles sont venues récemment, en compagnie de tirailleurs allemands. Les deux autres malades étaient des porteurs, recrutés dans un village de l'Est par un agent de commerce.

3° Sur la route de Yaoundé à Akonolinga, nous n'avons commencé nos examens, en quittant Yaoundé, qu'à trois heures du poste et après avoir constaté que cette voie était fréquentée par de nombreux sommeilleux venant d'Akonolinga. C'est ainsi que dans un convoi de 157 porteurs rencontré en ce point, nous avons trouvé 14 malades. Estimant *a priori* qu'il y avait là une cause évidente de contagion pour tous les groupements de la route, nous avons examiné minutieusement tous les indigènes que nous y avons rencontré et nous nous sommes rendu compte que tous les villages, sans exception, renfermaient un certain nombre d'indigènes trypanosomés.

Nous devons ajouter, que dans plusieurs régions de la subdivision d'Akonolinga, la maladie sévit sous forme épidémique : les villages Yebekolés, de M'Boké et d'Etangé ont été décimés; à l'Ouest du poste, le petit village de Zengué, riverain du Nyong a perdu depuis 4 ans plus de 30 personnes et dans celui de Gombé qui se trouve sur la route à quelques kilomètres au sud du fleuve, nous avons compté dix tombes fraîches de gens morts de la maladie du sommeil. Le village de N'Dibi, voisin d'Akonolinga, nous a paru très pris et nous tenons d'un commerçant d'Abong M'Bang, qu'à l'Est d'Ayos, plusieurs villages riverains du Nyong, ont été, ces dernières années, détruits par le fléau. » (Dr Jamot).

Ainsi donc les constatations faites depuis l'occupation Française corroborent les documents de nos prédécesseurs concernant la répartition de la trypanosomiase humaine au Cameroun. Celle-ci sévit surtout avec intensité dans certaines régions qui sont bien connues. Les médecins Allemands avaient déjà attiré depuis plusieurs années l'attention des pouvoirs publics sur les dangers d'extension de la maladie, lorsque la commission sanitaire réunie à Ayos au début de 1913, sous la présidence du docteur Küns, étudia définitivement les moyens pratiques de poursuivre la lutte contre l'affection, dans la région du Nyong et sur toute l'étendue du Cameroun.

2) Réunion d'Ayos. Programme général de prophylaxie

Nous n'avons pas l'intention de donner ici la traduction *in extenso* du rapport très complet de la commission d'Ayos. Il nous a paru préférable de grouper en plusieurs paragraphes les principales propositions formulées successivement par les divers rapporteurs et de présenter en leur ensemble les différents vœux exprimés séparément au hasard de la discussion.

Après avoir rappelé les difficultés à surmonter : 1° pour vaincre l'incurie et l'apathie des indigènes ; 2° pour surveiller les malades après le traitement ; 3° pour contrôler le déplacement et le mouvement des porteurs et des travailleurs, les Membres de la réunion posèrent tout d'abord, en principe, la nécessité du concours « régulier, absolu, énergique » de l'Administration et de la collaboration du Gouvernement avec le Service de Santé. Ils réclamèrent l'installation de plusieurs camps de traitement dans les foyers infectés et ils insistèrent sur l'augmentation du personnel médical nécessaire non seulement pour appliquer le traitement et surveiller les mesures de prophylaxie mais également pour procéder à l'exploration scientifique et méthodique des territoires situés en dehors des zones déjà reconnues comme contaminées. La commission fixa pour chaque médecin un champ d'action bien délimité. Elle étudia le programme très net qu'il avait à poursuivre dans la lutte contre la maladie du sommeil, tout en étant obligatoirement tenu de s'occuper également d'assistance médicale aux indigènes.

Dans toutes les régions où la chose était possible des voitures ou des canots automobiles devaient être mis à la disposition des médecins ou leur être affectés.

Un nombre imposant d'infirmiers européens et même de sœurs pouvant être dressés à pratiquer des examens microscopiques était prévu. On devait surtout utiliser largement un lot important et considérable d'auxiliaires noirs ayant déjà fait preuve d'initiative et éduqués de façon à acquérir une compétence suffisante.

Pour arriver à la disparition des glossines, la réunion insista sur la nécessité d'abattre et d'incendier la forêt marécageuse, des deux côtés des fleuves, dans les régions particulièrement contaminées du bassin du Nyong et de ses affluents. Le déboisement suivi d'une incinération unique étant d'ailleurs insuffisant, il faudra brûler la brousse à plusieurs reprises, puis défricher ensuite le terrain. Celui-ci pourra alors être donné en concession à des Européens ou être livré aux indigènes pour la culture d'arachides, de riz, etc.

Des équipes de « chasseurs de mouches » sous la conduite d'un Européen seront chargées de la destruction des glossines par différents moyens qui sont à étudier (pièges, glu, etc.).

La commission discuta également une série de points particuliers :

I. — Instructions à donner aux chefs indigènes : Ceux-ci seront obligés à :

a) Conduire au médecin tous les indigènes des villages de leur chefferie ; être présents, eux ou leurs sous-chefs, pendant les examens; donner les noms des tribus ; indiquer les cases où se trouvent les malades ne pouvant comparaître.

b) Fournir des porteurs pour les impotents incapables de se déplacer.

c) Représenter les malades déjà traités et revenus dans les villages, améliorés ou guéris. Renvoyer au médecin ceux qui rechutent.

d) Veiller à ce que les indigènes ayant suivi un traitement restent dans leur village et ne fassent aucun travail pénible. Ceux-ci seront engagés comme travailleurs chargés du débroussaillement et de la lutte contre la maladie du sommeil (Ces anciens malades continueront ainsi à être placés sous une **surveillance médicale et pourront être remis en traitement, le cas échéant).**

II. — *Mesures administratives :* Il y aura lieu d'inviter le Gouvernement :

a) A délivrer à ces malades, un certificat les libérant d'impôt pendant deux ans et à les placer sous le contrôle médical.

b) A créer de grosses agglomérations indigènes sur les routes principales, non loin des centres européens administratifs, pour en obtenir une surveillance plus facile ; à transférer, sur des points élevés et dénudés, les localités voisines des cours d'eau et des marais.

c) A instruire les indigènes, leur donner des conseils au cours de réunions et de palabres (Fliegenssammlungen).

III. — *Réglementation de la circulation :* On devra imposer :

a) La surveillance médicale des porteurs et des nomades le long des routes et des parcours fixés par l'Administration ; la délivrance de passeports, de permis de colportages (source de très grosses recettes pour le budget).

b) L'amélioration ou la construction de grandes voies de communication amenant la diminution du portage et permettant la circulation de véhicules automobiles. (Routes Kribi-Yaoundé ; Lolodorf-Ebolowa ; AbongM'Bang-Doumé ; AbongM'Bang-Lomié).

c) La régularisation du cours du Nyong, pour faciliter la navigation en canot automobile pendant toute l'année.

IV. — Une réglementation spéciale sera établie pour certains territoires à fermer et à isoler. Il sera défendu d'y embaucher des travailleurs, etc.

V. — Des rapports spéciaux concis et clairs seront adressés trimestriellement à l'Administration et au Gouvernement. Pour ne pas amener de discussion, ils ne seront ni d'ordre technique et scientifique. Les médecins chargés de la lutte contre la maladie du sommeil pourront correspondre entre eux, échanger des vues, mais leurs documents seront centralisés. Les projets médicaux seront communiqués aux administrateurs qui, de leur côté, feront part aux médecins de leurs rapports en préparation.

Un cachet de service pourra être utilisé. Un uniforme spécial pourra être donné au personnel indigène employé à la prophylaxie de la maladie du sommeil (infirmiers, chasseurs de mouches, etc.).

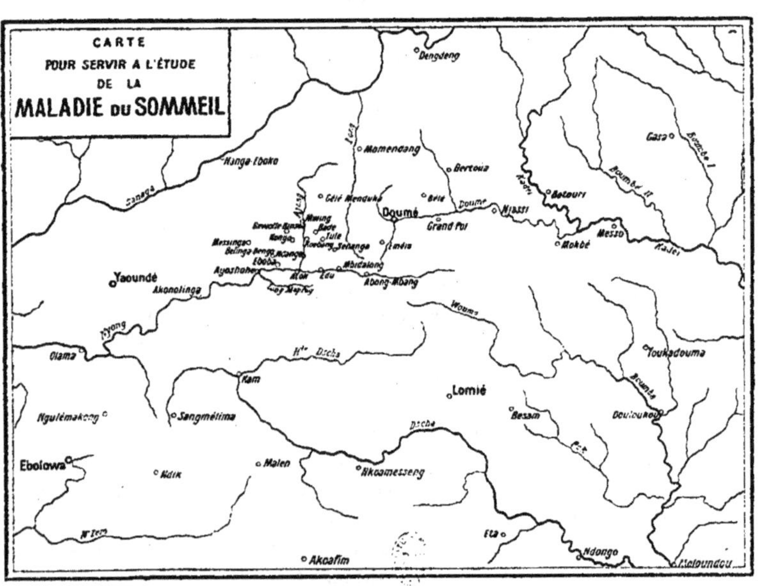

CARTE
POUR SERVIR A L'ÉTUDE
DE LA
MALADIE DU SOMMEIL

La réunion médicale d'Ayos avait eu lieu en janvier 1913. Le 17 mai de la même année, le rapport du médecin référendaire Kühne, sur son voyage dans les territoires où règne la maladie du sommeil au Sud de l'Ancien et du Nouveau Cameroun, était adressé à tous les médecins et administrateurs. Le procès-verbal de la séance d'Ayoshohé et la circulaire suivante du Gouverneur du Cameroun (1) y étaient annexés :

« Je prie de mettre partout à exécution les avis exprimés. Tous les médecins du Gouvernement participent aux recherches et à la prophylaxie de la maladie du sommeil. Ceux chargés spécialement de la lutte contre cette affection s'occupent en même temps d'assistance médicale aux indigènes. Les rayons d'action des médecins sont, conformément au programme indiqué par M. le médecin référendaire, délimités comme suit :

1° *Maka Nord (Momendang)*, englobe le territoire du Long, la région de Bertoua, Bélé inclus, la région à l'Ouest de Doumé jusqu'à Samékong inclus. La voie télégraphique au Nord du Nyong et le territoire de l'Ayong, ainsi que Emaïa, ne font plus partie de Momendang. Le poste de surveillance à installer à Bertoua est sous la dépendance du camp de Momendang.

2° *Maka Sud (Mbidalong)*, englobe le territoire du Nyong, d'Atok, en amont, jusqu'à mi-chemin entre Mbidalong et Abong-M'Bang, y compris la route télégraphique au Nord du Nyong, en outre Maka-Sud sans le territoire du Longmafog, enfin la boucle du Dschah de Koundoyo en aval jusqu'à la hauteur de Sangmélima. Mbidalong exécutera les travaux d'assainissement sur le tronçon du Nyong mentionné. On devra éviter un groupement trop fort de malades du sommeil à Mbidalon : et les envoyer à Ayoshohé.

3° *Doumé* englobe les environs immédiats de Doumé jusqu'à Bélé, Samékong, Emaïa (voir 1° et 2°) et le domaine fluvial du Doumé en aval, puis la Kadeï en son cours dans la circonscription de Doumé. Le poste de surveillance de Nyassi sera sous la dépendance immédiate de Doumé.

Vers le Sud, le territoire englobe le cours de l'Elélang jusqu'à la hauteur d'Emaïa avec, en outre, tous les cours d'eau qui se jettent dans la Doumé.

4° *Le territoire du Nyong (Ayoshohé)* englobe le bassin du Nyong, d'Atok en aval jusqu'à Olama, puis, les bassins de l'Ayong

______

(1) Circulaire du gouverneur, G. B., VIII, 740-13 du 17 mai 1913.

et du Long, ainsi que toute la circonscription d'Akonolinga. Le poste de surveillance d'Olama dépend du camp d'Ayoshöhé ; il est chargé de l'assainissement du Nyong depuis Atok en aval.

5° *La Haute-Sangha (Koumbé)* englobe les bassins du Mambéré, du Mana, du Mbaéré, du Bodinghé, de la Kadeï (sauf son cours dans la circonscription de Doumé, du Boumbé II et de la Sangha jusqu'à Lidyombo.

6° *La Basse-Sangha (Moloundou-Bonga)* englobe la Sangha de Lidyombo à Bonga, puis le bassin du Dschah dépendant de la subdivision de Moloundou, enfin le bassin du Boumba jusqu'à Dyimbouli inclus. La limite septentrionale du champ de travail s'étend à peu près de Dongo jusqu'à la frontière orientale de l'Est, en passant par Dyimbouli et Lidyombo.

7° *La plaine de Mbo* englobe la contrée environnant Baré avec la plaine de Mbo, inclus Bamingoui, Foréké, Fotéfou, Sanschou.

8° *Abong-M'Bang* englobe le bassin du Nyong depuis sa source jusqu'à mi-chemin entre Abong-M'Bang et Mbidalong, y compris la route télégraphique au Nord du Nyong, avec la route de Doumé à Emaïa, le bassin de l'Elélang en amont de la hauteur d'Emaïa, le Dschah en amont de Konndoyo, ainsi que le territoire situé au Nord de cette partie du Dschah, et enfin les bassins du Woumo et du Modoum.

9° *Le cours supérieur de la Sanaga (Yaoundé)* englobe le cours supérieur de la Sanaga avec ses affluents, particulièrement au Nord de la circonscription de Yaoundé.

10° *Youkadouma* englobe le ressort de la circonscription de Youkadouma, principalement le cours de la Boumba jusqu'à la ligne Donga, Dyimbouli, embouchure de la Nyoué au Sud. Le cours de la Nyoué dépend de Youkadouma.

11° *Ebolova* assure la surveillance de la circulation à Ebolova et à Sangmélima.

12° *Yaoundé* assure la surveillance de la circulation à Yaoundé.

13° *Lomié* englobe la circonscription de Lomié, à l'exclusion de la partie de la bouche du Dschah qui incombe à Mbidalong et Abong-M'Bang

14° *Kribi* assure la surveillance des villages sur la route de Kribi à Olama et la surveillance de la circulation à Kribi et à Lolodorf.

15° *Le territoire côtier septentrional et moyen* (Bassin du Moungo, du Wouri, de la Dibamba et le cours inférieur de la Sanaga) devront être explorés d'une façon méthodique.

16° *Le territoire côtier méridional* avec Campo et Oukoko incombe au médecin du gouvernement stationné à Campo.

17° *Circonscription du Woleu-Ntem.*

18° *Circonscription de l'Iwindo.*

19° *Le saillant de l'Onbanghi (Mbaiki)* englobe le bassin de la Lobaye et la partie orientale de la circonscription de Moyenne-Sangha-Lobaye.

« La délimitation plus précise de chacun des rayons d'action reste soumise aux décisions des médecins qui en feront part aux administrations intéressées et au gouvernement. On partira cependant du principe qu'une indécision éventuelle des limites ne devra empêcher aucune intervention urgente. Les limites indiquées ne sont qu'un point de départ et des modifications, après entente, ou en présence d'une occasion favorable, pourront être apportées.

Je n'ai pas cru devoir prendre un arrêté général, parce que j'attends de la part de tous les centres administratifs intéressés l'exécution, sur la demande des médecins et sans plus, des mesures préconisées.

La gravité de la situation exige que les autorités administratives accordent au travail des médecins l'appui le plus large........ La haute direction de toutes les mesures à prendre est entre les mains de M. le médecin référendaire.

La surveillance de la circulation vers la côte, dans le Sud du Cameroun, proposée par l'Assemblée des médecins de Ayoshöhé, ainsi que la fermeture de certains territoires à isoler ne pourra avoir lieu qu'à l'arrivée du personnel sanitaire auxiliaire subalterne. J'ai, d'ailleurs, l'intention d'offrir auparavant au Conseil de Gouvernement l'occasion d'exprimer son avis sur les mesures projetées.

J'invite les chefs des rayons d'action 1, 2, 3, 4, 8, 10, 11, 12, 13, 14, et les chefs des circonscriptions de Kribi, Yaoundé, Lomié, Ebolova, Youkadouma, Abong-M'Bang, Akonolinga, Doumé, à me présenter immédiatement des propositions sur la manière dont la surveillance de la circulation sur les routes proposées doit être exécutée.

J'attache de l'importance à ce que, chaque fois que cela sera possible, les médecins et les fonctionnaires confèrent et rédigent ensemble leurs rapports sur ces questions. Il sera de même nécessaire que fonctionnaires et médecins se mettent d'accord sur leurs propositions.

Je joins un modèle de passeport (permis de circuler) en usage dans le territoire français. La surveillance consistera essentiellement à retenir les personnes présentant des signes extérieurs de la maladie (particulièrement hypertrophie des ganglions) et à les mettre en traitement, après avoir assuré le diagnostic au moyen du microscope. Il est à supposer que, chez les porteurs, les fatigues des marches rendront la maladie visible extérieurement, de telle sorte que le diagnostic pourra être posé à n'importe quel endroit du réseau de surveillance. Si l'importation de quelques cas isolés est inévitable, il y a pourtant lieu d'espérer que la naissance de foyers sera empêchée.

Afin d'assurer au personnel médical la liberté des mouvements nécessaires pour mener une lutte énergique contre l'épidémie, je commence par accorder aux médecins du gouvernement sus-mentionnés, et aux officiers de santé des troupes coloniales détachés au service du gouvernement, mon approbation jusqu'à nouvel ordre pour tous les déplacements qu'ils considéreront comme utiles dans l'intérêt de la prophylaxie de la maladie du sommeil. Il devra être donné connaissance de ces déplacements aux chefs des circonscriptions. »   « Signé : Le Gouverneur. »

3) Application des mesures de prophylaxie : Débroussaillement. — Camps de sommeilleux. — Traitement.

Les instructions du gouverneur du Cameroun, d'après le programme élaboré par la Commission d'Ayoshohé, commençaient à recevoir pleine et entière exécution en 1913-1914. Au moment de la déclaration de guerre, presque tous les camps et les postes sanitaires de surveillance étaient pourvus du personnel médical nécessaire. Le traitement se poursuivait méthodiquement et se généralisait. Malgré quelques cas de cécité et de troubles visuels signalés par divers praticiens allemands, l'atoxyl était resté le médicament de choix. Tous les quinze jours, une injection de 1 gramme au maximum (en deux injections de 0 gr. 50, chacune à vingt-quatre heures d'intervalle), était pratiquée aux suspects et aux malades, dont le sang et le suc ganglionnaire étaient examinés régulièrement. Le but à atteindre n'était pas d'essayer d'obtenir des guérisons définitives, mais de traiter le plus possible de malades pour amener la disparition des réservoirs de virus, en faisant œuvre systématique et continue de prophylaxie. Beaucoup d'indigènes se rendaient directement au dispensaire et au camp trouver le médecin, ou étaient traités dans leurs villages au cours de tournées régulières (traitement ambulant). Ces tournées devaient s'effectuer pendant la saison des pluies, car en saison sèche les noirs abandonnent leurs cases pour se livrer à la chasse et à la pêche. Les Allemands attachaient la plus grande valeur à ce traitement ambulant et le préféraient au traitement dans les camps, mais il nécessitait plus de personnel et entraînait beaucoup plus de dépenses.

Dans les territoires infectés, avec la méthode de prophylaxie thérapeutique, marchaient de pair les travaux d'assainissement exécutés sous le contrôle médical, et nous reviendrons plus loin sur les résultats obtenus par le défrichement pratiqué par des équipes de travailleurs placées sous les ordres d'agents sanitaires européens.

Camps de traitement. — Dans le bassin du Nyong et la région Maka, les trypanosomés les plus gravement atteints étaient traités dans quatre camps de sommeilleux, deux principaux à Ayoshohé et à Momendang, deux secondaires à Doumé et à M'Bidalong. De plus, des stations de surveillance pour le déplacement des porteurs et des nomades étaient installées à Bertoua, à Nyassi, à Olama, à Koébang et Abong-M'Bang, et la circulation était réglementée.

Le tableau suivant donne la répartition des 7 médecins (2 appartenant à l'assistance (A), 5 appartenant à l'organisation de la lutte contre la maladie du sommeil (S)), des 11 infirmiers et des 2 sœurs affectés au service spécial de la prophylaxie de la trypanosomiase dans la zone Nyong-Maka.

Maka Nord : Centre *Momendang* (camp de 250 malades). Station de surveillance à Bertoua. 1 médecin (S), 3 infirmiers (S).

Maka Sud : Centre *M'Bidalong* (camp pour 30 malades). 1 médecin (S), 2 infirmiers (S).

Doumé ; 1 médecin (A), 2 infirmiers (S). Camp pour 30 malades. Station de surveillance à Nyassi.

Territoire du Nyong : Camp de 250 malades à *Ayoshöhé*. Station de surveillance à Olama et à Koébang. 2 médecins (S). 1 bactériologiste, 3 infirmiers, 2 sœurs.

Abong-M'Bang : 1 médecin (A), 1 infirmier (S).

Le médecin du *camp de Ayoshöhé* traitait les malades des divers foyers de l'Ayong et du Longmafog et dirigeait les travaux d'assainissement jusqu'à Atok. Dans cette région, en fin 1913, 1.127 malades (en comptant ceux d'Akonolinga) étaient soumis au traitement au camp lui-même. En mars 1913, 170 sommeilleux étaient hospitalisés, et dans le cours de l'année suivante (avril 1913-1914), 434 nouveaux trypanosomés, dont 371 Makas, entrèrent au camp (192 hommes, 174 femmes, 68 enfants). Sur les 604 malades en traitement il y eut 339 décès, dont 119 parmi les entrants de l'année. 15 cas de troubles visuels dus à l'atoxyl sont signalés.

Le camp d'Ayoshôhé comptait, en fin 1913, 61 cases. On pouvait estimer la résistance de chacune d'elles à deux ans, et tous les mois deux nouvelles cases étaient mises en construction. Le camp fabriquait lui-même ses briques cuites. Une tornade en mars 1914 fit tomber à terre toutes les vieilles constructions.

En dehors du camp proprement dit (comprenant les maisons d'habitation du personnel, les magasins, le laboratoire, les cages à animaux d'expérience, les salles de traitement et d'examen), les Allemands poursuivaient l'installation d'un village de travailleurs, d'un village de lépreux, d'un port pour pirogues, d'un canal de communication entre le N'Damboula et le Nyong, d'une route coupant la presqu'île de l'Est à l'Ouest.

Le médecin du camp avait à sa disposition un canot automobile que le Gouvernement lui avait accordé sur le budget 1913 (7.330 marks franco-bord Hambourg).

Du camp de Ayoshôhé dépendaient la station de surveillance d'Olama et le centre de traitement de Koébang qui fonctionnait en 1914 avec un adjudant infirmier. Celui-ci était chargé des injections d'atoxyl aux malades appartenant à un secteur nettement déterminé. En même temps, il procédait à l'inoculation de vaccin jennérien à la population. Il était placé sous les ordres et sous la surveillance du médecin-chef d'Ayoshôhé qui lui envoyait les médicaments et le matériel. Cet adjudant avait à sa disposition deux microscopes à chariot mobile, quatre aides sanitaires qu'il devait dresser à la pratique des examens microscopiques et quatre « courriers armés ». Les rapports trimestriels étaient envoyés à Ayoshohé. L'administrateur de Doumé et celui de la subdivision d'Akonolinga devaient apporter tout leur concours au fonctionnement du centre médical prophylactique de Koébang.

Le médecin du *camp de M'Bidalong* rassemblait les malades graves du Nyong entre Abong-M'Bang et Atok. Il avait à son programme l'exploration scientifique du territoire Maka Sud. Il surveillait les travaux depuis Atok jusqu'à mi-chemin, entre M'Bidalong et Abong-M'Bang. En juillet 1914, le camp renfermait 25 malades. En l'absence d'un médecin il était dirigé par un infirmier placé sous les ordres du médecin d'Abong-M'Bang. mais son rattachement au poste de Doumé avait été décidé par le gouverneur.

Le médecin d'*Abong-M'Bang*, tout en exerçant un contrôle général sur la circulation et principalement sur les voyageurs en pirogue, s'occupait de traitement et dirigeait le nettoiement des rives du Nyong jusqu'à mi-chemin de M'Bidalong. Au début de 1914, les installations sanitaires d'Abong-M'Bang ne comprenaient que des cases, mais des bâtiments plus sérieux étaient prévus et la maison du médecin était en construction.

Le médecin du *camp de Momendang* avait la direction générale du service dans le bassin du Long. En juillet 1914, le docteur SCHACTUMEIER avait en traitement 145 malades. Il n'acceptait que les cas graves. Les individus légèrement atteints étaient soignés à la consultation, et la majorité des trypanosomés était soumise à l'action de l'atoxyl lors des tournées régulières effectuées par le médecin et par ses aides sanitaires.

A Doumé, la maison du médecin et un pavillon de malades de construction massive ont été détruits au cours des colonnes. Le camp des sommeilleux était situé à un kilomètre du fleuve sur un terrain qui avait été dénudé. Il renfermait 60 malades en 1914.

Chaque médecin-chef d'un camp avait à sa disposition plusieurs tirailleurs de police (10 à Momendang, 10 à Ayoshohé, 5 à M'Bidalong) dont les salaires, les frais d'équipement d'armes et de munitions étaient payés sur le budget « prophylaxie des maladies contagieuses et police des épidémies ». « Il faut augmenter le chiffre de l'escorte militaire des médecins, écrit le docteur ROESENER, et leur donner tout au moins cinq soldats pour accroître leur prestige et leur autorité ».

Les sœurs paraissent avoir su se rendre utiles. Par contre les aides sanitaires civils indigènes, qu'on avait tendance à mettre à la place des sous-officiers infirmiers européens, ne donnaient pas de bons résultats.

Dans les nouveaux territoires, en 1914, existaient :

I. En Haute et Moyenne-Sangha. — 1° A Mambéré, Kadeï, Haute-Sangha (avec un camp de 250 malades à *Koumbé*) : 2 médecins, 5 assistants sanitaires, 2 sœurs ;

2° A Nola : 1 médecin, 1 infirmier.

II. En Basse-Sangha. — A Mouloundou-Bonga : 1 médecin, 3 infirmiers.

III. A Youkadouma : 1 médecin, 1 infirmier.

Le docteur ROESENER avait la direction sanitaire des territoires

de la Ki lei, de la Mambéré et de la Sangha jusqu'à Lidyombo
(Sud de Nola) et devait empêcher la circulation des malades vers le
Nord, l'Est et l'Ouest. Un camp prévu pour 250 malades était installé à environ 65 kilomètres au Sud-Est de Carnot, à *Koumbé*.
Deux assistants et deux sœurs y assuraient le service. Le docteur
ROESENER et un aide, avec trois infirmiers et deux sœurs, travail-
laient dans le cercle Moyenne Sangha-Lobaï, le docteur KOCH
avec deux assistants dans la région de Carnot. « Pour le territoire
de Carnot, écrivait-il, en ce qui concerne la thérapeutique, il est
impossible étant donnée la formidable infection de la population,
d'immobiliser dans ce secteur tout le personnel qui serait nécessaire pour traiter tous les individus malades. Tous les habitants
de la région sont atteints ou le seront. Il faut donc commencer
immédiatement à faire le traitement en masse, sans s'inquiéter de
la précision du diagnostic et de la gravité du pronostic ».

Le docteur RAUTENBERG, dont le centre se trouvait à *Moloundou*,
avait la surveillance de la Basse-Sangha en aval de Lidyombo. Il
s'occupait bien plus de thérapeutique que d'assainissement, car son
secteur était en pleine forêt vierge. Un canot automobile devait être
mis à sa disposition pour lui permettre de faire du traitement
ambulant, les territoires qu'il avait à visiter n'étaient accessibles
que par voie fluviale.

Les rapports du docteur ROESENER et du docteur KOCH du premier trimestre 1914 donnent quelques chiffres que nous rapportons.

La moyenne des malades au *camp de Koumbé* a été de 62 en janvier, de 71 en février, de 85 en mars ; la plupart originaires de la
région de Carnot, quelques-uns du cercle de la Moyenne-Sangha-
Lobaï. De plus 59 malades étaient soumis au « traitement ambulant » et se présentaient au médecin de leur plein gré. Le pourcentage des malades dans les villages des environs du camp était :

A Koumbé, en avril 1913 de 42   o/o, en mars 1914 de 27,9 o/o.
A Gugmta,   —   46 o/o,   —   38,5 o/o.
A Baboko,   —   20,8 o/o,   —   23,6 o/o.

Dans la région de Carnot, le total des gens examinés s'est élevé
à 16.261, dont 8.118 des régions non contaminées. Le chiffre des
malades rencontrés a atteint 1.663. Ils ont été mis en traitement et
à la date du 1ᵉʳ mars 1914, 2.998 malades se trouvaient sous l'influence de l'atoxyl :

Camp de Koumbé, 85,   Cercle de Carnot,   1.563.
    Ambulant,   59,   Cercle de la Moyenne-Sangha, 1.191.

Les indigènes semblaient avoir reconnu l'utilité de la médication et l'acceptaient.

Au Nord de la région de Carnot on avait pu constater que l'affection ne gagnait pas et que les nouveaux malades rencontrés s'étaient contaminés dans des zones infectées, mais ces cas erratiques démontraient la nécessité d'une surveillance active. Les porteurs de ganglions et les suspects furent d'ailleurs traités.

Il est intéressant de signaler que là, où la trypanosomiase s'arrête, la lèpre commence en quantité effrayante. Par exemple, on trouve :

Bayanga-Did³	3,70 o/o de lépreux	
Salo	5,7 —	—
Bogarta-Jarqui	6,25 —	—
Méré	12,5 —	—
Kag-Badio	3,7 —	—
Sanda (près Kag-Badio) . .	12,5 —	—
Abba	3,5 —	—
N'Sabo	2,0 —	—
Gabongo	3,8 —	—
Gaza	0,6 —	—

Cette question complique encore la lutte contre la trypanosomiase, car si l'on procédait à l'isolement de ces malades la majorité des habitants fuirait dans la brousse de peur d'être arrêtée et rendrait ainsi la prophylaxie très difficile.

Au cours d'une tournée au début de 1914 dans la région de Nola, le docteur ROESENER a établi une comparaison entre les malades vus par lui et ceux que le médecin-major des troupes coloniales MONFORT avait trouvé en 1911. Ce dernier avait examiné 3.655 indigènes parmi lesquels il avait découvert 213 trypanosomés. Le docteur ROESENER n'a plus rencontré et examiné que 2.656 individus dont 384 malades. Parmi ceux de MONFORT (213), 109, c'est-à-dire 50,7 o/o, étaient morts au début de 1914 ; 90, c'est-à-dire 42,2 o/o, vivaient encore. De ces derniers on put en voir 39. Parmi eux 26 se sentaient bien portants, mais quatre montraient des parasites ; 13 autres se disaient souffrants et les recherches furent positives dans 9 cas. Sans s'appuyer de façon absolue pour des raisons diverses (variations de nom, d'orthographe phonétique) sur les chiffres de MONFORT, le docteur ROESENER estime que la maladie a augmenté sur la route Nola-M'Baïki pendant la dernière année. Une épidémie sévissait et détruisait les villages de Njemélé et de Wambine. Alors que le pourcentage de MONFORT donnait 5,8 o/o de malades, celui du médecin allemand atteint 14,4 o/o.

En novembre 1918, le docteur PHIPPS rapporte les chiffres de 1,12 o/o de malades pour la région Sud-Est de Carnot, de 4,1 o/o pour le groupement de Carnot.

Cette région de la Haute-Sangha dépend à l'heure actuelle du gouvernement du Moyen-Congo. De juillet 1917 à novembre 1918, le docteur PHIPPS a occupé le poste de Carnot dans la Haute-Sangha. Il y a recueilli d'intéressantes observations qu'il a communiquées à la Société de Pathologie exotique (1). A Baboko, où le docteur MONFORT signalait 6 o/o de malades, il n'a trouvé que 2 trypanosomés sur 123 individus examinés ; et dans toute la zone Carnot-Bania, il a constaté que, sauf à Koumbé où le chiffre de 15,8 o/o de malades est un cas tout à fait exceptionnel, la trypanosomiase est en régression. Etablissant une corrélation entre ce fait et la rareté des glossines dans cette zone, le docteur PHIPPS n'est pas éloigné de croire au rôle mécanique joué par des insectes piqueurs, autres que les tsétsés, dans les anciennes épidémies meurtrières qui décimèrent les populations. Du jour où une thérapeutique appliquée largement eut pour effet de stériliser progressivement les porteurs de germes, l'affection a pu régresser rapidement.

La région Nord-Ouest de Carnot est traversée par les routes qui mettent en communication la Haute-Sangha avec la région de l'Adamaoua dans le Haut-Cameroun. La plus importante est celle de Abba, Baboua, Koundé. Le docteur PHIPPS n'a trouvé dans les villages échelonnés le long de cette voie que quelques cas isolés de trypanosomiase. Celle-ci n'y a jamais pris une allure épidémique. Ce résultat lui semble dû non seulement à l'absence des glossines, mais à la rareté des moustiques et des insectes piquant l'homme.

Débroussaillement. — Autour des différents postes et dans les régions contaminées les Allemands avaient commencé partout des travaux considérables de déboisement et d'assainissement. Le plus important de ces travaux, le nettoyage et l'aménagement du Nyong, poursuivait d'ailleurs un autre but : celui de rendre navigable toute l'année le cours de ce fleuve qui devait être relié par une petite voie ferrée à la Doumé et communiquer avec la côte par le chemin de fer central. Celui-ci devait en effet être poussé et arriver jusqu'au Nyong au milieu de l'année 1916.

Aux environs des camps de malades, le débroussaillement se

____

(1) *Bulletin de la Société de Pathologie exotique*, n° 7, juillet 1919.

poursuivait méthodiquement par le coupe-coupe et l'incendie. Des instructions répétées insistaient sur l'absolue nécessité de cultiver les terres défrichées et sur l'importance économique que le Gouvernement attachait à la mise en valeur des zones agricoles plantées de cultures vivrières. C'est que l'alimentation des malades, des ouvriers et des manœuvres était un problème parfois délicat à résoudre. Les Allemands avaient raison de s'y attacher car la question d'une nourriture substantielle est, selon nous, un adjuvant précieux dans le traitement de la trypanosomiase et, en général une population saine et bien nourrie offre plus de résistance à la maladie.

Il est également d'autant plus indispensable de cultiver les terrains nettoyés que lorsque ceux-ci sont abandonnés, ils se recouvrent bien vite, pendant la saison des pluies, d'une brousse épaisse qui permet aux glossines de former de nouveaux gîtes. Malheureusement, beaucoup trop souvent, les indigènes manquent d'engrais, et une main-d'œuvre assez considérable est nécessaire pour faire du nettoyage au moins deux fois par an. Des plantations de teck, de citronnelle, d'eucalyptus avaient été envisagées et les rapports trimestriels médicaux rendaient compte des résultats obtenus, du rendement de la main-d'œuvre, de la besogne effectuée.

Pendant le 2ᵉ trimestre 1913, autour de Ayoshohé, une bande de un kilomètre de long, sur 50 mètres de large, fut débroussaillée et l'étendue du terrain nettoyé sur la rive gauche du fleuve atteignait 129 hectares. En fin juin, le nombre des travailleurs mis à la disposition du médecin était de 112. Ils étaient dirigés par un infirmier européen qui s'occupait en même temps de recueillir des observations sur la biologie des mouches piquantes. Il faisait également une collection d'insectes et traitait les malades de la région. Il donnait naturellement des soins à ses ouvriers qui payèrent parfois un large tribut au paludisme et qui, porteurs de lésions pianiques ou syphilitiques, recevaient des injections de salvarsan.

Le rendement des travailleurs variait suivant le terrain. Avec des équipes bien entraînées, munies de bons outils, un hectare pouvait être assaini par un homme en trois mois, lorsque le sol était couvert moitié de broussailles, moitié de forêt. Le travail devait dans un avenir prochain, être activé, grâce à l'arrivée de foreuses et d'appareils spéciaux de défonçage à la dynamite. Entre Akonolinga et Atok, comme le terrain était plus marécageux, entrecoupé de nombreux cours d'eau, il fallait compter huit mois pour un hectare et par homme. Avec 200 travailleurs, on espérait nettoyer 25 hectares par mois (soit 300 hectares dans l'année). La solde mensuelle d'un ouvrier était de 14 marks (soit 168 marks par an), les dépenses s'élevaient à :

Salaire pour 200 ouvriers. . .	33.600
Surveillant européen	6.500
Matériel	4.900
Total.	45.000 marks,

soit 45.000 marks pour 300 hectares et 150 marks par hectare.

Pendant le 1ᵉʳ trimestre 1914, sur 17 kilomètres déboisés appartenant au tronçon d'Ayoshohé, 5 kilomètres furent essartés, mais le matériel s'usait rapidement et le manque d'outils se fit vite sentir. Avec les crédits accordés pour un travail déterminé, la moitié seulement de la besogne put être accomplie.

Autour du camp de Momendang les cultures avaient pris de plus en plus d'extension et permettaient d'espérer qu'elles suffiraient à assurer l'entretien des malades. Le déboisement aux passages des gués avait fait abaisser de façon remarquable la quantité des glossines, mais les pêcheurs et les baigneurs indigènes n'écoutaient pas les conseils et n'observaient pas les consignes. Ils préféraient trop souvent se tenir sous les galeries forestières plutôt qu'aux endroits débroussaillés.

A Doumé, le nettoyage avait été pratiqué sur les rives du fleuve sur une longueur de mille mètres et, bien que la disparition des mouches ait été obtenue, il se poursuivait régulièrement. Sur les terrains où les arbres avaient été abattus, les indigènes cultivaient le riz avec succès.

A Abong-M'Bang, du riz avait été également semé en terrain marécageux débroussé et, sans soins spéciaux, avait donné de bons résultats. Le maïs, par contre, n'avait pas poussé.

Aux environs d'Akonolinga, on ne voyait presque plus de glossines depuis les déboisements effectués au Nord et au Sud, le long du fleuve. La rive située en face de la station avait été également dénudée sur une largeur de 500 mètres. Le sous-bois avait été brûlé ; seuls les plus grands et les plus beaux arbres avaient été conservés.

Le rapport d'inspection du docteur WERNER contient des détails intéressants au sujet des travaux entrepris sur les rives du Nyong.

Il a eu l'impression qu'il serait assez facile de se débarrasser des glossines dans les parties de terrains où le fleuve coule en sol ferme. La solution est plus délicate dans les régions où la forêt est sillonnée de cours d'eau marécageux, car les tsétsés se trouvent aussi bien dans la forêt que sur les rives. Elles sont disséminées partout et ne se cantonnent point en des galeries forestières fluviales. Il paraît donc sans effet de déboiser seulement les rives de certaines rivières (comme le Longmafog, par exemple). Il en est de même lorsque les hautes eaux atteignent la lisière de la forêt, alors que celle-ci est éloignée du cours du fleuve au moment des basses eaux. « Encore, prétend le docteur WERNER, cela a peu d'importance au point de vue circulation, en canot automobile ou en grande pirogue, car, lorsque la forêt était à plus de cent mètres du fleuve, je n'ai pas été gêné par les glossines. » Ainsi, au cours de son voyage en pirogue sur le Nyong, de Ayoshohé à Abong-M'Bang, il captura, avec quelques hématopotes et tabanides, cent glossines entre Sendalong et M'Bidalong. Cette région n'était pas débroussaillée et il remarqua que le nombre des mouches augmentait proportionnellement suivant la plus ou moins grande proximité du rivage, lorsque celui-ci se recouvrait de forêts marécageuses. En dehors des zones assainies, la quantité de glossines diminuait de fréquence partout où le nettoyage du Nyong avait été opéré en partie, par une simple petite bande de déboisement le long des rives.

Pour obtenir la disparition des glossines il n'est pas besoin d'enlever les souches. Les petits arbres et le sous-bois sont à détruire à la hache et au coupe-coupe, puis à brûler lorsqu'ils sont desséchés. Quelques incendies successifs et rapprochés suffisent à faire périr les racines et l'essartement n'est pas nécessaire, mais le feu est absolument indispensable à plusieurs reprises afin d'éviter les rejets et les nouvelles pousses. Deux ou trois fois pendant la grande saison sèche et une fois pendant la petite, la brousse sera donc brûlée. En terrain ferme elle repoussera beaucoup plus vite et beaucoup plus dru qu'en terrain marécageux, mais, après avoir été incendiées plusieurs fois, les herbes, tout d'abord hautes et vigoureuses, deviendront grêles et menues sans pouvoir donner asile aux glossines dont le feu a d'ailleurs l'avantage de tuer les pupes par la chaleur.

A Sendalong, un agent sanitaire, l'infirmier européen STREITWIESEN, surveillait les équipes de travailleurs chargés du débroussaillement. Pendant un an, 1913-1914, il employa trois cents manœuvres pour arriver à défricher six kilomètres de longueur de rives sur une largeur d'un kilomètre. Ces ouvriers, payés 12 marks par mois, coûtaient donc 3.600 marks par mois, mais, pendant la saison des pluies, le licenciement d'une partie (les deux tiers environ) permit de réaliser des économies et de payer les dépenses de personnel européen et de matériel.

D'après ces chiffres, le nettoiement des rives du Nyong, en territoire infesté, entre Along et Abong-M'Bang, nécessiterait la somme de 1.296.000 marks, répartie sur six ans, soit par an 216.200 marks. Cinq camps de défrichement, travaillant simultanément avec 300 travailleurs, seraient nécessaires. Il semble moins urgent d'assainir les autres portions navigables du Nyong en raison de la moins grande fréquence des cas de trypanosomiase et le débroussaillement pourrait s'y faire dans des conditions moins coûteuses qu'entre Akonolinga et Along.

L'assainissement des villages était également poursuivi dans le bassin de la Sangha. Des travaux de nettoyage avaient été entrepris sur les bords de la Mambéré et de la Nana.

4) Surveillance de la circulation et des territoires fermés

Tout indigène arrivant au Cameroun par voie maritime était débarqué à Victoria, à Douala, à Kribi, ou à Oukoko : il était examiné au point de vue trypanosomiase.

Le capitaine de navire au moment de l'arraisonnement remettait au médecin un état nominatif des passagers indiquant leur lieu d'origine. Ils étaient visités et un certificat leur était délivré sans lequel ils ne pouvaient quitter le port de débarquement.

Des postes de surveillance de circulation existaient à Dschang, Baré, Jabassi, Victoria, Douala, Edéa, Yaoundé, Kribi, Olama, Ebolova, Lomié, Abong-M'Bang, Doumé, Bouéa, Oyem, Akoafim, N'Garabissan, Moloundou, Oukoko et à certains points frontière des territoires fermés où se trouvait du personnel sanitaire spécial appartenant au service de prophylaxie de la maladie du sommeil.

Les territoires considérés comme contaminés étaient bien délimités, particulièrement :

1° Les bassins de la Sangha, de la Mambéré, de la Lobaï ;

2° Les bassins de l'Ayong, du Long, du Longmafog, et le pays des Yélindas ;

3° Le bassin de l'Ivindo entre Akoafim et N'Garabissan.

Des poteaux indicateurs ou des signes particuliers bien connus des indigènes indiquaient de façon apparente les limites de ces territoires. Pour chacun d'eux une réglementation spéciale prévoyait les entrées, les sorties, le travail.

Ainsi dans le territoire n° 1, il était défendu d'introduire des porteurs, des travailleurs, des traitants et des pagayeurs. Les indigènes qui y avaient élu domicile ne pouvaient en sortir. Le passage des voyageurs avait lieu aux postes de surveillance où se faisait l'échange des porteurs principalement à Moloundou, Youkadouma, Gaza, Bayanga, Bouga et Zinga.

Les Européens et leurs domestiques devaient obligatoirement s'y faire examiner. Les indigènes suspects et douteux restaient en observation, les malades étaient soumis au traitement. Les Européens trypanosomés ne pouvaient continuer leur voyage qu'après avoir commencé un traitement et devaient passer par un itinéraire désigné. Aux uns et aux autres était délivré un certificat qui était présenté à toute réquisition des administrateurs.

Les Européens, habitant le territoire contaminé, ainsi que leurs serviteurs, le personnel indigène, les employés et les traitants, étaient visités très régulièrement.

La population indigène occupant les régions limitrophes des territoires contaminés devait être examinée tous les mois. Les examens pouvaient être pratiqués par un personnel auxiliaire subalterne spécialement éduqué à cet effet.

Dans l'intérieur même de ce territoire, il était défendu dans les régions particulièrement atteintes de recruter des travailleurs ou des porteurs. La circulation était restreinte. Les routes à suivre étaient désignées par l'administration locale et étaient indiquées aux indigènes. Aucune entreprise ne pouvait s'installer aux environs des villages très contaminés. Entre certaines localités, le colportage pouvait même être interdit. Les chefs indigènes signalaient les infractions.

Dans le territoire n° 2, les indigènes employés au débroussaillement et au nettoyage du Nyong, entre Abong-M'Bang et Akonolinga, devaient être recrutés sur place, et ne devaient pas être employés au déboisement, entre Akonolinga et Olama. De même les pêcheurs et les habitants du pays devaient limiter entre ces points leurs excursions. Le déboisement devait se faire un kilomètre en amont et un kilomètre en aval des villages, des habitations ou des gués. Il était interdit de circuler à la rame ou à la pagaie sur le Nyong et les voyageurs devaient contourner le territoire fermé.

Dans le territoire n° 3, également la circulation était restreinte. Des poteaux indicateurs montraient, aux croisements des routes, le chemin à prendre.

Le docteur ROESENER (1) écrit : « En pays Mambéré, au Nord de la ligne Baturi, Gaza, Abba, Bali, Tongo la maladie du sommeil n'est représentée que par des cas isolés et importés ; au Sud, elle est endémique. Le mieux serait de fermer complètement les districts infectés. Tout le reste ne sera que des demi-mesures. En attendant, le trafic doit se faire seulement par des routes déterminées, sous contrôle permanent.

Les Haoussas sont de grands et dangereux propagateurs de la maladie du sommeil. En cinq ans, le Serkin-Haoussa de Carnot compte nominalement 635 personnes mortes de trypanosomiase dans son village, et ce chiffre ne serait que la moitié de la réalité (2).

Dans le cercle Haute-Sangha-Cham, ils sont soumis à des mesures qui paraissent très heureuses.

1° Ils ne peuvent avoir de villages qu'à Koundé, Babua, Biwiti, Buar, Carnot, Koumbé, Gâza et Berberati. Dans les autres points, ils ne peuvent s'arrêter plus de cinq jours.

2° Pour chaque agglomération il y a un Serkin-Haoussa responsable, qui doit conduire les malades et les suspects à la visite médicale et déclarer les nouveaux venus.

3° Les malades sont dirigés sur Carnot (jusqu'ici également sur Koumbé). Le village haoussa n'est à proprement dire qu'un camp de malades. Le Serkin empêche tout malade de s'éloigner sans autorisation.

Mais étant données l'instabilité des Haoussas et leur tendance à se soustraire à toute surveillance, il n'y a que des punitions très sévères qui puissent les forcer à se soumettre au contrôle médical ; on ne résoudra pas la question sans une réglementation générale de toute la colonie. Je propose ce qui suit :

(1) Rapport trimestriel d'octobre 1915 : « Lutte contre la maladie du sommeil sur la Mambéré. Rapport adressé au Gouverneur à Buéa ».

(2) En novembre 1918, c'est encore le village haoussa qui, à Carnot contient le plus grand nombre de trypanosomés. A lui seul il en compte 22, alors que tous les autres groupes réunis n'en fournissent que 11 (Dr Putres).

1° Les Haoussas ne pourront fonder de villages qu'avec autorisation de l'administration locale. Dans les autres points, ils ne pourront séjourner plus de cinq jours.

2° Le Serkin haoussa veille sur tout le mouvement de Haoussas de son village. Il déclare les arrivants, amène au médecin les malades et les suspects, indique les circonstances des décès et les maladies survenues en grande fréquence.

3° Les chefs de poste tiendront les listes de tous les Haoussas demeurant sur leur territoire.

4° A des intervalles réguliers auront lieu des visites des agglomérations haoussas.

5° Les trypanosomés seront dirigés sur un camp; les autres malades, si nécessaire, seront adressés au médecin le plus proche.

6° Sur les patentes de colportage seront indiqués les noms des enfants, des femmes, des captifs. Tous ces gens seront en même temps soumis à une visite médicale, dont le résultat sera inscrit au verso du permis ou de la patente.

7° Le mariage de Haoussas et de femmes de la contrée sera soumis à l'autorisation de l'administration. »

Le 23 janvier 1914 un arrêté du gouverneur ordonnait :

« 1° Pour empêcher la propagation de la maladie du sommeil dans le cercle Ober-Sangha-Uham, ce district sera partagé en deux régions Nord et Sud par une ligne se dirigeant de l'Est à l'Ouest de Tonga par Bali, Bayanga (au Nord de Carnot), Aba, Bagari.

2° Les indigènes qui voudront se rendre de la région Sud dans la région Nord devront passer une visite à la station sanitaire de Kumbé et présenter à leur passage de la ligne sus-indiquée un certificat sanitaire. Sans ce certificat, l'accès de la région Nord n'est pas autorisé. La station principale détermine à quel point et à qui ce certificat doit être présenté.

3° Il n'est pas permis aux indigènes de la région Nord de traverser la ligne indiquée et de se rendre dans la région Sud ».

Des pénalités pour infraction à cet arrêté étaient prévues pour les indigènes et pour les non indigènes. Ces derniers pouvaient être punis, d'une amende allant jusqu'à 3.000 marks, ou de prison *jusqu'à trois mois*, ou *des deux* à la fois.

Dans sa communication à la Société de Pathologie exotique (séance du 9 juillet 1919), le docteur Phipps, bien qu'il n'ait trouvé dans la plupart des villages où l'affection fit le plus de ravages autrefois, que des cas isolés, sporadiques en quelque sorte, demande qu'on « tienne la main rigoureusement à l'observation des prescriptions concernant le passeport sanitaire. Il faut éviter soigneusement toute mesure susceptible d'établir dans des régions à peu près indemnes (la région de Baboua, par exemple) des porteurs de trypanosomes. Les relations constantes par l'intermédiaire des Haoussas, surtout entre Carnot et les zones contaminées de l'Oubanghi et de la Sangha, constituent un danger auquel il faut prendre garde ».

5) Explorations. — Recherches scientifiques.

La protection des régions encore indemnes nécessite des inspections régulières ; et, au programme de prophylaxie de la maladie du sommeil au Cameroun étaient inscrites des explorations scientifiques :

1. Dans les bassins du Wongo, du Wuri, de la Dibamba, de la Sanaga.

2. Dans les territoires côtiers du Sud (Kribi, Kampo).

3. Dans les territoires du Nouveau Cameroun (bassins de la Sangha, de la Lobaye ; le saillant de l'Oubangui et Ancien Gabon).

Au cours de ces reconnaissances, la biologie et les mœurs des tsétsés devaient être étudiées.

En novembre 1913, le docteur BEAUDEVIN (du poste de Lomié) visita les villages habités par les Nyems et fit une tournée d'État à Madjungo dans les territoires du Nouveau Cameroun appartenant au Gabon. La population de toute cette région était dense et possédait beaucoup d'enfants. L'état sanitaire général était bon. De nombreuses glossines furent trouvées partout. Entre Lomié et État : beaucoup de *fusca* ; dans la forêt marécageuse de N'Goïla : *glossina palpalis* ; entre État et Maka : *fusca* et *palpalis*, le long des rivières Karagoua et Bespua, au cours du trajet Allat-Kakaboïne. Dans ces différents pays, de multiples préparations de sang d'individus, ainsi que d'animaux domestiques et sauvages, furent examinés au microscope sans aucun résultat. Aucun trypanosome ne fut trouvé.

Le docteur BEAUDEVIN vit la quantité des tsétsés s'augmenter le long des eaux courantes du Dschoua. Les mouches y bourdonnaient et volaient en essaims si nombreux qu'il était impossible de se garantir de leurs atteintes. Tous les voyageurs des pirogues furent piqués. Dans cette contrée, les cas suspects de maladie du som-

meil furent cependant excessivement rares. A M'Beng, situé sur
une colline au-dessus des rives marécageuses du fleuve, les mouches sont nombreuses dans le village et les habitants sont bien
portants. Un seul enfant, fortement suspect, fut examiné, avec un
résultat négatif. De même à Madjungo, un adulte, chez lequel la
maladie pouvait être soupçonnée, ne laissa voir aucun trypanosome.

Toute cette contrée peut donc être considérée comme relativement indemne. Cependant, le docteur Rautenberg a trouvé des cas
de maladie du sommeil dans la même région (aux Rapides, à Sembé-
Koudou). Or la circulation est active à la frontière. Des postes
sanitaires sont à créer sur les routes, et la pénétration de la population bakota infectée chez les M'Béla, est à surveiller.

Au cours de sa tournée dans le Bamoum, le docteur Pistner a
rencontré des tsétsés dans des habitats très précis : galeries forestières le long des rivières, lieux ombragés situés au voisinage de
flaques d'eau bien dégagées et bien découvertes. Dans les steppes
brûlées par le soleil, dans les clairières sans arbres, il n'a pas vu de
glossines, mais les mouches changent d'habitudes suivant les
régions, suivant les climats et suivant les périodes de l'année. Un
pays riche en glossines pendant la saison des pluies peut en être
dépourvu pendant la saison sèche. « Je tiens pour une utopie,
« écrit-il, l'assainissement à grande envergure de certains terri-
« toires où les glossines se dispersent dans toutes les directions de
« la rose des vents ».

Le chef de subdivision Liébert, d'Akonolinga, a donné la description des principales herbes croissant dans le bassin du Nyong.
Dans les parties marécageuses, ce sont des roseaux à tiges épaisses
de plusieurs mètres de hauteur. Dans les terrains surélevés, ce sont
des herbes de prairie atteignant environ o m. 75. « Or il avait été
généralement admis, ajoute-t-il, que les glossines ne se rencon-
traient pas dans ces terrains recouverts d'herbes basses. J'en ai
cependant vu à différentes reprises, alors que la forêt était éloignée
de 600 mètres et que, sur la rive opposée, où poussaient des
roseaux, il n'y en avait pas. Poursuivant mes observations, maintes
fois j'ai aperçu des tsétsés dans ces zones plates de prairies, sans
que l'on puisse dire qu'elles y étaient attirées par des troupeaux
de buffles, car il n'y avait nulle trace de pas de ces animaux,
comme j'ai pu m'en rendre compte (1). »

(1) Rapport du 6 mars 1914 (chef de subdivision Liébert, d'Akonolinga).

Le docteur HABERER (1), à la suite d'une mission au Congo Français et au Nouveau Cameroun, écrit : « La présence de glossines commence à l'embouchure du Congo ; elle a été signalée en plein centre de Boma. La rive du cours inférieur du Congo, couverte d'une bordure étroite de forêt les protège contre les feux de brousse fréquents pendant la saison sèche. Elles pénètrent dans les wagons pendant le trajet, et j'ai remarqué un serre-frein indigène qui fut piqué par une glossine à la joue droite, alors que le train était en pleine vitesse. Léopoldville et Brazzaville ne sont pas complètement indemnes de glossines malgré les grands travaux d'assainissement qui y ont été faits ; elles sont les hôtes continuels des vapeurs fluviaux. Ce moyen de transport sert beaucoup certainement à l'extension directe de la maladie du sommeil par les mouches infectées qui sont ainsi transportées.

Il y a des localités qui sont préférées d'une façon toute particulière par elles, c'est ainsi qu'à deux heures au-dessus de Moloundou existe un lieu de pêche du nom de Mokounounou. C'est un lit profond du Dschah formant un lac aux hautes eaux et se transformant en marais aux basses eaux. Là, se réfugient les poissons qui craignent le courant et qui sont ensuite capturés par les indigènes dans des enclos entourés de palissades. Cette eau stagnante recouverte d'une couche verdâtre était, lors de ma présence en décembre, infestée de *Glossina palpalis* à un point tel qu'un voyage de quelques heures en une petite pirogue, où l'on devait se garder de tout mouvement brusque de peur d'accidents, fut un véritable tourment. Les piqûres produisirent quelquefois des gonflements inflammatoires tels que l'on craignit la suppuration. Aux basses eaux les indigènes des environs de Makounounou s'établissent pendant plusieurs semaines sur la rive de l'ancien lit de la rivière pour y pêcher. L'entassement des hommes et le nombre énorme des glossines rendent très grand le danger de l'extension de la maladie du sommeil, même s'il ne se trouvait parmi les pêcheurs qu'un seul porteur de trypanosome.

« J'ai trouvé des *Glossina palpalis* dans ce que je connais du district de Moloundou sur toutes les rivières et sur les ruisseaux. Elles se présentent comme une sous-espèce grise qui est probablement la *Glossina palpalis Wellmani,* variété Hostein.

« La *Glossina fusca* s'y rencontre beaucoup plus fréquemment

(1) HABERER : *Deutsch. med. Wochenschrift,* 1911, n° 51. *Archiv. für Sch. und Tropen. hyg.,* 1912, n° 18, p. 589; Rapport annuel du Cameroun, 1909-1910.

que dans le district de Yaoundé. Depuis que j'ai un cheval, j'en ai récolté d'assez nombreux exemplaires ; il faut mentionner que la *Glossina fusca* a souvent piqué des indigènes marchant à côté du cheval et que j'ai été moi-même piqué une fois. »

Les divers documents que nous avons pu dépouiller contiennent de longues descriptions de la maladie du sommeil, mais rien de particulièrement intéressant qui n'ait été déjà bien souvent décrit n'est à en retenir au point de vue clinique. Les auteurs allemands font mention de cas d' « infection de cases et de familles » dont nous avons rapporté, le premier, des observations lors de notre mission en Guinée française en 1905 (1). En 1908-1909, un infirmier originaire de Yaoundé tomba malade en soignant les malades de l'hôpital ; en 1909-1910, un indigène d'Akoua qui avait travaillé à Fernando Po infecta vraisemblablement ses jeunes sœurs qui moururent en présentant des mouvements choréiques.

Au point de vue thérapeutique, des essais de différents produits chimiques et médicaments furent tentés un peu partout dans les camps de trypanosomés, et particulièrement à celui d'Ayoshôhé dont le plein fonctionnement permettait d'y poursuivre facilement des recherches scientifiques. Ainsi en 1914, les Allemands utilisaient diverses combinaisons de salvarsan et de produits colorants, « trixidine, tryparosan, trypasopol, trypaflavine », qui ne semblent d'ailleurs avoir donné aucun succès. Les médecins déploraient le fait de n'avoir à leur disposition que des malades arrivés à la seconde période de l'affection.

Le docteur REICHENOW avait commencé une série de recherches qu'il se promettait de publier en 1914. Nous avons trouvé de lui le rapport suivant (2) :

« Les trypanosomes se multiplient dans le sang. Leur nombre atteint un maximum, puis ils disparaissent soudainement sans qu'on ait une diminution progressive à enregistrer. Leur disparition ne repose pas sur leur émigration du sang périphérique, mais sur une réaction qui détruit la masse principale des parasites. Ceux-ci réapparaissent ensuite, après une période plus ou moins longue qui semble être plus courte chez les sujets récemment

(1) *Annales hyg. et médecine coloniale*, 1905, p. 307. Maladie du sommeil et tsétsés en Guinée française (Gustave MARTIN).
(2) Rapport sur l'activité scientifique à Ayoshôhé de mars à décembre 1913 adressé au Gouverneur. Ayoshôhé, 27 janvier 1914.

infectés que chez les anciens. Les températures élevées coïncident avec la disparition des trypanosomes. En ce qui concerne leur morphologie, il ne nous est pas possible de confirmer les observations de certains auteurs sur les formes sexuelles. Ce sont des différences d'âge. Les trypanosomes qui viennent de se diviser ont un aspect différent de ceux provenant de divisions successives. Ces différences sont en relation avec le degré de virulence des parasites. Ainsi à l'époque d'une reproduction active, ce sont les trypanosomes effilés et allongés en mèche de fouet, ordinairement décrits comme trypanosomes mâles, qui apparaissent en plus grand nombre... Dans le liquide céphalo-rachidien on ne constate pas de périodicités ni d'oscillations du nombre de trypanosomes, parallèlement à l'infection sanguine... Le fait que la disparition des trypanosomes du sang résulte d'une défense de l'organisme m'a amené à rechercher si l'on ne pouvait obtenir de meilleurs résultats thérapeutiques en choisissant pour l'administration des médicaments, le moment où cette défense commence. Dans ce but, et lorsque l'examen du sang prouvait la disparition des flagellés, des injections intraveineuses de salvarsan ont été pratiquées. Les parasites n'ont plus apparu ensuite pendant plusieurs mois, mais il a été impossible d'obtenir des guérisons définitives parmi des malades arrivés à la seconde période. Pour ceux-ci d'ailleurs la cure à l'atoxyl n'a jamais fait disparaître les trypanosomes du liquide cérébro-spinal, lorsque celui-ci renfermait déjà des flagellés au début du traitement. Leur nombre n'était pas diminué, et même dans plusieurs observations l'atoxyl n'empêcha pas leur augmentation. Par contre, la médication relève l'état général, augmente l'appétit et amène une amélioration très sensible mais passagère. D'autres produits : la trixidine, le trypasopol, le tryparosan, la trypaflavine, ont manqué leur but vis-à-vis des trypanosomes du liquide céphalo-rachidien ; de même, le néosalvarsan, car l'arsenic ne passe pas dans le canal lombaire.

L'impossibilité de guérir la maladie du sommeil à son second stade n'est pas due à une action défectueuse des médicaments en usage, mais bien à leur non pénétration dans le liquide cérébro-spinal. Il y a donc deux essais à tenter dans la thérapeutique de la trypanosomiase humaine : 1° une forme inoffensive d'administration intra-rachidienne d'atoxyl ou de néo-salvarsan ; 2° l'absorption d'un médicament tel que l'alcool, imprégnant le système nerveux central. C'est dans ce sens qu'en collaboration avec le docteur FALB j'ai commencé des recherches ». Le docteur REICHENOW ajoute, en terminant, qu'il a trouvé chez le chimpanzé un trypanosome caractéristique très nettement différencié du *trypanosoma gambiense* et il insiste sur la nécessité de poursuivre des études et des expériences sur les conditions de propagation de la maladie, sur le rôle des glossines et des autres mouches piquantes.

La question de transmission de la maladie du sommeil par divers autres agents vecteurs que la glossine, a préoccupé beaucoup d'auteurs allemands. Rappelons qu'au Congo, la mission française (1) avait attiré longuement l'attention sur ce fait qu'il existait des territoires où les glossines étaient nombreuses et les malades très rares, et réciproquement des zones sans tsétsés où l'affection sévissait sévèrement. « Dans le voyage de Carnot au Congo, écrit le docteur Kunn, nous avons pu confirmer les observations françaises. Sur le Nyong, nos médecins ont remarqué également un parallélisme discordant entre la maladie et les mouches. Je suis parvenu d'après mes observations dans toutes les régions traversées à des considérations qui feront peut-être la lumière dans la discussion. Au point de la forêt vierge où les mouches se rencontrent en grand nombre parce qu'elles y trouvent des conditions favorables (eau, beaucoup de gibier), la mouche isolée est peut-être amenée à piquer l'homme beaucoup moins souvent que dans le pays de prairies, où elle est plus rare à cause des mauvaises conditions d'existence (peu de forêt, peu d'eau, peu degibier). Dans les régions où les glossines sont nombreuses, elles molestent au total l'homme davantage, mais dans les zones où elles sont plus rares la chance qu'une mouche pique plusieurs personnes est plus grande. Ce dernier cas facilite la transmission de la maladie du sommeil » (2).

Les rapports allemands envisageant le rôle possible et probable des insectes piqueurs autres que les glossines, le docteur REICHENOW en janvier 1914 sollicitait du gouvernement une mission dans le nouveau Cameroun, spécialement pour étudier les modes et les conditions de propagation de la trypanosomiase humaine, en dehors du transfert par les tsétsés.

(1) Gustave MARTIN, LEBŒUF et ROUBAUD : Rapport sur la maladie du sommeil, 1909 (Masson, éditeur).
(2) Voir sur le même sujet les travaux de ROUBAUD *in* : « Rapport de la mission française (1909), Communications à l'Académie des sciences, *Annales de l'Institut Pasteur*. Lire dans le n° 10 de la *Revue générale des sciences*, 30 mai 1920, « La méthode trophique dans la lutte contre les insectes et les affections qu'ils transmettent. »

6) Critiques. — Dépenses budgétaires en 1914 et en 1915. — Effort donné pendant la période d'occupation. — Programme d'avenir. — Conclusions.

Certains auteurs allemands ont écrit que « l'incroyable négli-
« gence de l'Administration française était cause de l'extension
« effrayante de la maladie du sommeil dans le bassin du Congo ».
Ils se sont étonnés de l'insuffisance du personnel sanitaire dont
disposaient la France et la Belgique dans leurs colonies équatoriales pour lutter contre la maladie. Ils ont signalé les « maigres
résultats obtenus par ces deux puissances » qu'ils ont accusées
d'incurie. « Cependant, écrit le docteur Kulz, s'il est vrai que les
Français n'ont rien fait au point de vue pratique pour combattre la
trypanosomiase humaine, il faut reconnaître qu'ils ont produit un
travail considérable en ce qui concerne l'étude de son extension,
dès les années 1906-1908. Leur rapport de 1909 (1) nous a été extrêmement précieux et cela longtemps avant que nous fassions
nous-mêmes quelque chose dans l'ancien Cameroun ».

Les Allemands n'ont pas manqué dans plusieurs de leurs rapports, de critiquer la tenue des villages de sommeilleux de Brazzaville et de Léopoldville, la liberté laissée aux malades, le manque de surveillance des caravanes et des nomades se rendant
de zones indemnes en pays infectés, la légèreté avec laquelle était
autorisé l'engagement à bord des bateaux fluviaux des manœuvres trypanosomés (2).

<hr>

(1) Rapport de la mission d'études Gustave Martin, Leboeuf et Roubaud,
La maladie du sommeil au Congo (Paris, 1909) (Masson).

(2) Dans le rapport médical annuel (1909-1910) du Cameroun, le professeur
Hieronymi dit :

« La maladie du sommeil commence à se répandre lentement le long des
frontières Sud-Est, mais jusqu'à présent les atteintes de la trypanosomiase
se limitent à des gens provenant de trois grands centres où la maladie est
endémique, qui sont :

1° Léopoldville, Brazzaville avec leurs centaines de sommeilleux, mal isolés et errant librement. Il n'est pas douteux que s'ils étaient traités, ils
seraient inoffensifs au point de vue de l'extension de la maladie.

2° Le Kassaï, où se trouve une quantité de malades.

3° La Haute-Sangha, en particulier la région Nola-Carnot. Les mesures
prises au point de vue de la prophylaxie de la trypanosomiase par les Français y sont, de leur propre aveu, insuffisantes.

« ... Il faut ajouter que les vapeurs français qui font du trafic sur la San-

Il est donc d'une ironie particulière de constater que nos prédécesseurs se sont adressés mutuellement les mêmes reproches qu'ils avaient crû devoir faire à leurs voisins.

En effet, en avril 1914, le Président de la Chambre de commerce de Kribi, sur les suggestions de la Société brémoise de l'Afrique occidentale, proposait à ses membres « d'émettre le vœu d'inviter le « Gouvernement impérial à procurer aux malades du sommeil un « isolement plus sévère et plus sérieux ». « A la station d'Olama, neuf trypanosomés indigènes ayant fait partie de la mission RAMSEY et qui devaient être transportés de Kribi à Ayoshohé ont habité au milieu du village, se promenant en toute liberté en perpétuel contact avec la population saine !! (1) A Ayoshohé, les malades se baignent dans le fleuve, malgré la présence de nombreuses glossines, susceptibles de s'infecter et de transmettre l'affection ! Des voyageurs ont même vu des tsé-tsés en plein camp !! (2). Sur la Lokoundjé, des indigènes, revenus du Nouveau Cameroun contaminé où ils avaient été envoyés comme porteurs, constituent un danger permanent pour la population indemne !! (3) Des manœuvres ont pu aller et venir de l'Ancien au Nouveau Cameroun et un chef de subdivision a conduit 300 indigènes de race Boulou, en bon état de santé, dans la région de Carnot, notoirement infectée !! (3) Ainsi, ajoutait la Chambre de commerce, le Gouvernement public des mesures énergiques pour la fermeture de territoires gigantesques; il prend également d'autres moyens radicaux d'une valeur problématique, aux dépens du commerce et de la circulation, tandis qu'il néglige des méthodes de prophylaxie simples, pratiques et dont l'action est certaine (3) ».

gha et le Dschah ne sont pas examinés au point de vue de la présence de la maladie du sommeil possible parmi leurs équipages... Les sociétés de commerce importent d'une façon continuelle à notre frontière des travailleurs provenant de territoires contaminés...

« Il y a nécessité impérieuse à placer un médecin en résidence fixe à Molonndou alors qu'un second méd. effectuera des tournées régulières dans la zone frontière. »

(1) Chambre de commerce de Kribi. Séance du 1er avril 1914. Réunion relative à la prophylaxie de la maladie du sommeil.

(2) « A mon arrivée à Ayoshohé, je me suis tout d'abord préoccupé de me rendre compte si véritablement des g...tes existaient dans le camp des malades, comme on l'avait signalé. En dehors des mouches élevées pour les recherches scientifiques, les tsétsés ne se rencontrent pas dans le camp, et le terrain entre celui-ci et le Nyong est débroussaillé, dépourvu de toute glossine Il y a lieu de faire une différence entre le camp et le gîte d'étapes. Ce dernier se trouve précisément dans un endroit marécageux, non assaini, et il y a des glossines. Son transfert est indispensable. Il est projeté » (Rapport d'inspection du docteur WINNER, 22 juin 1914).

(3) Chambre de commerce de Kribi. Séance du 1er avril 1914. Réunion relative à la prophylaxie de la maladie du sommeil.

Nos confrères allemands ont répondu à ces reproches, en apportant des explications semblables (1) à celles que nous n'aurions pas manqué de leur donner également pour nous défendre de leurs critiques, s'il ne nous avait pas paru puéril d'entamer des discussions parascientifiques inutiles.

Nous ne les suivrons pas dans cette voie, et nous ne mettrons pas sur le compte de la terreur gardée du souvenir de l'occupation allemande, le fait que les indigènes des régions de Doumé et du Centre cherchent à échapper aux inspections médicales (2). Faisons remarquer simplement : tandis que les médecins allemands ne se déplaçaient jamais sans une véritable escorte militaire, le médecin colonial français, lui, lorsqu'il part en tournée, est seul, accompagné simplement d'un interprète, et c'est par une méthode de bienveillance et de douceur qu'il arrive à attirer à lui les indigènes.

Nous ne dirons pas que c'est à cause de leur brutalité et de leurs méthodes sévères de répression que les Allemands voyaient les malades s'enfuir de leurs camps de traitement. Dans tous leurs rapports, ils se lamentent « du pourcentage désagréablement élevé des évasions » et sur les dangers que font courir ces fuyards, « dangers cependant réduits du fait qu'ils ont déjà reçu des injections d'atoxyl et qu'ils peuvent être retrouvés avant la réapparition des trypanosomes dans le sang ».

Nous n'insisterons pas sur l'insuffisance de la nourriture accor-

---

(1) Les conditions de propagation de la maladie du sommeil sont si difficiles à connaître qu'il n'est guère possible à un médecin éloigné d'une région, à plus forte raison à des profanes de porter un jugement. Les différentes théories de modes de transmission auxquelles la Chambre de commerce fait allusion nécessitent des recherches parmi les plus délicates de laboratoire. Pour que la maladie se propage, une certaine catégorie de malades qui n'existe pas à Ayoshohé, est nécessaire. Déjà, sur les racontars fantaisistes de la présence de glossines dans le camp, j'ai demandé des explications. Je n'ai pas eu de réponse. S'il y avait eu danger quelconque, il va de soi que le directeur du camp l'aurait reconnu mieux qu'un ignorant et qu'il y aurait apporté remède (Réponse du médecin chef du camp).

(2) Au cours d'une mission dans le bassin de la Sangha, le docteur Rossen écrit : « Les sénégalais français ont usé avec les Yangérés sans ménagement. Depuis, ces pauvres gens fuient, se cachent dans la brousse, et il est impossible de les approcher, car, jadis, lorsqu'ils étaient repris, il pouvait fort bien leur arriver d'avoir une oreille coupée comme punition !!! » Le même auteur, quelques lignes après, en parlant des mêmes autochtones, ajoute : « qu'ils sont insolents, hâbleurs et poltrons, ne craignant pas, quand ils sont en force, d'abuser de la faiblesse de l'Européen. Ils n'attendent qu'une occasion de se soulever et il faudra leur faire éprouver la force des Allemands pour les faire revenir à de meilleurs sentiments !!

Tout commentaire serait superflu !

dée aux malades (1). Sans doute, des efforts pour obtenir des cultures vivrières locales aux alentours des camps des sommeilleux furent faits, mais le problème alimentaire était difficile à résoudre lorsque le nombre des travailleurs et des manœuvres venait augmenter considérablement celui des malades.

Il nous sera permis cependant de signaler que, pendant la guerre les allemands renvoyèrent les trypanosomés en traitement au camp d'Ayos, pour y interner quarante prisonniers européens français et anglais qui y furent maintenus jusqu'au moment de la retraite vers le Muni. Si les alliés s'étaient permis un tel acte avec quelle indignation nos adversaires n'auraient-ils pas protesté ?

S'il n'est pas contestable que les Allemands avaient commencé à prendre au Cameroun en 1913-1914 d'excellentes mesures de protection et qu'ils étaient passés à l'application de leur programme, il nous paraît moins certain que celui-ci, si large et si bien compris qu'il fût, eût été réalisable.

Malgré tous les encouragements donnés aux autochtones, nos prédécesseurs n'avaient pas encore vu se réaliser les espérances qu'ils étaient peut-être en droit d'attendre :

« Pour tant désirables que puissent être la création de fermes et
« la mise en culture des territoires débroussaillés du Nyong, je
« doute du résultat, écrit le chef de la circonscription de Doumé.
« Les indigènes n'ont pas de bétail, pas d'engrais. Ils abandonne-
« ront dans un temps relativement court le terrain qui leur aura
« été donné, et une nouvelle forêt secondaire apparaîtra rapide-
« ment. Nous avons déjà vu l'exemple de ce que j'avance, lors de
« la construction de la ligne téléphonique Abong-M'Bang-Doumé
« et Doumé-Nyassi qui avait été établie sur une bande de terrain
« déboisé, de 80 mètres de large. Les villages voisins après avoir
« cultivé cette zone l'ont laissée bien vite en friche et actuellement
« elle est couverte d'une brousse épaisse qui nécessitera un nou-
« veau nettoyage. Le mieux serait de faire des plantations de pal-
« miers à huile, ou de donner en concession les territoires assai-
« nis aux Européens ».

(1) En 1911 le docteur Joussos eut l'occasion de visiter le camp d'Akonolinga. Les trois cents malades qui s'y trouvaient étaient bien logés et nourris gratuitement, mais leur état était misérable et ils couchaient sur la terre battue. Ils avaient brûlé leur lit pour en faire du feu (Extrait d'un rapport du docteur Joussos, pasteur américain, sur la maladie du sommeil au Cameroun, adressé aimablement à la Direction du service de santé de Douala sur notre demande).

Une lettre gouvernementale laisse percer les mêmes appréhensions :

« Les rives du Nyong, de chaque côté du fleuve, doivent être
« déboisées sur 300 kilomètres de long et 400 mètres de large. Sur
« 24.000 hectares à débroussailler, les cinq sixièmes du terrain
« sont soumis à l'inondation et ne peuvent être utilisés dans un
« but agricole. Restent 4.000 hectares que les habitants des rives
« du Nyong peuvent exploiter économiquement. D'après le méde-
« cin-major NOEGELE, la population est assez nombreuse, mais les
« indigènes se livreront-ils à une culture intensive et constante ?
« Les noirs préfèrent à la steppe, le terrain de forêt déboisé et
« brûlé : S'installeront-ils facilement dans les pays assainis ? Si la
« forêt repousse, si chaque année demande un nouvel effort, un
« travail considérable et de gros frais d'entretien, ne vaudrait-il
« pas mieux abandonner tout le Nyong en tant que voie de circu-
« lation ? » (1)

Les mesures spéciales relatives à la surveillance et à la fermeture de certaines zones suscitèrent également de violentes récri-
minations. Le chef du poste d'Abong-M'Bang prétend n'avoir
constaté que quelques cas isolés de trypanosomiase pendant deux
ans et demi de séjour dans la région. Au cours de deux tournées
dans les villages arrosés par le Longmafog (en juin 1911 et en
juillet 1912), il s'est efforcé vainement écrit-il, de voir un seul
malade du sommeil. « Si le Longmafog était un foyer aussi sérieux
qu'on le dit, même comme simple profane, j'aurais dû rencontrer
quelques malades. Les médecins auraient trouvé 30 à 70 o/o d'indigènes trypanosomés ! Or, parmi ces derniers, la mortalité ne
correspond nullement à de pareils chiffres, car elle a été très faible.
Les habitants interrogés ont répondu que les décès étaient rares
et que la dysenterie faisait plus de victimes que la maladie du
sommeil. En tous cas, celle-ci ne prend jamais une allure épidémique particulièrement grave. J'ai employé 3.000 travailleurs
prestataires et je n'ai jamais observé parmi eux de cas de maladie du sommeil. Il n'y a donc pas lieu de fermer le territoire, ni
d'imposer des mesures spéciales de surveillance. Beaucoup de
manœuvres peuvent être recrutés dans la région, et, d'après moi,
le traitement des gens atteints, leur isolement dans des camps
éloignés des cours d'eau, sont des moyens de protection très suffisants (2). »

(1) Projet de lettre du Gouverneur (20 décembre 1913).
(2) Rapport de M. Hænig, chef de poste d'Abong-M'Bang (12 avril 1913).

Il n'est pas besoin de dire que nous ne partageons pas cet avis et que malgré les protestations de commerçants et les observations d'administrateurs mal informés ou ignorants des questions techniques et scientifiques, nous approuvons les mesures générales de prophylaxie prises par le service sanitaire allemand. Les réclamations prouvent que celui-ci fut souvent discuté (1), attaqué, et que tout n'était pas au Cameroun pour le mieux dans le meilleur des mondes. Nos confrères allemands auraient pu s'en souvenir avant de blâmer l'organisation des services de prophylaxie des colonies voisines.

Le budget civil et militaire allemand du Cameroun de 1914 prévoyait au chapitre II § 1er, titre 3 « : Lutte contre les maladies contagieuses », une somme de 650.000 marks à laquelle devait s'ajouter une somme de 81.000 marks, contribution de la Compagnie Forestière-Sangha-Oubangui à la lutte contre la maladie du sommeil. Au total : 731.000 marks ; dont 631.000 marks pour la maladie du sommeil, répartis entre les différents postes ou groupes médicaux qui poursuivaient la prophylaxie.

Les dépenses comprenaient : la solde des médecins et celle des aides, les indemnités : une indemnité de route pour chaque Européen, par jour de déplacement en tournée ou en voyage (4 marks par jour, pour une durée moyenne annuelle de 75 à 100 jours), la solde des porteurs pendant ces déplacements (15 porteurs par Européen), la solde d'un personnel indigène nombreux : infirmiers, aides, manœuvres sanitaires, soldats de police, courriers, la solde de porteurs destinés au ravitaillement mensuel du personnel européen (3 porteurs par Européen), l'entretien des malades (o mk. 20 par tête et par jour., l'entretien des bâtiments, du téléphone, les frais de monture, les dépenses en médicaments et en matériel, les dons aux indigènes. Ce budget était naturellement variable suivant les postes :

(1) Dans une note officielle le 10 juillet 1920 le docteur Knox écrivait au médecin du camp d'Ayoshohé : « On a émis l'opinion ces derniers temps dans certains milieux administratifs qu'il ne s'agissait pas au Cameroun de véritable maladie du sommeil. Je vous prie instamment de réunir au camp tous les malades graves que vous pourrez y concentrer, y compris ceux qui se trouvent au stade terminal, afin que S. E. M. le Gouverneur puisse se rendre compte lui-même, lors de sa tournée d'inspection, que nous avons bien à faire à la trypanosomiase humaine dont la gravité est si connue ».

Maka Nord	67.914	marks.
Maka Sud	63.255	—
Nyong.	115.595	—
Doumé	25.938	—
Haute Sangha	118.515	—
Sangha inférieure	50.820	—
Ubo (Baré-Dchang)	13.760	—
Abong-M'Bang	16.873	—
Exploration de la haute Sanaga.	29.428	—
Youkaduma	5.740	—
Ebolowa	7.082	—
Lomié.	9.000	—
Yaoundé	1.000	—
Kribi	5.000	—
Territoire côtier Nord et centre.	26.072	—
Territoire côtier Sud	10.243	—
Wolo-Ntem et Iwindo. . . .	2.440	—
Pointe Oubangui	3.940	—
Pour les remplacements . . .	44.380	—
Voyages du Directeur dans l'intérêt du service	14.000	—

Si nous prenons l'un des chiffres précédents, soit par exemple
les 115.595 marks destinés au territoire du Nyong (camp de sommeilleux d'Ayos avec poste de surveillance d'Olama) les dépenses
étaient ainsi réparties :

		Marks
1. Solde de deux médecins. Un major de 2ᵉ classe à 9.600 marks et un aide-major de 1ʳᵉ classe à 7.500 marks. Un microbiologiste à 7.700 marks. Un gestionnaire d'hôpital de 2ᵉ classe à 4.350 marks et deux infirmiers à 3.800 marks.		—
Total moyen		36.750
2. Indemnités annuelles d'équipement aux deux médecins ci-dessus (2 × 400 marks)		800
3. Allocation de congé aux six membres du personnel sanitaire ci-dessus (3 × 660 marks 3 × 460 marks).		3.360
4. Indemnité d'entretien de trousse aux deux médecins ci-dessus à 50 marks		100
5. Versement annuel à l'Association des Femmes allemandes pour deux sœurs à 500 marks		1.000
A reporter		42.010

	Report	42.010
6.	Frais de route pour les six personnes ci-dessus pour une moyenne de 100 jours de voyage par an et une indemnité journalière de 4 marks (6 × 100 × 4 marks)	2.400
7.	Frais de portage pour ces voyages de service pour un nombre moyen de 15 porteurs par personne (bagages personnels et de service), avec un salaire journalier moyen de 0,60 mark par porteur, y compris la nourriture (6 × 100 × 15 × 0,60) .	5.400
8.	Frais de portage pour les deux sœurs pour 40 jours de voyage et un nombre moyen de 15 porteurs par personne (bagages personnels et de service) avec un salaire journalier moyen de 0,60 mark par porteur, y compris la nourriture (2 × 40 × 15 × 0,60).	720
9.	Salaire de 30 auxiliaires noirs (infirmiers, gardes-malades, soldats de police, etc.) d'un salaire annuel de 480 marks (personnel ancien) (30 × 480 marks).	14.400
10.	Salaire de deux domestiques pour les sœurs à raison de 15 marks par mois (2 × 15 × 12) . . .	360
11.	Salaire d'un cuisinier et d'un blanchisseur pour les deux sœurs à raison de 40 marks par mois (2 × 40 × 12).	960
12.	Indemnité représentative de vivres (y compris celle de la boisson) pour les deux sœurs (2 × 7,50 × 365)	5.475
13.	Nourriture d'une moyenne de 250 sommeilleux au taux journalier moyen de 0,20 mark par tête (250 × 365 × 0,20) . . . . 18.250 à déduire nourriture récoltée par les malades eux-mêmes 12.000	6.250
14.	Pour médicaments, mobilier et matériel, y compris frais de transport	12.000
15.	Pour 100 travailleurs d'assainissement à 168 marks par tête et par an (100 × 168).	16.800
16.	Frais de portage pour l'approvisionnement du personnel sanitaire ci-dessus, y compris les sœurs. 3 porteurs par personne et par mois d'un salaire moyen de 15 marks par porteur (8 × 3 × 12 × 15 marks).	4.320
	A reporter	111.095

	Report	111.095
17.	Fonctionnement d'un moteur et entretien des véhi- cules	1.000
18.	Entretien des bâtiments	2.000
19.	Taxes téléphoniques, etc.	500
20.	Cadeaux aux indigènes	1.000
	Total.	115.595

« Les médecins chargés de la lutte contre la maladie du sommeil, écrit le rapporteur du budget, ont dans les territoires où s'exerce leur rôle, c'est-à-dire dans les grands foyers de l'affection, à se préoccuper également des fonctions de médecins d'assistance. Ils s'occupent de la vaccination antivariolique, de la lutte contre les maladies vénériennes et le pian, tant pour acquérir plus facilement la confiance des indigènes que pour diminuer l'immense tâche qui incombe aux médecins d'assistance et pour faire œuvre efficace d'hygiène parmi la population autochtone ; d'un autre côté les médecins de l'assistance doivent mener la lutte dans leurs territoires contre les petits foyers de maladie du sommeil et s'occuper de la défense contre l'épidémie. A la suite de ce travail en commun de tous les médecins et pour régulariser les désignations dans le budget, le titre 3 sera à l'avenir doté « pour la lutte cont·· les maladies contagieuses », de la somme totale de 650.000 marks dont 550.000 pour la maladie du sommeil, 50.000 pour les autres maladies contagieuses, y compris la lèpre, les maladies vénériennes et le pian, et 50.000 pour l'amélioration sanitaire des endroits où habitent les Européens. »

Dans ce personnel, appartiennent à l'organisation contre la maladie du sommeil (S) et sont payés sur le budget de 550.000 marks : 11 médecins, 1 microbiologiste, 9 gestionnaires, 21 infirmiers, 5 sœurs. De plus, 3 médecins sont des médecins militaires (Mbo Ntem, Iwindo, Pointe de l'Oubangui, MM), avec 6 sous-officiers. Enfin les 10 autres médecins sont de l'assistance (A) avec 6 infirmiers du même service, et 2 gestionnaires.

Le tableau ci-joint (page 210) donne la répartition du personnel affecté en 1914 à la lutte contre la maladie du sommeil : 24 médecins, 1 microbiologiste, 11 gestionnaires, 6 sous-officiers, 25 infirmiers, 5 sœurs.

Dans le projet allemand de 1915, le rapporteur écrit : « Il ne faut pas compter pour cette année sur un appoint de la C. F. S. O. Cependant la prophylaxie des maladies endémiques et contagieuses doit être continuée et poursuivie au moins dans les limites indiquées au précédent budget. Dans ce but pour 1915 sont à prévoir 530.000 marks. « La surveillance de la circulation et la création de 35 à 40 postes sanitaires de contrôle entraînent une augmentation de personnel : (4 médecins, 27 aides sanitaires, 90 employés indigènes) ; de plus l'achat des médicaments et de matériel, l'entretien des locaux, l'installation de petits laboratoires de brousse nécessitent des augmentations (soit 288.000 marks). « Enfin les Européens chargés de la lutte contre la maladie du sommeil sont exposés à des fatigues, à des privations et à des dangers de contamination. Il est de toute justice de leur accorder, lorsqu'ils sont dans la brousse, une indemnité mensuelle de 100 marks, soit (pour 60 Européens environ) 72.000 marks. »

Ajoutons que les travaux de débroussaillement et de nettoyage du Nyong continuaient en 1915 (6ᵉ versement : 100.000 marks) et que 50.000 marks étaient répartis pour les travaux d'assainissement dans les centres européens (sur fonds global de 200.000 marks prévus pour 1914, 1915, 1916 et 1917).

Enfin pour les expéditions d'atoxylisation ambulante et de reconnaissances scientifiques dans les bassins fluviaux, le docteur Nœgelé prévoyait pour chacune d'elles une dépense annuelle de 80.000 marks au minimum.

Chaque expédition devait comprendre un médecin, quatre sous-officiers exercés au diagnostic microscopique, 15 infirmiers indigènes, 10 soldats de police, 100 porteurs destinés à monter les tentes, à faire du débroussaillement et à servir au transport des malades. « Les expéditions devant parcourir des pays forestiers ou marécageux difficiles, et traversant des populations primitives, seront munies de tentes, de bâches, de lits, de caisses zinguées imperméables, d'un laboratoire ambulant... Les examens seront nombreux, sérieux, fatigants, il est donc nécessaire d'accorder beaucoup de personnel à ces expéditions dont la durée ne sera pas trop limitée... On délivrera aux porteurs du sel, du tabac, de l'huile ou de la graisse alimentaire ». Le docteur Nœgelé demandait 20 microscopes pour la région du Nyong, réclamait 25 kilogrammes de quinine par an pour son personnel et ses travailleurs souvent indisponibles par des accès de paludisme (1 gramme tous les 5 jours).

Tableau de l'organisation allemande contre la maladie du sommeil et du personnel. (S = Budget spécial sommeilleux, A = Budget d'assistance, MM = Médecins militaires).

N° d'ordre	Localités ou territoires	Médecins S.	MM.	A.	Microbiologiste	Sous-officiers infirmiers	Infirmiers ou Gérants d'hôpital de 2e classe S.	A.	Jours	Observations
1	Maka du Nord (Mo-nendang) avec station de surveillance à Bertoua	1	»	»	»	»	3	»	»	Lutte contre les épidémies
2	Maka du Sud (Mbi-dalong) . . .	1	»	»	»	»	2	»	»	Id.
3	Doumé et station de surveillance à Njiassi. . .	»	»	1	»	»	2	»	»	Id.
4	Territoire du Nyong (Ayoshohé) avec station de surveillance à Olama .	2	»	»	1	»	3	»	2	Id.
5	Haute et moyenne Sangha (Kumbé)	2	»	»	»	»	4	»	2	Lutte et surveillance du trafic
	a) Mambéré, Kadei, Haute-Sangha, b) Nola .	»	»	1	»	»	»	1	»	Id.
6	Basse-Sangha (Molendou-Bonga).	1	»	»	»	»	3	»	»	Lutte contre la maladie
7	Mbo, Ebéné (Baré)	»	»	1	»	»	1	»	»	Id.
8	Abong-M'Bang .	»	»	1	»	»	1	»	»	Id.
9	Cours supérieur de la Sangha .	1	»	»	»	»	1	»	»	Recherches
	A reporter. .	8	»	4	1	»	20	1	4	

N° d'ordre	Localité ou territoire	Médecins			Microbiologiste	Sous-officiers infirmiers	Infirmiers ou Gérant d'hôpital de 2e classe		Sœurs	Observations
		S.	MM.	A.			S.	A.		
	Report . . . ,	8	»	4	1	»	20	1	4	
10	Youkadouma . .	»	»	1	»	»	»	1	»	Recherches et surveillance
11	Ebolowa, station de surveillance à Sangmelima .	»	»	1	«	»	1	1	»	Surveillance du trafic
12	Yaoundé . . .	»	»	1	»	»	»	1	»	Id.
13	Lomié	»	»	1	»	»	1	»	»	Recherches et surveillance
14	Kribi, station de surveillance à Lolodorf. . .	»	»	1	»	»	»	2	»	Id.
15	Territoire côtier du Nord et du centre (Bassin du Mungo, du Wuri, de la Dibanba, cours inférieur de la Sanaga	1	»	»	»	»	1	»	»	Id.
16	Territoire côtier du Sud et Campo (Ukoko) . .	»	»	1	»	»	1	»	»	Recherches
17	Nouveau territoire du Sud.									
	A) N'Tem . . .	»	1	»	»	2	»	»	»	Id.
18	B) Iwindo . . .	»	1	»	»		»	»	»	Id.
19	Pointe de l'Oubangui (Mbaiki). .	»	1	»	»	2	»	»	»	Id.
	Pour remplacement de permissionnaires .	2	»	»	»	»	6	»	1	Id.
	Totaux . . .	11	3	10	1	6	30 (1)	6 (2)	5	

(1) Dont 9 gestionnaires de 2e classe.
(2) Dont 2 gestionnaires de 2e classe.

La Commission de la maladie du sommeil, réunie au Ministère des Colonies en décembre 1917 (1), en arrêtant le programme d'action à exécuter en A. E. F., a insisté sur les données générales devant servir de directives à la prophylaxie et elle a notifié les mesures d'ordre médical susceptibles d'arrêter la marche d'expansion du fléau. Nous ne pouvons que les approuver. Elles ont été appliquées au Cameroun où un secteur a été créé englobant la région du Nyong et une partie de la circonscription de Doumé. Disons cependant que, toutes les fois que le personnel sera suffisant, nous ne sommes pas partisan de voir le médecin assurer, en même temps que son service technique, les fonctions d'administrateur du cercle. Que dans les zones contaminées les prescriptions et les ordres du médecin soient toujours écoutés et le but poursuivi sera atteint. La dualité des pouvoirs nous paraît nécessaire. Au médecin le droit de contrôle ; à l'administrateur l'exécution des mesures administratives, à lui la disposition de la police, la surveillance générale sur la circulation, le recrutement du personnel et des travailleurs, l'entretien des voies de communication, etc. Le médecin en se bornant à son rôle technique exercera une action morale plus salutaire. Il sera mieux accueilli des indigènes et obtiendra de meilleurs bénéfices. Certes ce n'est que d'une liaison synergique continue et constante de la part du médecin et de l'administrateur que l'on peut attendre des résultats positifs, mais elle n'est pas impossible à réaliser. Les difficultés qui pourraient être envisagées seront facilement réglées par une note du gouverneur de la colonie spécifiant les attributions de chacun, surtout si l'on envoie dans les secteurs trypanosomés de jeunes fonctionnaires actifs et volontaires, auxquels il serait facile de donner une instruction médicale sommaire au cours d'un stage de quelques jours au laboratoire de la colonie. Il serait juste également de leur accorder les mêmes avantages d'ordre honorifique ou pécuniaire qui ont été prévus pour les officiers du corps de santé.

Une Commission formée au sein de la Société de Pathologie

______

(1) La Commission de la maladie du sommeil nommée par M. le Ministre des Colonies par décision en date du 26 novembre 1917 s'est réunie les 5 et 15 décembre 1917. Elle était composée de MM. l'Inspecteur général Gouzien, président, Poittevin, directeur-adjoint de l'Office international d'hygiène, Angoulvant, gouverneur général de l'A. E. F., Wurtz, professeur à la Faculté de Médecine, Mesnil, professeur à l'Institut Pasteur, Roubaud, chef de laboratoire à l'Institut Pasteur, L'Herminier, médecin principal des T. C., Sorel, médecin principal des T. C.

exotique en juillet 1920 (1), présidée par M. LAVERAN, a codifié et
précisé les diverses mesures de prophylaxie à appliquer en A. E. F.
et au Cameroun concernant : 1° l'organisation générale ; 2° la prophylaxie thérapeutique (atoxylisation) ; 3° la prophylaxie mécanique et agronomique (destruction des tsétsés par le déboisement) ;
4° la prophylaxie administrative (surveillance de la circulation,
passeports sanitaires).

Les médecins de circonscription (2) qui se sont succédés à
Yaoundé et Doumé de 1916 à 1919, ont bien accordé tous leurs
efforts à pratiquer pendant leurs tournées des injections d'atoxyl
mais en raison de la situation politique, de la nonchalance et
du mauvais vouloir des indigènes qui prennent la fuite et dissimulent les malades et les suspects, leur tâche a été difficile. Leurs
différents et nombreux essais de traitement prophylactique, pour
si louables qu'ils soient, n'ont pu, à cause de leurs occupations
multiples, être poursuivis systématiquement. Ils n'ont pas atteint
un nombre assez élevé de malades pour en espérer de sérieux
résultats.

Nous estimons d'ailleurs que la maladie pendant cette époque a
eu peu de tendance à se propager pour les motifs suivants :

1° La densité de la population Maka du Nyong, de la Sanaga
et de Doumé est faible et les villages sont éloignés les uns des
autres ;

2° Les tribus hostiles sinon ennemies ont peu de relations entre
elles et avec les centres ;

3° Les configurations physique et géographique du pays (marécages, forêts, cours d'eau nombreux peu navigables) séparent les
régions saines des régions contaminées;

4° Les noirs connaissent la maladie et pratiquent l'isolement des
malades, trop souvent dans de mauvaises conditions et trop tardivement il est vrai, mais la raison principale et véritable du peu
d'extension de la maladie résulte du fait que le trafic a diminué et

(1) Société Path. exotique, 7 juillet 1920. Commission composée de
MM. LAVERAN président, BAUMET, GOUZIEN, LEBŒUF, Louis MARTIN, MESNIL,
ROCHARD et Gustave MARTIN, rapporteur.

(2) Dans un seul mois, en septembre 1918, le médecin aide-major PEYNOSET
DE LAROXVIELLE a pratiqué des injections d'atoxyl préventives à 1.966 individus (580 hommes, 573 femmes et 816 enfants) au cours d'une tournée chez les
M'Yangs dans la région de Guilé-Mandouka et de Guilé-Oundé. Il rend
compte que d'après les indigènes « la maladie du sommeil serait en très
forte régression depuis deux ans, depuis le moment où les gens au lieu de
vivre en pleine brousse au milieu du poto-poto ont pris l'habitude de s'établir le long des routes. »

que le portage très actif avant la guerre (commerce du caoutchouc, etc.) a été excessivement réduit, surtout dans les circonscriptions de l'Est.

La protection des populations menacées qui habitent au voisinage de la zone contaminée Ayos-Akonolinga-Olama parcourue
par le D' JAMOT, paraît commander les dispositions médico-admi-
nistratives suivantes :

1° Appliquer strictement dans toutes les régions contaminées et
menacées, des mesures d'hygiène générale et spéciale, édictées par
les arrêtés et circulaires en vigueur en A. E. F., notamment par
les deux circulaires du 15 juin 1909 et celle du 13 avril 1917.

2° Obliger tous les indigènes nomades et en particulier les
Haoussas, à voyager avec un passeport sanitaire.

3° Dans toutes les subdivisions contaminées, ou suspectes : Akonolinga, Yaoundé, Doumé, Abong M'Bang, Ebolowa, etc., réglementer le recrutement des travailleurs et des porteurs de telle façon
qu'aucun indigène ne puisse effectuer un déplacement de quelque
durée, l'obligeant à coucher hors de son village, sans être au préalable visité par le médecin qui retiendra naturellement tous les
individus malades ou seulement suspects de trypanosomiase.

Quand on connaîtra exactement les limites des zones infectées,
on établira sur les routes fréquentées des postes d'observations et
de contrôle qui seront aussi, obligatoirement, des postes de relai
où les porteurs seront changés.

En attendant, il est urgent qu'un premier poste d'observation,
composé d'un infirmier européen instruit, et de deux infirmiers
indigènes, soit installé à Olama ou à Onana Bessa.

4° Le Nyong, n'étant infecté que dans la partie comprise entre
Abong M'Bang et Kolmaka, et la zone située à l'Ouest de ce dernier point étant infestée de tsés-tsés, la surveillance du fleuve revêt
une importance toute particulière. Dans ce but il serait nécessaire
d'imposer aux commerçants qui font effectuer des transports par
pirogues, l'obligation d'avoir des rôles d'équipages et de soumettre tous leurs pagayeurs à une visite médicale trimestrielle qui
pourrait avoir lieu à Akonolinga.

De même pour protéger les populations encore indemnes qui
habitent sur les routes fréquentées par les porteurs à l'Ouest de
Kolmaka, il est très important que tous les convois de porteurs
qui viennent d'Abong M'Bang et qui passent à Akonolinga ou qui
partent de ce dernier point pour aller vers Onana Bessa ou Olama,
soient très attentivement visités par le médecin d'Akonolinga.

En conclusion : 1°) la maladie du sommeil sévit surtout avec intensité dans la région Maka Nord et Sud, dans la région de Doumé, dans les pays marécageux arrosés par les cours d'eau s'écoulant vers le Nyong, dans les bassins de la Doumé et du Nyong, de la Haute-Dscha et de Woumo.

2°) Dans le Sud-Est à Moloundou quelques cas ont été enregistrés. En 1913 des malades suspects ont été signalés à Majingo et à Etafia. Dans cette même contrée des individus trypanosomés ont été rencontrés aux Rapides (Sembé-Koundou).

3°) Dans le Sud du Cercle d'Ebolowa près de la frontière du Gabon des cas ont été signalés dans le bassin de l'Aïna en 1911.

4°) Dans la plaine de M'Bo (système hydrographique du fleuve M'Bam) plusieurs cas suspects ont été notés en 1906. Une femme originaire de cette région mourut à Dschang, trypanosomée en 1912 et dans le courant de la même année vingt-cinq malades furent observés.

Les constatations faites depuis l'occupation française corroborent les documents de nos prédécesseurs concernant le foyer principal de trypanosomiase au Cameroum et justifient les mesures actuelles de défense : création d'un secteur de prophylaxie sous la direction du médecin-major de 1re classe Jojor, installation d'un laboratoire et d'un camp de dégrégation dans la région du Nyong.

CHAPITRE IV

Paludisme

Le paludisme chez les indigènes à Douala, dans le Sud Cameroun et dans le Nord Cameroun. — Morbidité chez les Européens. — Accès pernicieux. — Fièvre bilieuse hémoglobinurique. — Campagne antipaludéenne.

Dans la *population autochtone*, le paludisme cause des ravages dans toutes les circonscriptions. Pendant la saison sèche, de 1909-1910, ZIEMANN après avoir examiné à Douala 1.640 sujets sains indigènes, hommes (femmes, enfants) et 200 européens arriva aux conclusions suivantes :

1° C'est de deux à six ans que les indigènes sont le plus infectés (75 o/o), et ce sont les adultes qui le sont le moins (53 o/o).

2° Pour 100 personnes entre deux et six ans, 75 sont infectées par la tierce maligne, 15 par la quarte, 1 par la tierce bénigne, 0,8 par une association de la tierce maligne et de la quarte.

3° Les Européens, en dehors de toute manifestation palustre, donnent 6 o/o de porteurs d'hématozoaires dans le sang périphérique ; beaucoup prenant de la quinine préventive

ZIEMANN dit aussi que dans cette année (octobre 1909 à octobre 1910), il y eut à l'hôpital de Douala, 110 entrants européens pour paludisme auxquels il convient d'ajouter 26 entrants pour fièvre bilieuse hémoglobinurique ; il y eut cinq décès causés par cette dernière affection.

Du 16 janvier au 30 mars 1917, le docteur Louis ROUSSEAU (1) a effectué à Douala des recherches hématologiques qui ont porté sur 297 individus sains Ce chiffre, peu élevé relativement aux 10.000 habitants de la population étudiée, permet cependant d'avoir une idée de l'importance de l'endémie palustre du pays.

(1) L. ROUSSEAU. Recherches sur l'endémie paludéenne à Douala. *Bull. Soc. Path. exotique*, avril 1918, page 286.

Les examens de sang ont été faits sur une goutte prélevée à l'oreille.

Un pourcentage établi, d'après les porteurs de grosses rates, ne fait que confirmer cette notion que le paludisme est inévitable pour les nouveaux-nés ; ceux-ci, dans les conditions actuelles de la vie indigène, sont fatalement infectés et réinfectés, dès les premiers mois.

Le pourcentage très fort chez les jeunes sujets, s'atténue avec l'âge. Le tableau suivant montre combien l'infection paludéenne, générale au début de la vie, va s'amoindrissant à mesure que le sujet vieillit. Il prouve combien les petits noirs sont un voisinage dangereux pour l'européen.

Index paludéen de Douala

Janvier-Mars 1917. — Saison sèche. — 297 personnes examinées

Nom des quartiers de la ville	De 0 à 2 ans					De 5 ans à 10 ans				
	Nombre examiné	Porteurs d'hématozoaires	Grosses rates	0/0 de porteurs d'hématozoaires	0/0 de porteurs de grosses rates	Nombre examiné	Porteurs d'hématozoaires	Grosses rates	0/0 de porteurs d'hématozoaires	0/0 de porteurs de grosses rates
Akwa	47	37	29	78,7	61	18	10	5	55	27
Deïdo	50	32	23	64	44	11	7	4	63	36
New-Bell	33	22	14	66	42	15	5	4	33	26,6
Quartier européen	7	7	6	100	85	4	2	1	50	25
Total général	137	98	71	71,5	51,8	48	24	14	50	29

Nom des quartiers de la ville	de 10 ans à développement complet					Adultes				
	Nombre examiné	Porteurs d'hématozoaires	Grosses rates	0/0 de porteurs d'hématozoaires	0/0 de porteurs de grosses rates	Nombre examiné	Porteurs d'hématozoaires	Grosses rates	0/0 de porteurs d'hématozoaires	0/0 de porteurs de grosses rates
Akwa	6	1	0	16,6	0	17	8	0	47	0
Deïdo	4	3	1	75	25	15	4	0	26	0
New-Bell	15	6	1	40	63	8	0	0	0	0
Quartier européen	13	8	8	61,6	61,6	34	10	3	56	9
Total général	38	18	10	47	26	74	31	3	42	4

Du 23 janvier au 20 août 1918 le docteur Rousseau eut également l'occasion d'étudier le sang de plusieurs enfants âgés de 3 mois à 5 ans. Chez deux seulement, sur 42, la préparation ne montra aucun hématozoaire.

La formule leucocytaire moyenne d'un enfant de Douala au-dessous de 5 ans peut être ainsi établie :

Polynucléaires	28
Grands et moyens mononucléaires .	39 (1)
Lymphocytes	13
Polynucléaires éosinophiles . . .	20

Le nombre des porteurs d'hématozoaires, avons-nous dit, diminue avec l'âge; il faut ajouter aussi que comparés aux porteurs adultes, les porteurs jeunes présentent beaucoup plus d'hématozoaires à la goutte.

En somme c'est vers l'âge de 2 à 5 ans que l'on trouve tous ces signes : hypertrophie de la rate, hématozoaires nombreux, altérations caractéristiques du sang, mononucléose, présence de pigment, globules rouges nucléés; mais ce qui est la règle à cet âge devient plus rare dans la suite. Plus tard chez l'adulte, la mononucléose est beaucoup moins accentuée : par contre, l'éosinophilie est constante et plus forte, et les microfilaires apparaissent.

Les formes d'hématozoaires rencontrées le plus fréquemment sont des anneaux de diverses dimensions : puis viennent les jeunes schizontes; enfin quelques formes à noyaux très segmentés chez des tout petits, supposés sains, mais fiévreux sans doute au moment du prélèvement, puis de temps à autre une grande forme plasmodiale ou sexuée. Ces formes relèvent de la tierce maligne et de la tierce bénigne. La quarte est exceptionnelle.

Dans un chapitre ultérieur (2) nous expliquerons comment les anophèles se maintiennent toute l'année et comment ils pullulent à la fin de l'hivernage. Les exemplaires adressés à l'Institut Pasteur aux fins de détermination ont été reconnus par M. ROUBAUD comme appartenant tous à l'espèce *Anopheles funestus* Giles (Myzomyia).

Ainsi, les indigènes sont fortement touchés par le paludisme; tous en subissent les atteintes dans le jeune âge; beaucoup d'enfants meurent d'accès pernicieux ou de cachexie palustre aggravée de parasitisme intestinal. Les Noirs appellent « oyoko » cette maladie à grosse rate qui frappe leurs petits; ils savent que la fièvre la précède et annonce son apparition et ils la considèrent comme un fait fatal. Ils n'établissent aucun rapport entre cette hypertophie splénique de l'enfance et les accès de fièvre palu-

---

(1) Ce sont toujours les moyens mononucléaires qui font nombre et sont beaucoup plus abondants que les grands mononucléaires.

(2) Voir troisième partie, chap. II. Rôle des Equipes d'hygiène. Destruction des moustiques.

déenne qu'ils ont plus tard à l'âge adulte. A Douala, on observe souvent, dans la région splénique, des indigènes avec cicatrices à rangées linéaires analogues à celles de nos pointes de feu. Ces cicatrices proviennent de scarifications faites par les Noirs eux-mêmes sur les grosses rates des enfants. Acceptant la fièvre comme une rançon obligatoire, ils lui opposent leurs pratiques sans avoir beaucoup recours au médecin européen.

Le paludisme, extrêmement fréquent dans la population indigène, n'amène donc pas aux consultations un nombre de consultants en proportion avec sa diffusion. L'accès simple constitue pour les Noirs un événement banal à peu près inévitable et sans importance. Ils n'ont leur attention attirée que par les phénomènes concomitants (courbature douloureuse, embarras gastrique) dont ils ignorent les relations de cause à effet avec le paludisme.

Il s'ensuit que, si on consulte les statistiques des dispensaires et des hôpitaux, on a une mesure du paludisme qui est loin de donner une idée juste de son extension. On peut dire que, la plupart du temps, le petit noir fait la terrible crise paludéenne de l'enfance sur les bras de sa mère, en dehors de toute assistance médicale européenne, que les adultes font leurs accès à domicile et que seuls viennent au médecin, une fois l'accès passé, ceux d'entre eux qui ont appris l'efficacité de la quinine.

L'index paludéen établi sur les indigènes en 1917 par le docteur Rousseau donne des résultats à peu près superposables à ceux obtenus par le professeur Ziemann. Il ne faut pas s'en étonner; les quartiers de Deïdo, d'Akoua, n'ont pas bougé depuis 1909-1910. Seuls les gens de Bell ont été transférés à New-Bell. D'ailleurs pendant longtemps, malgré les travaux d'assainissement, nous aurons des petits indigènes infestés d'hématozoaires et porteurs de grosses rates dans la proportion de 80 à 90 o/o; car ceci est très important à retenir, à peine âgé de 6 mois, le petit Douala est emmené par sa mère à la ferme, à 25, 30 et 40 kilomètres de Douala et il y passe 3, 4, 5 ou 6 mois de l'année comme il le fera dans la suite toute sa vie; or ces fermes, qu'elles soient sur les bords du Wuri ou du Mungo, sont en pleine zone palustre et là les gens de Douala s'infecteront toujours, assurant ainsi à leur retour dans la ville de Douala un réservoir de virus intarissable. Le problème de la ségrégation doit donc retenir l'attention des hygiénistes et il est tellement important que nous lui consacrerons une étude spéciale (1).

(1) Voir troisième partie, chap. IV. La ségrégation à Douala et dans les grands centres.

A Edea, le médecin-major Borel a examiné pendant une période d'avril à juin sans pluie, 150 préparations d'étalement de sang (134 fois sur des enfants au-dessous de 12 ans, 15 fois sur des enfants au-dessus de 12 ans ou des adultes et une fois sur un européen). Les personnes visitées étaient d'Edea ou des environs. Sur 87 lames, il a noté la présence des hématozoaires : 66 formes de *plasmodium vivax* en châton, 16 avec granulations de Schuffner ; 2 fois, les deux formes réunies : 2 formes de fièvre-quarte ; 1 croissant. « Ces résultats nous donnent, dit-il, une proportion de porteurs d'hématozoaires de 58 o/o. Ils sont corroborés par une deuxième série d'examens pratiqués, fin août et début septembre, sur 17 élèves de l'école d'Edea ; l'hématozoaire est rencontré 12 fois soit une proportion de 60 o/o. Il y a encore prédominance de formes en châton de tierce bénigne. Les patients qui ont été soumis à l'examen avaient tous l'apparence de santé normale.

« La rate est toujours palpable, elle est quelquefois très volumineuse surtout chez les jeunes enfants. La thérapeutique indigène par scarifications est inconnue chez le Bakoko Un examen plus complet des rates chez les enfants a été fait pendant une tournée dans la région d'Eseka en avril (enfants assis à terre et le buste penché en avant). Cet examen est difficile chez les enfants au sein qui pleurent et contractent l'abdomen ; il faut choisir rapidement l'instant de l'inspiration. Les résultats sur 218 enfants sont les suivants :

        Rates très volumineuses, tenant une grande
          partie de l'abdomen   10
        Grosses rates   96
        Rates perceptibles à la palpation   97
        Rates non perceptibles   15

soit un index de 93,1 o/o. « Cet examen des rates a plus de valeur que mon index établi par la recherche du parasite dans le sang, en raison des défauts dus aux conditions matérielles dans lesquelles ce dernier a été fait (mauvaises lames, mauvaises colorations, mauvais microscope). La mortalité infantile trouve, à mon avis, dans la malaria, sa cause la plus fréquente. Les femmes interrogées sur les symptômes que présentait leur bébé pendant la maladie qui a entraîné la mort, sont à peu près unanimes à indiquer un gros ventre. Cette hypertrophie paraît régresser à mesure que le sujet prend de l'âge, mais l'organe demeure profondément atteint ; des scléroses apparaissent vers l'âge de 3o ans, la fonction de l'organe est intimement troublée. » (D' Borel).

Dans la région de Bana, le paludisme est surtout répandu dans le sud et dans les villes des bas-fonds où l'on trouve jusqu'à 9o o/o des enfants porteurs de grosses rates. Le paludisme joue un rôle des plus importants dans la mortalité et la morbidité infantiles. Chez les adultes, les accès sont presque toujours bénins (D' Michaut).

Le paludisme est également signalé à Doume, à Ebolowa, à Kribi, à N'Gaoundere et les indigènes apprécient les bienfaits thérapeutiques de la quinine. Il a malheureusement été impossible de distribuer largement ce précieux médicament qu'il faudrait pouvoir répandre dans toute la population.

A noter, chez des enfants, quelques accès pernicieux guéris sous l'influence d'injections intramusculaires de quinine.

A Yaoundé, l'examen des enfants de 6 à 12 ans a fait reconnaître une proportion de 37/100 de grosses rates. « Ce chiffre est certainement plus élevé dans la région du Nyong où les anophèles sont également plus fréquents. Les noirs racontent très souvent que leur enfant est mort présentant une douleur qui est localisée dans la région splénique. Il n'est pas rare de rencontrer à ce niveau des traces de scarifications. Les autopsies permettent de rencontrer des rates volumineuses et sclérosées (D' Jullemier). »

« A Garoua, écrit le docteur Cantron, le paludisme qui existe à l'état endémique un peu partout revêt le plus souvent chez l'indigène la forme intermittente. Rares sont les fièvres rémittentes et les accès pernicieux. Les atteintes de l'hématozoaire se font sentir, chez les indigènes comme chez les européens, aux périodes de transition entre la saison des pluies et la saison sèche. Fait digne de remarque, quand, à la consultation journalière du dispensaire, des cas de paludisme aigu sont enregistrés plus nombreux, la moyenne des européens, en traitement au poste pour accès paludéens, augmente au même moment ou peu de jours après. Malgré son acclimatement, l'indigène est éprouvé, tout comme l'européen, par les divers facteurs météorologiques, il essaie de s'en préserver. L'insolation ardente, l'humidité exagérée, la variation de pression atmosphérique, l'augmentation du potentiel électrique l'impressionnent Il est inquiet, recherche davantage l'ombre, évite les longues courses ; il demande au médecin la quinine dont il reconnaît l'action efficace. Beaucoup de manifestations articulaires doivent être rattachées au paludisme et cèdent plus vite au traitement quinique qu'au salicylate de soude ; l'enfant, malgré la réaction intense de sa rate, fait des manifestations qui cèdent en général assez facilement à la quinine. Chez quelques-uns, on peut mettre en cause concurremment avec le paludisme, les affections helminthiasiques et ankylostomiasiques. »

Si, dans le Nord, les indigènes sont peu soucieux des accès de fièvre qui les frappent périodiquement et s'ils viennent rarement chercher les secours du médecin européen, c'est, dit le docteur RAUGÉ, par l'effet d'une longue accoutumance. Les Peuhls nomment « Niountaré » l'accès fébrile quelle qu'en soit l'origine et « Nannala », la splénomégalie et les phénomènes subjectifs de douleur ou de pesanteur dans le côté. Ils ignorent d'ailleurs la parenté de ces deux maladies. Ils les considèrent l'une et l'autre comme fréquentes.

Les recherches des Allemands dans le Nord donnaient chez les enfants 55 o/o de porteurs de parasites, 85 o/o de grosses rates, et chez les adultes respectivement 3o et 4a o/o. L'hématozoaire était généralement celui de la tierce tropicale, très rarement celui de la quarte, et exceptionnellement celui de la tierce bénigne. Le docteur CARTRON trouve 25 à 3o o/o de porteurs de grosses rates chez les enfants de 1 à 7 ans dans les régions inondées. Les chiffres du docteur RAUGÉ sont un peu plus élevés : de 3o à 40 o/o pour les enfants et de 15 à 20 o/o chez les adultes. Ce dernier pourcentage est plus variable encore que l'autre et doit être donné sous toutes réserves. Si le paludisme est infiniment plus fréquent chez les habitants de la plaine et des régions humides, il existe cependant aussi chez les peuplades des montagnes. VONWERK qui examina 24 enfants Kirdis de Gadjimi, pris dans une expédition de police, nota 5 fois la rate augmentée de volume et 9 fois des parasites dans le sang.

Le nombre des moustiques est évidemment proportionnel à la quantité d'eau tombée et aux circonstances qui facilitent la formation de mares et d'inondations. Les territoires de la grande plaine, ceux des vallées à fond large sont plus atteints et l'hivernage est une cause de réinfection paludéenne. Dans le Nord du secteur, les froids de décembre et janvier jouent le rôle de conditions déterminantes.

Dans le Nord, ajoute le docteur RAUGÉ, cliniquement la malaria est moins continue, moins chronique qu'elle ne l'est dans le Sud

Cameroun. Il croit les formes tenaces aboutissant à la cachexie plus rares. Le plus souvent la maladie est relativement bénigne et souvent larvée ; elle prend alors l'apparence de douleurs névralgiques, de troubles gastro-intestinaux et même de phénomènes inflammatoires broncho-pulmonaires passagers. Il n'a jamais observé en 1918 de fièvre hémoglobinurique chez les autochtones. Le docteur CANTNON en a signalé un cas suivi de décès en juin 1917 à Garoua, mais chez un tirailleur.

Dans le Sud, les Allemands ont signalé une bilieuse hémoglobinurique suivie d'anémie profonde, aux environs de Douala, à Moundamé, chez un factorien originaire du Togo, à la suite d'absorptions de quinine pendant un accès de fièvre. A l'hôpital de Douala dans le service du docteur DRENEAU, en novembre-décembre 1916, une petite mulâtresse de 4 ans fut traitée pour la même affection.

.·.

Parmi les tirailleurs, les paludéens sont nombreux ; mais beaucoup d'entre eux atteints d'accès larvés, les attribuent à des migraines passagères, à des embarras gastriques légers et ne se présentent pas à la visite. Ils ne sont donc portés sur aucune statistique.

Dans le Nord-Cameroun, l'influence des saisons se fait nettement sentir sur eux. En saison froide, ils supportent mal le climat et sont indisponibles. L'hivernage cependant paraît moins les affecter que les Européens. On constate généralement chez eux des accès francs, débutant brusquement, avec fièvre élevée, frissons, maux de tête et courbature intense. Le tout cède vite au traitement.

Il y aurait avantage à faire, pendant certaines périodes, des distributions de quinine, à titre préventif, et le docteur RAGOT estime que l'on pourrait commencer à la fin de juin pour finir à la fin de janvier.

Dans le Sud, les médecins de Doumé, Ebolowa, Kribi rapportent que tous les indigènes des détachements sont plus ou moins atteints, mais ils n'ont pas eu à s'occuper d'accès francs. Ils notent souvent chez eux l'apparition de douleurs variées, rhumatoïdes que le traitement quinique pur ou associé à du salicylate de soude calme et fait disparaître.

A Edéa, les recherches microscopiques dans le sang des tirailleurs n'ont décelé la présence des hématozoaires qu'assez rarement ; les rates sont parfois perceptibles à la palpation, mais le docteur BONEL n'a pas vu les hypertrophies considérables observées dans l'élément civil indigène.

Les *Européens* vivant au milieu d'une population infectée paient forcément un large tribut à la malaria. On ne saurait guère parler pour eux d'accès de première invasion. Les paludéens examinés par les médecins de Douala et des postes ont été en majorité des individus infectés déjà antérieurement, soit au Cameroun, soit dans d'autres colonies. Parmi les militaires, les plus touchés ont été en 1918 ceux qui avaient déjà un séjour assez long aux colonies et qui en 1914 mobilisés sur place en A. O. F. ont été envoyés au Cameroun lors de la campagne.

Dans le Nord les réinfections ont été particulièrement fréquentes. A vrai dire il n'est point d'européen qui échappe complètement à la maladie mais les vieux coloniaux ne présentent souvent que des atteintes larvées très atténuées. Par ailleurs, il s'agit presque toujours de fièvre rémittente à clocher journalier ou tierce affectant parfois un type continu et pouvant s'accompagner d'hypertrophie du foie, de la rate ou d'ictère. La forme bilieuse est assez fréquente à Garoua.

En 1916-1917 le docteur Cautnos signale des cas très rebelles, cédant difficilement au traitement quinique chez des Européens qui ont des séjours antérieurs au Maroc ou sur le front oriental ; trois cas sérieux de rémittente bilieuse à plusieurs septenaires, l'un ayant pris tous les caractères d'une typho malaria et compliqué secondairement de phénomènes suppurés du côté du rein droit ; un cas mortel d'accès pernicieux à forme algide, chez un caporal-fourrier très anémié, qui avait eu une bilieuse hémoglobinurique, l'année précédente, dans le parcours de Brazzaville à Fort-Lamy.

En 1917-1918, l'effectif moyen des Européens à Garoua-Maroua était de 33. Chez eux, le docteur Raron a relevé 30 fois le diagnostic de paludisme sur un total de 51 malades à la chambre, et 5 fois parmi les 15 malades soignés pendant l'année à l'infirmerie. Encore faut-il ajouter à ces chiffres une bilieuse hémoglobinurique et un cas de congestion du foie, où la malaria est en cause. « La courbe de fréquence semble passer par deux sommets, l'un vers le mois de juillet, peut-être aussi en août, et l'autre vers les mois de janvier-février. Le début de l'hivernage et la période des froids sont les facteurs locaux les plus actifs. On ne peut être surpris de constater des accès de fièvre en juillet, quand on se sent piqué par les moustiques à chaque instant, malgré toutes les précautions prises. Toutefois la malaria présente plus régulièrement que dans

CAMEROUN
Chef-lieu de circonscription
Régions très paludéennes.
_ id._ moins paludéennes.
blanc _ id._ sans paludisme.
S Maladie du sommeil.
NIGÉRIA ANGLAISE
TERRES MILES DU TCHAD
Lamy
Dikoa
O Maidougouri
Kousséri
IO-KABBI
LOGONE
YOI
ibok
logone
TIKAR
MOUNI
(ESP)
GABON
SANGHA

le Sud des périodes de latence, et les influences saisonnières sont
plus franches. La saison chaude fort pénible, agit peut-être indi-
rectement en anémiant les sujets. »

Sans faire entrer en ligne de compte les accès palustres soignés
à domicile, puisqu'ils ne nécessitent pas l'hospitalisation, près de la
moitié des entrées à *l'hôpital de Douala* chez les Européens a été
occasionnée par la malaria (164 sur 354 en 1917; et 147 sur 298 en
1918).

1° *Paludisme.*

108 entrées en 1916-1917 et 90 en 1917-1918.

	1916-1917	1917-1918
Officiers	6	6
Sous-officiers et soldats .	40	24
Marins	51	45
En dehors des troupes. .	11	15
Totaux. .	108	90

2° *Accès pernicieux.*

3 entrées en 1917 (3 décès) et 1 entrée en 1918.

	1916-1917		1917-1918
Officier	1	(1 décès)	
Sous-officier . . .	1	(1 décès)	1
Particulier	1	(1 décès)	
Totaux . .	3		1

3° *Anémie paludéenne.*

45 entrées en 1916-1917 et 53 en 1917-1918.

	1916-1917	1917-1918
Officiers	4	5
Sous-officiers et soldats .	20	34
Marins	16	4
En dehors des troupes . .	5	10
Totaux . .	45	53

4° *Bilieuse hémoglobinurique.*

8 cas en 1916-1917 (1 décès) ; 3 cas en 1917-1918 (1 décès).

	1916-1917	1917-1918
Sous-officiers et soldats .	5	3
Marin.	1	
Agent des travaux publics.	1	
Particulier	1	
Totaux. .	8	3

Les formes les plus fréquentes ont été les formes rémittentes et les formes continues. Les courbes de température se montrent si irrégulières que l'on est assez embarrassé, au point de vue clinique, pour les ranger dans un type déterminé. Le tableau est très variable et les phénomènes subjectifs sont parfois insignifiants. Souvent le frisson manque, ainsi que les phénomènes gastriques et la congestion de la rate. Chez plusieurs impaludés, nous avons remarqué cependant des formes très nettes de tierce, chez lesquels la fièvre revenait régulièrement tous les deux jours. A noter une forme sinon grave, tout au moins résistante à la quinine, chez un sergent du génie détaché au chemin de fer du centre et qui dut être rapatrié (accès de tierce maligne subintrants, laissant de loin en loin vingt-quatre heures de répit et d'apyrexie absolue, pour récidiver avec frissons, céphalée, sueurs et fièvre).

En 1915-1916, un seul cas de fièvre intermittente vraie fut observé chez un malade arrivant de France et infecté dans la région d'Aigues-Mortes. Il s'agissait d'une forme tierce classique, coupée très rapidement par la quinine. Mais le patient, fatigué à la suite d'un premier accès beaucoup plus violent que ceux dont il avait précédemment souffert, s'anémia et maigrit très rapidement. Il fut repris une seconde fois de fièvre intermittente tierce et fut rapatrié après deux mois de Cameroun. Son état de santé ne lui permettait plus de demeurer en pays tropical. Il est hors de doute que le paludisme local s'était surajouté à son paludisme ancien et l'avait aggravé au point de lui donner, en plus d'une congestion notable de la rate, un état cachectique que l'on ne rencontre habituellement que chez des malades ayant un long séjour colonial.

De 1916 à 1919, nous avons eu surtout à traiter des accès simples, avec ou sans vomissements bilieux. Ils s'accompagnaient le plus souvent de splénalgie, sans palpation possible de la glande, et offraient une forme anorexique, avec anémie, asthénie et insuffisance gastro-hépatique. Les réactions du côté du foie n'ont pas été exceptionnelles, et dans 13 o/o environ des cas, elles furent assez accentuées et douloureuses, affectant une forme chronique ou prenant même l'allure d'un congestion aiguë avec périhépatite. A peu près 10 o/o des malades ont montré de la splénomégalie avec hypertrophie tangible de l'organe. Parmi eux, citons celui d'un sergent du génie renvoyé autrefois très impaludé du Maroc où il avait fait une courte apparition Il se présenta à l'hôpital, après 17 mois de présence au Cameroun, avec une rate énorme occupant la moitié de l'abdomen et dont il ne se plaignait pas. Sous l'influence du traitement quinique la glande régressa très lentement.

De même un sapeur de réserve, habitant ordinairement le Canada, venu pour la première fois sous les tropiques, montra une rate paludéenne considérable que des accès de fièvre, contractés au cours d'une période de trois mois aux Dardanelles, lui avaient constituée.

Le Cameroun, malgré nos efforts de prophylaxie quinique, produit aussi un certain nombre de rates abdominales chez les Européens. En 1917-1918, neuf cas de rates très grosses ont été examinés à l'hôpital, et deux autres ont été constatés en ville.

L'action de la quinine est moindre sur les fièvres rémittentes et continues que sur les intermittentes vraies. La différence de climat a été un adjuvant qui généralement a très bien réussi. Le simple changement d'air s'est souvent montré très précieux ; et des malades venus de l'intérieur, ou même des marins embarqués sur le stationnaire en rade de Douala, soustraits à leur milieu habituel, voient leur fièvre tomber dès leur arrivée à l'hôpital, où ils vivent d'ailleurs au grand air et dans d'excellentes conditions.

Les marins du *Surcouf*, puis ceux du *Vaucluse*, ont fourni un fort contingent de paludéens (51 en 1916-1917, 45 en 1917-1918). Les matelots, fatigués par leur séjour à bord, où l'hygiène est peu favorable comme habitation et comme alimentation, forment une proie facile pour le paludisme. Beaucoup d'entre eux montrèrent en même temps des phénomènes de dyspepsie gastro-intestinale et d'inappétence prolongée.

En octobre 1917, le médecin-major du *Vaucluse*, sur 110 hommes ayant 4 mois de séjour, avait déjà vu 39 sujets atteints de malaria. Parmi eux, 27 n'avaient eu le premier contact avec un pays tropical et palustre qu'à leur arrivée à Douala où ils présentèrent, après un mois au minimum, un accès de première invasion. L'équipage de ce navire fut entièrement renouvelé l'année suivante, et le 14 août 1918 un nouvel équipage de 80 Européens débarquait à Douala ; les premiers accès commencèrent dans la première semaine de septembre ; dans les premiers jours d'octobre 35 hommes avaient déjà eu leur accès de première invasion. Après 5 mois (15 janvier 1919), le chiffre des impaludés s'était encore élevé et dépassait la moitié de l'effectif ; une trentaine d'hommes seulement restaient complètement exempts de toute manifestation.

Ces marins s'infectent à terre ; leur navire qui ne contient pas de gîtes à anophèles doit être très peu visité par les moustiques de terre. Le médecin du premier équipage du *Vaucluse* disait que parmi les 10 ou 15 matelots n'ayant jamais eu de fièvre se trouvaient 3 sujets qui n'étaient jamais descendus à terre pendant tout leur séjour.

Plusieurs de nos paludéens étaient porteurs de tænias ou de parasites intestinaux, un d'ankylostomes, un autre d'amibes. Quelques-uns virent leur affection se compliquer de bronchite simple, de congestion pulmonaire, d'otite, d'ictère, d'albuminurie.

Les fièvres rémittentes de longue durée donnent quelquefois à douter de leur origine. S'agit-il véritablement de malaria ou d'une fièvre intestinale, infectieuse, paratyphoïde : la question est assez délicate à résoudre lorsque l'examen bactériologique du sang n'a pas été pratiqué pour préciser le diagnostic.

Dans ce même ordre de faits, il est certain que dans la majorité des cas de la catégorie étiquetée *Embarras gastrique fébrile*, l'imprégnation paludéenne est manifestement à mettre en cause (1).

Ces malades qui se plaignent presque tous d'avoir présenté dans leur passé un mauvais fonctionnement du tube intestinal, avaient également des signes d'insuffisance hépatique.

En 1916-1917, pour ce motif, 8 entrées sont à signaler : 3 chez des sous-officiers et soldats ; 3 chez des marins ; 2 chez des Européens du service maritime ou à leurs frais.

En 1917-1918 : 1 officier et 1 militaire ; 1 marin ; 2 particuliers.

Au point de vue *statistique*, faisons ici une remarque qui ne s'applique pas spécialement au paludisme, mais qui est relative également à toute maladie. Si les rubriques sous lesquelles sont classés nos hospitalisés permettent de se rendre compte approximativement, mais de façon très suffisante, des motifs de leur entrée à l'hôpital, elles ne peuvent donner une précision absolue sur les diverses affections sévissant au Cameroun, ni sur leur degré d'importance à Douala. Beaucoup d'Européens sont soignés en ville, dont le nombre viendrait amener des perturbations dans le chiffre des pourcentages. La population militaire et civile n'est pas assez importante pour que des écarts fantastiques ne se produisent aussitôt. Nous n'établirons donc pas de comparaison sur la fréquence des maladies entre elles, ni sur leur répartition dans les divers

(1) Il n'a jamais été constaté aucune fièvre typhoïde caractéristique à Douala, pendant ces dernières années, aussi bien chez les noirs que chez les blancs.

groupements. Nous nous bornerons à rapporter ici des impressions générales et quelques résumés d'observations

Nos impaludés ont été beaucoup plus nombreux à Douala que ne le signalent les chiffres des tableaux récapitulatifs. Ainsi n'y figure pas un commerçant anglais, depuis neuf ans au Cameroun, qui a eu *cinq* atteintes de *bilieuse hémoglobinurique*. Sa rate considérable occupe une notable partie de la cavité abdominale. Malgré un état de paludisme grave, il est difficile de décider ce colon à renoncer à prolonger son séjour en Afrique.

Anémie tropicale et anémie palustre. — Au titre du paludisme doivent rentrer de très nombreux cas d'anémie (45 en 1917 et 53 en 1918) qui ont été traités à l'hôpital. Les uns sont survenus à la suite d'accès plus ou moins francs ; les autres sans atteinte aiguë préalable particulièrement sérieuse : l'anémie s'installant d'une façon lente et insidieuse chez des sujets déjà fatigués par un long séjour colonial. Elle s'accompagnait souvent d'asthénie et parfois aussi — mais de façon très variable — de congestion légère de la rate et du foie. Le traitement de ces formes a toujours été une série d'injections de quinine et d'arsenic (cacodylate et arrhénal) toutes les fois que l'état de la glande hépatique le permettait. Dans un cas, où la rate descendait à quatre travers de doigt au-dessous des fausses côtes, dix jours de traitement quinique et arsenical associé amenèrent une diminution de moitié de l'organe hypertrophié. Nous avons signalé plus haut les mêmes résultats obtenus chez un autre paludéen. Quelques malades ainsi traités ont pu reprendre leur service, d'autres plus sérieusement atteints ont été suffisamment améliorés pour pouvoir supporter la traversée et en tirer profit.

L'arsenic s'impose comme le médicament de choix à associer à la quinine dans les formes chroniques de la malaria.

L'anémie, que l'on rencontre principalement dans la période secondaire ou de cachexie, a été signalée également par divers auteurs dans le paludisme primaire larvé ou fruste. Il suffit alors d'une cause occasionnelle pour réveiller la maladie latente ; c'est ainsi que nous avons eu l'occasion d'observer chez des gens anémiés, des accès très francs, à la suite d'une fatigue, d'une longue promenade dans la brousse, d'une partie de chasse ou de pêche. Il suffit même d'une contrariété, d'un ennui ou d'une mauvaise nouvelle reçue de France pour voir éclater la fièvre. Celle-ci est apparue chez un de nos sujets à la suite d'une réprimande de son chef de service. Chez un autre, elle eut lieu le jour où il prenait de la pelletiérine et où il expulsait un tænia. Chez plusieurs matelots, des accès furent provoqués le même jour, pour des raisons de surmenage. L'insolation, la chaleur sont à mettre en cause en toute première ligne.

Le diagnostic d'anémie tropicale ou d'anémie palustre cache trop souvent une affection plus intéressante à signaler et qui est reconnue à l'hôpital par l'examen bactériologique.

Il est certain que le médecin colonial peut avec certitude à Douala poser un diagnostic trop facile et banal de paludisme, puisque l'on peut considérer, sans crainte de se tromper, que tous les Européens ayant un certain temps de séjour au Cameroun sont plus ou moins porteurs d'hématozoaires. Il est cependant de toute première importance de rechercher les causes véritables de la pâleur des téguments, des troubles gastro-intestinaux, de l'inappétence, de l'asthénie et de la fatigue généralisée qui imposent à un médecin traitant l'hospitalisation de son malade. Or, si l'infection malarienne est en cause, très souvent également existe à côté une association qui joue un rôle sérieux. En cherchant bien, on trouvera parfois de la filariose, bien plus souvent encore des ascarides, des ankylostomes, des amibes qu'il faut tout d'abord détruire. Nombreuses sont les observations des hospitalisés entrés pour anémie, chez lesquels le traitement soit à l'émétine, soit au thymol, soit à la santonine, suivant le cas, a été suivi d'amélioration et même de guérison. La médication antipaludéenne fait ensuite merveille, alors qu'à elle seule elle est complètement insuffisante.

En mars 1918, un soldat évacué de Lolodorf pour anémie paludéenne fut trouvé porteur d'ankylostomes. Il eut à l'hôpital un accès de fièvre (hématozoaires nombreux dans le sang). Il se plaignait d'être devenu pâle, déprimé, après avoir eu des sensations, qu'il définissait assez mal d'ailleurs, au creux épigastrique. Il y avait chez lui association des deux affections, ankylostomiase et malaria, et les parasites rencontrés dans les selles aggravaient l'état d'affaiblissement causé par le paludisme. Ce sujet présentait de plus un écoulement uréthral récent avec gonocoques, et des signes d'emphysème. Il fut traité au thymol, puis à la médication arsenicale et quinique. Il s'améliora rapidement et guérit.

Le corollaire indispensable à ajouter à ce paragraphe est que le microscope devrait obligatoirement faire partie du bagage du médecin colonial qui possède une instruction technique largement suffisante pour savoir s'en servir utilement.

Accès pernicieux. — En 1915-1916, sont à signaler deux accès pernicieux, l'un à forme comateuse avec température dépassant 40°. Une injection immédiate de 1 gramme de quinine arrêtait les phénomènes ; le malade vu à trois heures de l'après-midi, en plein coma, reprenait connaissance vers le milieu de la nuit. Le second cas, à forme délirante et convulsive, chez un sujet semblant exempt d'intoxication alcoolique, céda beaucoup moins rapidement à la quinine. Le calme et la température normale ne revinrent que progressivement. Sans doute y avait-il dans l'état du patient une certaine part d'insolation. La guérison fut complète au bout d'une dizaine de jours.

En avril 1918, un accès pernicieux fut observé chez un sous-officier rapatrié du Congo en escale à Douala depuis un mois, attendant un courrier pour la métropole. Cet accès fut caractérisé par des phénomènes cérébraux assez accentués, par des tendances à la syncope au moment de son hospitalisation, puis dans la suite: obnubilation, confusion mentale et onirisme. Les urines contenaient 0,50 d'albumine. Celle-ci disparut en même temps que la fièvre. Il existait des phénomènes de congestion aux deux bases pulmonaires. Le sang prélevé en fin d'accès montra quelques schizontes et une rosace. Ce sous-officier avait déjà été hospitalisé, un mois avant, pour un accès paludéen sans gravité et avait été atteint quelques jours après d'une petite rougeole typique. Avant d'entrer en pleine convalescence, il eut une période d'hypothermie très nette (35°8 à 36°5).

Un seul accès pernicieux en 1918, et trois en 1917 furent suivis de décès. Déjà, en octobre 1916 un commerçant syrien qui avait trois ans de séjour tropical et qui peu de temps auparavant avait été atteint de bilieuse avec congestion du foie, douleur de la rate, et ictère, avait été emporté par un accès.

Les deux décès survenus en mai 1917, frappèrent un sous-officier et un alcoolique.

1° Après trois jours de fièvre rémittente et régulièrement décroissante, le sergent, dont le seul symptôme un peu anormal était une somnolence constante et profonde, fit le quatrième jour un accès à début algide (36 degrés à 7 heures du matin) avec coma et convulsions, qui se termina le lendemain à 10 heures du matin, après une ascension thermique régulière atteignant 40°5. Un examen du sang prélevé à la fin de la période algide révéla la présence d'assez nombreux hématozoaires. Le traitement habituel des accès graves, et des injections intraveineuses de chlorhydrate de quinine furent pratiqués sans résultat.

2° Le second Européen dirigé sur l'hôpital pour éthylisme avec troubles sensoriels et mentaux, d'origine nettement alcoolique, eut un accès de fièvre le deuxième jour de son arrivée. Le quatrième jour, un autre l'emporta, le faisant passer de la confusion mentale au coma, sans que nous ayons eu l'occasion de le voir dans un état normal. Présence d'hématozoaires dans le sang. A l'autopsie: lésions de gastrite ; rate paludéenne légèrement augmentée avec bouillie splénique ; lésions anciennes de dysenterie amibienne guérie; parois du cæcum épaisses comme le pouce ; deux petits abcès du foie, gros l'un comme un marron au lobe droit, l'autre comme une noisette au lobe gauche, contenant un pus vert clair et enkysté dans une forte coque ; adhérences gastro-coliques vieilles.

Ajoutons qu'en septembre 1917 un caporal décédait d'accès pernicieux à Maroua. A la même époque un sergent-major succombait à Binder de cette affection.

Fièvre bilieuse hémoglobinurique. — La fièvre bilieuse hémoglobinurique motiva à l'hôpital de Douala : Quinze entrées en 1915-1916 avec deux décès ; Huit en 1916-1917 avec un décès ; Trois en 1917-1918 avec un décès.

En 1917-1918, il faut ajouter à ces chiffres un cas observé à Maroua pendant la saison froide, et deux autres suivis de décès chez des infirmiers, l'un à N'Gaoundéré, l'autre à Ebolowa. Le cas de Maroua fut de moyenne intensité. Le froid était certainement en cause. Le patient, un sergent d'infanterie coloniale, avait près de cinq ans de séjour colonial et un passé paludéen chargé. Les décharges hémoglobinuriques furent assez nombreuses, mais les reins fonctionnèrent toujours bien. La quantité d'urine resta élevée.

Sur les quinze cas de l'année 1915-1916 (douze chez des militaires, un chez un missionnaire, deux chez des commerçants), le nombre le plus élevé des entrées à l'hôpital fut de cinq en avril 1916. Il n'y eut à enregistrer que deux décès : le premier chez un sujet extrèmement anémié, asthénique, qui mourut dans une syncope ; le second chez un malade, également très fatigué, qui avait souffert de dysenterie grave et de paludisme sévère au cours de la campagne. Il présenta des vomissements incoercibles, une température très élevée, un ictère des plus foncé et du hoquet. Les urines restèrent abondantes, trop abondantes même, car la quantité d'hémoglobine éliminée chaque jour était considérable. Au bout de deux jours le patient tomba dans le coma et mourut. Quelques malades ne présentèrent qu'une hémoglobinurie transitoire, faisant suite quelquefois à l'absorption intempestive d'une forte dose de quinine, hémoglobinurie ne s'accompagnant ni de vomissements, ni d'ictère, ou d'un ictère excessivement léger et fugace. L'enquête faite chez la plupart des malades montra qu'il s'agissait toujours de sujets impaludés antérieurement se soumettant irrégulièrement ou pas du tout à la quinine préventive.

« Comme traitement, nous avons utilisé l'eau chloroformée pour combattre les vomissements. La citronnelle en infusion comme diurétique s'est montrée excellente dans tous les cas, plus agréable et mieux tolérée que le thé. Nous n'avons fait d'injection de sérum que dans les cas graves. Nous nous en sommes abstenu toutes les fois que le malade urinait suffisamment et pouvait boire, c'est-à-dire ne vomissait pas. Personnellement, nous avons employé le sérum hypertonique (à 20/1000), qui a l'inconvénient d'être un peu douloureux, mais remonte très bien la tension artérielle et provoque la diurèse en même temps qu'il reminéralise l'organisme. Les lavements salés nous ont été souvent de grande utilité » (Dr DRENEAU).

Au cours de la convalescence, nous avons pratiqué des cures de rééducation quinique par des séries d'injections intramusculaires d'abord de 0,25 cg. puis de 0,50 cg. avant la prise de la quinine par la bouche. Presque tous les malades atteints ont été rapatriés, des rechutes étant toujours à craindre. Seuls ont été conservés dans la colonie ceux qui n'avaient été touchés que par une hémoglobinurie transitoire.

En décembre 1916, trois Européens furent hospitalisés, l'un d'eux dans un état particulièrement grave. Ce malade, après la période de début, resta dans le coma pendant 5 jours, mais émit toujours de l'urine en quantité suffisante grâce aux injections de sérum hypertonique. La convalescence fut longue et s'accompagna d'une complication qui fut d'ailleurs sans gravité (parotidite légère consécutive à une infection d'origine buccale). Le malade complètement rétabli s'embarqua pour l'Angleterre en excellent état de santé.

Le second cas se produisit chez un matelot du *Surcouf* et fut d'intensité moyenne. L'oligurie du début céda aux injections de sérum et aux lavements salés. Le malade guérit rapidement.

Le troisième fut caractérisé par une hémoglobinurie qui ne persista que quelques heures. Elle ne fut accompagnée ni d'ictère, ni de vomissements, ni de fièvre et pouvait être mise sur le compte d'une forte dose de quinine absorbée d'une façon intempestive.

Aucun de ces trois malades ne prenait de quinine préventive.

En juin 1917, un caporal, au cours d'une fièvre rémittente continue, fit deux crises d'hémoglobinurie (avec ictère et oligurie) séparées par une période d'urines normales et sans vomissements bilieux : forme atypique de la fièvre hémoglobinurique, survenue chez un homme réfractaire à l'usage de la quinine préventive, terminée par la guérison.

En juillet, un militaire, tombé malade à Yabassi le dimanche 22, fut amené à l'hôpital le jeudi 26, au terme d'une bilieuse dont il mourut une demi-heure après son entrée. Il était à l'agonie depuis quelques heures.

Le 25 juillet, un géomètre, âgé de 31 ans, arrivait d'une tournée pénible présentant le syndrome hémoglobinurique pour la deuxième fois depuis le début de son séjour au Cameroun (16 mois) ; il eut le premier jour 30 grammes d'une urine hémoglobinurique. Ensuite jusqu'au 1er août, il eut cinq jours d'anurie presqu'absolue, avec environ 40 à 50 grammes par jour d'une urine claire. Il supporta merveilleusement cette longue période critique pendant laquelle le pronostic s'assombrissait de plus en plus. Il présentait des vomissements bilieux, des épistaxis chaque nuit ou chaque matin, de l'angoisse, de la pesanteur dans les régions épigastrique et précordiale, de la dyspnée; puis il montra un léger anasarque. Ce symptôme détermina le médecin traitant à suspendre les entéroclyses goutte à goutte avec du sérum physiologique, pensant qu'elles ne feraient qu'aggraver la rétention des chlorures et qu'elles n'avaient plus leur indication à relever une tension artérielle qui se maintenait. Le malade gardait d'ailleurs quelques tisanes (citronelle, ahoandimé). Enfin le 1er août, le patient que des ventouses scarifiées sur les reins et de légères sudations provoquées par des bouillottes avaient, concurremment avec les épistaxis de défense, un peu débarrassé des poisons retenus, urina 300 grammes. Les jours suivants furent caractérisés par des mictions variant entre 2 et 4 litres, par la disparition des œdèmes des vomissements et des épistaxis, par le retour progressif à la santé. Quelques crampes et un peu de gingivite furent les dernières manifestations d'une urémie que ce malade avait admirablement supportée.

En août 1917 fut soigné un adjudant qui n'avait que huit mois de séjour mais qui avait déjà eu de nombreux accès de fièvre avec anémie consécutive. Pendant la convalescence, il eut encore deux accès de fièvre malgré la rééducation quinique, des œdèmes des jambes et du catarrhe du gros intestin où abondaient des *lamblia intestinalis*.

En octobre 1917 sur deux européens atteints, l'un d'eux guérit. L'autre entrait à l'hôpital, au retour d'une chasse. Il était parti dans la brousse malgré un état fiévreux et quelques vomissements bilieux. Le lendemain, alors qu'il présentait de l'ictère et des urines hémoglobinuriques abondantes, il eut un frisson et une élévation de température assez considérable (40°) faisant un accès typique paludéen au cours de sa bilieuse. L'ictère s'accentua de plus en plus les jours suivants. Les urines restèrent abondantes et hémoglobinuriques pour s'éclaircir seulement douze heures avant la mort.

En septembre 1918, un brigadier d'artillerie dont le séjour colonial était de 70 mois sortit de l'hôpital après guérison ; son cas avait été très grave.

Campagne antipaludéenne. Traitement. Quinine préventive.

— A Douala et dans les postes, tous les médecins ont exposé soit au cours de conférences, soit à l'occasion de consultations, le rôle des moustiques. Des causeries ont été faites également aux tirailleurs par le moyen d'un interprète.

La destruction des moustiques s'est poursuivie méthodiquement dans tous les centres, dans les quartiers civils et dans les groupements militaires (1). L'attention du commandement a été attirée sur l'utilité du débroussaillement ; les infirmiers régimentaires ont été dressés à la recherche et à la destruction des gîtes à larves. Le service de semaine assure d'une façon stricte la propreté, au sens hygiénique du mot, des agglomérations militaires.

Les résultats obtenus furent très satisfaisants.

Nous avons fait suivre à nos malades le traitement classique de la malaria (injections intramusculaires de chlorhydrate neutre de quinine). Chez quatre sujets gravement atteints, le docteur Rousseau pratiqua des injections intraveineuses. Il charge dans une grande seringue la solution ordinaire (0,75 ou 1 gramme) puis il complète avec de l'eau salée, à 7 pour mille, stérilisée. Le mélange est fait dans le corps de pompe par des mouvements de bascule imprimés à la seringue et il injecte doucement. Les résultats ont été chez tous excellents, notamment chez un paludéen intermittent dont les accès fréquents nuisaient à son état général de grand

(1) Voir troisième partie, chap. II. Rôle des équipes d'hygiène et destruction des moustiques.

blessé (fracture double de jambe), et chez un colon atteint de fièvre pernicieuse (48 heures de coma suivies de 2 jours d'excitation psychique).

A Douala et dans l'intérieur, la quinine a été largement distribuée aux Européens sous la forme de comprimés, de façon à permettre à tous, l'administration quotidienne et régulière de 25 centigrammes. C'est sur ce chiffre, que s'est basée la Direction du service de santé, au point de vue préventif, pour ses demandes d'approvisionnement en France.

Il y a lieu de croire que tous ceux qui viennent présenter à l'hôpital leur bon de quinine préventive consomment ce médicament. Or quelques-uns ne daignent point le toucher. S'ils sont la grande minorité, ils forment encore un noyau trop considérable. Ce sont eux qui fournissent un pourcentage de cas graves ou de rapatriements précoces, très concluant. Parmi les sujets atteints de bilieuse hémoglobinurique la grande majorité avoue n'avoir jamais pris de quinine préventive. Parmi les gens de l'autre catégorie, certains prennent leur quinine irrégulièrement, d'autres régulièrement mais de façon différente (tous les jours ou tous les deux jours ou deux fois par semaine). La réaction de TANRET ne permet pas toujours un contrôle pratique. Si la réaction est faite à 9 heures du matin sur l'urine d'un homme qui a pris la veille à midi 0.25 centigrammes de quinine (cas général) la réaction est quelquefois si peu nette qu'on l'interprète comme nulle. Dès lors, on voit peu, — à moins de se trouver dans un milieu régimentaire et d'avoir à sa disposition un contingent facile à rassembler et à manier comme on veut — comment avec une population dispersée, le réactif de TANRET permettrait de déceler impeccablement les preneurs de quinine. Toutefois, une trentaine d'analyses d'urine, faites inopinément et au hasard, sur des individus non fiévreux mais passant occasionnellement à l'hôpital pour une affection externe banale, ont donné presque toutes un résultat positif (Dr ROUSSEAU).

Signalons qu'une mère, prenant la quinine préventive, étant venue accoucher d'une fillette à l'hôpital, ne présenta, pendant ses 21 jours d'observation, aucune manifestation palustre (août 1917) bien qu'elle fût impaludée. La même observation a été faite chez une autre femme en mai 1918

L'index paludéen de Douala montre que les noirs adultes au-dessus de 20 ans, pour être moins infectés que les petits enfants, le sont encore dans une forte proportion et sont porteurs d'hématozoaires du paludisme dans une proportion 26 o/o, 47 o/o et même

56 o/o. Ils constituent donc un réservoir de virus paludéen à considérer. Or il y a à bord du navire de guerre stationnaire, en rade de Douala, une trentaine d'indigènes embarqués, une dizaine de laptots sénégalais et des noirs du pays. Dans le but hygiénique de réduire au minimum les fatigues du matelot européen, ce nombre est parfois augmenté. On voit dès lors l'importance qu'il y a à stériliser ces porteurs d'hématozoaires. Le médecin du bord, d'accord avec le commandant, fit prendre de la quinine préventive à tous les indigènes comme aux européens.

Il ne saurait être question, pour le moment, de songer à quininer la population indigène entière, et de ce côté nous devons nous borner à lui apprendre l'effet curatif du médicament. Il faut cependant vulgariser la notion de son usage à titre préventif. La vente de la quinine sous forme de quinine d'état est à inscrire à la toute première ligne du programme sanitaire.

Nous avons dit que les maladies paludéennes et parapaludéennes, existaient aussi dans le Nord Cameroun. Le paludisme sera donc combattu dans ces régions tout autant que dans le Sud, chez l'individu et dans la collectivité. Le traitement quinique préventif sera poursuivi en tout temps chez les Européens, et on insistera particulièrement pour que les intéressés ne le suspendent pas pendant la « bonne période », celle où les accès sont rares. Sans doute serait-il sage de l'étendre aux troupes indigènes, du commencement de l'hivernage à la fin des froids.

La protection mécanique ne doit jamais, elle non plus, être laissée de côté ; la moustiquaire ne suffit pas toujours, et, il y aurait le plus grand intérêt dans certains centres à établir pour les Européens des maisons bien construites, pour lesquelles il faudrait prévoir les quantités de toile métallique nécessaires.

Quelques emplacements actuels de postes ne conviennent qu'au temps de guerre, où des nécessités d'un autre ordre absorbent toutes les énergies. Une exposition aérée, sur un point un peu surélevé, accroîtrait beaucoup leur salubrité. On parviendra à éviter bien des interruptions de service, en appliquant le principe de la ségrégation, en écartant le quartier Européen de la ville indigène et en maintenant une zone libre de protection. Les mesures générales d'hygiène et de prophylaxie, la lutte antilarvaire, la surveillance de la voirie trouvent devant elles un champ qui n'est que trop vaste, mais elles peuvent donner des résultats certains.

Enfin s'il est permis de prévoir l'avenir, c'est l'occasion de revenir ici sur la configuration naturelle du pays, et de se demander si de grands travaux, tels que la construction d'un chemin de fer, ne rencontreront pas, dans le paludisme, un obstacle sérieux. Dans les plaines et les vallées, tout travail de terrassement déterminera vraisemblablement une recrudescence de la maladie. Les mesures de protection mécanique s'imposeront partout pour les Européens (cases démontables), et la prophylaxie médicamenteuse devra, en certains points, être étendue aux travailleurs indigènes.

CHAPITRE V

Affections abdominales et parasitisme intestinal

Parasitisme intestinal. — Ankylostomiase. — Lombricose. — Oxyures. —
Tænias. — Affections gastro-intestinales. — Diarrhées et embarras gastriques. — Dysenteries. — Affections hépatiques.

Parasitisme intestinal et ankylostomiase. — Les vers intestinaux sont extrêmement répandus et associés chez les indigènes. Les Allemands signalaient, en 1909-1910, que l'index de l'ankylostomiase était : à Douala 100 o/o, à Bouéa 50 o/o, à Ebolowa 76 o/o, à Banyo 30 o/o et que dans le Nord sauf à Kousseri où l'ankylostome paraît absent il règne partout ailleurs. Au cours d'un travail en 1917, le docteur ROUSSEAU (1) a trouvé chez les adultes :

83 o/o ankylostomés (*Necator americanus* est moins fréquent qu'*Ankylostoma duodenale*).

42 o/o porteurs de trichocéphales.

28 o/o porteurs de lombrics.

16 o/o porteurs de kystes d'*Amœba histolytica*.

Les infections parasitaires, dit-il, frappent l'indigène extrêmement tôt et paraissent être concomitantes. Si elles sont plus ou moins longtemps tolérées, il arrive un jour où les accidents éclatent sous forme d'ankylostomiase, de lombricose, ou de dysenterie amibienne, chacune de ces crises étant souvent aggravée par la multiplicité des espèces parasitaires et leur association.

L'examen microscopique est souvent impuissant à révéler le nématode principal auteur des symptômes constatés et à lever les doutes qui subsistent après l'examen clinique. Ainsi une jeune

(1) Louis ROUSSEAU. Parasitisme intestinal à Douala. *Bulletin Soc. Path. exot.*, 14 mai 1919, page 244. Ankylostomiase, Lombricose, etc. *Bull. Soc. Path. exot.*, 9 octobre 1918.

enfant présentant de l'anémie et des œdèmes de la face, montrait dans une préparation : 85 œufs de tricocéphales, 24 d'ascaris, 9 d'ankylostomes et des amibes.

C'est surtout vers l'âge de 2 ou 3 ans, alors que les premiers ankylostomes s'installent, et à une époque où la crise paludéenne bat son plein, que l'*ankylostomiase* est fréquente. Nombreux sont ces petits indigènes au corps enflé, aux paupières bouffies, ayant perdu la belle teinte noire d'une peau qui s'infiltre et s'éclaircit.

En 1918, une nouvelle statistique du laboratoire donnait :

62 o/o de porteurs d'ankylostomes ;

40 o/o de porteurs d'ascaris ;

33 o/o de porteurs de trichocéphales ;

12,5 o/o de porteurs de kystes d'amibes ou d'amibes végétatives.

Ce sont les tout petits au-dessous de un an qui font baisser le pourcentage des ankylostomés. Si l'on s'en tenait aux adultes, il serait d'environ 80 o/o.

Parmi les gens les plus infestés, le docteur ROUSSEAU cite : 1° une fillette de 8 ans de New-Bell qui dans une goutte de matière fécale avait 52 œufs d'ankylostomes, 12 d'ascaris, 5 de trichocéphales ; 2° un jeune garçon de Jabassi très anémié et très fatigué, se plaignant de coliques et de diarrhée qui laissait voir dans une préparation : 142 *œufs* d'ankylostomes, 3 d'ascaris, 1 de tricocéphale, la plupart rassemblés en gros paquets ; 3° une femme de Douala, hospitalisée pour « cachexie et œdèmes » montrant sur une lame : 70 œufs d'ankylostomes, 12 d'ascaris, 5 de trichocéphales.

« Certains enfants, dit le docteur HUOT, sont amenés au dispensaire complètement défigurés par la bouffissure de la face. La destruction des parasites est souvent difficile, et ce n'est que par l'administration répétée de doses de thymol pendant plusieurs semaines que la guérison peut être obtenue. Nombreux sont les indigènes qui n'ont pas la persévérance suffisante. Beaucoup d'enfants ne reviennent plus à la consultation si, dès l'administration des premières doses de thymol, il n'y a aucun résultat appréciable. Quelques cures obtenues ont heureusement influencé la population et provoquent l'envoi à la consultation d'un nombre de plus en plus élevé de petits porteurs d'ankylostomes ».

Les adultes, principalement les prisonniers et les pauvres gens, sont également touchés. L'affection s'accompagne souvent chez eux de dyspnée, d'œdème des membres inférieurs du tronc et de la face, d'ascite, d'anémie profonde, de teinte grisâtre de la peau, de douleurs épigastriques et de mauvais état général. Les gens vivant dans des conditions normales ne présentent en général que des phénomènes moins graves : inappétence, fatigue. La plupart tolère le parasite.

« A Edéa, rend compte le docteur BOREL, l'ankylostomiase et l'helminthiase sont d'une fréquence telle qu'on peut les estimer généralisées ; les examens que j'ai faits m'ont permis d'établir la présence des œufs d'ankylostomes, ascaris et trichocéphales, chez 70 o/o des sujets ayant une apparence de santé normale. Chez ceux qui accusent des troubles gastro-intestinaux, la proportion atteint 100 o/o. Le symptôme le plus net, accusé par le porteur qui en souffre est une douleur au creux épigastrique ; les selles peuvent être diarrhétiques, dysentériformes, sanguinolentes ; elles sont fréquemment consistantes ; j'ai fait la remarque surtout chez les enfants, que beaucoup d'entre elles présentaient des particules terreuses. Par ordre de fréquence, les ankylostomes viennent en première ligne, puis les ascaris et les trichocéphales ; les oxyures m'ont paru assez peu nombreux. Les influences sous lesquelles l'infestation du tube digestif par ces parasites peut déterminer une affection grave entraînant quelquefois la mort, doivent être notamment la nourriture insuffisante et le confinement : car dans la prison de la circonscription, j'ai eu à noter des évolutions d'une rapidité considérable, avec apparition d'œdèmes, d'épanchements séreux, de cachexie. Le thymol agit peu dans ces cas ; chez un enfant dont l'état était alarmant, il m'a cependant donné des résultats satisfaisants ».

Dans tout le Sud et les pays de forêt, l'ankylostomiase est signalée par les médecins des postes : à Kribi, à Yaoundé, à Ebolowa. Parmi les tirailleurs, dans toute la zone maritime, l'affection provoque des troubles sérieux. Un décès, à Douala, dans l'espace de 24 heures, lui est dû en 1917 et un autre en 1918.

Si dans le Sud, l'ankylostomiase a pris la valeur d'une maladie endémique, cette affection signalée à Garoua par les Allemands est exceptionnelle dans le Nord Cameroun. Le docteur RAGÉ sur une quarantaine d'examens de selles, en saison sèche, n'a jamais vu d'œufs. L'aspect clinique de la maladie ne se rencontre pas non plus. A Maroua, chez deux tirailleurs qui présentaient des œdèmes des membres inférieurs, avec amaigrissement et mauvais état général, on pouvait penser à l'ankylostomiase ; mais il y eut ensuite des névrites. Le docteur RAGÉ n'a pu ni suivre les malades, ni faire l'examen des selles, faute de microscope à Maroua.

Si l'on songe à la quantité des indigènes ankylostomés et au jeune âge auquel ils s'infestent, on est vraiment étonné de voir les *Européens* si peu frappés. Le médecin du laboratoire a examiné les selles de nombreux malades hospitalisés à Douala et particulièrement de ceux qui rentraient en France après un long séjour. Beaucoup avaient des trichocéphales, des ascaris, des amibes, mais sur 150 individus examinés au point de vue parasitisme intestinal, 11 seulement ont été trouvés porteurs d'ankylostomes. Aucun d'eux n'avait de signes d'ankylostomiase grave ; chez l'un, il n'y avait vraiment aucun symptôme clinique. Chez huit autres, l'ankylostome augmentait une faiblesse et une anémie dont la cause principale était le paludisme (sept) ou la dysenterie (un) avec peu ou pas de signes spéciaux ; chez deux, il y avait des troubles plus caractéristiques : sensations désagréables et difficilement définissables au creux épigastrique, maux de tête tenaces et dégoût du travail. Tous se sont trouvés améliorés après le traitement au thymol et naphtol-B, on a constaté chez les anémiés un retour au teint normal.

Parmi ces onze Européens, l'un était un commerçant ayant longtemps vécu au Congo et qui avait pu s'infester dans cette colonie. Chez les dix contaminés au Cameroun, un soldat qui avait treize mois de séjour s'était parasité au poste de Lolodorf ; tous les autres étaient des militaires ayant de 40 à 60 mois de séjour et qui avaient tous fait les colonnes du Sud Cameroun (1914-1915-1916). Ils avaient par conséquent vécu sans confort au milieu des tirailleurs et des porteurs. Ils ont eu pendant cette période de guerre coloniale des contacts avec la terre souillée par les noirs, ce que l'Européen évite en général en existence normale.

« L'Européen vivant à Douala, à l'européenne n'a pas d'ankylostomes et les noirs qui vivent autour de lui en sont pourtant tous porteurs : Comment est-il préservé de cette infestation générale du monde indigène ? A quoi est-il redevable d'être ainsi protégé ? Sans doute parce qu'il ne marche pas pieds nus et qu'il évite les contacts de sa peau avec le sol par ses vêtements, son lit, ses sièges.

En tous les cas, l'ankylostome paraît trouver dans les régions côtières les conditions idéales grâce auxquelles il peut infester la totalité d'une population. Le sol, la température, l'humidité sont favorables à l'évolution de la larve et à ses mues et lui fournissent les meilleures conditions d'existence jusqu'au moment où la première peau d'indigène s'offre à elle ».

Lombricose. — Des nombreux examens pratiqués par le docteur Rousseau sur des indigènes bien portants ou souffrant de leurs parasites, il résulte que les œufs d'ascaris sont quelquefois extraordinairement nombreux ; un porteur sain a fourni un cas où on a pu en compter 222 dans une seule préparation et il est très fréquent d'en voir de 100 à 200 ; mais ici, plus encore que pour l'ankylostome, on ne peut établir de proportionnalité entre le nombre des œufs émis et celui des ascaris hébergés. A la suite d'une dose de calomel-santonine de 0,30 centigrammes, une femme de 28 ans, qui avait une moyenne de 6 à 8 œufs par préparation, expulsa le lendemain 15 lombrics, puis le jour suivant 2, le jour après 3, puis une dernière fois 2. Une petite fille, âgée de 14 mois, qui avait des œufs par centaines dans chaque préparation, prit une dose de calomel-santonine de 0,10 centigrammes, rendit un ascaris et ce fut tout. Quelquefois, il est vrai, les lombrics expulsés sont nombreux quand les œufs sont nombreux ; c'est ainsi, qu'un petit garçon de 3 ans, qui avait 222 œufs dans une préparation, reçut une dose de calomel-santonine de 0,15 centigrammes 44 et expulsa ensuite, en deux fois, 32 ascaris.

Deux enfants de neuf mois ont été trouvés porteurs de lombrics ; ce ver est souvent constaté chez les enfants de moins d'un an.

Chez un certain nombre d'indigènes les lombrics paraissent être les auteurs principaux des phénomènes morbides qu'ils présentent ; il s'agit, en général, de douleurs abdominales plus ou moins vives, accompagnées quelquefois de défense aux points douloureux. Parfois, il y a des vertiges. Un manœuvre de l'hôpital tombé subitement malade, accusa des phénomènes abdominaux aigus et mourut en 24 heures. A l'autopsie, on découvrit un lombric qui avait perforé l'intestin ; la moitié de son corps était dans la lumière de l'intestin et l'autre moitié nageait dans du liquide de péritonite. Un paquet de 20 à 25 lombrics fut rencontré dans l'intestin. C'est surtout comme cause favorisante et aggravante de dysenterie amibienne que le parasite si souvent bien accepté est à craindre.

Les Européens sont quelquefois infestés ; en général, l'ascaris est toléré ou donne des troubles assez vagues ou assez supportables pour être négligés. Le docteur Rousseau a trouvé 14 Européens porteurs d'ascaris. L'un d'eux présenta des vertiges avec chute, du délire, puis perte de connaissance, avec bon sommeil apparent, irrégularité du rythme cardiaque et dilatation pupillaire. C'était un marin charpentier du *Vaucluse*. Après un second vertige, suivi des mêmes phénomènes qui durèrent 48 heures comme la première fois, les selles de ce malade laissèrent voir des œufs d'ascaris; après avoir expulsé ses vers, cet homme ne montra plus d'accidents et se déclara nettement amélioré.

Des lombrics furent également découverts chez un marin sujet à des pertes de connaissance après le repas.

Un cas s'accompagna de dilatation pupillaire et d'idées délirantes sans fièvre. A noter un agent civil du chemin de fer qui avait eu de nombreux accès de fièvre paludéenne pendant ses 42 mois de séjour; depuis quelques semaines, il ne pouvait dormir plus d'une demi-heure par nuit. Il avait 0,50 centigrammes d'albumine à l'Esbach dans les urines. A l'examen des selles, la présence d'œufs d'ascaris fut constatée et deux jours après l'expulsion de deux lombrics, le sommeil revint; dans l'urine, l'albumine n'était plus dosable. Un cinquième Européen parasité était un sous-officier traité pour ictère par rétention. Quatre autres avaient la dysenterie amibienne et des œufs d'ascaris furent trouvés dans les parties fécaloïdes de leurs selles dysentériques. Enfin un opéré d'abcès du foie amibien, expulsa, alors qu'il était encore sous l'influence du chloroforme, quatre heures après l'opération, un grand lombric par la bouche.

Oxyures — L'oxyure est rare à Douala si l'on compare son degré de fréquence à celui des autres parasites intestinaux, mais il existe aussi ; il a été rencontré en abondance chez une petite fille de cinq ans de Bonabéri et chez une femme de 22 ans de New-Bell, qui n'avaient jamais quitté la région. Il a été observé également chez une femme haoussa venue de la région Tchad et chez un matelot européen récemment arrivé de France.

Tœnias chez l'homme et cysticercose animale. — En deux ans, une trentaine de tœnias ont été expulsés par des européens. Onze têtes ont été examinées et les onze fois il s'est agi du *tœnia saginata*; une fois la dose de pelletiérine a provoqué l'issue de deux tœnias saginata à la fois.

A Douala, il est rare chez l'indigène qui ne mange pas de bœuf mais on le trouve chez ceux qui vivent à l'européenne et chez des policemens ou des tirailleurs qui touchent une ration de bœuf.

Le laboratoire a eu souvent l'occasion d'examiner de la viande de porc littéralement farcie de cysticerques. Or, en 1918, on a mangé beaucoup de viande de porc à Douala, et, cependant les tœnias déterminés ont toujours été des saginata.

Le tœnia est exceptionnel à Kribi, à Ebolowa, à Edéa chez les autochtones qui mangent rarement du bœuf. Par contre, chez les indigènes des circonscriptions du Nord-Cameroun, qui ont un régime carné, il est très fréquent ; d'après le docteur CANTRON, les cas de tœnia seraient aussi communs que ceux d'ascaris lombricoïdes.

Le parasitisme intestinal a causé peu d'entrées à l'infirmerie et d'hospitalisations chez les tirailleurs qui sont cependant très souvent porteurs d'œufs d'ascaris et de trichocéphale, sans que leur santé générale paraisse en souffrir. Il semble que des causes adjuvantes peu définies soient nécessaires pour que leur présence et leur développement donnent lieu à des troubles. Chez les tirailleurs, le parasitisme est beaucoup moins fréquent que dans la population autochtone.

Le docteur CANTRON a signalé dans le Nord de la distomatose à Garoua et le docteur RAUGÉ du bothriocéphale.

AFFECTIONS GASTRO-INTESTINALES

En dehors des cas courants : 1° de pharyngite, d'amygdalite, 2° de coliques et de diarrhées *a frigore*, presque tous les *malades indigènes* observés sont amenés aux consultations soit par un état saburral des voies digestives consécutif à des accès paludéens, soit par des phénomènes de gastro-entérite provoqués par la présence de parasites du tube digestif.

« Chez le nourrisson, écrit le docteur HUOT, le manque d'hygiène alimentaire détermine assez souvent, moins fréquemment toutefois qu'on pourrait le supposer, des manifestations graves (vomissements, diarrhées vertes). Ces cas de gastro-entérite, quand ils sont traités à temps, sont facilement améliorables. L'application seule de la diète hydrique, pendant 24 ou 48 heures, quand elle peut être obtenue des mères, ce qui n'est malheureusement pas souvent facile, amène ordinairement des améliorations rapides. D'une manière générale, la mauvaise alimentation des enfants du premier âge (absence de réglementation des tétées, participation des tout petits au repas des adultes) fait que la majorité présente des tares rachitiques. Le nourrisson véritablement athrepsique, du moins parmi ceux présentés à la consultation, est relativement rare. »

Dans le Nord, les rectites, les diarrhées dysentériformes sont justiciables du traitement à l'ipéca et au sulfate de soude, à doses filées que les indigènes acceptent assez bien, mais les maladies de l'appareil digestif n'ont pas en général beaucoup de gravité. Il est exceptionnel de trouver des entérites tenaces et des gastrites. Les intoxications alimentaires causent souvent des malaises par consommation de viande ou de poissons peu frais. On les constate chez les porteurs généralement assez médiocrement nourris, qui se gavent quand ils en trouvent l'occasion et chez les habitants de la forêt lorsqu'ils sont transplantés, dans la région Nord, riche en aliments carnés. Lorsque les intoxications de ce genre sont sévères, le foie réagit et l'on trouve alors des formes d'ictère grave dont le pronostic est des plus sombres.

Nous n'avons pas noté de typhlite chez les noirs. Nos prédécesseurs ont eu cependant à pratiquer des laparotomies chez des indigènes pour enlever des appendices malades et enflammés.

Dans l'élément militaire indigène, les diarrhées se sont manifestées plus particulièrement en pleine saison sèche. A cette époque, les tirailleurs en escorte sur les routes d'étapes arrivent fatigués dans les campements et n'ont pas le courage de creuser profondément le lit de sable des cours d'eau pour y trouver une eau claire; ils se contentent d'une eau croupie et boueuse.

Nous avons vu quelques affections gastro-intestinales, assez graves, souvent à rattacher à des excès alimentaires de viande. A Kribi, le docteur Le Gouellec a constaté, à deux reprises, chez de jeunes tirailleurs récemment incorporés, des troubles gastriques d'allure épidémique. Une enquête minutieuse permit de constater que, pendant la nuit, quelques-uns de ces hommes, poussés par leur amour désordonné de la viande, avaient déterré des boîtes de conserves condamnées comme impropres à la consommation plusieurs jours auparavant et qui avaient été enfouies loin du camp et des points d'eau, après avoir été arrosées d'antiseptiques.

Chez les Européens, la diarrhée et les embarras gastriques causent souvent des indisponibilités tant à Douala que dans les postes de l'intérieur, mais généralement ces affections ne sont pas autonomes et sont en relation avec la malaria.

Les observations d'atonie gastrique chez les vieux coloniaux, anciens de séjour, ne sont pas rares et nous avons obtenu chez eux de bons résultats par la médication chlorhydrique.

La statistique annuelle de l'hôpital de Douala relève les cas suivants relatifs aux affections du tube digestif et au parasitisme intestinal.

1916-1917 :

1 stomatite ;

3 embarras gastriques ;

6 dyspepsies ;

2 gastrites ;

2 entérites muco-membraneuses.

3 diarrhées chroniques ou entérites aiguës ;

1 dysenterie (soldat du dépôt) ;

2 dysenteries amibiennes : 1° chez un marin en traitement pour paludisme; 2° chez un sous-officier hospitalisé pour adénite.

1917-1918 :

2 embarras gastriques (1 chez un officier) ;

1 dyspepsie ;

1 intoxication d'origine alimentaire ;

1 entérite muco-membraneuse ;

1 dysenterie ;

7 dysenteries amibiennes (5 militaires, 2 particuliers).

Un cas d'éruption morbiliforme avec les yeux injectés et un peu de coryza eut été probablement étiqueté rougeole si un nouveau rash avec prurit n'était venu écarter les doutes qu'on pouvait avoir et faire porter le diagnostic d'intoxication alimentaire.

Une stomatite grave montrait au microscope l'association fuso-spirillaire de Vincent. Cette affection qui s'accompagna d'une adénite sous-maxillaire assez accusée et d'angine du côté gauche fut très longue à s'améliorer.

Les cas de gastrite et trois cas de dyspepsie (dont un chez un marin) étaient en relation directe avec l'abus de l'alcool.

La diarrhée chronique rarement observée ces dernières années, fut fréquente au temps des colonnes (1915-1916). « Cette affection fait, en général, suite à une atteinte de dysenterie, mais peut aussi s'installer d'emblée. Elle est caractérisée par de violentes coliques, avec selles liquides ou pâteuses abondantes et fréquentes contenant parfois des mucosités non teintées de sang. Peu ou pas d'épreintes. Retentissement sur l'état général et sur les voies digestives supérieures. La langue est très souvent le siège d'une desquamation sur la pointe et les bords. On trouve quelquefois de petits aphtes à la face interne des lèvres et des joues. Cette maladie, sur laquelle l'émétine n'agit pour ainsi dire pas, s'améliore par le régime mais est sujette à des rechutes. » (Dr Dreneau).

Lamblia intestinalis. — Chez les indigènes de Douala, des kystes de lamblies ont été constatés sur quelques sujets sains, mais surtout dans des cas de diarrhée ou d'entérite (kystes et lamblies adultes nombreux). Chez l'Européen, le docteur ROUSSEAU a vu un convalescent de dysenterie amibienne, traité par l'émétine, présenter successivement des retours d'entérite sans amibe, mais avec nombreuses lamblies et foisonnements considérables de « spirilles à deux tours » dans ses selles. Chez d'autres, il n'a trouvé que le parasitisme par de nombreuses lamblies adultes pour expliquer des cas de diarrhée aiguë. Des cercomonas ont été rencontrés également chez des diarrhéiques.

DYSENTERIE

La dysenterie (amibienne et bacillaire) n'est pas rare chez les indigènes du Cameroun. La dysenterie amibienne est souvent aggravée par les trichocéphales ou les lombrics. Les indigènes de Douala paraissent avoir tout autant d'amibes que ceux des environs. La pureté de l'eau potable que la ville leur distribue devrait cependant les protéger, mais il faut savoir qu'un habitant de Douala passe la moitié de sa vie au dehors et que, même à Douala, les conditions de vie (contact de l'homme et de ses aliments avec la terre) propagent chez lui l'infection amibienne.

Dans le Nord, la dysenterie est exceptionnelle à Garoua et à Maroua. Elle est généralement importée. Elle est moins rare sur les rives du Logone où jadis on aurait remarqué des épidémies sévères en pays mousgoum. La dysenterie amibienne a été observée, mais des cas doivent aussi être rattachés à la dysenterie à forme bacillaire.

Dans le Sud et à la côte, c'est la dysenterie amibienne qui est la plus souvent signalée (Edea, Bana, Yaoundé).

Dans l'élément militaire, rare chez les Européens de l'intérieur, la dysenterie amibienne a causé 15 cas chez les tirailleurs en 1916-17 et 10 en 1917-18. A Douala, le diagnostic d'amibiase pulmonaire fut posé en mars 1918, chez un tirailleur dysentérique. L'examen des crachats montra, par la suite, de grandes amibes avec globules rouges intacts. L'émétine guérit ce malade en cinq ou six jours.

Dans le Nord, à Garoua, le docteur RAUGÉ a signalé en 1918, chez les Européens, deux cas de dysenterie vraisemblablement amibienne. Chez les tirailleurs, il y eut un cas de dysenterie en octobre 1917 et quatre en septembre 1918, dont un mortel, malgré le traitement ; le malade, dont les selles avaient pris meilleur aspect, présenta de l'ictère et fut emporté rapidement. Les premiers cas de l'année 1918 furent constatés parmi les recrues venant du Tchad. Le docteur Ravoé ne serait pas surpris que l'infection provienne d'eux, et que les territoires humides qui s'étendent sur les bords du Logone constituent le foyer de survivance de la maladie. Il paraît *a priori* certain que ni les amibes, ni les bacilles ne peuvent se conserver pendant les chaleurs et la sécheresse d'une partie de l'année, le sol étant brûlé, stérilisé, craquelé jusqu'à une certaine profondeur dans toute la région qui n'est pas irriguée par des cours d'eau permanents.

Il est assez difficile de limiter les progrès de la maladie dans l'élément indigène, car la contagion se fait d'homme à homme par la manipulation des aliments avec des mains souillées.

A Bana, à Kribi, à Doumé, quelques sous-officiers européens et plusieurs tirailleurs ont présenté des symptômes bénins de dysenterie, sans complications hépatiques et qui ont cédé rapidement aux injections d'émétine. Grâce à cette médication, il est certain que l'amibiase prendra de moins en moins une place dans la liste des affections occasionnant des hospitalisations et des entrées à l'infirmerie, car les malades peuvent être facilement traités à la chambre. D'ailleurs assez souvent, il s'est agi d'entérites banales dues à des écarts de régime, à des excès alimentaires, à des crises d'intempérance et à des refroidissements nocturnes beaucoup plus que de dysenterie vraie.

A l'*hôpital de Douala*, en 1916-1917, la dysenterie amibienne a été observée chez deux Syriens et chez quatre Européens ayant séjourné dans la brousse. Sur ces quatre Européens, deux furent soignés en ville. Les deux autres étaient : 1° un sous-officier, hospitalisé pour adénite, qui fut rapidement guéri par les injections d'émétine ; 2° un marin paludéen qui avait contracté la dysenterie dans les Flandres.

En 1917-1918, cinq militaires et deux particuliers, furent traités à l'hôpital pour cette affection, ainsi qu'une jeune fille européenne à domicile.

Le traitement aux injections d'émétine chez tous fit merveille. L'observation la plus intéressante est la suivante : en décembre 1917, un sergent d'infanterie coloniale entré avec le diagnostic « paludisme et embarras gastrique » présentait quotidiennement trois ou quatre selles liquides; dans celles-ci, de petits pelotons de mucus examinés permettaient de découvrir du sang en minime quantité et de grandes amibes végétatives en abondance, avec un foisonnement considérable de spirilles qui constituaient à eux seuls presque toute la flore microbienne. Des lombrics étaient présents également. Le patient, dont la fièvre était constatée tous les soirs, s'amaigrissait progressivement. Il avait des vomissements rebelles, une langue dépouillée, les yeux cernés, la voix faible et un peu de prostation. De fortes doses d'émétine, une injection de sérum antidysentérique faite sans attendre le résultat d'un ensemencement qui fut d'ailleurs négatif, et des entéroclyses de sérum physiologique goutte à goutte amenèrent une amélioration considérable puis la guérison du malade.

Dans ses recherches, le médecin chargé du laboratoire, a observé l'amibe dysentérique dans 50 dysenteries indigènes; chez les Européens dans 31 dysenteries et dans 8 cas de porteurs sains : aucun phénomène immédiat ne faisant penser chez ces derniers à la présence d'amibes dans le gros intestin. De toutes les remarques du docteur Rousseau quelques-unes méritent d'être résumées :

1° Lombrics et trichocéphales aggravent la dysenterie et multiplient les lésions. Parmi les Européens porteurs de lombrics figurent une forte proportion de dysentériques (4 pour 14). Chez les indigènes, on constate des faits analogues : chez un détenu qui guérit, les parties glaireuses des selles étaient des cultures presque pures d'amibes et montraient au moins une trentaine d'œufs de tricocéphales, souvent plus. A l'autopsie de deux indigènes morts de dysenterie, après une courte maladie de deux ou trois jours, on trouva chez l'un plus de 40 trichocéphales fichés dans la muqueuse du cæcum et du côlon ascendant là où étaient les lésions les plus étendues; chez l'autre, on rencontra 12 trichocéphales dont les points d'implantation centraient tous des zones ulcérées ; il y avait aussi quelques lésions ailleurs dans le gros intestin et un paquet de 16 ascaris dans l'intestin grêle.

2° Chez un grand nombre d'Européens atteints de dysenterie ou porteurs d'amibes, il est possible de trouver des atteintes antérieures, quelquefois très lointaines datant d'anciens séjours coloniaux (Cochinchine), quelquefois plus récentes survenues sur certains théâtre de la guerre (Corfou, Dixmude, Salonique). Les plus nombreux se sont infectés au Cameroun en dehors de Douala; mais un Européen sans passé amibien et qui vit dans la capitale, même sans en sortir, peut contracter la dysenterie. Les conditions de l'existence de l'indigène peuvent propager l'infection amibienne et lui permettre de contaminer l'Européen.

3° Les examens microscopiques répétés ont de gros avantages au point de vue du diagnostic. Ils montrent la nature amibienne de certaines diarrhées séreuses que — sous prétexte d'absence de mucus concrété en glaires, d'absence de sang ou de pus visible à l'œil — le médecin d'accord avec le malade, est loin de considérer comme entérite amibienne.

Ils ont permis une fois de traiter sans perte de temps un malade qui véritablement, pourrait-on dire, était atteint de « dysenterie sèche ». C'était un sergent du génie qui entra le 1ᵉʳ décembre 1918 à l'hôpital de Douala pour « congetion de foie et troubles dyspeptiques ». Il avait ressenti de vagues douleurs abdominales et de la pesanteur à l'hypocondre droit où la percussion faisait supposer un foie un peu gros ; il présentait aussi quelques vomissements bilieux, mais pas de fièvre. Au moment de son entrée à l'hôpital, ce malade fut pris de coliques et de douleurs abdominales intenses. Il n'avait aucune défense de la paroi abdominale ; son faciès exprimait la fatigue et la douleur, mais n'était nullement péritonéal ; il n'avait toujours pas d'élévation de température. Interrogé sur la façon dont il allait à la selle, il répondait nettement qu'il était constipé depuis trois jours et ne se présentait à la garde-robe que toutes les 48 heures. Une entéroclyse goutte à goutte avec de l'eau physiologique, fut pratiquée. Deux heures après, l'eau de lavage rendue ne contenait aucune trace de matière fécale mais tenait en suspension d'assez nombreux petits flocons de mucus que l'examen microscopique montra remplis d'amibes végétatives. L'émétine faite sur l'heure amena un bien-être énorme et guérit en quatre à cinq jours ce sujet. Sa constipation diminua et les premières selles obtenues par lavement évacuateur montrèrent des matières très dures entourées quelquefois d'un mucus où l'on pouvait encore trouver des amibes.

4° Par les examens bactériologiques des selles faits systématiquement, huit Européens porteurs sains ont, grâce à la découverte d'amibes, bénéficié du traitement spécifique (six ne montraient pas de kystes). L'un d'eux porteur d'amibes végétatives avait eu autrefois en Cochinchine, en 1902, une dysenterie typique. Depuis, il se plaignait quelquefois de troubles digestifs passagers qu'il appelait « entérite » mais auxquels il n'attachait pas d'importance ; il les considérait comme incapables d'expliquer la fatigue générale, la faiblesse et les crises d'asthénie qui l'obligeaient tous les mois ou tous les deux mois à s'allonger des journées entières et à cesser son travail. Un autre avait eu au Soudan, en 1898, une dysenterie suivie de deux rechutes en 1900 et en 1903. Il ne se plaignait pas de l'intestin. Il était entré à l'hôpital de Daoula pour asthme. Or, 16 ans après sa dysenterie, l'examen des selles montre qu'il a encore des amibes végétatives que l'émétine fit disparaître en améliorant son état.

5° L'amibe a été rencontrée : dans le pus d'un abcès du foie ouvert dans la plèvre chez un Européen ; dans les produits d'expectoration d'un abcès du foie ouvert dans les bronches chez un indigène ; dans l'expectoration d'un tirailleur dont les crachats teintés rappelaient certaines selles dysentériques par leur consistance. Une cure d'émétine améliora l'état de cet homme qui avait aussi des parasites dans ses selles et fit rapidement cesser son expectoration abondante.

Au Cameroun, l'extension de l'amibiase intestinale aux autres organes paraît rare. En 1917-18, il y eut deux abcès de foie chez les Européens. De plus, deux Européens morts l'un d'accès pernicieux, l'autre de grippe pulmonaire, étaient porteurs de petits abcès du foie (deux chez le premier, un chez le second) superficiels et gros comme des noix environ, mais ces petits abcès sont des trouvailles d'autopsie chez de vieux coloniaux et ne sont vraisemblablement pas imputables au Cameroun.

6° Pour le docteur ROUSSEAU, il s'agit toujours de la même amibe : de l'amibe qui donne la dysenterie et qui contient très souvent des globules rouges parfois en boule immobile, parfois végétative et remuante. Ses mouvements sont très variables d'intensité, incessants ou très lents sans qu'il y ait une relation bien nette du temps qui s'est écoulé entre l'examen et le moment de la défécation. Quant aux kystes, ce sont de grands kystes dans lesquels on peut dénombrer, dans les cas les plus heureux de préparation fine, en faisant jouer la mise au point, huit noyaux et non pas quatre ; la vérité est qu'il est difficile d'en mettre plus de quatre au point à la fois.

7° Chez les dysentériques adultes, une simple cure de six injections de 8 centigrammes d'émétine a souvent donné des succès avec disparition des amibes de l'intestin ; mais la plupart du temps, les kystes persistent. Les récidives, surviennent plus ou moins longtemps après. Dans deux cas sur 38, l'émétine n'a produit que des améliorations de très courte durée et la dysenterie est réapparue cinq ou six jours après la cure.

Maladie à protozoaire, la dysenterie amibienne ou amibiase est une affection chronique pour laquelle l'œuvre thérapeutique doit être maintenue après la disparition de la crise, alors même que le malade ne paraît présenter aucun symptôme de son affection. Le docteur RAVAUT, avec juste raison a, dans une revue très documentée et très intéressante (*Journal médical français*, août 1919) rapproché l'amibiase au point de vue de la pathologie générale de la syphilis et du paludisme pour lesquels un traitement continu est nécessaire. Il conseille la cure mixte à l'émétine et au novarsénobenzol. Il pratique une série de 10 injections de novarsénobenzol à la dose de 0 gr. 30, à quatre jours d'intervalle, et pendant ces 40 jours, 18 piqûres sous-cutanées d'émétine aux doses de 4, 6 et 8 centigrammes par jour (pendant les trois jours qui suivent les trois premières et les trois avant-dernières injections d'arsénobenzol). Dans les formes chroniques ayant résisté aux injections, il emploie des comprimés de novarsénobenzol Billon de 0 gr. 10 à doses de un ou deux par jour ; il les alterne pendant dix à vingt jours avec la prise — de deux à dix cuillerées à café dans les 24 heures — d'une pâte composée de poudre de charbon et sousnitrate de bismuth avec glycérine et sirop simple (ââ 100 grammes), 4 grammes de poudre d'ipéca. Cette pâte contient 0 gr. 10 d'ipéca par cuillerée à café. Si le malade est atteint de troubles diarrhéiques on peut ajouter un peu d'opium. Cette thérapeutique par la voie buccale donnerait de très bons résultats.

AFFECTIONS HÉPATIQUES

Dans la population autochtone, c'est surtout dans la région Nord que l'on observe des cas d'ictère catarrhal et de congestion du foie. Celle-ci y est plus fréquente que la congestion pulmonaire.

Dans le Sud, la cirrhose, d'origine paludéenne ou syphilitique n'est pas rare. Elle s'accompagne d'ascite abondante qui se reforme très vite après les ponctions.

On ne nous a signalé ni kyste hydatique ni cancer.

Nous n'avons constaté qu'une fois, en mai 1918 à Douala, un abcès amibien du foie chez un homme de Deido (abcès ouvert dans les bronches et diagnostiqué par l'examen microscopique de l'expectoration). En outre, à Kribi, une autopsie permit de découvrir dans le lobe gauche d'un indigène un gros abcès unique contenant 2 litres de pus, alors que le lobe droit n'était pas hypertrophié et paraissait normal ; il existait de la dysenterie du gros intestin avec de nombreuses amibes.

Parmi les tirailleurs, en 1916-1917, 23 cas sérieux de congestion du foie et d'ictère furent enregistrés. En 1917-1918, quatre seulement.

Dans la région Nord-Cameroun (N'Gaounderé et Garoua) de nombreux cas d'ictère (dix à Garoua en 1916-1917) et de congestions aigues du foie (4 cas dont 2 mortels avec ictère) exigèrent l'entrée immédiate des malades à l'infirmerie.

« Le plus souvent, écrit le docteur CARTRON, ces entrées à l'infirmerie pour ictère ont lieu périodiquement, par série de deux ou trois malades, et coïncident presque toujours avec des variations brusques de température. Les symptômes observés ne peuvent permettre de croire à des cas de fièvre amarile, même fruste. Une surveillance très rigoureuse doit être exercée auprès du malade indigène, à qui il est très difficile d'imposer un régime et qui, par tous les moyens, cherche à s'alimenter pendant sa maladie aussi copieusement qu'à l'ordinaire. Quelques cas d'allure foudroyante, avec congestion extrême du foie, fièvre, anurie, parfois même hématurie (particulièrement chez les Yaoundés) prenaient d'emblée la forme de l'ictère grave. En dehors du froid et d'une origine *a potu immoderato*, à laquelle on doit toujours songer chez les indigènes très avides de bière de mil, il faut aussi penser à incriminer quelques helminthes ou douves ignorés. Ces parasites doivent être ici en cause, tout comme dans ces angiocholites et dans ces bilieuses hémoglobinuriques typiques constatées quelquefois chez les noirs ».

En 1917-1918, à Garoua, est enregistré le décès d'un tirailleur par ictère grave et, chez plusieurs de ceux qui succombèrent à d'autres affections, le syndrome jaunisse vint annoncer la fin prochaine. Comme dans le Sud, le foie des tirailleurs résiste longtemps, mais, une fois touché, il semble incapable de se défendre.

A N'Gaounderé, en 1916-1917, le docteur PEYRONNET attira l'attention sur les affections hépatiques occasionnant de nombreuses entrées à l'infirmerie, des récidives, trois décès, et qui n'apparurent avec une telle fréquence qu'après l'arrivée dans le poste, de tirailleurs recrutés dans la région de Yaoundé. Chez eux, la morbidité et la mortalité furent particulièrement élevées : sur 96 militaires entrés à l'infirmerie, 62 étaient de race yaoundé et les maladies les plus gravse (broncho-pneumonies, congestion pulmonaire, ictère simple et ictère grave, congestion du foie) furent leur apanage. Sur six décès, quatre furent constatés chez eux. Les tirailleurs originaires de l'A. O. F. et de l'A. E. F. paraissent s'adapter bien mieux au climat de la région Nord-

Cameroun et aux fatigues du service que les militaires indigènes yaoundés. Parmi ces derniers, dans le poste de N'Gaoundéré, rares ont été en 1916-1917, ceux qui ne sont jamais entrés à l'infirmerie ; tous ont dû être plus ou moins exemptés de service et, sur dix tirailleurs se présentant à la visite, écrivait le docteur PEYRONNET, huit ou neuf étaient des Yaoundés. « D'apparence robuste, ils n'ont pas de résistance et paient leur tribut à l'acclimatement. Ils supportent mal le froid des nuits ainsi que les larges distributions de viande de la ration alimentaire à laquelle ils ne sont pas habitués. »

En 1916-1917, sur sept décès de tirailleurs (2 à Garoua, 3 à Maroua, 2 à Mora), cinq ont frappé des tirailleurs de cette race, et le docteur CLATHON rapporte : « Il est bon de faire quelques remarques sur la valeur de ces tirailleurs autochtones. L'expérience seule a suffi à prouver amplement que le tirailleur yaoundé, d'aptitude déjà assez médiocre dans son pays comme soldat, a été, dans le Nord-Cameroun, de valeur nulle au point de vue résistance physique et morale. Habitués dans leurs forêts à une vie sobre et régulière, ces indigènes, avides de nourriture, ne songent, dans ces pays où tout est à profusion, qu'à se gaver de viande et de farine de mil que, par paresse, ils se refusent à faire cuire suffisamment. S'ils n'étaient pas surveillés, ils ne chercheraient qu'à boire de la bière de mil, à rapiner, à violenter les femmes et à profiter d'elles. Profitant de toutes les occasions de commettre des excès et se trouvant dans un climat nouveau pour eux, où les variations brusques de température les surprennent dans un état de moindre résistance, la plus petite atteinte du côté du foie ou du poumon a tôt fait de leur être fatale. Frappés par la mort de quelques-uns d'entre eux, car ils sont très superstitieux, leur moral est très vite affaibli ; ils n'en sont que plus fragiles et, au bout de quelques mois, ce sont de piètres loques humaines qui réclament avec insistance leur banane, leur manioc, leur maïs et surtout leurs forêts. C'est la meilleure preuve que leur organisme veut revenir à ses habitudes premières et réclame le pays d'origine auquel il est acclimaté. Les tirailleurs yaoundés ont été avec raison dirigés sur Ngaoundéré, mais il est à craindre que ce nouveau climat, où les variations de température sont très fréquentes, où les conditions de vie sont à peu près les mêmes qu'à Maroua, ne leur convienne pas mieux. Un de nos rapports, après avoir établi que les Yaoundés ne pouvaient être maintenus à Maroua-Garoua concluait : « Il est à prévoir que la région de Ngaoundéré leur sera tôt ou tard, aussi néfaste et le mieux serait sans doute d'envisager dès maintenant le retour de ces hommes dans leur pays d'origine ». Cette hypothèse semble d'autant plus vraisemblable que la plupart des boys et serviteurs du pays yaoundé, qui accompagnent jusqu'à Garoua leurs maîtres, ne supportent pas non plus le climat ; ils demandent le plus souvent à retourner chez eux. Par contre, les tirailleurs sénégalais et ceux qui proviennent de la région du Tchad s'acclimatent très bien à ces pays. Il est regrettable que les Kirdis soumis, véritables autochtones de ces régions et qui se sont présentés à plusieurs reprises au poste pour s'engager, n'aient pu être incorporés ou tout au moins essayés. Ce sont de robustes gaillards, superbement bâtis, habitués à la vie rude de la montagne et peu dépravés. A n'en pas douter, ils doivent fournir un très bon recrutement. Ils méritent de retenir l'attention, en cas d'incorporation de nouvelles recrues ».

Abcès du foie chez les Européens. — En 1915-1916, chez quelques malades dysentériques s'est produit un peu de congestion du foie. Chez un seul, l'hépatite aboutit à la suppuration. Il s'agissait d'un infirmier qui avait été atteint de dysenterie en colonne (colonne de l'Est) à la suite de laquelle il ressentit des douleurs dans l'hypocondre droit et à l'épaule droite. (Fièvre peu élevée, mais quotidienne, à exacerbation vespérale). Il arriva à l'hôpital avec un assez mauvais état général. On constata une voussure très nette au-dessous du rebord des fausses côtes. Cette tuméfaction ponctionnée donna issue à du pus chocolat. Une incision fut pratiquée parallèlement aux fausses côtes, le pus fut vidé, la poche drainée et lavée, le malade guérit très rapidement et fut rapatrié en excellent état.

En 1916-1917, aucune hospitalisation pour abcès du foie.

En 1917-1918, deux abcès hépatiques ont été opérés en novembre 1917. Le premier malade était entré à l'hôpital fin octobre, après avoir été pris la nuit brusquement, à Nkongsamba, d'un violent point de côté avec douleur à l'épaule et toux incessante. A l'arrivée à Douala, il présentait des signes de pleurésie à droite mais pas de fièvre. Une ponction exploratrice ramenant un pus chocolat, fit faire le diagnostic d'abcès du foie stérile ouvert dans la plèvre. Incision du thorax au 3e espace intercostal un peu en arrière sur la ligne axillaire postérieure ; à la cocaïne, le malade ayant une tachycardie considérable (120 à 130). Issue d'une grande quantité de pus, drainage. Guérison aux premiers jours de décembre. Le second, évacué de Yaoundé, fut ponctionné et opéré sous

chloroforme le surlendemain de son arrivée ; résection de la
dixième côte ; ouverture sans suture pleuropleurale à cause des
adhérences existantes ; évacuation de 2/3 de litre de pus —
lavage, drainage et soins consécutifs habituels — chute de la température
dès l'opération ; guérison parfaite et rapide.

Ces deux malades furent traités à l'émétine dès leur entrée à
l'hôpital. C'étaient de vieux coloniaux, l'un du Congo, l'autre de
Madagascar et le premier gros buveur.

Congestion du foie. — Chez les Européens, à l'ambulance de
Garoua, en 1917, six entrées ont été motivées pour congestion du
foie dont deux récidives. En 1918, un cas d'ictère et trois fois une
congestion du foie chez le même sujet furent observés ; deux
malades réagirent par leur glande hépatique au facteur en cause
qui était le paludisme.

A l'hôpital de Douala, nous avons enregistré pour cette affection:

Neuf entrées en 1916-1917 : 1 en dehors des troupes ; 3 au régiment
du Cameroun ; 3 parmi les hommes du dépôt ; 2 chez des
marins.

Six entrées en 1917-1918 : Troupes : 5. Particulier : 1.

Presque tous ces cas ont eu une étiologie palustre prédominante.
Notons pour l'un d'eux comme cause adjuvante, un régime
alimentaire défectueux et signalons chez un autre des troubles
gastro-intestinaux dus au parasitisme intestinal.

De plus, un administrateur atteint de crises hépato-rénales à
type urémique fut gravement malade et soigné à son domicile. Il
dut être rapatrié. Son foie était hypertrophié, très sensible à la
percussion.

CHAPITRE VI

Affections pulmonaires.   Tuberculose. — Filariose.
Béribéri

Affections pulmonaires. — Pneumonies. — Tuberculose. — Filariose. — *Filaria loa*. — *Filaria volvulus*. — *Filaria Bancrofti*. — Béribéri.

Parmi les affections de l'appareil respiratoire, on observe chez les indigènes de Douala, surtout des bronchites et des laryngo-trachéites. Le climat chaud et humide le jour, frais la nuit, les variations brusques de température contribuent à développer les broncho-pneumonies, les pneumonies et les congestions pulmonaires, particulièrement au début de la saison des pluies. Chez les enfants, le manque absolu de précautions, la mauvaise habitude qu'ont leurs parents de les laisser entièrement nus, sont des causes de bronchites capillaires qui ont leur importance au point de vue de la mortalité infantile.

Les victimes du pneumocoque sont nombreuses au Cameroun et les complications de méningite ne sont pas exceptionnelles. Les pleurésies purulentes font parfois suite à la broncho-pneumonie, mais on rencontre plus souvent des cas de pleurésie sèche.

Dans le Nord, les affections pulmonaires, d'après le docteur Cartron, sont assez rares. Quelques enfants atteints gravement ont pu être traités avec toute satisfaction, et les mères acceptent assez facilement les enveloppements mouillés. Le docteur Raugé également, n'a vu à Garoua que des bronchites légères, rarement des broncho-pneumonies. Il n'a soigné ni pneumonie massive, ni pleurésie ; elles existent pourtant vraisemblablement.

Dans le Sud, à Edea, dit le docteur Borel la pneumonie est toujours d'une gravité extrême, avec retentissement sur le cœur, laissant le malade dans une grande prostration. Le début avec des frissons et des points de côté est fréquent ; à leur sujet on doit interroger minutieusement le malade, il se plaint plus volontiers de douleurs abdominales que de dyspnée. La rapidité avec laquelle cette affection provoque des décès, explique le petit nombre de gens vus par le médecin. Les pneumocoques apparaissent surtout en août et septembre, avec le rafraîchissement de la température. L'or colloïdal intra-veineux, les injections à doses massives d'huile camphrée dans les muscles fessiers, ont agi efficacement.

« La plus sérieuse affection rencontrée à mon débarquement en Afrique, écrit le docteur WEBER, fut la pneumonie. Les natifs étaient vêtus d'herbe et d'écorce, les étoffes européennes étaient à peu près inconnues. J'eus parfois dix malades à la fois. Graduellement les indigènes se vêtirent et, bientôt la pneumonie disparut. Au cours des années ayant précédé la guerre actuelle, je n'eus jamais plus d'une douzaine de cas par année. Mais depuis août 1914, les étoffes étant rares, la maladie a réapparu. »

« A Yaoundé, selon le docteur JULLEMIER, 50 o/o des malades traités le sont pour pneumonie. C'est elle qui détermine le plus souvent la mort des indigènes. Son évolution rapide étonne toujours les Noirs qui lui attribuent d'ordinaire une origine criminelle. Plusieurs autopsies pratiquées à la suite de semblables accusations ont toutes démontré la présence de lésions pulmonaires et révélé la fréquence des complications péricardiaques. »

Le docteur CARTRON rapporte : « Celui qui rencontre sur les routes de Bana les longues caravanes de porteurs, hommes ou femmes (celles-ci n'ayant pour tout vêtement qu'une mince cordelette nouée à la ceinture) circulant avec leurs lourdes charges, ruisselant sous la pluie torrentielle, ou transis par le froid et l'humidité du brouillard épais, ne peut que s'étonner de la résistance de ces indigènes. Certes, les affections pulmonaires sont assez nombreuses mais beaucoup moins qu'on pourrait le supposer. Les noirs se sont habitués au rude climat de la montagne, et ils supportent beaucoup plus difficilement la chaleur humide de la zone des forêts. Les mauvais résultats obtenus dans les divers essais tentés pour transporter les gens de ce pays aux plantations du Sud en sont la meilleure preuve. Ils sont à la merci de toutes les atteintes du paludisme ou de la moindre affection pulmonaire qui en peu de temps, font de ces beaux types de la montagne des miséreux physiologiques.

Les cas pulmonaires sont déjà plus fréquents dans la région de Nkongsamba. Chez les adultes, les cas de trachéo-bronchite sont les plus observés; chez les enfants et les vieillards, les formes pneumoniques et les congestions sont plus nombreuses. Quelques cas de tuberculose ont été remarqués au cours de tournées, plus particulièrement dans la région de Foumban.

Le docteur Rousseau a examiné au laboratoire de Douala deux porteurs de pneumocoques : le premier était un indigène détenu, qui entra à l'hôpital dans le coma, avec le diagnostic de « méningite ». Le médecin traitant demanda l'examen du liquide céphalorachidien. Ce liquide était louche ; une coloration prouva que le trouble était dû à une culture pure d'un microbe encapsulé, paraissant disposé deux par deux, mais prenant le Gram. Un examen pratiqué après centrifugation, sur un prélèvement du culot coloré par la thionine, dénota une polynucléose absolue. En trois boîtes ensemencées sur gélose-glucosée-ascite poussèrent des colonies de pneumocoques. Un tube de bouillon-glucose-ascite tournesolé donna un trouble épais, en profondeur, sans voile, et vira au rouge. Un Gram, fait avec les colonies séparées, colora le pneumocoque avec la forme caractéristique en flamme de bougie. De plus, en tube de sérum coagulé, sur une strie très maigre, on retrouva le pneumocoque encapsulé et pur.

Cet homme mourut ; l'autopsie permit de constater de la méningite et des lésions de pneumonie aux deux poumons.

En juin 1918, un pneumocoque fut isolé du pus, retiré par ponction d'un abondant épanchement pleural, et ensemencé. L'indigène porteur de cet épanchement faisait en même temps une pneumonie caractéristique à crachats rouillés ; depuis deux mois son expectoration chronique était chargée de bacilles de Koch.

Dans l'élément militaire indigène, en 1916-1917, il y eut 73 entrées à l'hôpital ou à l'infirmerie pour affections pulmonaires ; 86 en 1917-1918, amenant : 11 décès en 1917 et 9 en 1918 (pneumonies et broncho-pneumonies).

Les cas les plus fréquents se sont rencontrés au début de la petite et de la grande saison des pluies. Ils sont provoqués par les brusques variations de température de la nuit, qui surprennent l'indigène en plein sommeil. Si l'insouciance des tirailleurs est souvent à mettre en cause, l'unique couverture qui leur est accordée dans certaines régions élevées et froides n'est pas non plus toujours suffisante pour les protéger.

A Edea, deux cas de pneumonie ont été très graves et ont entraîné la mort des tirailleurs atteints : chez le premier, par action sur le cœur, en pleine évolution de l'affection ; chez le second, par la faiblesse générale pendant la convalescence.

Dans le Nord, en 1916-1917, les affections pulmonaires ont été relativement peu nombreuses (20 cas) et n'ont donné qu'une congestion pulmonaire mortelle en janvier. En 1917-1918, 4 cas ont été traités à l'infirmerie et 21 à la chambre ; le maximum s'est présenté pendant les mois froids, à la fin de l'hivernage. Un tirailleur est mort, à Maroua, de broncho-pneumonie, pendant la période fraîche, à la suite d'une tournée sur les bords du Logone, où la température est parfois très basse pendant la nuit.

Chez les Européens. — En 1916-1917, 10 hospitalisations ont eu lieu à Douala pour bronchite aiguë ou chronique s'accompagnant d'emphysème ou de lésions congestives plus ou moins accentuées : 7 chez des marins, 2 chez des militaires 1 chez un commerçant. Celui-ci, atteint de congestion pulmonaire double, très sévère, présenta pendant 8 jours une température voisine de 40 degrés, avec un pouls entre 120 et 130, et 52 à 58 respirations à la minute. Le pneumocoque était abondant. Il est venu aggraver l'état d'un sujet atteint de paludisme et qui faisait entre autres congestions viscérales (foie et rate) de la congestion du poumon surtout à droite.

En 1917-1918, rien d'intéressant à relater au sujet des cas d'asthme, d'emphysème et de congestion pulmonaire hospitalisés.

TUBERCULOSE

Si la tuberculose osseuse et articulaire n'est pas rare à Douala (mal de Pott, abcès ossifluents, *spina ventosa*, tuberculose des ganglions), la tuberculose pulmonaire est plus exceptionnelle et les hospitalisations pour cette dernière affection ne sont pas fréquentes.

Les médecins de l'intérieur ont la même impression. « La tuberculose reste rare, dit le docteur CARTRON, dans les régions du Nord-Cameroun. La promiscuité des hommes et des animaux, l'absence de soins hygiéniques, les privations de nourriture substantielle, l'imprévoyance à se prémunir contre les variations de température, la fréquence des diathèses syphilitiques pourraient cependant favoriser sur un terrain fatigué l'éclosion des germes tuberculeux. Les manifestations locales de la tuberculose sont beaucoup plus habituelles que les manifestations pulmonaires. La tempérance des races musulmanes, la sécheresse de l'air, la température élevée de ces climats ne peuvent pourtant être considérées comme suffisantes à retarder l'évolution du bacille de Koch. »

En 1918, le docteur RAUGÉ a vu à Garoua deux individus qui présentaient de la cyphose, caractéristique de mal de Pott ancien, d'ailleurs tout à fait guéris. Dans le Sud, à Kribi, il avait déjà observé que la tuberculose tendait peu à se généraliser et que les lésions osseuses ne paraissaient pas avoir de retentissement pulmonaire.

Le médecin d'Edéa, rapporte également qu'il a surtout eu l'occasion de soigner des tuberculoses osseuses et articulaires, la plupart très anciennes avec fistules et suppuration. Il a rencontré cependant dans la région de Babimbi une femme atteinte de tuberculose pulmonaire avancée. A Edéa, il eut en traitement un tuberculeux dont les lésions évoluèrent avec une grande rapidité. Les lésions tuberculeuses du squelette ont paru au docteur BOREL avoir peu d'influence sur la santé générale des porteurs. Elles sont d'évolution très lente avec longue période d'accalmie.

Dans la région de Bana, la tuberculose osseuse et pulmonaire serait assez rare, mais l'adénite tuberculeuse n'est pas exceptionnelle (Dr MICHAUT).

A Doumé, à Ebolowa, à Yaoundé, elle serait presque inconnue chez les autochtones, mais non chez les Haoussas.

De Kribi, le docteur LE GOUELLEC rend compte : « La tuberculose suit rarement dans son évolution la forme classique, et généralement c'est la forme granulique qui prédomine chez les sujets qui sont enlevés rapidement. Les conditions de vie actuelle sont défavorables pour les indigènes et spécialement le manque de vêtements. »

ZIEMANN avait signalé en 1913 qu'au Cameroun la tuberculose était encore rare, mais qu'elle tendait à s'étendre et qu'elle frappait surtout les tribus commerçantes en relations avec l'Européen, restant exceptionnelle chez les noirs sédentaires.

Chez les tirailleurs, la tuberculose est peu rencontrée. Les sujets atteints sont rapatriés aussitôt que possible sur leur pays d'origine. L'affection a causé deux décès en 1917 et en 1918.

A Edéa, le docteur BOREL a observé deux cas chez une ordonnance et chez un serveur employé à une popote de sous-officiers européens. Tous deux furent signalés à l'attention du médecin par leurs chefs, qui avaient remarqué leur amaigrissement et leur mauvais état général. Le premier avait des lésions largement ouvertes ; une préparation de crachats laissa voir de nombreux bacilles de Koch et une flore microbienne abondante. Le second présentait à l'auscultation de la rudesse respiratoire, de l'induration du parenchyme pulmonaire. Maigre et fatigué au moindre effort il avait une élévation thermique vespérale. On ne trouva pas chez lui de bacilles. Chez ces deux tirailleurs, l'affection prit une allure rapide et entraîna la mort du premier.

Dans le Nord, il n'a pas été constaté de tuberculose parmi les militaires. Les examens des animaux de boucherie abattus permirent au vétérinaire major de trouver deux fois des lésions tuberculeuses, localisées dans un cas au poumon, et généralisées dans l'autre.

La tuberculose est une des maladies infectieuses qui paraissent avoir particulièrement éprouvé les contingents noirs rassemblés en France pendant la guerre. Pour reconnaître le loyalisme des indigènes on a proposé la création de sanatoria où les malades rapatriés de la métropole recevraient dans des conditions de confort et de climat favorable les soins appropriés à leur état. Les tirailleurs en service au Cameroun reconnus tuberculeux devront être dirigés suivant leur origine sur ces sanatoria d'A. O. F. ou d'A. E. F. En attendant, il est facile de prévoir pour eux dans certains dispensaires un service spécial.

Chez les Européens, à Douala en 1916-1917, la tuberculose a été enregistrée chez 5 militaires et a causé 1 décès.

Le bacille de Koch a été trouvé 2 fois dans des crachats (un cas de bronchite chronique avec anémie palustre, un cas de tuberculose pulmonaire avec expectoration purulente). Dans un troisième cas, un cobaye inoculé se montra nettement positif. Il s'agissait d'un sergent-major, évacué de Kribi, pour pleurésie, (à la suite d'un bain prolongé). Il arriva à l'hôpital dans un état général assez mauvais : fièvre très élevée, signes de broncho-pneumonie avec pleurésie à petit épanchement, en lame mince. Bientôt se montraient de la fétidité de l'haleine et des crachats très abondants très purulents. L'analyse bactériologique ne décela pas de bacille de Koch. L'état du malade ne fit qu'empirer, les forces déclinèrent rapidement. Il s'éteignit avec des signes de tuberculose suraiguë.

Ajoutons également à ces tuberculeux, un cas d'abcès froid de la région de l'épaule accompagné de ganglion ramolli. Le ganglion fut vidé par aspiration et traité au liquide de Callot ; la résolution se produisit très rapidement. Le même traitement fut appliqué à l'abcès froid qui contenait 30 c. c. de pus. La peau était rouge et tendue ; les ponctions répétées tous les 3 jours, puis tous les 4 jours, suivies d'injections de liquide de Callot, amenérent une grande amélioration : la peau reprit sa coloration normale et le pus diminua dans de grandes proportions. L'évolution vers la guérison se produisit très naturellement.

En 1917-1918, la tuberculose nécessita l'hospitalisation de 7 européens (1 premier maître, 1 particulier, 5 militaires) : 4 tuberculeux pulmonaires ; 2 tuberculeux ganglionnaires (dont une adénite cervicale) ; 1 tuberculeux miliaire.

Le cas du premier maître du service maritime était caractérisé par une localisation à la base droite, sans température, mais avec expectoration purulente et riche en bacilles de Koch.

En février 1918 est décédé un maréchal des logis d'artillerie, évacué antérieurement du front français pour raison de santé, à qui la réforme aurait été proposée pour bronchite suspecte et qu'il aurait refusée, voulant atteindre sa retraite. Dirigé de Yaoundé sur Douela pour bronchite chronique, il eut au cours de son évolution tuberculeuse rapide, un accès palustre avec présence de nombreux hématozoaires à l'examen du sang. Il fut enlevé après douze jours de traitement par une tuberculose pulmonaire généralisée. Il avait commencé, 5 jours seulement avant sa mort, à expulser des crachats purulents remplis de bacilles de Koch. A l'autopsie : lésions miliaires dans toute l'étendue des deux poumons, un peu plus grosses aux deux sommets, confluentes et formant un abcès gros comme une noix au bord antérieur du poumon gauche ; péricardite, adhérences hépatiques au diaphragme ; rate un peu grosse et congestionnée.

FILARIOSES

Les filarioses, pourtant très répandues dans la totalité de la population indigène, n'amènent qu'un nombre relativement infime de malades aux consultations, et les noirs n'attachent que peu d'importance à leurs manifestations. Les filaires de l'œil (*filaria loa*), les kystes à *filaria volvulus*, sont signalés un peu partout ; les œdèmes de Calabar, les adénolymphocèles également.

A Yaound' 'es « tumeurs ambulatoires » paraissent être moins fréquentes qu'au Congo et qu'au Gabon (Dr JULLEMIER).

Dans la circonscription d'Ebolowa, les Boulous donnent le nom de « Na » aux petites tumeurs filariennes.

Dans les territoires du Sud, assez nombreux sont les éléphantiasiques (1) (surtout des éléphantiasiques du scrotum). Le docteur

(1) Voir deuxième partie, chapitre X, affections chirurgicales.

Jullemier, à Yaoundé, a observé dans la région du Nyong trois cas d'éléphantiasis du scrotum chez les trois frères. La maladie est rare dans le Nord.

En février 1910, Ziemann trouvait à Douala que l'index microfilaire était de : 2,3 o/o chez les indigènes de 2 à 6 ans ; 15,8 o/o chez les indigènes de 6 à 12 ans ; 20,6 o/o chez les adultes.

Le docteur Pistner, à Bamenda, a rencontré en 1911 la *microfilaria perstans* chez 80 o/o des indigènes de cette région. Le médecin de Moloundou, la même année, parmi les hommes recrutés comme travailleurs pour le chemin de fer, observa 39 o/o de porteurs de *microfilaria loa* et *perstans* à la fois, 10 o/o de porteurs de *microfilaria loa* seule, et 41 o/o de porteurs de *microfilaria perstans* seule.

Le docteur Rousseau à Douala (1), en 1918, a noté chez 45 o/o d'indigènes la *perstans* seule, chez 15 o/o, la *loa* seule, et chez 40 o/o les deux à la fois. Les jeunes enfants ne sont pas microfilariés, mais ils le deviennent de plus en plus à mesure qu'ils avancent en âge. La microfilariose est générale chez les adultes de Douala et de la région forestière du Cameroun.

La *microfilaria loa* est strictement diurne, disparaît du sang circulant pendant la nuit. La filaire adulte vit dans les tissus conjonctifs, provoque les œdèmes de Calabar, se montre quelquefois sous la peau, plus souvent sous la conjonctive oculaire. En 1917-1918, le laboratoire de Douala a recueilli 11 *filaria loa* adultes (6 mâles, 5 femelles), l'une au cours d'une autopsie sous le grand pectoral, une seconde à un espace interdigital de la main, les neuf autres provenaient de la conjonctive oculaire. Les médecins de l'hôpital et du dispensaire d'Akoua en ont extrait bien davantage. Les plus grands de ces vers avaient 5 cm. de long sur 1 mm. de large.

Le ver de Guinée (filaire de Médine) n'est pas observé dans les circonscriptions du Sud. Il est *très répandu dans le Nord.*

Quelques cas de dracunculose ont bien été vus à Douala et à Edéa, mais chez des gens venant du Nord. « Dans cette région, dit le docteur Cartnon, cette affection, en saison des pluies, cause une grande partie de la morbidité, mais l'indigène, très habitué à cette maladie, n'a cure de se faire soigner, ce qui explique le peu

(1) Dr Louis Rousseau. Filariose au Cameroun, *Société Path. exot.*, 8 janvier 1919, page 35.

de consultations données pour le ver de Guinée. Celui-ci se montre le plus souvent aux membres inférieurs, mais on le trouve aussi aux organes génitaux, au niveau sus-pubien, à la paroi abdominale. Que la contamination ait lieu par eau de boisson ou par introduction directe par la peau, il est incontestable que les filaires sont toujours plus nombreuses aux périodes où l'indigène recueille son eau de boisson dans les mares et y procède à ses ablutions. A signaler parfois trois à quatre vers du même membre à quelques jours d'intervalle ». Le docteur CARTRON a noté également l'arrêt de l'évolution du parasite en saison sèche avec réapparition au début de la saison des pluies Comme traitement, l'indigène adopte encore mieux la vieille méthode par enroulement et par pansements humides que toute tentative d'injection d'antiseptiques ou de stupéfiants dans le trajet du ver. Les observations de filaire de Médine restent les plus nombreuses, quelques-unes de *filaria loa* et de *filaria volvulus*. Les éléphantiasis, surtout ceux des membres inférieurs, plus que ceux du scrotum, peu communs dans la région de Garoua, augmentent à mesure que l'on monte dans le Nord et le Nord-Est de la circonscription. Un cas d'éléphantiasis du capuchon du clitoris fut opéré.

En certaines régions du Cameroun, on rencontre fréquemment des indigènes porteurs de petites tumeurs à *filaria volvulus*. Le docteur ROUSSEAU a eu l'occasion d'en voir six à Douala. Tous les sujets atteints avaient une ou plusieurs tumeurs, situées aux parties latérales du thorax entre les lignes axillaires antérieure et postérieure, à hauteur des huitième, neuvième et dixième côtes. Celui qui en avait le plus en avait sept en tout, dont six d'un seul côté. Un autre présentait trois tumeurs, une au niveau des côtes et deux autres sur les grands trochanters, à droite et à gauche. Ces endroits différents, où se développent ces tumeurs, ont ceci de commun entre eux, qu'il s'agit de parties où la peau fait pression sur une surface osseuse, quand l'homme dort dans le décubitus latéral.

Ces tumeurs, du volume d'un petit haricot à celui d'une fève, très dures et sous-cutanées, sont connues de tous ceux qui ont vécu au Congo et au Cameroun ; elles ont été souvent décrites. Quand on les ponctionne à l'aiguille, on obtient rarement un résultat, car les filaires *volvulus* adultes sont quelquefois tellement serrées les unes contre les autres qu'on ne peut rien aspirer. Si on insiste, on finit cependant toujours par léser une femelle fécondée et l'aiguille de la seringue ramène alors plus ou moins d'œufs ou de microfilaires que l'effraction a libérés.

Le sang de quatre porteurs de tumeurs à *volvulus* rencontrés à Douala, examiné au point de vue de la présence de microfilaires dans le torrent circulatoire périphérique, n'a pas montré de *microfilaria volvulus*. Il a laissé voir chez trois d'entre eux des *microfilaria perstans* et chez le quatrième des *microfilaria loa*.

Il est très difficile d'extraire des filaires adultes sans les briser. Une fois, le docteur ROUSSEAU a pu en recueillir une chez un noir porteur d'une tumeur à *volvulus*, ouverte spontanément et d'où pendaient des filaires enchevêtrées ; sa longueur était de 4 centimètres, son diamètre d'un demi-millimètre ; cet exemplaire-là, tout au moins, était donc court et plus fin que la *filaria loa*.

Dans l'élément militaire, à Douala, les microfilaires n'ont pas causé de troubles sérieux nécessitant l'hospitalisation. Les médecins ont trouvé fréquemment, parmi les tirailleurs, des gonflements et des œdèmes, dus certainement à ces parasites et, assez souvent, des kystes à *filaria volvulus*. Ces kystes, ponctionnés, ont montré des œufs et des filaires vivantes. De plus, il a fallu, à différentes reprises, extraire des *filaria loa* adultes du tissu conjonctif sous-conjonctival, après anesthésie à la cocaïne. Chez l'un des malades, une *loa* fut enlevée successivement de chaque œil. Dans tous les cas, ces parasites n'ont paru causer que des troubles subjectifs assez légers.

Dans le Nord-Cameroun, dit le docteur RAUGÉ, « chez les tirailleurs, plusieurs cas de ver de Guinée ont été observés. La maladie ne fit son apparition qu'après le début des pluies et, le plus souvent, chez des hommes ayant marché dans des zones inondées. « L'apparition de ces dragonneaux est si intimement liée aux marches dans l'eau que l'on a peine à se défendre de croire à la pénétration directe du parasite. Tous les cas se localisèrent aux membres inférieurs. Il y avait parfois plusieurs vers. »

De Doumé, le médecin aide-major LEBARD écrit : « La filariose est très fréquente, mais passe souvent inaperçue. Il est une de ses complications graves que j'ai eu l'occasion de traiter chez deux tirailleurs : l'abcès profond musculaire. Il évolue un peu comme l'abcès froid tuberculeux. Le système osseux ne paraît pas atteint dans ce cas, mais l'abcès occasionne des pertes de substance considérables, quand il siège dans les masses charnues (fesses, cuisses). Chez le premier de ces malades, j'ai dû inciser huit abcès consécutifs, en l'espace de deux mois, siégeant en des parties diverses du corps : cuisses, lombes, pointe de l'omoplate. Après l'incision et le large drainage du dernier abcès, le malade, extrêmement amaigri se remit rapidement, mais la convalescence fut très longue ».

Les *Européens* paient un gros tribut à la *filaria loa*. En 1917-1918, le docteur ROUSSEAU a vu une quinzaine de porteurs. Chez deux d'entre eux une filaire sous-conjonctivale fut extraite ; ceux-ci et tous les autres avaient des œdèmes de Calabar. L'un, en particulier, montra deux œdèmes locaux à un avant-bras, un à l'autre bras, un à un doigt, deux aux régions malaires et périorbitaires. Pendant quatre jours il présenta une dysphagie que seul pouvait expliquer un œdème profond de la région du cou. Aucun des Européens ne laissait voir de microfilaire, à l'examen du sang, même après dix centrifugations. D'autre part, le docteur ROUSSEAU n'a rencontré que quatre Européens microfilariés sur près de 100 examinés à ce sujet. Parmi ces quatre Européens, l'un avait huit ans de présence au Cameroun, un autre sept, les deux autres trois et quatre, mais ils avaient séjourné auparavant dans des régions infestées du Congo. « Tout ceci, n'est point paradoxal. La filaire doit grandir et être fécondée, à partir du temps où elle est inoculée par le moustique jusqu'à celui où elle répand ses embryons dans le sang et ce temps se mesure par des années très probablement. Ceci explique très bien que les Européens qui présentent des filaires adultes n'ont cependant pas d'embryons dans leur sang pendant leur premier séjour colonial en pays filarié. Un Européen de 4 ans de séjour est comparable à un petit noir camerounais de 4 ans d'âge, quoique mieux défendu que ce dernier (habitation, habillement) contre les piqûres des moustiques. Or le professeur ZIEMANN, dans la catégorie de 2 à 5 ans, n'a trouvé en 1910 que 2,3 o/o de sujets microfilariés ; j'en ai rencontré encore moins que lui, puisque sur 42 enfants examinés entre 3 mois et 5 ans, je n'en ai vu aucun de microfilarié. Sur 132 individus, les deux plus jeunes noirs microfilariés étaient âgés l'un de 7 ans, l'autre de 6 ans. Chez trois Européens et une Européenne, pour qui le Cameroun était le premier séjour colonial, l'apparition du premier œdème de Calabar se produisit après 9 mois, 12 mois, 13 mois et 15 mois environ de présence à la colonie. J'ajouterai aussi que dans certains cas j'ai observé assez régulièrement à la suite de ces œdèmes, des petites meurtrissures ou taches purpuriques de la peau à leur niveau, survivant à leur disparition » (Dr ROUSSEAU).

BÉRIBÉRI

Le béribéri a sévi pendant les colonnes et a causé de grands ravages. Depuis, il a fait exceptionnellement de rares apparitions dans certaines prisons (1) (à Douala ou à l'intérieur) à la suite d'un régime alimentaire passagèrement défectueux. C'est la forme humide qui paraît être la plus fréquente.

A Douala, en juillet 1918, la suppression des envois réguliers de vivres frais indigènes provenant de N'Jombé, nécessita la délivrance aux détenus d'une ration presque exclusivement composée de riz et détermina l'apparition de béribéri humide. Cinq premiers cas furent constatés à la visite du 10 juillet. Il en fut rendu compte immédiatement à l'Administration, en demandant de faire donner le plus rapidement possible aux détenus une ration où les vivres frais (bananes, macabos) entreraient pour une part au moins égale à la ration de riz. Le nombre des sujets atteints s'éleva à trente-deux. Il s'agissait, dans la presque totalité des cas, d'une forme bénigne limitée à l'apparition d'œdèmes plus ou moins marqués, disparaissant rapidement dès que les malades étaient remis au régime des vivres frais. Deux fois seulement, on observa des troubles nerveux (parésie des membres inférieurs, abolition des réflexes). Après le 24 juillet, date à laquelle de nouvelles dispositions permirent de donner aux détenus une alimentation mixte où le riz n'entrait que pour 200 grammes par jour, il ne fut plus remarqué de nouveaux cas. Au dernier jour du mois, il ne restait en traitement que trois détenus, chez lesquels les œdèmes se montrèrent plus longs à disparaître. Trois décès enregistrés chez les béribériques sont moins imputables à cette affection surajoutée qu'à des états antérieurs de décrépitude générale. Les atteintes de béribéri avaient d'ailleurs porté sur les sujets tarés ou en état de moindre résistance (Dr Huot).

Chez les tirailleurs quelques cas isolés de béribéri ont été diagnostiqués dans différents postes, sans qu'ils aient à retenir spécialement notre attention. Une hospitalisation pour cette affection fut motivée chez un Sénégalais (démarche caractéristique, abolition complète des réflexes rotuliens) ; le malade était porteur de tænia et d'amibes.

(1) Voir *Hygiène des Prisons*, chap. III. Troisième partie.

CHAPITRE VII

Affections sporadiques

Affections cardiaques. — Goitre. — Affections rhumatismales. — Maladies des reins et des voies urinaires. — Affections nerveuses et mentales. — Intoxications. — Empoisonnements. — Envenimations. — Maladies des yeux et des oreilles.

AFFECTIONS CARDIAQUES

Les affections de l'appareil cardio-vasculaire, pour lesquelles la syphilis est certainement plus souvent en cause que le rhumatisme articulaire aigu, n'offrent rien de spécial : lésions valvulaires, insuffisances mitrales, myocardites ne sont pas rares chez les autochtones. On rencontre aussi des manifestations d'artério-sclérose, accentuées par l'éthylisme chronique très fréquent chez les sujets d'un certain âge, le poison des alcools de traite ayant été copieusement répandu dans les populations indigènes antérieurement à notre occupation. Les anévrismes ne sont pas signalés.

GOITRE

Le goitre est très répandu dans les régions de Bana, N'Kongsamba et Yaoundé. M. le gouverneur Lucien FOURNEAU, commissaire de la République, au cours de ses diverses tournées d'inspection dans l'intérieur, a noté qu'il avait rencontré sur sa route, particulièrement au Sud-Est de Tibati, un nombre important de goitreux. Ces malades doivent retenir l'attention du médecin ; il serait intéressant d'en faire l'étude étiologique et clinique.

Dans les régions volcaniques du Bapit (Bamoum), le docteur

Michaut, sur une centaine d'individus présents au marché de Basset, a compté 16 goitres dont cinq volumineux et un seul compliqué d'exophtalmie et de tachycardie.

Le docteur Cartron fait la même remarque au sujet de la fréquence dans le Bamoum des cas de goitre parenchymateux, principalement chez les femmes. Le traitement ioduré semble donner de bons résultats à la toute première période de la maladie.

AFFECTIONS RHUMATISMALES

Le rhumatisme articulaire (rhumatisme polyarticulaire aigü ou rhumatisme caronique) est certes une affection qu'on observe à Douala ; mais à côté de ces cas nets où le diagnostic n'est pas douteux, il est souvent difficile d'établir une distinction, dans les phénomènes accusés par le malade, entre ce qui relève du rhumatisme proprement dit et les manifestations dues à d'autres affections. Notamment en ce qui concerne la malaria, dit le docteur Huot, la tendance des indigènes à se plaindre de sensations douloureuses qu'ils localisent avec plus ou moins d'exactitude au niveau des articulations, ferait aisément prendre pour des manifestations rhumatismales des symptômes qui ne sont que la conséquence d'un accès de paludisme. Dans bon nombre de cas, d'ailleurs, les divers états : rhumatisme, paludisme, syphilis, blennorrhagie, se trouvent associés en proportion variable.

Le rhumatisme articulaire aigü avec complications cardiaques a été constaté à Yaoundé, mais il est moins fréquent que les pseudo-rhumatismes infectieux relevant de la blennorrhagie, de la syphilis, du paludisme et du pian.

Le médecin d'Edéa, le docteur Borel, écrit : « le rhumatisme est très fréquent parmi la population indigène. L'action nette du salicylate de soude permet de porter le diagnostic. En réalité on n'a jamais affaire à des poussées aiguës avec état fébrile et inflammations articulaires, mais les arthrites chroniques, avec craquements, impotence fonctionnelle allant jusqu'à l'ankylose, douleurs articulaires, sont très courantes ; elles sont avec les maladies vénériennes, les causes les plus fréquentes d'hospitalisation. Le soufre colloïdal de Dausse a donné, en injections intraveineuses, d'excellents résultats ».

Dans le Nord-Cameroun, le rhumatisme articulaire aigü, justiciable du salicylate de soude ne se voit guère. Les douleurs sont généralement chroniques, d'origine variable. L'iodure de potassium en est le meilleur médicament (Drs CARTRON et RAUGÉ).

Les médecins des autres postes signalent tous le grand nombre de pseudo-rhumatisants infectieux, sans lésion valvulaire du cœur, venant aux consultations, chez lesquels l'association salicylate et quinine, ou soufre et mercure, amènent de très bons résultats thérapeutiques. Rappelons que le pian, très répandu dans les circonscriptions du Sud, peut donner des douleurs articulaires dont se plaignent les adultes.

Chez les tirailleurs, la diathèse rhumastimale provoque de nombreuses indisponibilités et exemptions de service dans toute la colonie. Il est évident que la nature du climat chaud et humide, avec des variations plus ou moins brusques de température, favorise l'éclosion des accidents rhumatismaux, mais, sous ce diagnostic, sont souvent groupées des manifestations paludéennes ou syphilitiques. Les médecins y ont rattaché également des douleurs intercostales excessivement violentes, à début ordinairement brusque et qui, à la période d'état, provoquent l'immobilisation absolue du segment thoracique innervé. Elles sont la cause de troubles respiratoires (fausses dyspnées) très pénibles.

Il est très difficile de démarquer nettement les douleurs rhumatoïdes dues à de vieilles gonococcies, à la syphilis ou au paludisme, des manifestations chroniques véritablement rhumatismales. D'ailleurs une étroite association s'établit entre ces diverses affections et la réussite d'une médication spécifique éclaire singulièrement le diagnostic. « Il est à remarquer que, pour la plupart d'entre elles, le salicylate de soude ne produisait guère d'effet, alors qu'au contraire l'absorption quotidienne et simultanée d'une dose de quinine et de salicylate rendait les meilleurs résultats, nous en avons conclu, que le paludisme pouvait parfaitement être à la base de ces accès rhumatismaux (Drs ALPHAND et JULLEMIER). »

Dans le Nord, à Garoua, les cas de rhumatismes des tirailleurs sont aussi, le plus souvent, des pseudo-rhumatismes où la syphilis, le paludisme et la blennorrhagie sont en cause, mais il existe un gonflement douloureux de la cheville et du cou de pied, qui est assez semblable à lui-même, et que la révulsion améliore ordinairement (Dr RAUGÉ).

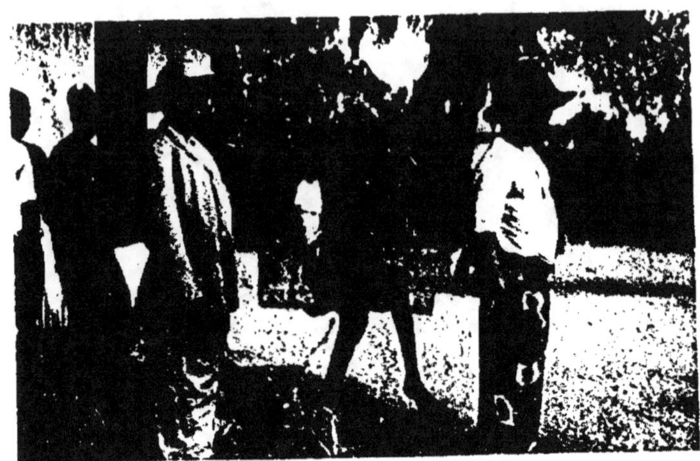

(Cliché Champerly).

Fig. 15. — Méthode indigène de transport d'un malade.

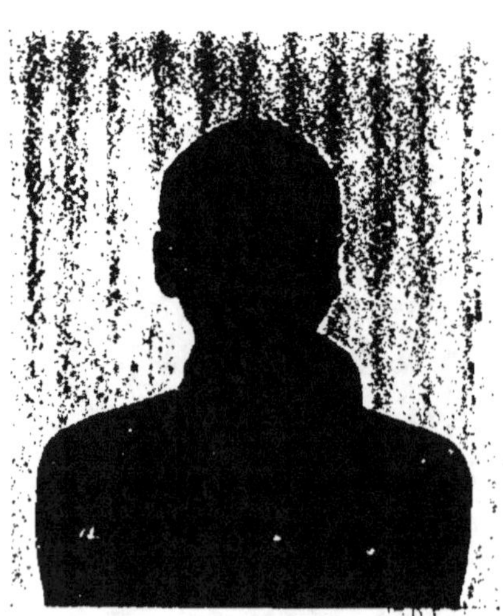

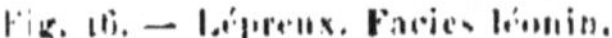

(Cliché Rousseau).

Fig. 16. — Lépreux. Facies léonin.

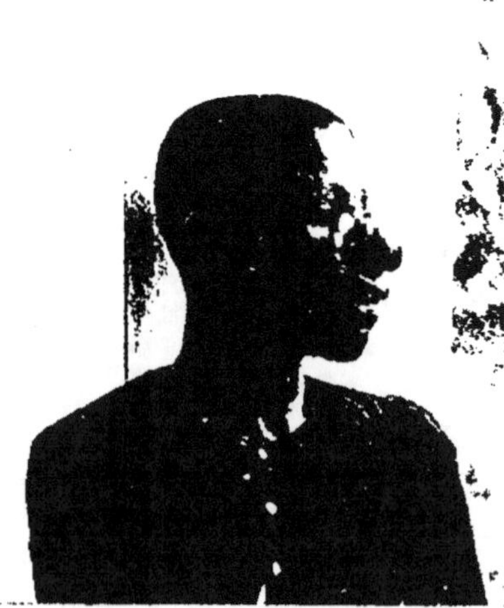

(Cliché Rousseau).

Fig. 17. — Nez sclérogommeux syphilitique.

MALADIES DES REINS ET DES VOIES URINAIRES

Les maladies de l'appareil urinaire sont presque toujours en relation avec la blennorrhagie et cataloguées comme complication de celle-ci.

Quelques néphrites rarement très nettes et quelques petites infections ascendantes, après cystite blennorrhagique, ont été observées en divers postes de l'intérieur. La cystite paraît rare pour le nombre immense de blennorrhagies. Les rétrécissements de l'urèthre et les abcès urineux, bien que certainement existants, amènent peu d'indigènes dans les dispensaires. Le médecin de Garoua a traité un cas d'urémie et une congestion aiguë du rein.

Les Allemands ont signalé des néphrites aiguës : néphrites primaires n'ayant été précédées d'aucune maladie infectieuse, avec œdème généralisé et taux élevé d'albumine. Au microscope : cylindres hyalins granuleux et éphitéliaux avec globules blancs et rouges libres. Un vieil indigène du Togo fut soigné pour coliques néphrétiques. La crise céda au bout de deux jours et demi ; deux calculs furent éliminés. La lithiase rénale peut donc se rencontrer chez les noirs de l'Ouest africain.

En mai 1918, au dispensaire d'Akwa, deux malades atteints de cystite suspecte, avec hématurie transitoire, furent adressés au laboratoire. M. le docteur Rousseau, dans les deux cas, trouva dans les culots de centrifugation des urines, des œufs de *bilharzia hematobia*. Il s'agissait d'indigènes soudanais originaires, l'un du Haut-Niger, l'autre du pays Mossi. Le premier, commerçant toucouleur, fixé à Douala depuis vingt mois, déclarait que la date d'apparition des symptômes ne remontait qu'à quelques mois. Il y avait lieu toutefois de tenir compte d'une longue période de rémission probable, le véritable début de l'infection pouvant remonter à plusieurs années et se perdre dans les souvenirs confus de l'indigène. Le second, terrassier au chemin de fer du Centre, reconnaissait avoir présenté auparavant, dans son pays d'origine, des douleurs analogues. Les deux sujets présentaient une forme bénigne avec légères pyuries et petites hématuries terminales passagères. Les symptômes s'améliorèrent après un traitement à l'urotropine et au thymol. Il n'a pas été permis de découvrir d'autres cas chez les indigènes autochtones parmi la clientèle des dispensaires. Par ailleurs, le fait que les deux sujets infectés sont

soudanais et proviennent de régions où l'affection est depuis longtemps signalée, semble indiquer qu'il s'agit de cas importés, ne
paraissant pas jusqu'ici avoir occasionné de contagion (D' Huor).

Un troisième, porteur de *schistosomum hematobium* reconnu
parasité par le docteur BOREL, fut évacué d'Edéa sur Douala en
avril 1918. C'était un tirailleur né à Bouati, village situé à deux
jours de Say, sur le Niger. Après avoir quitté son pays en 1915,
pour s'engager à Say, il alla à Kati, puis au Sénégal; il débarqua
au Cameroun, à Campo, et fit colonne. Quand les opérations furent
terminées, il résida à Edéa et c'est là, alors qu'il était au Cameroun
depuis deux ans que parurent, d'après lui, les premiers symptômes.

Les recherches faites par le docteur ROUSSEAU(1) à Douala et aux
environs chez les autochtones sont restées stériles. Les Allemands
ont signalé des cas de bilharziose dans la région du Tchad, à Garoua.
L'infestation par le *schistosomum hematobium* ou bilharziose
n'existe pas actuellement dans la région forestière du Cameroun.

Deux de nos malades se sont seulement aperçus de leur état de
maladie, l'un après trois ans, l'autre après vingt mois de séjour
dans la région basse du Cameroun. La bilharziose vésicale a donc
une incubation quelquefois longue où ses premières manifestations
sont longtemps assez légères pour passer inaperçues chez un indigène parasité.

L'état de nutrition des trois sujets était parfait. Le manœuvre
du chemin de fer est retourné à son chantier après quelques jours
de repos ; le commerçant, après une crise de cystite douloureuse
est allé à ses affaires, et le tirailleur, tout d'abord fatigué par les
envies fréquentes d'uriner qui lui faisaient passer de mauvaises
nuits, a vu ces phénomènes s'amender. Il reprit son service.

AFFECTIONS NERVEUSES ET MENTALES

Le système nerveux peut être touché par la périphérie et on
rencontre des névrites spécifiques, lépreuses, paludéennes. De
nombreux patients se plaignent de névralgies que le traitement
mercuriel guérit souvent, mais le rhumatisme et le paludisme
jouent également un rôle certain dans leur genèse. Les affections
méningées ne sont pas rares. Des cas d'hémiplégie, de tabès, ont
été notés.

(1) D' ROUSSEAU. *Bulletin Soc. Path. exot.*, 9 oct. 1918.

A Edéa, le docteur Borel signale une femme porteuse de gommes diversement localisées. A la suite d'un ictus, elle présenta des troubles paralytiques variés et des phénomènes d'épilepsie jacksonienne. Une des gommes atteignait l'os pariétal gauche profondément. Le néosalvarsan fit rétrocéder tous les accidents.

A Douala des crises d'hystérie émotivo-pithiatiques, des cas d'épilepsie ont été observés, ainsi que des formes d'excitation maniaque avec idées délirantes religieuses et de grandeur. Ces troubles mentaux, chez les hommes comme chez les femmes, sont la cause de quelques tentatives de suicides.

« De Garoua, le docteur Cartron rapporte que l'hystérie n'y pas rare chez les Musulmans. Les tares du système nerveux chez les Foulbés en particulier, résultent plus d'excès vénériens que d'excès alcooliques. Au point de vue des raffinements sexuels, les races musulmanes n'ont guère à apprendre aujourd'hui des races civilisées. Des cas d'épilepsie, de chorée, des névralgies, des congestions cérébrales ont été constatés. Malgré la profusion de la syphilis, aucun malade n'a été traité pour ataxie locomotrice. Les cas de folie constatés appartiennent surtout à la manie. »

Chez les tirailleurs, sont à enregistrer : 1° une paralysie faciale et hémiplégie homonyme gauche, d'origine syphilitique. Amélioré par le traitement, le malade récidiva et, plus tard, décéda, à la suite de la formation de grands abcès disséminés ;

2° Deux cas de névrite, à Maroua, chez lesquels tous les traitements échouèrent (quinine, iodure et mercure, thymol, révulsion et salicylates et même changement de régime avec alimentation riche en produits frais et légumes verts) ;

3° Sept cas de troubles psychiques (3 confusions mentales, 3 manies avec idées de grandeur, 1 démence), chez des militaires ayant pris part aux colonnes du Cameroun. Cinq d'entre eux, examinés spécialement au point de vue de la maladie du sommeil ne montrèrent pas de trypanosomes.

4° Un tabes (abolition des réflexes rotuliens et achilléens, signe de Romberg positif).

5° Deux suicides, par armes à feu.

La guerre a laissé après elle un grand nombre de malades, d'éclopés et d'infirmes. Parmi les *Européens*, ceux qui présentent des manifestations pithiatiques ou des séquelles de blessures cranio-cérébrales, méritent d'être examinés dans des conditions d'observation particulières qu'il était difficile de réunir dans les postes de l'intérieur. Ces malades furent dirigés sur Douala.

L'ancien blessé grave du crâne, qui a échappé au traumatisme immédiat et dont la vie a pu être conservée grâce à des soins chirurgicaux éclairés, n'est pas le plus souvent redevenu un individu normal. Il continue à souffrir de céphalée, d'éblouissements, de vertiges, d'asthénie. Il peut présenter des crises convulsives. Il a souvent un état mental émotif particulier, fait de tristesse, d'irritabilité, de torpeur et de troubles de la mémoire, qui empêche le sujet d'être utilisé à la colonie et qui nécessite le rapatriement.

C'est ainsi qu'un adjudant, ayant subi en France une trépanation, eut des troubles névralgiques et névritiques, avec manifestations épileptiformes. Il fut évacué de l'intérieur pour un accès délirant avec hallucinations. Il fut rapatrié.

Un sergent-major, ancien trépané également, ne put assurer que trois mois, son service de comptabilité. Des accès de paludisme aggravèrent ses vertiges et son amnésie.

Un soldat, atteint de blessure pénétrante du thorax par éclat d'obus, eut plusieurs crises très nettes d'épilepsie pendant son séjour à l'hôpital. Le traumatisme de guerre parait bien avoir accentué chez lui des phénomènes comitaux déjà constatés dans sa jeunesse.

Un autre blessé de guerre présenta des phénomènes d'anxiété et d'angoisse que l'imprégnation malarienne accentua.

Certains cas s'accompagnaient d'inappétence, de lassitude générale, de dépression psychique et des symptômes classiques de neurasthénie post-traumatique.

Un marin fut atteint de psychose hallucinatoire en voie de systématisation avec idées d'interprétation et de revendication.

A l'hôpital de Douala nous avons aménagé un petit bâtiment où les aliénés peuvent être mis en observation dès qu'ils sont dirigés sur le centre hospitalier. Cette installation nous a été maintes fois des plus utiles, car elle est même suffisante pour y placer un Européen délirant et agité. Elle permet de garder quelques jours un malade dont le diagnostic est à poser ou à préciser, mais elle ne saurait convenir pour maintenir à demeure des maniaques et des agités. Leurs cris, en effet, sont une gêne permanente pour les Européens fiévreux hospitalisés et pour les indigènes opérés. Tous se plaignent avec juste raison de voir leurs heures de quiétude et de repos troublées. Un militaire qui vient, après

70 ou 80 mois de séjour colonial, chercher un peu de calme et de tranquillité à l'hôpital, un particulier à ses frais, ont droit de voir respecter leur sommeil pendant la nuit et pendant la sieste.

Lorsque le diagnostic d'aliénation mentale est posé à l'hôpital, il ne saurait être question d'y conserver indéfiniment des malades dont les plus nombreux appartiennent à la catégorie des excités. Nous n'avons pas les moyens de leur procurer la liberté au grand air, à laquelle ils ont droit, sans aucun danger pour leurs voisins et sans crainte d'évasion de leur part.

Nous avons donc demandé un établissement sommaire, aux environs de Douala, organisé en colonie agricole, où ils pourraient être facilement surveillés.

L'assistance aux aliénés est à insérer au programme général d'assistance médicale aux indigènes. Ces malades doivent être isolés et traités dans un établissement particulier Ils ont besoin de soins spéciaux et une installation hydrothérapique est à prévoir pour eux.

INTOXICATIONS. EMPOISONNEMENTS. ENVENIMATIONS

Les médecins des dispensaires ont observé chez les noirs quelques cas d'intoxication par flèches empoisonnées (1). Lorsque le poison est frais, le blessé succombe généralement vite aux puissants alcaloïdes dont se servent les indigènes. Ils emploient le strophantus et le suc de diverses euphorbiacées, associés à des venins de serpent ou à des débris de putréfaction.

Les empoisonnements criminels jouent encore un rôle important dans les tribus de la forêt. Dans le Nord l'absence de cérémonies fétichistes religieuses, de jugements de Dieu et d'autres coutumes semblables supprimés par l'Islam, prive les empoisonneurs de certaines facilités qu'ils trouvent ailleurs.

Des indigènes mordus par des serpents sont venus demander des soins, mais il n'y a pas à noter d'accidents graves ; les injections de sérum antivenimeux ont été faites le plus souvent par simple mesure de prudence. Le médecin de Yaoundé rend compte que les serpents sont nombreux dans la région et que les indigènes signalent des décès consécutifs à leurs morsures. Quelques envenimations légères, mais très douloureuses, par piqûres de scorpions et par une araignée de grande taille, sont à enregistrer.

(1) Voir chapitre X. Affections chirurgicales. Blessures de guerre.

A l'occasion d'une tournée sanitaire, le docteur JULLEMIER a observé dans le Sud de la circonscription de Yaoundé des cas d'intoxications par le haschish. Des plantations avaient été faites par les indigènes qui fumaient les feuilles de *cannabis indica* dans des calebasses. Un arrêté du gouverneur, paru au *Journal officiel* défendit la culture du chanvre.

MALADIES DES YEUX ET DES OREILLES

Les maladies des yeux chez les autochtones offrent surtout à considérer des conjonctivites banales et assez souvent des conjonctivites blennorrhagiques, des iritis syphilitiques, des cataractes séniles ou précoces.

Dans le Nord le trachome existe dans les populations arabes déterminant des panophtalmies et la cécité. « Si l'on tient compte encore de la lèpre et des anciens cas de variole, on comprend que les aveugles soient assez nombreux. Les Allemands donnaient le chiffre de 1.200 pour le Nord-Cameroun et il n'est pas exagéré ». Dans cette région, à Kousseri, les inflammations de la conjonctive, causées par les tempêtes et tornades de poussière, sont extrêmement répandues. La blépharite et l'ectropion sont des phénomènes accessoires fréquents (Dr RAUGÉ). « Plus on remonte vers le Nord, plus les affections oculaires semblent prendre de l'importance en quantité et en gravité. Le soleil, le sable, la variole, la blennorrhagie, la syphilis, sont tour à tour en cause dans ces multiples cas, qui vont de la conjonctivite simple à la cécité. A citer de nombreuses conjonctivites catarrhales blennorrhagiques, des kératites, des taies de la cornée. Au cours d'une tournée dans la région de Maroua, le médecin rencontra des familles entières de sept à huit individus atteints de conjonctivites d'origine vénérienne et une forte proportion d'individus aveugles porteurs de cicatrices, suite d'une conjonctivite granuleuse ou de pustules varioliques. Le collyre au nitrate d'argent à 1/50 donne les meilleurs résultats dans les conjonctivites blennorrhagiques, le sulfate de zinc dans les conjonctivites simples ; le crayon de sulfate de cuivre dans le trachome (Dr CARTRON) ».

« Parmi les indigènes de Yaoundé, à l'exception de manifestations oculaires observées chez les lépreux et à part les filaires de l'œil, les maladies des yeux sont rares. En revanche elles sont fréquentes chez les Haoussas. Plusieurs conjonctivites granuleuses ont été remarquées chez eux » (Dr JULLEMIER).

Au dispensaire d'Akoua, des nouveau-nés, atteints d'ophtalmie purulente ont été soignés.

Les otites externes assez nombreuses, sont imputables à des pratiques d'auricurage faites maladroitement à l'aide d'instruments malpropres.

CHAPITRE VIII

Lèpre. — Affections cutanées. — Pian

Répartition de la lèpre. — Prophylaxie. — Camps de ségrégation. — Affections cutanées. — Gale. — Mycoses. — Craw-craw. — Pian. — N'Goundou.

LÈPRE

Appelée « mouloungo » en langue douala, « sam » en langue yaoundé, « kountourou » en langue haoussa, la lèpre est très connue des indigènes du Cameroun.

Les rapports médicaux allemands la signalent comme une des affections endémiques les plus importantes sévissant dans le pays, et considèrent la lutte contre cette maladie comme un des problèmes d'hygiène sociale le plus difficile en même temps que le plus intéressant à résoudre dans la colonie. Nous résumons dans les lignes suivantes les renseignements que nous avons pu réunir sur la question.

Dès 1903-1904, les médecins de Douala qui avaient soigné vingt-cinq lépreux à l'hôpital, demandaient la création d'une léproserie au cap Manoka, à proximité du sanatorium de la pointe de Souellaba d'où l'on pouvait venir en une heure de pirogue ou en canot à voile. La surveillance du camp des lépreux devait être assurée par le directeur du sanatorium.

En 1905-1906, des conférences d'hygiène et des leçons dans les écoles furent faites au sujet du caractère contagieux de la lèpre, et les indigènes de Douala, atteints, furent placés sous le contrôle médical. Ils étaient au nombre de quarante-deux.

En 1906-1907, douze lépreux dont le diagnostic avait été posé à l'hôpital de Douala furent rendus à leur famille; trois cas furent vus à Victoria. Dans la région de Yaoundé, le docteur HABERER estimait que l'on pouvait compter un lépreux par dix à douze cases et demandait qu'on interdise aux lépreux de parcourir le pays.

En 1907-1908, un Européen atteint de lèpre anesthésique, et qui s'était infecté au Congo, fut autorisé à rester à la colonie : il n'était pas porteur de lésions ouvertes. La maladie fut enregistrée fréquemment chez les noirs de Douala, de Victoria, de Kribi, du bassin du Nyong, dans la région d'Akonolinga. Parmi les porteurs passant à Lolodorf, on trouva 4 o/oo de lépreux et les médecins allemands insistent sur le danger des caravanes, sur l'indifférence des noirs vis-à-vis de la maladie, au point qu'ils échangent volontiers leurs vêtements avec des malades sans y voir aucun inconvénient.

En 1908-1909, dix-sept malades furent hospitalisés à Douala (seize pour lèpre anesthésique, un pour lèpre tuberculeuse). Le médecin de Yaoundé constate de nombreux cas de lèpre nerveuse et tuberculeuse, et dix-huit cas de cécité. Dans l'Est de la circonscription de Doume, l'affection est répandue, mais elle paraît rare à Lomié. Dans la région de Bamenda vingt-deux cas de lèpre mutilante sont signalés.

A Victoria, les lépreux furent isolés dans l'île de Mondoleh mais leur isolement restait problématique tant que les pêcheurs habitant l'île n'étaient pas éloignés.

Le 12 novembre 1908, un arrêté du Gouverneur (*Amtsblatt*, p. 118) prescrit : « Dans tous les cercles où l'administration fonctionne, et où il n'y a aucun empêchement politique, il faudra obliger les indigènes à créer des villages de lépreux où seront placés les suspects, les malades légers et les malades graves. Ces derniers, particulièrement dangereux devront être isolés : il sera pourvu à leur entretien. Les villages devront être situés à proximité d'un médecin. Sur leur désir, les membres sains de la famille d'un lépreux pourront être autorisés à accompagner le malade. Il est à désirer qu'ils ne cohabitent pas ensemble. Des cases spéciales pourront leur être affectées. Les lépreux capables de travailler doivent subvenir à leurs besoins par des cultures. Lorsque la création d'un camp est impossible pour des raisons politiques, il faudra arriver au moins à l'isolement des malades graves et vagabonds ». La circulaire interdisait certaines professions aux lépreux qui ne devaient pas être recrutés comme porteurs, et donnait l'ordre de fournir, dans les rapports annuels et médicaux, la statistique des lépreux.

En 1909-1910, la colonie lépreuse de Mondoleh pour le cercle de

Victoria compte vingt-deux malades, et les anciens habitants de l'île furent déplacés. Un village pour quatre cents malades est en voie d'installation aux environs de Garoua. Un camp doit être créé au voisinage de Gaschaka (région de Banyo). Le chef de poste d'Ossidingé, ancien médecin, se propose d'élever des abris pour 800 lépreux. A Ebolowa un village donne asile à trente-quatre lépreux. A Johann-Albrechtshœhe le chef de district a l'intention de construire deux centres de ségrégation. Dans la circonscription de Doume où la lèpre nerveuse et cutanée se rencontre chez les Makas, les Onwangs, les M'Willés, et les Kakas, on avait conçu l'établissement d'une léproserie à quelques kilomètres en pleine brousse au Nord de Doume, mais l'isolement fut mal supporté. Les malades prirent la fuite. Il faut, dit le médecin allemand du poste « édifier un village ou les lépreux trouvent en y arrivant des cultures, des plantations, où ils considèrent le sol comme à eux, pour y vivre leur vie, de telle sorte que ces gens n'aient pour ainsi dire qu'à coucher dans un lit tout fait. »

En 1910-1911, un réel progrès au point de vue de la prophylaxie de la lèpre est effectué, grâce au bon fonctionnement des léproseries d'Ebolowa, de Yaoundé, de Garoua (cette dernière à Bogolé à 5 km. de Garoua sur la rive gauche de la Bénoué).

A Yaoundé, écrit le docteur ECKARD, un village abandonné, situé sur la route d'Edéa, à quatre km. environ de la station a été choisi. Le médecin peut s'y rendre facilement. L'emplacement est entouré de deux côtés par un petit ruisseau, cependant qu'il est limité à l'Est et à l'Ouest par une brousse épaisse. L'emplacement lui-même a été choisi assez grand pour que les malades puissent procéder aux cultures nécessaires à leur alimentation. On a construit trente-six maisons avec du matériel de brousse. L'une sert de logement à l'infirmier indigène chargé de la surveillance et des pansements. Les cases forment un quadrilatère au centre duquel se trouve un grand espace libre. Actuellement, la léproserie héberge 216 malades, dont 120 hommes, 81 femmes et 15 enfants de tous les alentours et de toutes les races de Yaoundé. On voit des malades à tous les stades. L'alimentation est assurée jusqu'à présent par les chefs de village. Cependant depuis le début de la saison des pluies, des champs ont été cultivés par les malades eux-mêmes (manioc, maïs, arachides, bananes, pommes de terre).

En dehors des léproseries de Yaoundé, d'Ayos, d'Olama, d'Ebolowa et de Garoua existent aussi celles de Mandoleh et d'Ossidingé. Dans les autres parties de la colonie, les mesures de prophylaxie échouèrent, soit par indolence de la part des indigènes, soit à cause d'obstacles économiques politiques ou financiers.

En 1912-1913, et en 1913-1914, les villages agricoles dont il subsiste encore peu de traces, sauf dans la circonscription d'Ebolowa, se multiplièrent dans les différents districts, mais leurs habitants se dispersèrent pendant la campagne, à la période des colonnes.

Le budget permettait à nos prédécesseurs d'organiser une prophylaxie sérieuse. Devant le nombre croissant des malades à isoler et à nourrir, ils durent cependant éprouver des difficultés, si nous en jugeons d'après des notes et circulaires officielles adressées en 1914, au sujet du diagnostic de lèpre cutanée « indubitablement parfois porté à tort » et qui prescrivent de rejeter le diagnostic de lèpre en cas de recherche négative du bacille.

.·.

' Les médecins français des circonscriptions, au cours des années 1916-1919, ont rencontré fréquemment la lèpre sur toute l'étendue du Cameroun. Il existe peu de villages importants où l'on ne puisse en déceler un ou plusieurs cas.

Comme répartition, l'affection ne semble avoir aucune prédilection pour telle région ou pour telle race. Du Nord au Sud des territoires, et de l'Est à l'Ouest, toutes les tribus sont atteintes. Dans la région de Yaoundé, on peut trouver cinq ou six malades par localité ; beaucoup de lépreux — surtout les captifs plus que les membres des familles de notables — vivent dissimulés dans la brousse, relégués dans une misérable case par les chefs de villages qui craignent la contagion lorsque les gens atteints sont porteurs d'ulcères et de mutilations. Le docteur Jullemier estime à 2 o/o le nombre des lépreux dans la circonscription de Yaoundé. C'est la forme mixte qui paraît la plus répandue. L'épaississement des pieds devenant éléphantiasiques, les maux perforants plantaires, les panaris, les chutes spontanées des orteils et des doigts ont été beaucoup plus souvent observés que le faciès léonin typique.

Le chiffre de 4.860 lépreux donné par les Allemands pour les « Residenturen » du Nord-Cameroun ne doit pas, d'après le docteur Cartron, être inférieur à la réalité. Ce médecin a signalé

185 cas très nets vus par lui, le plus souvent des formes mixtes, chez 102 hommes, 72 femmes, 11 enfants. Parfois la famille entière est lépreuse : le père, la mère et les enfants. Le docteur RAVGÉ, dans cette même région, a obtenu pour certaines zones de la subdivision de Garoua une proportion de 1 o/o de la population totale. « Cliniquement, croit-il, la forme prédominante est la lèpre nerveuse, depuis le stade des taches jusqu'à celui des mutilations et des amputations complètes. Les atrophies et les rétractions ne sont pas rares. Les Allemands considéraient la lèpre tuberculeuse comme absolument exceptionnelle. Pour ma part j'ai remarqué à plusieurs reprises des nodosités du nez, des oreilles ou du front et trois fois le faciès léonin. Sans admettre la proportion de 1/3 pour les lésions nasales (donné jadis par VORWECK) on les rencontre assez souvent et elles facilitent la contagion. Celle-ci se fait de diverses manières. Parfois elle est familiale et frappe les habitants d'une même case. La mendicité reconnue par l'Islam comme un véritable droit pour les infirmes de hanter les marchés et les foules, d'autant qu'ils sont plus gravement atteints, plus remplis d'ulcères et plus dangereux, joue certainement un rôle dans la propagation de la maladie. De juin à décembre, les insectes piqueurs (simulies) sont effroyablement nombreux et sont une plaie du pays ainsi que les stomoxes. Il est pratiquement inutile de compter sur les chefs indigènes pour faire l'isolement. La raison principale est qu'ils ne se soucient pas de prendre à leur charge des individus nourris jusque-là par la charité publique. Les Madibos (lettrés), casuistes leur démontrent de plus qu'il ne faut pas aller contre les desseins d'Allah et qu'il vaut mieux laisser à tous l'occasion de faire de bonnes œuvres ».

Sur vingt-cinq lépreux examinés au laboratoire de l'hôpital de Douala par le docteur ROUSSEAU : Douze présentaient des taches achromiques à sensibilité nettement diminuée ou disparue. Trois montraient de l'atrophie musculaire des muscles des mains (l'un avec plaies anesthésiques et mutilations des doigts, l'autre avec plaies perforantes de la face palmaire, le troisième avec infiltration de la peau du visage et des pieds). Un était porteur de maux perforants plantaires. Deux avaient des taches achromiques anesthésiques et le faciès infiltré. Ces dix-huit cas donnèrent un mucus nasal négatif.

Sept cas de faciès léonin s'accompagnaient, l'un de lésions conjonctivales et cornéennes le rendant aveugle, un autre d'une sorte de plaque muqueuse hypertrophique dont l'exsudat de grattage contenait de nombreux bacilles de Hansen. Ces sept sujets présentaient, soit des taches, soit de l'épaississement des cubitaux, soit des maux perforants. Ils avaient tous des lésions de la pituitaire et leur mucus nasal était positif.

Parmi les lépreux porteurs de lésions étendues et ouvertes, trois étaient des environs de Yaoundé, deux de Jabassi, cinq appartenaient à des villages de la subdivision de Douala, trois à Douala même (un à Deido, deux à Akoua).

Dans l'élément militaire indigène, la lèpre fut rencontrée chez une jeune recrue locale, qui fut réformée; chez un militaire, originaire du Dahomey, en service à Yaoundé ; chez un tirailleur, en traitement à Douala, qui présentait des taches anesthésiques, mais dont le mucus nasal était négatif.

L'huile de Chaulmoogra, en capsules, en gouttes (X gouttes deux fois par jour, pour augmenter progressivement jusqu'à cent et deux cents gouttes par jour), en injections quotidiennes sous-cutanées de 5 cmc., en injections intra-veineuses, reste le médicament de choix. L'atoxyl a relevé l'état général de certains malades, il est à recommander.

La prophylaxie de la lèpre ne laissa pas sans préoccuper M. le Gouverneur Lucien Fourneau, commissaire de la République Française. A maintes reprises au cours de ses tournées d'inspection il s'intéressa à la question. Il prit un arrêté (26 février 1917) portant interdiction de certaines professions aux lépreux (blanchisseurs, marchands de denrées alimentaires, porteurs, etc.) et défense de circulation pour eux dans les marchés et les lieux publics. Des léproseries devaient, pour chaque circonscription, recevoir les malades avérés et les suspects que les familles ne pouvaient pas conserver avec des garanties suffisantes d'isolement.

Dans la circonscription de Yaoundé : à M'Vogo-Betzi à trois km. du poste, une vingtaine de lépreux se trouvaient abrités au début de notre occupation ; on y compta en novembre 1917 : 105 hommes, 168 femmes, 27 enfants; et en fin 1918 : 140 hommes, 217 femmes, 38 enfants.

A la même époque, le village de ségrégation d'Akonolinga, créé en décembre 1917, possédait 70 lépreux.

En deux ans plus de 600 lépreux ont été assistés dans les deux centres précédents et ils provenaient d'un périmètre assez restreint autour des postes. Les difficultés causées au début par l'entretien des malades, diminuèrent avec les crédits alloués par l'administration et il fut possible de nourrir bientôt un nombre assez important de lépreux considérés comme inaptes au travail. Les autres ont recours aux plantations qu'ils cultivent autour du camp ou reçoivent l'aide alimentaire de leurs familles. Les notables qui montraient tout d'abord de la défiance et de la mauvaise volonté paraissent mieux comprendre maintenant les avantages de nos méthodes de prophylaxie et réclament même de nouvelles installations pour y placer leurs indésirables. Les malades, à la condition d'avoir leur nourriture assurée, acceptent très volontiers leur séjour au camp. Mais les résultats sont encore bien incomplets. Les régions d'Eton, de Nanga, d'Eboko, la subdivision de Yoko devraient posséder des villages de ségrégation pour lépreux.

Nous préconiserions volontiers la méthode allemande suivie dans le district d'Ebolowa. Au lieu d'une léproserie unique, existaient huit villages de ségrégation dont sept dans la subdivision Ebolowa et un dans celle de Sangmélima. Ils avaient été installés sur différentes routes ayant pour centre de rayonnement le poste médical d'Ebolowa. Chaque village avait des plantations dont les produits suffisaient à nourrir les habitants. Ceux-ci n'étaient donc pas déracinés. Ils étaient éloignés le moins possible de leur coin natal et pouvaient rester en communication avec leur famille. Les villages de ségrégation étaient :

1° la léproserie d'Ebolowa, située à environ 1 km. du poste avec des cases en briques couvertes de tuiles et à sol cimenté ;

2° le village de N'Galan, situé près de la route Ebolowa-Lolodorf, à 1 h. 1/2 de marche d'Ebolowa ;

3° le village d'Owang, situé près de la route Ebolowa-Lolodorf, à 1 jour 1/2 de marche ;

4° le village de Nemeyon sur la route Ebolowa-Sangmélima, à 3 h. environ de marche d'Ebolowa ;

5° le village de Biwang, sur la route Ebolowa-Yaoundé, à 4 h. d'Ebolowa ;

6° le village de Mela Missibi sur la route Ebolowa-Ngoulemakong, à 24 h. d'Ebolowa ;

7° le village d'Adjab, sur la route de Ngulemakong, à 1 h. 1/2 d'Ebolowa ;

8° le village de Sangmélima, situé à proximité de ce poste militaire.

Pendant la période d'occupation la léproserie d'Ebolowa abrita 32 malades et le village de Sangmélima environ 75. Les autres ont possédé de 15 à 20 malades.

A Kribi, un bâtiment spécial isolé, avec mise en culture des terrains avoisinants, fut spécialement affecté aux lépreux. 80 malades y avaient été réunis par le docteur LE GOUELLEC qui au cours de ses dernières tournées avait rencontré plus de 200 lépreux. Au moment de l'épidémie de grippe les malades se sont enfuis.

Dans la circonscription de Bana, en fin 1917, N'Joya, sultan de Foumban s'engageant à faire construire par ses hommes un village de lépreux pour la région de Bamum, un emplacement fut choisi non loin de la ligne d'étapes Bana-Foumban, à 2 km. au S.-O. de Baïgam et à 400 m. de la route. Le terrain est favorable aux cultures et l'eau potable se trouve à proximité. Aussi cette propriété était-elle pourvue bientôt de magnifiques plantations de ricin et de coton. Le sultan assure les frais d'entretien des bâtiments, subvient aux besoins alimentaires des malades. Les pansements et les médicaments, le gardien indigène (surveillant infirmier) sont payés par l'Administration. La léproserie comprend le logement de l'infirmier, une salle de visite et de pansement, et une série de cases divisées en pièces séparées, chaque malade devant occuper une chambre. En 1918, 50 hommes, 58 femmes, 10 enfants, soit un total de 118 lépreux, étaient abrités à Baïgam.

Les efforts louables des médecins et des chefs de circonscription doivent être encouragés. Les mesures de prophylaxie ne vont pas sans la création d'un service spécial de surveillance dont l'organisation s'impose dans l'avenir. Certes des crédits seront nécessaires car l'alimentation des ségrégés même dans les villages de lépreux pourvus de plantations est en partie à assurer, mais ce serait un mauvais calcul que de repousser les charges qui en résulteront. Il n'est pas beaucoup plus cher d'établir une ségrégation complète que de conserver des individus d'une part incapables d'être utilisés dans l'état actuel de nos connaissances épidémiologiques, d'autre part dangereux pour leur milieu et le rendement pratique de la race.

Voici à notre avis comment pourrait être envisagé ce service de prophylaxie.

1° Dans chaque circonscription fonctionneraient :

a) un ou plusieurs villages agricoles. On pourrait même créer de véritables centres lépreux où tous les corps de métiers (enseignement, police, etc.) seraient remplis par l'office de lépreux.

b) un sanatorium central principal, à proximité du poste médical qui fonctionnerait comme établissement hospitalier et resterait champ d'études et d'expériences. Pourvus d'un laboratoire, d'une pharmacie, d'une salle de pansements, de douches, de bains, les divers pavillons abriteraient les malades avancés, les infirmes et permettraient d'interner dans de bonnes conditions les lépreux coupables d'infractions aux règlements sanitaires.

2° Les isolements à domicile seraient largement autorisés dans des conditions spéciales faciles à déterminer et à préciser.

3° Des médecins ambulants (les médecins vaccinateurs chargés du service général d'inspection d'hygiène et du service des épidémies) auraient la surveillance générale des suspects, des malades et des villages agricoles. Ils seraient chargés du contrôle bactériologique. Ils étudieraient sur place les différents foyers et procéderaient à toutes les enquêtes nécessaires pour découvrir et combattre les causes de transmission de la maladie. Ils imposeraient aux chefs de village l'obligation de consacrer dans chaque gros centre un quartier spécial pour les lépreux autorisés à s'isoler à domicile. Ces quartiers seraient visités périodiquement.

Ces médecins auraient des auxiliaires interprètes indigènes qui recevraient une instruction particulière pour leur permettre : 1° de propager largement les conseils d'hygiène à la population noire et de faire son éducation pratique ; 2° d'assurer le service d'infirmier et de surveillant dans les léproseries et dans les villages agricoles.

AFFECTIONS CUTANÉES

Partout, les médecins du Cameroun ont observé la gale. Dans de nombreuses régions elle est si répandue qu'on peut estimer comme une rareté de rencontrer un indigène indemne. Les frottes à la pommade d'Helmerich agissent radicalement, mais il est nécessaire d'en renouveler les séances. Les lésions de grattages facilement souillées et envenimées, sont le point de départ de plaies ulcéreuses tenaces. L'indigène ne paraît pas se soucier outre mesure de cette affection, occasionnant cependant un prurit des plus désagréables. Généralisée dans certains cas, plus souvent localisée aux avant-bras, aux aines, aux fesses, aux membres inférieurs, la gale atteint rarement la face. Il ne semble pas qu'il y ait de différences entre l'acare exotique et l'acare européen. Bien que tous les âges puissent lui payer tribut, il est cependant à

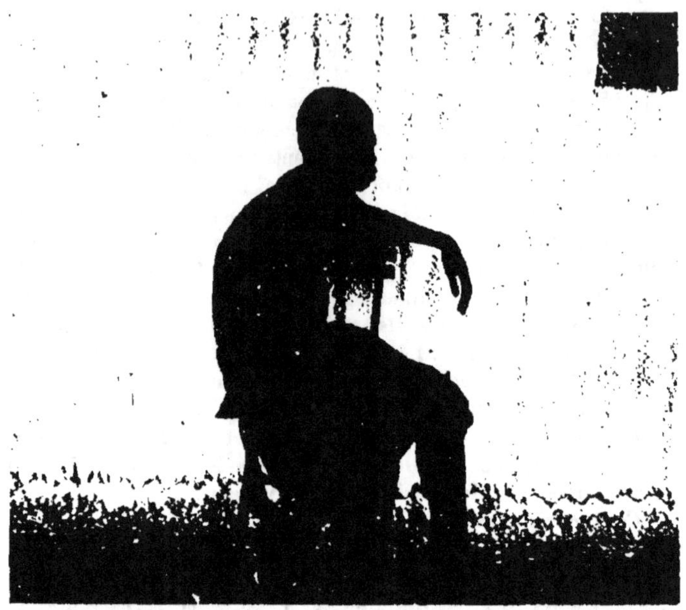

Fig. 18. — Douala. Eléphantiasis du bras.

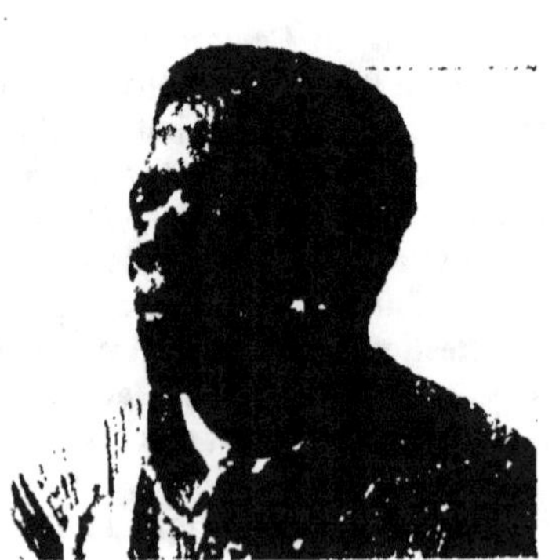

Fig. 19. — Douala. N'Gomadou.

remarquer qu'elle frappe de préférence les enfants d'un certain âge et les jeunes gens ; il est possible d'expliquer cette sorte d'éclectisme par ce fait que les jeunes gens surtout ont l'habitude de prêter leurs vêtements ; le veston ou le pagne qui sert à l'un le matin est porté par l'autre le soir. Le peu de cas qu'ils font de cette affection contribue également à sa propagation ; il est rare en effet, étant donnée la proportion de la gale dans le pays, que les indigènes viennent au dispensaire pour elle. L'usage des mêmes lits est aussi une cause de son extension.

Les tricophyties et surtout l'herpès circiné sont des maladies communes.

On voit également assez souvent, une affection caractérisée par la dépigmentation partielle des derniers segments des membres, de durée indéfinie, et n'aboutissant ni à des ulcérations ni à des troubles de santé générale. Il s'agit de la maladie décrite par ZIE-MANN et nommée « *béta* » par les Doualas, « *melung* » par les Ngumbas. Elle débute par des taches claires plus ou moins arrondies, de couleur rouge jaunâtre, sur les surfaces d'extension et de flexion des mains et des pieds. On peut les comparer à des cicatrices planes de brûlures superficielles. Au stade d'état, la peau présente un aspect marbré. Ces taches, tranchant nettement sur la peau saine, sont tout d'abord petites, rondes ou ovales, puis prennent des formes de grands placards irréguliers. Elles restent alors dans le même état toute la vie. Les parties dépigmentées ne sont pas surélevée. Elles ne sont pas douloureuses. Les poils y sont toujours plus ou moins décolorés. La sensibilité y est normale. L'état des sujets atteints est excellent. Ils n'accusent aucun trouble subjectif. La maladie débute vers l'âge de 10 ou 15 ans ; les garçons paraissent plus touchés que les filles. Les noirs eux-mêmes distinguent parfaitement le « melung » de la lèpre et du vitiligo.

A Kribi, dit le docteur LE GOUELLEC, on rencontre souvent des productions hyperkératosiques, des chéloïdes du pied, des épaules et des coudes, du vitiligo, de l'érythrasma, du *pytiriasis versicolor* et du psoriasis ; on voit aussi des cas de mycétomes, de sporotrichose, et des pieds de madura. Cette dernière affection a aussi été signalée à Bana. A Douala, nous n'en avons observé aucun cas. Mais plusieurs syphilitiques nous ont offert l'occasion d'examiner des pieds, dont l'apparence hypertrophiée boursouflée pouvait à première vue éveiller l'idée d'une mycose. Ils étaient couverts de renflements arrondis avec un pertuis donnant issu à du pus. La présence de grains n'a jamais été constatée. Les ulcérations se sont fermées et la cicatrisation des gommes a été rapide après les injections de novarsénobenzol (1).

Dans la région de Bana, l'impétigo, l'eczéma, les fausses chéloïdes sont des affections fréquentes (Dr MICHAUT).

Dans le Nord, les pyodermites et les folliculites sont tenaces et rebelles au traitement. L'élément pauvre, peu soigneux de sa personne et couvert de vêtements sales, est le plus touché. Le docteur RAUGÉ a noté quelques cas d'ecthyma. Il rend compte que les maladies parasitaires dues aux poux (*P. vestimentis, capitis,* ou *inguinalis*) sont peu fréquentes. Les puces ne se rencontrent guère. La puce-chique ne se voit pas, les punaises sont exceptionnelles.

Par contre, à la côte et à Douala, à Bana, à Ebolowa, à Doumé, la puce-chique, les poux de tête sont très répandus ; les poux du pubis sont plus rares. Les plaies consécutives aux chiques se compliquent souvent de phagédénisme, parmi les gens du Nord arrivant dans le Sud et qui ne savent pas extraire la puce peu après sa pénétration.

Le docteur ROUSSEAU a rencontré 3 cas de myase cutanée furonculeuse due au ver de Cayor *(Cordylobia anthropophaga).*

Les tirailleurs se tiennent généralement propres et s'ils montrent à chaque visite sanitaire mensuelle des cas de gale, ceux-ci sont en proportion intime en comparaison de ceux de la population indigène.

Chez les Européens, les affections cutanées sont extrêmement fréquentes. Il y en a peu d'assez graves pour nécessiter l'hospitalisation, mais certains malades sont évacués de l'intérieur pour des lésions non soignées qui se sont étendues et compliquées.

La statistique 1916-1917 porte 9 entrées pour gale, eczéma, furonculose, pyodermite, abcès du tissu cellulaire : (1 officier, 1 douanier, 3 marins, 4 hommes du dépôt) et celle de 1917-1918 : 6 ; (4 militaires, 1 marin, 1 particulier).

Parmi ces malades, signalons :

a) Un porteur d'adénite inguinale d'origine non vénérienne, consécutive à des lésions de grattage dues à la tricophytie. L'adénite ponctionnée et traitée au liquide de Callot guérit très rapidement ;

(1) Dr Louis ROUSSEAU. *Bulletin Société Path. exot.* Syphilis et Pian au Cameroun, 9 juillet 1919.

b) Un cas de gale avec anasarque et 6 grammes d'albumine dans les urines. Le sujet présentait des symptômes d'une néphrite due probablement à l'extension des lésions cutanées. Les œdèmes disparurent après les onctions à la pommade antipsorique, mais quelque temps encore après la guérison il y eut un reliquat d'albumine avec présence de sang dans les urines.

c) Un cas intéressant ressemblant au lupus érythémateux, chez un sergent anémié indemne de tout germe spécifique. Les ulcérations furent traitées, les plus profondes par des attouchements au chlorure de zinc au dixième, les plus superficielles par de la pommade à l'ichthyol, et se cicatrisèrent assez rapidement. En même temps, l'état général du malade fut relevé par un traitement arsenical.

d) Deux cas de pyodermite chez deux sous-officiers, l'un au niveau du coude, des avant-bras et des mains, l'autre au niveau de la face antérieure des jambes avec œdème assez considérable des membres inférieurs.

e) Un cas de pyodermite par lésions sudorales infectées.

f) Un cas d'urticaire après ingestion de crabes.

g) Un cas de furonculose avec abcès tubéreux.

Les parasites animaux sont peu rencontrés chez les Européens. La puce-chique, cependant, n'est pas très rare à Douala.

La gale affecte la plupart du temps une allure atypique et se présente sous la forme d'une dermatite à petites vésicules aboutissant rapidement à une sorte d'impétigo. En cherchant bien on y rencontre cependant, au milieu des vésicules, les sillons caractéristiques. Les démangeaisons sont assez violentes et semblent avoir l'acuité de celles des gales d'Europe, les lésions présentent également une même tendance à la généralisation.

Le sarcopte a été vu par le docteur Rousseau en 1916-1917 chez cinq Européens (deux commerçants, deux militaires et un marin du *Vaucluse*) et en 1917-1918 chez six Européens.

Dans un de ses rapports, le médecin-major Darneau écrivait : « Les dermatophyties sont fréquentes au point que l'on peut dire qu'il n'y a qu'un très petit nombre d'Européens qui n'en soient pas atteints. C'est en toute première ligne l'herpès circiné, généralement limité aux plis inguinaux et au scrotum, mais qui envahit aussi fréquemment les aisselles, les fesses, le dos, la poitrine. C'est une affection facile à traiter ; les récidives se produisent très rapidement, même quand les parasites ont été complètement détruits par l'acide chrysophanique appliqué à différentes reprises. La réinfection se produit fatalement par les vêtements qui doivent être bouillis pour être rendus complètement stériles.

Sur des lésions de gale, sur des lésions de trichophytie, se greffent très souvent ce que l'on a l'habitude d'appeler des craw-craw. En réalité, ce terme ne correspond à rien de précis, à aucune maladie spéciale bien caractérisée, mais il désigne un ensemble d'affections aiguës ou chroniques de la peau, allant de l'eczéma pustuleux à la dermatite ulcéreuse. C'est une affection généralement papulo-pustuleuse, siégeant de préférence aux extrémités, entre les doigts des mains ou des pieds, aux articulations du poignet, du coude, du cou de pied, de la face antérieure de la jambe, alors que le visage est toujours épargné. Au début, les papules sont de la grosseur d'une tête d'épingle, plus ou moins confluentes ; il se forme ensuite des vésicules remplies d'un liquide transparent, puis louche et purulent ; la petite pustule se crève et laisse une ulcération à fond grisâtre qui se couvre quelquefois d'une croûte jaunâtre épaisse. La dermatite ulcéreuse ne représente sans doute qu'un stade plus avancé ; les ulcérations arrondies, superficielles, vont jusqu'à la taille d'une pièce de 2 francs ; on les rencontre surtout aux membres inférieurs. Le traitement qui nous a donné les meilleurs résultats est l'attouchement léger au chlorure de zinc au dixième, suivi d'un pansement humide à l'eau bouillie. Dès que le fond de l'ulcération est rose et présente des tendances à la cicatrisation, l'application d'une pâte épaisse à l'oxyde de zinc-bismuth hâte la guérison ».

Le diagnostic de craw-craw est posé ordinairement par les Européens pour toute plaie des membres inférieurs. Papules, ulcérations ecthymateuses, pyodermites, plaies consécutives à des grattages intempestifs, tout est « craw-craw » pour les coloniaux des pays africains. La plupart du temps, ces pseudo-craw-craw ne sont que des épidermites microbiennes banales qui cèdent plus ou moins facilement à un traitement approprié, mais dont les tissus anémiés réagissent très facilement aux antiseptiques. Cette affection offre des analogies frappantes avec la gale invétérée ; elle s'en distingue par l'absence des parasites et des sillons.

ULCÈRES

Ulcères phagédéniques. Association fuso-spirillaire. — Les ulcères phagédéniques sont si communs qu'ils seraient à mettre en tête de liste parmi les affections amenant les indigènes aux consultations. Ils sont répandus dans tout le Cameroun. Les Noirs conservent malheureusement l'habitude de recouvrir ces plaies de pansements faits de feuillages ou de bouse de vaches. Ils ne viennent la plupart du temps à la visite que lorsque la destruction des tissus atteint des dimensions énormes en surface et en profondeur, dénudant quelque fois presque l'os, en provoquant de véritables mutilations et en dégageant une odeur fétide. Parfois la marche envahissante des ulcères est surprenante et les sujets arrivent à l'hôpital dans un état de misère physiologique très avancé.

Les antiseptiques mercuriels, le formol, l'acide picrique, le chlorure de zinc en solution concentrée, le baume du Pérou, l'eau d'Alibour, le liquide de Mencière, l'acétate d'alun, le sulfate de cuivre, l'eau phéniquée camphrée, tour à tour employés amènent la guérison lentement. Ces différents traitements, ainsi que les moyens sanglants et ignés n'empêchent pas les récidives.

Le liquide de Dakin en petites irrigations, à intervalles réguliers et rapprochés, est également à recommander, mais la rapidité de cicatrisation n'est pas sensiblement plus grande que par les pansements au lysol.

Le professeur VINCENT (1) a, depuis 1905, conseillé les pansements à l'hypochlorite de chaux bien sec dilué au 1/13 par de l'acide borique pulvérisé et également bien sec. Il insiste (2) sur la nécessité de déterger soigneusement les ulcères par le lavage à l'eau bouillie en s'aidant de tampons qui enlèvent les particules de pus ou les débris sphacélés, puis on assèche l'ulcération. On répand sur celle-ci une large quantité de poudre antiseptique en ayant soin d'en insérer dans tous les décollements ou les anfractuosités. Le premier pansement reste deux jours, les autres peuvent être plus espacés. Lorsque l'ulcère est assaini, on applique un panse-

(1) H. VINCENT, Pathogénie et traitement de l'ulcère des pays chauds (*Caducée*, 15 avril 1905).
(2) H. VINCENT, Le traitement de l'ulcère phagédénique (*Soc. path. exot.*, fév. 1919. p. 64).

ment aseptique. SAPORTE a obtenu par cette méthode des guérisons de très vastes ulcères (1).

Dans certains cas où la spécificité est en cause, les injections intra-veineuses de novarsénobenzol ont donné toute satisfaction au docteur BOREL, à Edéa ; mais, d'après ses observations, le plus ordinairement dans les ulcères à symbiose fuso-spirillaire, le traitement par le novarsénobenzol est inactif par la voie veineuse.

Nous avons essayé avec succès les applications locales du novarsénobenzol en solution à 3 o/o suivant les indications de notre ami BOUFFARD (*Soc. Path. exot.*, 10 juillet 1918). Nous avons également pratiqué des pansements en versant directement une mince couche de novarsénobenzol sur les plaies ulcérées. C'est bien là un médicament actif, arrêtant la marche du processus nécrosant et transformant en quelques jours un ulcère en plaie simple.

Le docteur RAYMOND (2), après curetage et décapage soigneux, a pratiqué aussi les pansements au 914 (avec une solution de 1 gr.50 pour 100 d'eau distillée). Pour favoriser le bourgeonnement il utilise ensuite le baume styrax pur, autoclavé et chauffé au bain-marie avant l'emploi. Une fois la plaie comblée, l'épidermisation est obtenue par la glycérine picriquée à 1/100.

Le saupoudrage des ulcères avec la poudre de permanganate de potasse nous a donné également d'excellents résultats.

Dans les examens bactériologiques, on rencontre toujours l'association de bacilles fusiformes et de spirilles. Quand l'ulcère présente un fond uni de bourgeons charnus, l'association fuso-spirillaire a disparu. Pour faire passer à ce stade les ulcères en pleine période nécrotique, le novarsénobenzol est d'une efficacité remarquable. Il a paru au docteur ROUSSEAU (3) que les injections intra-veineuses de novarsénobenzol agissaient plus vite que les applications sur l'ulcère de l'arsénobenzol en solution alcaline. « Ces applications, dit-il, produisent des démangeaisons, n'amènent pas la cessation des douleurs et la disparition des spirilles aussi vite que les injections intra-veineuses. On pourrait combiner les deux modes d'action, mais alors ce traitement deviendrait bien coûteux pour être vulgarisé. Il semble en effet que deux ou trois doses de

(1) SAPORTE, Traitement de l'ulcère phagédénique par le pansement de Vincent (*Soc. path. exot*, 11 décembre 1918, p. 827).

(2) Docteur RAYMOND, médecin-major de deuxième classe des T.C. ; Traitement du phagédénisme tropical par le néosalvarsan. (*Annales de méd. et pharm. coloniales*, 1920. Numéro exceptionnel)

(3) Louis ROUSSEAU. Traitement des ulcères phagédéniques (*Soc. Path. exot.*, 8 oct. 1919, p. 495).

novarsénobenzol soient nécessaires pour détruire le bacille fusiforme et le spirille. »

Le docteur ROUSSEAU a rencontré, en 1917 et 1918, deux cas d'ulcérations gingivales chroniques chez deux femmes indigènes ; un cas assez grave d'ulcérations gingivales et du pourtour de la langue chez un enfant indigène de trois ans ; un cas de gingivite chez un Européen ; un autre chez un indigène. Pour tous, la prédominance considérable de l'association fuso-spirillaire dans les frottis laissaient supposer que ces microbes pouvaient bien être la cause de la lésion.

Deux fois, dans des lésions nasales et buccales syphilitiques, il a trouvé également la même association à côté du tréponème, en examinant des colorations au nitrate d'argent.

Le nombre des plaies à allure phagédéniques est tellement élevé chez les habitants du Cameroun qu'on a pu dire que toute plaie des membres inférieurs, chez les indigènes, est compliquée de phagédénisme. Nous croyons cette opinion exagérée, car si, pendant les opérations militaires, on a pu constater chez les porteurs, des plaies présentant ce caractère et qui, au lieu d'aboutir à la guérison, évoluaient vers une aggravation des symptômes, telle n'est pas la règle pendant le temps de paix. La seule cause nous paraît résider dans ce fait que les pansements appliqués actuellement sont faits proprement à l'infirmerie et sont efficaces, tandis que, pendant les colonnes, les pansements appliqués aux porteurs et aux tirailleurs étaient soumis à toutes les souillures.

Pendant les années 1917-1919, les ulcères phagédéniques, rarement constatés chez les tirailleurs n'ont pas pris en général une allure sérieuse, car ils ont pu être soignés à temps. Aucun cas d'ulcère phagédénique n'a été observé chez les Européens. Rappelons qu'un sous-officier s'était infecté à Esséka pendant les colonnes au moment où de nombreux porteurs étaient atteints de cette affection. L'ulcère profond, recouvert de fausses membranes, siégeait à la cheville et fut long à guérir.

Spirillose, Leishmaniose. — Il n'a pas été constaté au Cameroun de fièvre récurrente ni de tick-fever, mais il faut reconnaître que l'exploration médicale du pays est trop incomplète pour que l'on puisse affirmer que ces maladies n'existent pas. Diverses variétés de tiques jouent un rôle important dans la pathologie animale et spécialement dans le transfert de piroplasmoses. On

signale à Garoua : *amblyomma variegatum* et *boophilus decolo-
ratus*. L'herbe est remplie d'ixodes pendant une certaine partie de
l'année ; les chiens qui vont s'y rouler reviennent couverts de
parasites.

Certaines formes d'ulcères sont-elles des leishmanioses ? Ce
n'est pas invraisemblable, mais c'est seulement une hypothèse.
Une petite fille s'est présentée à la visite du docteur Raugé, à
Garoua, avec de la splénomégalie, de l'ascite et de la fièvre continue. Il l'a catalogué cachexie palustre ; un examen microscopique
eut été nécessaire pour poser le diagnostic certain.

PIAN

Le pian est très rare dans le Nord (N'Gaoundéré, Garoua,
Maroua.) Dans les rapports allemands, il n'y est pas signalé, sauf
quelques cas suscepts vus à Binder et qui étaient, dit l'auteur, « de
vieilles lésions, pour lesquelles un diagnostic ferme était
impossible. »

Par contre, il est très commun à Douala, à Kribi, à Edéa, à Ebolowa, Bana, Doumé. On rencontre souvent des formes généralisées
à type classique, avec éléments annulaires sur le corps et sur la
face, avec envahissement des orifices naturels ; mais les lésions
de tertiarisme atteignant le squelette n'ont pas été observées. A
l'hôpital de Douala, un seul cas de pian tertiaire chez un enfant de
onze ans, porteur d'une gomme ulcérée du bras et d'ulcérations du
voile du palais avec perte de substance palatine, a pu être noté.
Cet enfant n'avait jamais eu de rapports sexuels ; ses parents
paraissaient complètement indemnes de syphilis.

A Yaoundé, 10 p. 100 des consultants et des hospitalisés sont porteurs de productions pianiques, quelques-unes de sérieuses dimensions (c'est le grand pian des indigènes), quelques autres en forme
de clou de girofle.

Dans la circonscription de Kribi, on peut dire que presque tous
les indigènes ont le pian, l'ont eu ou l'auront. L'affection se présente soit sous l'aspect de lésions méritant bien le nom de *fram-
boesia*, soit sous celui d'une véritable éruption générale, s'accompagnant de céphalée, de rachialgie, de troubles gastro-intestinaux
légers, de fièvre. 530 cas ont été traités dans le cours de la dernière
année.

« Dans certaines régions du Sud-Cameroun, le pian est si fré-

quent et prend parfois des formes si généralisées que les parents
font des inoculations préventives aux enfants pour les immu-
niser. C'est faire preuve d'indulgence, rapporte le docteur WEBER,
de dire de cette pratique qu'elle est seulement criminelle, et cependant elle est en faveur chez les Ntum, dans le district d'Ambam.
C'est une des conséquences des mariages d'enfants. Car le but de
cette transmission de la maladie est naturellement l'immunisation
des individus et surtout des filles qui en acquèrent d'emblée une
plus-value.

L'affection laisse des séquelles et des gommes. J'ai vu des cas de
folie, provoqués par le pian et j'ai prescrit avec succès une cure
d'iodure de potassium. Une des sequelles les plus communes est
l'hémiplégie. Je n'ai pas encore rencontré de cas d'hémiplégie chez
un noir sans trouver sa relation avec le pian. Pendant 15 années,
j'ai vu des centaines de cas d'hémiplégie, *toujours consécutifs* à
une atteinte de pian. La paraplégie est peu fréquente : deux, ces
dernières années. Il y a beaucoup de soit-disant rhumatismes, qui
sont tous plus ou moins d'origine pianique.

Je ne crois pas que cette maladie provoque une aussi grosse
mortalité infantile que la syphilis, mais par contre je pense qu'elle
est cause chez les femmes de nombreux avortements ; si elles sont
soumises au régime ioduré pendant les derniers mois de la grossesse, elles ont des enfants robustes et qui vivent. »

Au dispensaire d'Akona, chez quelques enfants, l'extrême con-
fluence d'éléments infectés arrive à déterminer un état général
critique. Des essais de traitement par l'atoxyl n'ont pas donné de
résultats très encourageants. L'iodure de potassium paraît plus
efficace, mais il n'agit qu'assez lentement. Chaque fois qu'il a été
possible d'administrer le novarsénobenzol, cette médication a
donné des résultats de premier ordre, produisant sur les indigènes
une impression considérable. Une seule injection intra-veineuse
de 0,15 à 0,20 centigr. a suffi en certains cas à amener la disparition en quelques jours de lésions très étendues (Dr Huot).

Le médecin du laboratoire (1) écrit : « Deux doses à six ou sept
jours d'intervalle, suivant l'âge, guérissent ordinairement le pian,
quel que soit le moment de son évolution et amènent une cicatrisation absolue en quinze ou vingt jours. Le galyl a des effets
analogues (deux doses de 0,10 à 0,20). Avec l'un ou l'autre médicament, deux ou trois injections supplémentaires sont nécessaires
dans certains cas.

(1) Docteur Louis Rousseau, *Soc. path. exot.*, Bulletin n° 7, p. 414.

Le seul ennui de ces deux médicaments merveilleux c'est que l'injection intra-veineuse, facile chez les enfants et adultes, ne l'est plus chez les enfants tout petits, qui fournissent une bonne moitié des cas. Le plus jeune sujet traité par voie intra-veineuse avait quatre ans. Aussi, chez quatorze petits enfants, j'ai essayé le novarséuobenzol Billon, le galyl, incorporés à du sérum et administrés en entéroclyse, goutte à goutte. Les résultats sont sensiblement les mêmes qu'avec la voie intra-veineuse, pourvu, bien entendu, que l'enfant garde le lavement ; les guérisons tardent davantage quand l'état général est mauvais et que l'enfant souffre de maladies associées (paludisme, helminthiase, etc., etc...).

L'hectine, par voie intra-musculaire, est certainement le médicament qui mérite le troisième rang, mais il vient bien après les deux précédents. Il guérit, mais infiniment plus lentement et demande un temps trois ou quatre fois plus long pour obtenir des résultats moindres. Il laisse en général des lésions rebelles. Une fois, sur cinq cas traités, il n'a nullement empêché un retour offensif de la maladie à la suite d'un traitement qui avait consisté en six doses d'hectine B, à six jours d'intervalle, chez un enfant de deux ans.

Inférieur aux trois médicaments précédents, l'atoxyl est loin d'être inactif ; il diminue rapidement, mais incomplètement, les lésions très étendues, infectées ou très suintantes du pian chez les tout petits. Il diminue les démangeaisons, relève l'état général, mais est absolument incapable d'amener la cicatrisation complète ; nous avons fait des traitements de deux doses sous-cutanées de o gr. 25, à huit jours d'intervalle, aux enfants entre un an et six ans (18 cas) ; en aucun cas, la prolongation du traitement n'a continué l'action évidente, mais incomplète, de la dose ou des deux doses initiales. On dirait que tout ce que peut faire l'atoxyl il le fait au début et que les applications ultérieures ne servent à rien.

Livrée à elle-même, la maladie dure de 4 mois à 2 ans. Elle est dangereuse, plus par l'envahissement et la diminution du territoire cutané sain que par son virus propre ; encore plus dangereuse chez les enfants jeunes car elle aggrave alors la crise paludéenne.

Les lésions ont une préférence marquée pour les dermo-muqueuses. La paume des mains, la plante des pieds, le cuir chevelu restent en général indemnes.

Certains sujets montrent, mais rarement, la véritable forme rose à aspect de framboise. La plupart des manifestations suintent et sont recouvertes d'une croûte jaune de lymphe coagulée assez adhérente. Les démangeaisons, variables selon les sujets, sont parfois très pénibles. Le docteur Rousseau a noté quelquefois les douleurs articulaires mentionnées par certains auteurs, mais jamais de fluxions articulaires. « Ce que j'ai observé, écrit-il, donne à penser que le contage s'établit par contact direct ou transport par les mains, sans qu'il soit besoin d'un insecte intermédiaire colporteur du virus.

1° Sur 53 cas traités, j'ai eu deux enfants à la mamelle avec leur mère ; un groupe de trois frères et sœurs ; trois petits enfants avec chacun leur sœur aînée qui les porte toute la journée ; enfin de nombreux enfants, frère et sœur ; tous vraisemblablement infectés par contact ;

2° La fréquence aux dermo-muqueuses s'explique peut-être par la constitution anatomique de la peau à ce niveau ; mais l'homme, surtout quand il est jeune, a tendance à y porter ses mains, et ceci prouverait encore la contagion par l'intermédiaire des doigts.

3° Il est très fréquent de voir au sillon interfessier, à la charnière balano-préputiale, aux points de contact de la verge avec le scrotum, des lésions symétriques par auto-ensemencement, qui prouvent aussi l'inoculation par contact. »

N'Goundou. — Un cas très net, classique, a été observé à Douala, chez un homme des environs de Yabassi (mai 1918). Un autre a été signalé par le docteur JULLEMIER chez un garçon d'une douzaine d'années, sur la rive droite du Nyong, mais cette affection paraît être excessivement rare.

Notre camarade des troupes coloniales BOTREAU-ROUSSEL, en recherchant spécialement à la Côte-d'Ivoire des cas de N'Goundou, en a trouvé 117, alors qu'à son arrivée dans la colonie il n'en rencontrait pas, et qu'il considérait la maladie comme exceptionnelle. Celle-ci s'accompagne de lésions du squelette. C'est une ostéite hypertrophiante systématisée et non pas limitée à la branche montante du maxillaire supérieur. Pour notre confrère, elle est en relation étroite avec le pian.

Il serait intéressant de rechercher systématiquement dans le Cameroun les zones où sévit cette affection.

CHAPITRE IX

Maladies vénériennes

La syphilis est un fléau qui sévit et s'étend dans toutes les circonscriptions. Dans la population de Douala, on remarque un pourcentage considérable de lésions du tertiarisme, particulièrement graves. Les effondrements de la voûte palatine, la disparition totale des os et cartilages du nez, les vastes ulcérations du pharynx sont fréquents parmi les indigènes clients des hôpitaux. Le péril vénérien existe sur les territoires que nous occupons, sérieux et menaçant. Bien avant la guerre, les rapports médicaux allemands en signalaient d'année en année son extension et son effroyable gravité.

Dès 1903-1904, la réglementation de la prostitution à Douala fut étudiée. On s'aperçut du nombre exagéré de professionnelles noires. « Sur 160 examinées, 36 furent immédiatement reconnues atteintes de gonorrhée ». Elles furent mises en traitement. Les autres, après avoir été inscrites sur un registre spécial de contrôle, devaient se présenter deux fois par semaine à la visite médicale. Cet essai de surveillance de prostituées par la police ne donna pas les résultats attendus. Il échoua à cause de nombreuses difficultés résultant surtout de la fluctuation de la population.

Le nombre de cas de contamination parmi les Européens, apparut vite beaucoup trop élevé. L'opinion publique berlinoise crut devoir s'emparer de la question, mais elle se préoccupa surtout du genre d'existence des coloniaux sous les tropiques. Ceux qui avaient pris l'habitude de vivre en concubinage avec une femme indigène attitrée, perdirent cet usage sous la pression de la métropole. Ils cherchèrent alors la satisfaction sexuelle près de la Vénus noire des carrefours, généralement infectée ; le seul effet de la critique allemande fut d'étendre la prostitution et d'accroître le nombre des malades parmi les Européens.

Avec l'importance et le développement des transactions commerciales, les affections vénériennes se répandirent rapidement parmi une population insouciante de la prophylaxie, ignorante des méthodes de thérapeutique, montrant une mauvaise volonté à suivre un traitement long et énergique, désireuse d'y échapper à la moindre apparence de guérison et dès la cessation des symptômes douloureux. Les Nomades, les Haoussas, ceux venant du Nord en particulier, propagèrent la blennorrhagie et la syphilis dans tout le pays. Les militaires sont également à mettre en cause ; les gens de Yaoundé appellent ces deux affections « *maladies du soldat* ». En effet, les tirailleurs, les miliciens, au cours de marches, de reconnaissances, de missions, cueillaient dans chaque village une femme dont ils se servaient la nuit. Ils l'emmenaient avec eux dans leurs tournées, enfreignant les consignes données. Or, cette femme était choisie par le chef de village, parmi ses captives, de préférence parmi les malades, dont il voulait se débarrasser : errements malheureusement encore trop suivis et contre lesquels le commandement a dû sévir à maintes reprises.

De plus, au fur et à mesure que les *travailleurs* étaient appelés vers la côte pour construire les routes, les chemins de fer et pour être employés sur les plantations, les maladies vénériennes se montrèrent plus fréquentes, parfois même avec des *complications* redoutables. Le rapport 1908-1909 cite des cas de *décès « par infection gonorrhéique généralisée chez les noirs »*. Au poste de *Kribi* seul, *huit Européens* contractèrent la syphilis. Tous les médecins notent « l'effroyable morbidité vénérienne » et constatent les nombreuses difficultés qu'ils éprouvent à mener une lutte efficace.

« Les affections vénériennes, rapporte le médecin de Lomié, agissent d'une façon non douteuse sur *la natalité*. Une quantité de femmes *avortent* à la suite de la syphilis. D'autres restent stériles à la suite de métrites du col, d'origine gonococcique. On en observe

de nombreux cas chez les femmes de tirailleurs. Une des causes
d'extension de ces maladies est la condition misérable de la femme
qui au point de vue social ne jouit d'aucune liberté. Sans pouvoir
exprimer sa volonté, elle dépend beaucoup trop de son mari qui,
dans un but mercantile, l'offre à qui lui plaît ».

Pendant les dernières années d'avant guerre, les ravages causés
par les affections vénériennes, parmi les travailleurs et parmi la
population entière, faisaient craindre à nos prédécesseurs « une
dégénérescence progressive des nouvelles générations ». De grandes quantités de produits mercuriaux et arsenicaux furent envoyés
dans les différents postes médicaux, de larges provisions de 606
furent constituées. Le contrôle systématique des traitants, des porteurs, des soldats et des femmes fut pratiqué. Les malades furent
traités et conservés dans les dispensaires et hôpitaux jusqu'à guérison complète. Dans les grands centres, des conseils de prophylaxie furent donnés aux indigènes, au cours d'un enseignement sanitaire public. A Douala, on signale comme l'un des résultats heureux de la campagne entreprise, le fait que, plusieurs fois, des
beaux-pères adressèrent au médecin, leur futur gendre pour qu'il
fut examiné au point de vue vénérien.

« Dans le *Sud-Cameroun*, nous a écrit M. le docteur WEBER,
pasteur américain, je n'ai *jamais constaté de 1902 à 1904 un cas
de blennorrhagie chez les indigènes*. Cette maladie n'avait pas
encore été importée par les Européens ni par les indigènes venant
du Nord. De nos jours, elle est si fréquente que je ne demande
plus si un homme l'a ou ne l'a pas, mais quand il l'a eue, inva-
riablement il m'indique la date. De 1902 à 1906, lors de mon premier séjour, je n'avais pas non plus constaté de syphilis chez les
noirs. De 1907 à 1910 j'en ai relevé très peu. Aujourd'hui on en
voit chez *la moitié des hommes* et approximativement chez 25 o/o
des femmes. Nombreuses sont les causes de cette importante proportion ; la coutume des vieux indigènes d'inviter les jeunes gens
à cohabiter avec leurs filles pour qu'elles aient des enfants avant
leur mariage n'est pas la moindre. De cette façon, les parents
considèrent que la valeur de leur fille est augmentée».

« *N'Kongsamba*, dit le docteur CARTRON, comme tous les centres
commerçants, est un foyer de contagion pour les gens des environs,
qui viennent au marché écouler leurs palmistes : les nombreux
convois de portage qui éloignent les hommes des villages, favorisent la prostitution chez les femmes. Les fillettes de 8 à 10 ans sont
déflorées par les chefs, principalement par leurs tchindas, très

sujets à caution, et des plus à redouter pour toutes sortes de crimes et de méfaits, parce que assez souvent intelligents et audacieux ».

« Dans le *Nord-Cameroun*, rend compte le docteur RAUGÉ, les conditions, qui favorisent le développement des maladies vénériennes, sont d'ordre historique et social. Le degré de civilisation de ces pays est supérieur à celui des peuplades de la forêt. Il y a bien des siècles que des caravanes de marchands ou des troupes de guerriers sillonnent les routes de l'Adamoua ; ces hommes ont cherché de tout temps des compagnes passagères. La prostitution était répandue bien avant la venue des Européens. Elle n'a d'ailleurs pas diminué depuis. Dans les grands centres, il existe des « *brasseries* » où l'on boit le vin de mil et que fréquentent les musulmans tièdes, nombreux ici. Toute la pègre s'y donne rendez-vous. Les femmes indigènes des Européens ou des tirailleurs y vont retrouver leurs amants de cœur, généralement des boys marrons ou des seigneurs de même sang. L'administration interdit ces cabarets, mais on se retrouve ailleurs. La lutte est très difficile. Le passage des recrues du Tchad n'est pas fait pour simplifier le problème, et il est à craindre surtout que ces détachements ne continuent à infecter les postes intermédiaires. On ne saurait en effet soutenir sérieusement, qu'un seul Européen et quelques tirailleurs d'escorte, puissent empêcher les 250 hommes qu'ils convoient, de recevoir la visite de femmes, pendant la nuit, dans des campements ouverts dont les cases sont disséminées, et quand les recrues ont encore un peu de l'argent de leur prime d'engagement ».

Après la conquête du Cameroun, pendant la période d'occupation, la prophylaxie des maladies vénériennes a consisté tout d'abord à assurer gratuitement, dans les grands centres et dans les postes médicaux, le traitement des syphilitiques et des blennorrhagiques.

Un des plus sérieux obstacles rencontrés en Europe dans la prophylaxie des maladies vénériennes est l'opinion de la majorité du public, qui les considère comme un juste châtiment du vice ou comme des maladies honteuses. Au Cameroun, les indigènes envisagent la syphilis au même titre que les autres affections. Ils la savent contagieuse, bien qu'ils ne croient pas au contage sexuel. Ils viennent donc sans crainte et sans honte au médecin ; ils réclament volontiers le traitement européen. Les injections intra-veineuses d'arsénobenzol les émerveillent, par l'amélioration de leur *état général* et par la *rétrocession* rapide de leurs accidents.

Après avoir bénéficié d'une cure qui les enthousiasme, ces malades devenus confiants, ont tendance à prêter une oreille attentive aux conseils des médecins, et à écouter quelque peu les règles d'hygiène qui leur sont données. Une fiche de traitement, traduite en langue du pays leur est remise. Elle est toujours conservée avec soin, car l'indigène fait grand cas des papiers et des ordonnances qui lui sont délivrés. Il leur accorde parfois une valeur mystique surnaturelle et leur attribue alors autant de vertu qu'à la médication. Des exemplaires de cette fiche ont été adressés à tous les postes.

De nombreux produits mercuriaux et arsenicaux, particulièrement du novarsénobenzol, ont été distribués aussi largement que possible dans tous les centres.

Les professionnelles ont été surveillées et examinées, mais les méthodes de prophylaxie basées uniquement sur l'inscription, l'examen médical, la surveillance des prostituées par la police, diminuent peu la fréquence des affections vénériennes, parce que si la professionnelle est un agent de transmission des maladies vénériennes, elle n'en est ni le principal, ni le plus redoutable. A côté d'elles, existent les prostituées clandestines. Du fait de la guerre de nombreuses indigènes ont vu leurs ressources diminuer progressivement. Beaucoup de femmes, attirées par les facilités de l'existence à la ville, entraînées par les tirailleurs ou par les étrangers sont venues dans les centres européens. Là elles passent, avec une désinvolture à nulle autre pareille, de mains en mains. Elles sont répudiées puis reprises par leurs différents possesseurs, font ménage pendant quelques semaines avec l'un, tout en gardant d'intimes relations avec l'autre. Elles ont un rôle des plus actifs dans la dissémination des gonocoqués et des tréponèmes. De plus, parmi les sujets atteints, les hommes ont aussi une action des plus graves, dans la propagation de la maladie. Or, dans l'un et l'autre sexe, la syphilis n'attire l'attention de l'indigène qu'au moment des accidents graves. Il vit très bien avec la blennorrhagie à laquelle il attache peu d'importance.

Chercher à enrayer une maladie infectieuse par une législation répressive dirigée contre une classe particulière de malades, ni plus nombreuse, ni plus dangereuse que les autres, est certes une méthode antiscientifique. En pays noir cependant, le contrôle des prostituées s'impose, à la condition de leur appliquer des mesures administratives avec bienveillance et de ne pas les placer sous la surveillance immédiate d'une police, qui a gardé encore, des mœurs allemandes, des principes de brutalité que nous réprouvons. Dans

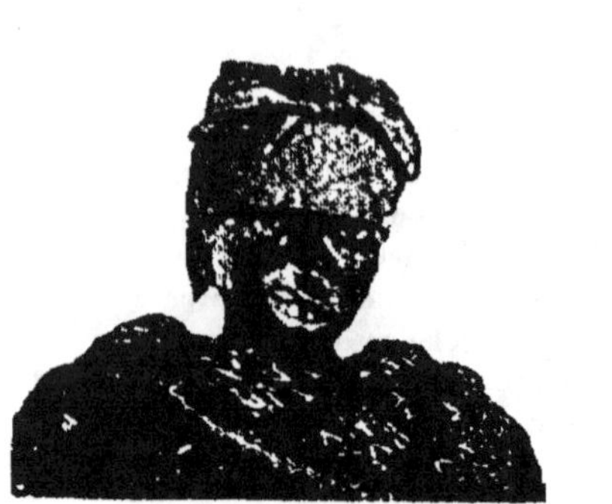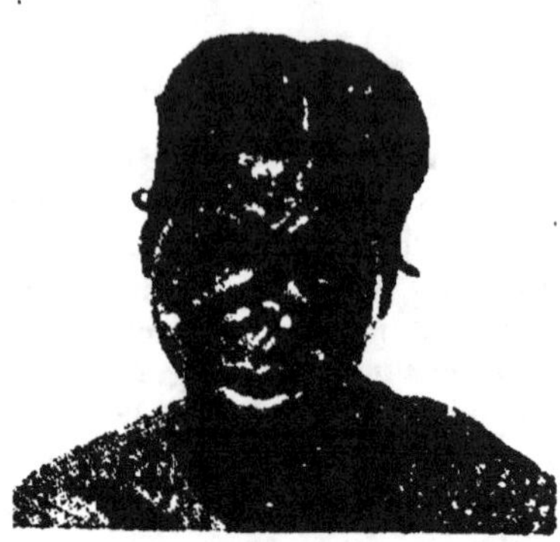

(Cliché Méd. Bericht).

Fig. 20, 21. — Syphilis « Rhinopharyngis mutilans ».

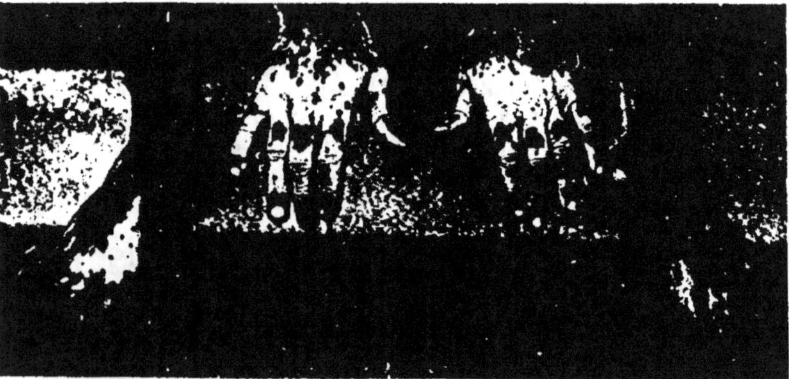

Fig. 22 — Maladie de peau désignée sous le nom de « Melung » ou de « Béta ».

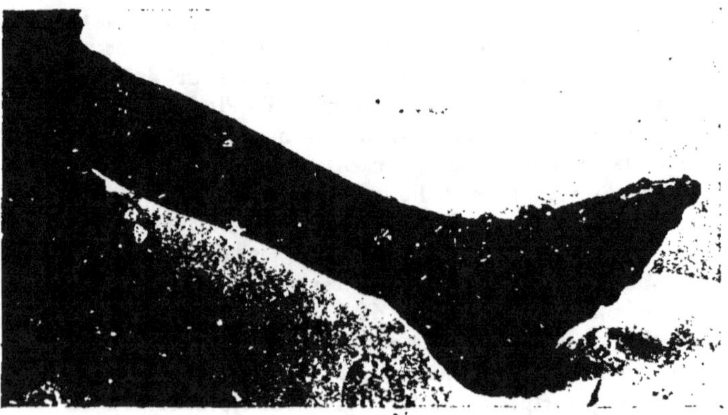

(Clichés Rousseau).

Fig. 23. — Type de pied syphilitique sclérogommeux
ressemblant au pied de Madura (voir page 289)

cet esprit, des ordres ont été donnés dans les différents centres européens pour assurer la surveillance des prostituées, et un règlement a été promulgué à Douala par l'administrateur, chef de la circonscription.

Dans l'élément militaire indigène, les maladies vénériennes ont été dépistées au cours de visites sanitaires mensuelles. Les femmes de tirailleurs ont été régulièrement contrôlées et traitées.

Dans l'élément européen, des conseils ont été donnés, des notices concernant les moyens de protection individuelle avec les méthodes de traitement ont été distribuées et affichées dans les hôpitaux. Les médicaments ont été délivrés gratuitement. Le diagnostic clinique, toujours fait isolément et secrètement, s'accompagnant à Douala du diagnostic bactériologique, a été assuré à titre gratuit ainsi que le traitement.

En dépit de la pénurie du personnel, de la difficulté de conserver dans des dispensaires trop primitifs des malades qui s'évadaient avant guérison, et échappaient à tout contrôle, les mesures que nous avons préconisées ont donné assurément de bons résultats, mais ceux-ci ont été, pourrait-on dire, locaux. Ils n'ont pas atteint la masse entière de la population. Avant d'envisager le programme général de la prophylaxie des maladies vénériennes au Cameroun, étudions les principales formes cliniques observées, et donnons quelques chiffres, sur le mouvement des différentes catégories de malades.

Dans la population civile indigène, 3o o/o des consultants sont des vénériens (24 o/o de paludéens, 13,7 o/o de porteurs d'ulcères et l'on connaît la fréquence des plaies phagédéniques en pays équatoriaux). En 1917-1918, sur 1.728 malades, hospitalisés dans les dispensaires de l'intérieur, on compte 76 porteurs de chancres, 199 blennorrhagiques, 354 syphilitiques, soit 629 vénériens (3o,6 o/o des malades).

A Akoua, 15,3 o/o des consultants viennent au dispensaire pour maladies vénériennes (9 o/o pour syphilis et 6,3 o/o pour chancres ou blennorrhagies).

A l'hôpital de Douala (1), en 1916-1917, sur 737 entrées d'indigènes, 87 sont dues à la syphilis (11,8 o/o) et 57 aux autres mala-

____

(1) Voir première partie : assistance médicale, p. 1o5 et statistique des troupes indigènes, p. 113.

MARTIN   20

dies vénériennes, soit 144 (plus de 19 o/o); et en 1917-1918, on enregistre sur 825 entrées : 160 maladies vénériennes (19 o/o) dont 38 syphilis.

Dans le centre de Douala, en 1918, sur 13,981 consultants (52.613 consultations) les maladies vénériennes amènent aux différentes consultations 2.144 noirs (1.620 syphilitiques et 524 autres vénériens) et il y·a 6.861 consultations pour syphilis, 2.969 pour chancres et blennorrhagies, alors que les ulcères phagédéniques déterminent 4.060 consultations pour 1.209 consultants et le paludisme 2.877 consultations pour 1.064 consultants.

Dans l'élément militaire indigène, chez les tirailleurs du Nord, la proportion des maladies vénériennes est de 35 pour 100 hommes d'effectif (14,3 o/o blennorrhagie, 17,8 o/o chancres, 2,9 o/o syphilis), alors que celle des affections intestinales est de 16 o/o, celle du paludisme de 13,9 o/o, celle des plaies et ulcères de 12,9 o/o.

A Douala, 90 o/o des femmes qui se sont présentées à la visite, avant d'entrer en ménage avec des tirailleurs, ont été reconnues contaminées.

En 1917, sur 199 tirailleurs entrés à l'hôpital, il y eut : 15 blennorrhagiques, 10 syphilitiques et 41 porteurs de chancres, soit 66 vénériens. En 1918, sur 197 entrants, on compta : 17 blennorrhagiques, 14 syphilitiques, 25 porteurs de chancres, soit 56 vénériens.

Dans les postes de l'intérieur, sur 812 tirailleurs soignés dans les infirmeries ou dans les hôpitaux, il y eut : 101 blennorrhagiques, 67 syphilitiques, 55 porteurs de chancres, soit 223 vénériens.

Dans l'élément militaire européen, dans le Nord-Cameroun, on compte 60 o/o de maladies vénériennes :

      42 o/o de blennorrhagies,
      12 » de chancres mous,
      6 » cas de syphilis contractés sur place.

A Douala, sur 375 entrées à l'hôpital en 1915-1916 on enregistre 5 syphilis : 1,3 o/o.

En 1916-17 sur 186 entrées on note 14 Σ (7,4 o/o des entrées).
En 1917-18 sur 129   »   16 Σ (12,4   »   ).

Les autres affections vénériennes provoquent :

11,7 o/o des entrées en 1915-1916,
16,1   »   1916-1917,
11,5   »   1917-1918.

Si nous ajoutons, à notre statistique militaire, les particuliers et les marins, nous avons eu en 1916-1917, sur un total de 330 entrées 55 entrées pour maladies vénériennes (16,66 o/o) : 21 blennorhagies, 10 chancres mous, 9 chancres et adénites, 15 syphilis.

En 1917-1918 il y eut 37 entrées pour affections vénériennes sur un total de 282 entrants (13,1 o/o) : 18 syphilis, 8 blennorhagies, 6 chancres, 5 blennorhagies et chancres.

A ces chiffres, il faudrait ajouter ceux des nombreux malades, militaires ou civils, qui sont venus trouver directement le médecin et qui ont été traités, soit au service des consultations, soit au laboratoire de l'hôpital. Seuls les blennorhagiques, dont le mauvais état général nécessitait un repos absolu ou dont la maladie s'accompagnait de complications, ont été hospitalisés.

Du 13 janvier 1917 au 1er octobre 1917, *19* lésions spécifiques d'origine camerounienne, ont été diagnostiquées par le docteur Rousseau, et *11* d'octobre 1917 à octobre 1918, *soit 30 cas de syphilis contractés au Cameroun et vus à Douala*, parmi lesquels *19* chancres indurés, sans compter certaines syphilis contractées dans l'intérieur et soignées par les médecins des postes.

..

Chez les indigènes, si la syphilis est fréquente, on rencontre peu l'accident primitif : parfois un chancre fissuraire, un prépuce œdématié, une verge en battant de cloche, éveillent l'attention ; l'on institue alors le traitement spécifique. Les accidents secondaires sont difficiles à déterminer sur une peau noire, dans un pays où les dermatites sont nombreuses et déformées par le grattage. Nous avons rarement vu de plaques muqueuses, il faudrait peut-être les rechercher systématiquement chez les jeunes.

« L'explosion extraordinaire des lésions graves spécifiques, qui ne se retrouve pas dans d'autres régions de l'Afrique où la syphilis est peut-être aussi fréquente, semble, pour le docteur Huot, trouver sa cause dans un état constitutionnel de moindre résistance et de sensibilité particulière de la race au virus syphilitique, sous l'influence du paludisme et des facteurs climatériques auxquels la population est redevable de sa faible valeur physique. La répartition des cas observés est à peu près égale pour chaque sexe, avec une légère prédominance chez les femmes. Les manifestations de l'hérédo-syphilis chez les enfants sont relativement assez rares. C'est même un sujet de surprise de constater souvent la parfaite condition et la robustesse d'enfants au sein, apportés au dispensaire, par des femmes venant demander le traitement pour des lésions tertiaires sérieuses ».

Les Allemands ont, avant nous, relaté de nombreux cas de « *rhino-pharyngis mutilans* ». Il s'agit d'une affection ulcéro-destructive débutant par le voile du palais, les piliers, ou la luette, s'étendant par contiguïté à la voûte palatine, à la cavité nasale, au pharynx et jusqu'au visage, détruisant muqueuse, cartilage, os, et laissant après cicatrisation d'affreuses mutilations. Presque toute la face peut présenter une vaste surface cicatricielle, où le nez et la bouche constituent un orifice unique, à la partie inférieure duquel on aperçoit les dents du maxillaire inférieur. L'aspect du patient est horrible, son odeur infecte, et son état général moins bon que ne l'ont dit ceux qui ont décrit les premiers cette affection. Certains auteurs ont admis que ces lésions sont étrangères à la syphilis, et participent d'une maladie infectieuse spécifique. Il semble bien cependant que le tableau ci-dessus ait trait à la syphilis tertiaire. Le docteur ROUSSEAU a trouvé des tréponèmes à l'examen bactériologique, et les injections intraveineuses de néosalvarsan ont donné de surprenants résultats. Nous avons observé aussi les effets plus lents mais encore très heureux du traitement mercuriel et ioduré.

Dans le Nord, le plus souvent, on rencontre la syphilis sous forme de gommes, d'éruptions, de condylomes du pourtour de la vulve et de l'anus, ces derniers sont très fréquents. Les formes douloureuses articulaires et ostéoscopes valent bien des clients. Les délabrements de la face, (le *rhino-pharyngis mutilans*), n'ont pas l'importance qu'elles ont dans le Sud. Les lésions sont plus discrètes, moins destructives. (docteur RAGOT).

Dans le Sud, à Kribi, le docteur LE GOUELLEC a soigné dans la dernière année, 4oo syphilitiques porteurs de lésions ulcéreuses ou gommeuses, mais le nombre total des cas est encore plus énorme. Il a observé parmi eux, 5o perforations du voile du palais. « La localisation élective de la syphilis, écrit-il, est le système osseux et cutané. Elle frappe peu les muqueuses extra-génitales des indigènes, elle semble être assez bien supportée, même sans traitement, par les individus atteints. Par contre, elle a une très grande influence sur la race et sur la mortalité infantile : beaucoup d'avortements, beaucoup d'athrepsies ».

Partout, on trouve chez les indigènes des tibias en lame de sabre, mais à ce qu'il nous a semblé, peu de dents d'Hutchinson. Nous n'avons jamais remarqué d'éruptions pemphigoïdes des nouveaux-nés, mais ceux-ci sont présentés bien rarement à la consultation ou à l'hôpital.

Dans la circonscription de N'Kongsamba, la syphilis fait de grands ravages. Les lésions tertiaires s'observent principalement (mutilation de la face, effondrement des fosses nasales, perforation de la voûte palatine, gommes musculaires et ostéites). L'avortement très fréquent doit être imputé le plus souvent à la syphilis (D' CARTRON).

Les affections vénériennes non syphilitiques (chancrelles, blennorrhagies) n'amènent au dispensaire qu'assez peu de malades, relativement à l'extrême diffusion de ces maladies sur toute l'étendue du territoire.

Le chancre mou, les adénites suppurées consécutives, avec larges décollements, sont communs. On trouve de nombreux cas d'annexites, et l'ophtalmie des nouveau-nés n'est pas rare.

La blennorrhagie est répandue également dans les deux sexes ; les médecins allemands ont, comme nous, fait remarquer que les indigènes la considèrent à peine comme une maladie. Il est de fait qu'on la découvre, bien des fois à l'examen de malades entrés à l'hôpital pour une toute autre raison et qui n'en avaient pas fait mention. L'évolution de la blennorrhagie est généralement bénigne, les complications les plus rencontrées sont les épididymites ou orchi-épididymites. On voit assez peu de cystites, peu d'infections ascendantes, et nous n'avons jamais observé de prostatites aiguës, mais ce n'est pas assurer qu'il n'en existe point.

On peut dire des affections vénériennes que ce genre de maladie entre bien pour près d'un tiers des cas observés à l'hôpital de Douala chez les indigènes. On trouve surtout le chancre mixte à allure phagédénique qui dissèque parfois le gland et la verge laissant après lui des hypospadias ou des fistules uréthrales. Le noir, par insouciance, ne vient trouver le médecin que lorsque le délabrement est vraiment inquiétant.

Dans *l'élément militaire* malgré toutes les précautions qui ont pu être prises — visite des femmes avant leur mariage avec des tirailleurs, expulsion du camp, après traitement, des malades — les maladies vénériennes demeurent en majeure partie les raisons des présentations à la visite. Beaucoup de ces affections sont contractées au dehors, pendant les sorties des tirailleurs, ou pendant les tournées. Les malades ne se présentent jamais spontanément au médecin, et ce fait présente de gros inconvénients, surtout quand il s'agit de chancrelles, avec retentissement ganglionnaire allant jusqu'à la formation de collections purulentes. Un traitement institué dès le début, écrit le docteur Bonel, donnerait des résultats heureux, et pourrait prévenir la suppuration, mais c'est seulement à la visite mensuelle que l'on découvre des sujets qui, depuis trois semaines parfois, traînent une tumeur volumineuse, suppurée, à clapiers profonds. Certains ont dû être traités pendant trois mois et plus, avec des plaies de la dimension de la main, laissant après guérison un degré d'incapacité de durée variable.

A Garoua, les soldats indigènes montrèrent diverses formes : une aortite, une hémiparalysie, des ostéites gommeuses, des éruptions papulo-croûteuses, des douleurs articulaires. Il est assez fréquent de voir des condylomes de la région anale et du périnée, et les éléments en ressemblent un peu à ceux du Pian ; mais l'éruption reste localisée, et d'autres manifestations nettement spécifiques font le diagnostic.

A Douala, le médecin chef de service du premier bataillon, écrit au sujet du camp de la troisième compagnie : « L'examen systématique des femmes des tirailleurs habitant au camp, a montré que, dans la proportion de 90 o/o, toutes sont atteintes de métrite du col de l'utérus. Si dans la généralité des cas, et normalement, ces métrites ne donnent pas lieu à la contagion gonococcique, parce que le microbe est cantonné dans la profondeur des glandes muqueuses du col, il n'est pas moins certain qu'elles peuvent causer des blennorrhagies aiguës, sous l'influence de la congestion active causée par des excès de coït, ou par les menstrues ; et des femmes, considérées comme non dangereuses pour la santé publique, peuvent le devenir normalement certains jours du mois.

« Malgré l'application stricte des ordres du lieutenant-colonel commandant le corps d'occupation (« les femmes vivant en ménage régulier avec des tirailleurs, et autorisées comme telles à habiter le camp, seront soignées et surveillées au même titre que les tirailleurs ») ; malgré une visite mensuelle de toutes les femmes habitant le camp, la prophylaxie de la blennorrhagie a fait peu de progrès.

« Il est regrettable de dire que cette maladie tend à devenir l'apanage de tout indigène, tant femme qu'homme, par suite de l'ignorance de l'indigène, ignorance qui est *voulue*, et persiste malgré les conseils donnés. On ne fera jamais croire à un indigène qu'il est atteint de blennorrhagie, quand l'écoulement n'est pas franchement purulent, et n'est pas une gêne fonctionnelle soit pour la miction, soit pour le coït. On ne pourra jamais empêcher le coït d'un indigène atteint de blennorrhagie chronique. Pendant la phase aiguë, il se tient tranquille, parce qu'il souffre, et ne demande des soins que pour calmer des douleurs vives ; à la chronicité, rien n'est changé dans ses habitudes antérieures. Il ne comprend pas l'importance sociale de cette maladie, et ne peut s'imaginer qu'il commet une faute en infectant sa femme, celle-ci étant un être passif qui doit pourvoir à tous ses besoins et désirs lorsqu'ils se font sentir. D'autre part, les tirailleurs n'ont aucune considération pour leur femme, infectée par eux antérieurement, et ils ne craignent pas, s'ils sont *provisoirement* sains, de retomber malades. Des femmes en traitement au camp sont venues demander leur envoi à l'hôpital, parce que leurs maris réclamaient avec insistance leur coït journalier et les battaient pour les punir de leur refus.

« La surveillance des chancres, chancrelles et accidents syphilitiques est plus facile. Plus le chancre dure, plus la douleur est vive, et plus les pertes de substance sont appréciables, toutes raisons qui incitent le tirailleur à venir se faire soigner.

Les visites sanitaires mensuelles, la police des camps militaires, en expulsant rigoureusement toutes les femmes étrangères, constituent un excellent auxiliaire des traitements médicaux. Les résultats ont été appréciables ; la moyenne des malades de cette catégorie est tombée en trois mois de 10 à 3 ».

Chez les Européens, dans le Sud-Cameroun comme dans le Nord, le chancre mou est extrêmement répandu et cause parfois des désordres et des délabrements très sérieux. Non seulement il se complique fréquemment de phagédénisme aboutissant à des cicatrices vicieuses, mais il s'accompagne d'adénite suppurée qui, chez des sujets en état de moindre résistance, ont pour résultat, après ouverture spontanée ou chirurgicale, de vastes plaies plus ou moins anfractueuses, décollées et infectées, très longues à guérir. Leur traitement par la méthode de CALLOT est indiqué.

« Il nous a été donné de rencontrer, à différentes reprises, chez des patients en général anémiés, des adénites inguinales plus ou moins volumineuses, quelquefois suppurées, occupant les territoires lymphatiques tributaires des organes génitaux et qui semblaient ne résulter d'aucune lésion de ces organes. C'est ce que l'on a appelé le bubon climatique, dans les ouvrages classiques.

Nous ne pensons pas qu'il s'agisse là d'une affection bien déterminée, à séparer des adénites banales ; non plus qu'elle doive être
mise sur le compte du paludisme. On ne se rend pas du tout
compte de la façon dont le paludisme peut créer l'adénite ; il est
au contraire facile de s'imaginer le germe septique pénétrant par
une érosion fugace, imperceptible, soit par un point enflammé de
l'urèthre, soit par une érosion superficielle d'origine non vénérienne, succédant à une sécrétion sudorale un peu acide ou à un
grattage intempestif. Enfin, on peut aussi admettre que les sécré-
tions vaginales des femmes indigènes soient un peu irritantes
pour des muqueuses sensibles d'Européens et créent une porte
d'entrée si minime soit-elle. Quoi qu'il en soit, ces adénites, sans
porte d'entrée apparente, existent indubitablement. Suppurées ou
non, elles ont été quelquefois très longues à se résorber, et ont
semblé montrer une certaine tendance à la récidive (Dr DRENEAU).

A Douala, aucune hospitalisation pour syphilis n'a eu lieu
en 1918, excepté celle des sujets évacués des postes pour ce motif.
Les syphilitiques, anciens ou récents, continuaient à assurer leur
service tout en suivant un traitement intensif mixte avec injections
intraveineuses de Novarsénobenzol BILLON et mercure, ou Novarsénobenzol et iodure. Ils étaient munis de fiches et instruits sur
l'évolution et la thérapeutique de la maladie par de longues affiches apposées sous les vérandas.

Les lésions syphilitiques ont été examinées (suivant le procédé
de FONTANA) par la coloration au nitrate d'argent ammoniacal
d'étalements faits avec le raclage de leur surface.

Le tréponème a toujours été trouvé au premier examen dans les
chancres indurés. Il est plus rare et plus difficile à découvrir dans
les papules, mais il y a été également toujours rencontré avec deux
préparations. Chez les indigènes et les Européens (1 cas) il a toujours été vu dans les condylomes de la région anale et périnéale,
très souvent aussi dans les ulcérations du rhinopharynx (5 fois
sur 7) et jamais dans les gommes anciennes suppurées ou les
ulcérations chroniques (1).

La confirmation du diagnostic de la syphilis par l'examen au
microscope, a rendu de grands services pour 19 Européens, porteurs de chancres, nouvellement contaminés ; plusieurs ont vu le
diagnostic se confirmer bactériologiquement très peu de temps
après l'inoculation de la maladie. Chez 5 d'entre eux, la présence

____

(1) Voir Louis ROUSSEAU, *Société Path. exot.*, n° 7, 9 juillet 1919.

du tréponème a été constatée entre le 5e et le 15e jour après la date où le malade s'était aperçu d'une petite lésion. Ainsi un traitement immédiat a pu être institué, condition heureuse pour l'évolution de la maladie.

Parmi nos syphilitiques, un sous-officier entré à l'hôpital pour chancre volumineux, présenta un sphacèle du gland qui se propagea d'une manière foudroyante. Le gland disparut complètement. Une roséole typique se déclara dans la suite.

Un chancre phagédénique du prépuce fut suivi chez un autre malade d'une éruption papuleuse généralisée. Les injections de biiodure et les pansements du chancre à la liqueur de GRAMM eurent raison des accidents.

Les deux accidents primitifs, observés à Garoua chez des Blancs avaient déterminé un tel gonflement du prépuce, que dans les deux cas, il fallut faire la circoncision. Il n'était pas question de reconnaître l'induration spécifique au milieu de ce tissu œdematié et lardacé, mais les deux fois la roséole fut très marquée et il y eut de légers accidents secondaires, rhumatisme chez l'un des sujets, petite éruption de la paume des mains avec hyperkératose chez l'autre.

Parmi les cas anciens, signalons une syphilis grave chez un sous-officier, s'accompagnant de douleurs gastriques très violentes, survenant chaque soir régulièrement. Elles disparurent complètement dès la première injection de novarsénobenzol.

Notons également : une éruption papulo-croûteuse étendue, avec ulcération spécifique du bras, se déclarant huit mois après l'accident initial ; une kératite syphilitique ; une gomme des parties molles de l'avant-bras ; un iritis et une fistule venant s'ouvrir à la base de la verge, se prolongeant dans l'épaisseur du raphé médian sur le testicule droit.

Ajoutons qu'un adjudant chef, entré à l'hôpital pour paludisme et cachexie était atteint en réalité de syphilis cérébrale. Arrivé dans un état d'asthénie physique et psychique très accentué, il tomba dans le coma et mourut au bout de quarante-huit heures. Une injection de néosalvarsan fut pratiquée sans résultat.

Tous ces accidents secondaires et tertiaires sont survenus chez des spécifiques plus ou moins bien traités et ne suivant pas de traitement régulier. Chez tous ceux, et ils sont nombreux, qui ont suivi le traitement de longue durée à base de novarsénobenzol, aucun accident n'a été relevé, car on ne saurait appeler accident des accentuations d'éruption de roséole sous l'effet de la première injection, comme il en a été vu un cas.

Il est nécessaire d'attirer l'attention sur la fréquence de la
syphilis dans un pays où le paludisme et certaines affections, telle
que la trypanosomiase, peuvent venir surajouter leurs syndromes
et rendre le diagnostic hésitant, surtout lorsque l'outillage no permet pas de pratiquer systématiquement et régulièrement la réaction de Wassermann.

C'est ainsi qu'un infirmier, très impaludé, qui avait vu ses
accès diminuer et tomber sous l'influence d'un traitement quinique intensif, continuait, malgré une existence régulière et
sobre, et malgré l'absorption continue de quinine et d'arsenic,
à montrer des températures élevées et à s'anémier. Il se plaignait
d'insomnie, de douleurs névritiques, de lassitude physique, de
dépression psychique. C'était un ancien syphilitique qui, dès la
première injection de novarsénobenzol, vit son état général s'améliorer. Les souffrances disparurent, les nuits furent meilleures, et
après quelques semaines de traitement, il put s'embarquer dans
d'excellentes conditions.

Un capitaine d'infanterie coloniale évacué d'un poste de
l'intérieur pour son mauvais état général, après avoir séjourné
longtemps dans des régions ou régnait la maladie du sommeil,
fut examiné minutieusement au point de vue trypanosomiase.
Il accusait de la céphalée, un peu d'obnubilation intellectuelle,
et présentait un léger tremblement et de la parésie des membres
inférieurs. Il ne signalait aucun accident spécifique dans son
passé, nul flagellé ne fut trouvé dans le sang ni dans le suc ganglionnaire. Dirigé sur l'Institut Pasteur de Paris, la réaction de
Wassermann fut positive.

Un sergent, hospitalisé pour fièvre continue et fluxions poly-
articulaires semblables à celles du rhumatisme aigu, guérit du jour
au lendemain ou au surlendemain, dès qu'il commença à absorber
de l'iodure. Quinine et salicylate étaient restés inactifs chez ce
sous-officier qui savait bien avoir eu des chancres au Tonkin mais
ignorait être syphilitique.

Un officier, après plusieurs séjours au Congo, avait montré des
symptômes tels, qu'il fut examiné pour trypanosomiase à Brazzaville, et pendant ses congés plusieurs fois, rue Dutot, sans succès.
Revenu au Cameroun il se plaignait bientôt, peu après son débarquement, de crises rhumatismales et sciatiques, de tarsalgie, d'insomnie,
de douleurs articulaires et de troubles oculaires. Le processus anémi-
que s'installait progressivement. Son visage prenait une teinte
pâle, terreuse. Présentant de la dyspnée, de la fièvre et des œdèmes, il était fatigué au moindre effort. Il se traînait péniblement,

appuyé sur une canne, steppant en marchant. Les secousses de la voiture-automobile lui étaient désagréables. Sans appétit, ses digestions étaient pénibles et ses fonctions intestinales s'accomplissaient mal. Il s'amaigrissait de jour en jour. Il niait absolument et de bonne foi tout accident vénérien, assurant qu'il avait fait pratiquer en France, à diverses reprises, la réaction de Wassermann qui s'était montrée négative. Il refusait tout médicament spécifique. Devant l'inutilité des différents moyens thérapeutiques employés, il finit par se résoudre à vouloir bien accepter une injection intraveineuse de novarsénobenzol. Le résultat fut merveilleux. Le lendemain de la première injection, le malade, qui depuis longtemps était privé de sommeil, passa une excellente nuit. Les douleurs disparurent. Il eut une sensation très nette de force reconquise et de vigueur retrouvée. Ce fut une véritable résurrection. Il renaissait, disait-il, à l'existence et au cours de son traitement il vit reparaître son bon teint. L'appétit revint. Les fonctions intestinales se régularisèrent et actuellement il est en excellent état de santé.

Un jeune marin du *Vaucluse*, depuis six mois à Douala, n'avait eu aucun rapport sexuel à la Colonie. Il ne se souvenait pas avoir eu de chancre en France. Or, il se plaignait de céphalée continue et il avait dû cesser de fumer parce que, disait-il, il avait des « aphtes dans la bouche ». Il présentait une roséole discrète qu'une première injection de Novarsénobenzol fit ressortir d'une manière extraordinaire, avec réaction fébrile intense. Deux jours après, toute céphalée avait disparu définitivement.

Les cas de syphilis ignorée sont donc fréquents : c'est un fait bien connu, mais il n'était pas inutile de le rappeler aux coloniaux.

Traitement des maladies vénériennes. — Les blennorrhagiques sont traités à l'hôpital de Douala par le médecin traitant lui-même au moyen de grands lavages au permanganate ou au protargol.

Aucune adénite chancrelleuse n'est ouverte au bistouri. Arrivée à maturité, l'adénite est ponctionnée avec une grosse aiguille. Le pus aspiré est remplacé par une quantité environ de cinq à dix fois moindre de liquide de CALLOT (huile créosotée et éther iodoformé). Les résultats obtenus ont été des plus satisfaisants. Les malades ont pu reprendre leur service, au bout d'un temps beaucoup moins long que ne l'eût exigé le traitement chirurgical, en évitant le décollement et les cicatrices retardées, souvent vicieuses, des adénites chancrelleuses tropicales.

L'extension de la méthode de CALLOT aux adénites chancrelleuses est indiquée. Il se produit bien quelques cas (une fois sur cinq environ) où elle ne réussit pas complètement et où l'on est finalement obligé de pratiquer une incision, mais même dans ces cas, on se trouve bien de l'avoir employée, car elle ménage le système ganglionnaire et elle évite des cicatrices affreuses.

Quant aux syphilitiques, depuis les premiers essais de la méthode par les arsénobenzols, le nombre des contre-indications a bien diminué et si *une grande réserve est encore de mise*, on peut dire que tous les syphilitiques et toutes les formes de syphilis sont justiciables de cette médication. Son emploi logique, *à doses soigneusement mesurées et graduées*, suivant la résistance des sujets, a conduit le médecin traitant, le docteur ROUSSEAU, à l'utiliser de façon systématique. Que ce soit à la période de la maladie, où si l'on n'obtient pas la *therapia sterilisans magna*, on empêche cependant les accidents secondaires d'apparaître, que ce soit à la période des lésions muqueuses et ulcéreuses, ou à la période tertiaire, l'arsénobenzol triomphe incontestablement et rapidement de la résistance du tréponème et nous a donné d'excellents résultats.

Dans les débuts, les traitements antisyphilitiques ont été commandés par les ressources dont nous disposions et nous avons employé le galyl et l'arsénobenzol. Dans la suite, tous les syphiliques européens ont été traités au novarsénobenzol de BILLON en solution, dans un centimètre cube ou 2 centimètres cubes d'eau distillée.

Les malades sont tous examinés et leur urine est analysée avant la première injection.

Les traitements, pour chaque cas de syphilis primaire, se font, aussitôt le diagnostic porté, sur la base de cinq injections hebdomadaires — deux de trente centigrammes et trois de soixante centigrammes.

Pour quelques sujets la dernière injection a été de 0,75 et de 0,90 centigrammes.

Dans la suite, des cures de quatre doses hebdomadaires de 0,30 centigrammes sont faites, à raison de quatre à cinq cures la première année ; ces cures alternent avec la médication mercurielle (pilules de RICORD) et avec l'iodure de potassium que nous donnons dès la première année.

Les injections intraveineuses d'arsénobenzol sont généralement très bien supportées et si la première est souvent suivie d'une courte période fébrile, parfois avec céphalée et légère agitation (deux fois sur trois), les autres ne provoquent jamais de réaction.

Chez trois sujets, à la suite de quatre injections (et deux fois chez l'un d'eux), nous avons dû, à cause de phénomènes réactionnels intenses de quinze minutes à trois quarts d'heure de durée, nous contenter de 0,30 centigrammes et renoncer aux doses de 0,60 centigrammes qui provoquaient chez eux de la congestion de la face, de la sécheresse de la bouche, une sensation d'étau au creux épigastrique, puis état syncopal et dans un cas deux ou trois vomissements. Ces faits sont rares, puisque sur plus de 1.200 injections (1.000 environ à 0,30 centigrammes et 200 à 0,60), ils n'ont été notés que six fois et seulement pour les dernières doses. Dans ces cas, nous avons porté sur la fiche de traitement « phénomènes réactionnels vifs après 0,60. Se contenter de doses de 0 gr. 20 chez ce sujet ».

A Douala, les injections faites en série deux fois par semaine à l'hôpital, permettaient, avons-nous dit, aux Européens de suivre leur traitement sans que leur service en souffrît ; les hospitalisations pour syphilis étaient ainsi réduites au minimum.

Il est regrettable que certains malades ne bénéficient pas du traitement précoce qui peut leur être si facilement accordé. Ainsi chez un sous-officier, habitant cependant Douala, l'affection n'a été découverte chez lui qu'à l'occasion d'une visite médicale passée pour un tout autre motif d'ordre banal. Il considérait comme négligeables le chancre et la roséole accentuée, généralisée à tout le corps, dont il était porteur. Ajoutons d'ailleurs que ce malade, éthylique chronique, était diminué intellectuellement.

A signaler en mai 1918, le cas d'un Européen présentant pour la *deuxième* fois un chancre induré avec tous les caractères classiques et présence de tréponèmes. Le malade avait reçu, après l'apparition du premier chancre, 2 gr. 40 de novarsénobenzol en cinq injections intraveineuses. Le premier chancre avait été diagnostiqué le 12 février, le second le 11 mai de la même année.

.·.

Les maladies vénériennes constituent au Cameroun, par leur importance et par leur fréquence, un véritable *fléau social*. Leur extension dans tout le territoire nécessite de sérieuses mesures de prophylaxie ; mais en raison de la liberté des mœurs dans un pays où les femmes de toutes races sont facilement vicieuses, débauchées et âpres au gain, la lutte est particulièrement délicate et difficile. Nos prédécesseurs n'hésitaient pas à écrire : « Le danger des maladies vénériennes est grand, mais plus grandes encore nous apparais-

sent les difficultés de les combattre efficacement ». Or depuis cinq
ans, le passage et les mouvements des diverses colonnes militaires
lors de la conquête, la traversée du Nord au Sud par les
recrues venues du Tchad jusqu'à la mer, ont eu leur répercussion préjudiciable sur la santé publique et ont été des causes de recrudescence des affections vénériennes. Nous ne pouvons
guère espérer voir leurs progrès enrayés dans un avenir prochain,
car nous sommes loin encore de l'époque où, par l'éducation
morale, par le renforcement de l'idée de famille, par la diffusion
de l'enseignement, nous arriverons à une *transformation des
mœurs indigènes.* Dans ce but, nous devons multiplier les écoles
et accorder dans le programme des études une large part aux
notions d'hygiène. Ces dernières années, une *leçon élémentaire
sur les maladies vénériennes* a été faite à tous les élèves des
établissements scolaires. Les médecins des postes de l'intérieur ont
entretenu les chefs de villages et les notables du danger de ces
affections. Au cours de leurs tournées, ils ont répandu la bonne
parole, mais les médecins au Cameroun seront-ils jamais assez
nombreux pour leur permettre de faire œuvre ainsi utile de « *missionnaires laïques* » ? Ce rôle peut être tenu d'ailleurs par des
indigènes, anciens infirmiers intelligents et instruits par nous
qui, tels des « catéchistes », pourraient jusque dans les coins les
plus reculés diffuser nos idées et nos principes.

Dans la population blanche, malgré les conseils généraux donnés sur les soins individuels de protection, par voie d'affiches dans
les hôpitaux et les dispensaires, par distribution de notices, etc.,
malgré la délivrance *gratuite* de pommades, onguents et antiseptiques, nous avons déjà dit combien les Européens payaient
un large tribut à la syphilis et à la blennorrhagie. Par contre,
sauf un alcoolique qui fut trouvé porteur de chancre et de
bubon, à l'occasion d'un examen indirect, tous les malades
sont venus spontanément trouver le médecin dès le début du
mal et tous ont été traités dans d'excellentes conditions. Toutes facilités leur avaient été d'ailleurs accordées pour les encourager : *prompt diagnostic, gratuité* et *discrétion* du traitement
sans la moindre distinction humiliante entre les vénériens et les
autres malades, *accueil bienveillant,* etc. Il ne nous reste qu'à
persévérer dans cette voie. Nous pouvons dire avec le docteur
CARTRON : « On ne prendra jamais assez de mesures d'hygiène
contre ces affections qui constituent un véritable fléau dans tout le
Cameroun à la côte comme dans le Nord, dans un pays où la

naturo a toujours ses exigences. Les blennorrhagies, chancres, accompagnés ou non d'orchites, prennent de peu le premier rang devant les cas spécifiques très nombreux. Les Européens n'échappent pas à la règle, malgré les conseils de prudence et d'hygiène préventive qui leur sont donnés. Sans tomber dans l'abus des arsenicaux, il faut reconnaltre que, dans ces régions où la syphilis prend, pendant les premières phases, quelquefois d'emblée, les formes les plus graves, le médecin doit être en mesure de faire, à tout instant, une injection intraveineuse. Ces injections, simples en pratique, mais qui ne souffrent aucune faute d'asepsie, doivent être faites dans les meilleures conditions. Il ne faut donc pas hésiter à munir les postes éloignés du matériel et des médications nécessaires (novarsénobenzol, hectine, galyl) ; le médecin isolé dans la brousse lointaine ne doit jamais être pris au dépourvu et, pour cela, il est nécessaire de lui accorder largement ce qui dans tout hôpital est considéré comme strictement indispensable à cet usage ».

En ce qui concerne les *indigènes* on peut envisager quatre catégories :

1º Militaires (tirailleurs et miliciens), (indigènes militarisés et prisonniers).

2º Employés des services publics (travailleurs, secrétaires, plantons, manœuvres, etc.).

3º Indigènes libres.

4º Femmes indigènes.

Parmi les mesures générales de prophylaxie applicables à chacune de ces catégories il faut :

1º Augmenter le nombre des hôpitaux et des dispensaires, multiplier les infirmiers européens et indigènes, les infirmières (1).

2º Faciliter les consultations, les traitements et les entrées à l'hôpital en accordant le plus largement possible les soins gratuits.

3º Réserver une salle spéciale d'examen aux femmes et aux enfants.

4º N'infliger *aucune punition*, aucun licenciement d'emploi, pour motif de maladies vénériennes.

5º Tenir, dans le registre de consultations, un chapitre spécial des maladies vénériennes et remettre à l'intéressé des fiches de traite-

---

(1) Un des rôles des infirmières européennes envoyées au Cameroun par la Croix Rouge de Berlin consistait à donner des soins aux vénériennes.

ment et des notices sur la prophylaxie, traduites en langue du pays.

6° Surveiller les personnes atteintes pour permettre d'assurer leur traitement le temps indispensable à la guérison.

7" Donner dans des conférences aux adultes, des conseils de protection individuelle et, dans les écoles, des leçons d'hygiène élémentaire aux enfants.

Parmi les mesures à prendre vis-à-vis des indigènes de la première catégorie :

Une ou plusieurs visites sanitaires seront passées chaque mois parmi les tirailleurs, les agents de police, les prisonniers.

Quand les tirailleurs, miliciens, etc., seront reconnus malades leurs femmes seront visitées. Elles seront envoyées à l'hôpital si elles sont contaminées.

Les salles de visite seront dotées des médicaments nécessaires et des instruments utiles permettant aux intéressés de procéder à des lavages antiseptiques ou à des onctions de pommade.

Tout vénérien sera *consigné sanitairement* pendant le temps fixé par le médecin.

La police des camps et de leurs abords immédiats sera à assurer particulièrement au point de vue féminin. Tout camp devrait comprendre un *quartier de célibataires* et un *quartier de gens mariés*, tout tirailleur n'étant autorisé à n'avoir au camp *qu'une seule femme*. Celle-ci serait munie d'une autorisation délivrée par le commandant qui en tiendrait le contrôle. Elle serait pourvue d'un certificat médical, visé périodiquement par le médecin du camp, ou par le médecin du dispensaire dans le cas d'hospitalisation. On veillerait à ce que les femmes ne soient pas suivies au camp de leurs nombreuses petites sœurs ou parentes, et à ce qu'elles n'accordent pas l'hospitalité à une nuée de camarades ou d'amies de passage.

Les tirailleurs étrangers au pays ne devraient être autorisés à prendre femme qu'en payant une dot, d'accord avec les parents, suivant les coutumes et usages du pays. Tout tirailleur qui répudierait sa femme, n'aurait pas le droit de se remarier avant un certain temps (six mois par exemple).

Si l'on observait ces mesures on empêcherait certainement le changement perpétuel et le mouvement incessant de femmes qui trouvent trop facilement, dans certains camps, un asile et un abri.

Vis-à-vis des indigènes de la deuxième catégorie : les employés, manœuvres, porteurs, travailleurs. plantons, et en général les salariés des diverses administrations et services de la marine, des travaux publics, des chemins de fer, etc., seront astreints à une visite médicale mensuelle. Ceux qui seront reconnus malades viendront le matin, avant de se rendre à leur travail, suivre un traitement à l'hôpital ou au dispensaire. Sur leur demande, leurs femmes seront visitées.

Vis-à-vis des indigènes de la troisième catégorie :
1° Tout indigène désirant prendre un emploi dans un service public subira une visite médicale.
2° Les passeports délivrés aux marchands ambulants et nomades, particulièrement aux Haoussas, porteront le visa médical. Les individus reconnus malades seront soignés avant d'être autorisés à changer de région.

Vis-à-vis des indigènes de la quatrième catégorie :
Les femmes étrangères au pays, non munies d'une autorisation régulière de résidence, les femmes du pays sans moyens d'existence, seront envoyées à la visite médicale. Les *étrangères indésirables*, en bon état de santé, seront immédiatement dirigées sur leurs villages d'origine. Si elles sont malades, elles seront auparavant traitées à l'hôpital ou au dispensaire jusqu'à guérison.
Dans les quartiers *haoussas*, les personnes étrangères et les femmes seront l'objet, à ce point de vue particulier, d'une observation très active.
Enfin, le contrôle administratif visant les maladies transmissibles par la prostitution s'impose et la surveillance des professionnelles est indispensable.

Si les *Européens* du Cameroun ont, malgré les conseils de prudence et d'hygiène préventive qui leur ont été donnés, contracté de nombreuses maladies vénériennes, il a été du moins exceptionnel que les malades ne soient pas venus trouver spontanément le médecin, dès l'apparition des accidents. Ils ont bénéficié d'un traitement précoce qu'ils ont tous suivi méthodiquement et rigoureusement, la majorité avec une conscience et une régularité dignes d'être notées.
Les *indigènes* eux, ne consultent le médecin que s'ils sont por-

teurs de lésions graves déjà avancées et douloureuses. Le noir atteint de blennorrhagie, se croit guéri dès que l'écoulement n'est plus franchement purulent et que le coït se pratique sans souffrance. Par insouciance, par indifférence, par ignorance, il ne craint pas d'infecter sa femme et n'a cure de se laisser contaminer par elle. Les méthodes générales de prophylaxie rendront service dans les postes et centres médicaux ; mais sur toute l'étendue du Territoire, on n'arrivera à lutter efficacement contre le mal social que sont les maladies vénériennes, que par l'*éducation des masses*, en répandant dans la population des principes élémentaires d'hygiène en *augmentant le personnel médical*, en créant des *dispensaires* et des *hôpitaux*, et en les dotant largement des produits mercuriels et arsenicaux indispensables.

CHAPITRE X

Affections chirurgicales

Affections chirurgicales. — Les consultations nombreuses
données aux indigènes pour affections chirurgicales, comprennent
principalement : 1° les menus traumatismes, contusions, chutes,
blessures d'origine accidentelle ou criminelle, petits accidents du
travail ou coups de couteau suites de rixe ; 2° les abcès et plaies
des membres inférieurs que les noirs traitent avec indifférence par
les macérations de diverses plantes et dont la guérison exige parfois plusieurs mois de traitement assidu ; 3° les phlegmons, les
panaris, les adénites suppurées ; 4° les brûlures, les fractures, les
morsures.

Des opérations de petite chirurgie sont pratiquées dans tous les
dispensaires, ainsi que les opérations d'urgence.

Dans le Sud-Cameroun, parmi les plaies d'origine un peu spéciale, signalons : 1° à Douala, de grands délabrements, nécessitant
des amputations, occasionnés par des poissons-scies ou des requins,
qui attaquent les indigènes se baignant ou se livrant à la pêche.
Des décès surviennent souvent à la suite d'un véritable broyage
des parties sexuelles. Ces énormes poissons, d'un coup de leur
mâchoire ou de leur armature tranchante, font des blessures très
graves. La chirurgie conservatrice trouve ici rarement sa place.
Pendant les dix derniers mois de notre séjour au Cameroun nous
avons noté six cas d'indigènes ainsi traumatisés ; 2° des plaies par
attentats divers. A propos de palabres insignifiantes, les peuplades
primitives de ces régions s'attaquent très souvent dans des com-

bats locaux et ignorés ; blessures par coupe-coupes ou par sagaies sont très fréquentes. Les chefs eux-mêmes et surtout les tchindas, prudents cependant vis-à-vis des autorités, font preuve souvent de pire cruauté. Le « chauffage » ne leur est pas inconnu, et deux femmes ont été traitées au dispensaire de Bana pour paralysie radiale double, consécutive à une pendaison prolongée par les poignets ; 3° dans les pays de la côte et de la forêt, parmi les populations fétichistes à Edéa, à Kribi et aux environs même de la capitale, on observe fréquemment des blessures d'origine criminelle, que font les hommes-panthères.

Hommes-panthères. — Ceux-ci appartiennent à une secte fétichiste secrète, sorte d'association dont l'existence réapparaît aux heures de troubles. Il semblerait pour les uns qu'elle ait une action politique et qu'elle rendrait une sorte de justice occulte. Pour d'autres, elle se livrerait seulement à des pratiques de sorcellerie mêlées à du cannibalisme. Il serait avéré que le nouvel adepte doit faire le sacrifice d'une partie de sa personne, ou, ce qui lui coûte moins, sacrifier une personne de sa famille. Après cette épreuve, il connaîtrait et possèderait les moyens d'incantation grâce auxquels il peut appeler la panthère hors des bois et lui faire dévorer les gens qu'il désigne. En tout cas, l'homme-panthère est un assassin qui agit seul. Revêtu d'une peau de l'animal, il a dans une main une griffe dont il marque la terre pour donner plus de crédit à la légende. De l'autre, il tient une arme plantée de clous affutés et tranchants, disposés de telle sorte que la pression peut les faire s'écarter et agir comme des ciseaux ; il attaque le soir les gens seuls ou attardés ; les plaies produites sont épouvantables d'aspect ; parfois la victime est déchiquetée et des parties de membre lui manquent.

A ce sujet, le docteur RAOUL de Kribi relatait, dans un de ses rapports mensuels : « Une femme a été blessée par un léopard. Elle présentait les morsures caractéristiques à la région carotidienne bilatérale et montrait deux plaies étroites profondes, faites de chaque côté par les crocs de chaque mâchoire du fauve. Elle était enceinte, elle avorta et, malgré les soins qui lui furent donnés, mourut douze jours après. La crainte des léopards avait, entre temps, provoqué un accident : un homme, entendant quelque bruit, la nuit, dans sa case, se lève, frappe au hasard avec son coupe-coupe et tue un enfant de 4 ou 5 ans. Il fut procédé aux constatations médico-légales le lendemain matin. Il y a peut être lieu de faire ici une remarque qui intéresse la question de

« responsabilité », au sens médical du mot. Quelle que soit leur éducation apparente, les indigènes conservent presque tous la ferme croyance aux hommes-léopards, nous ne voulons pas dire aux hommes-léopards criminels, faisant partie de la secte des N'Jis, mais bien à des hommes-léopards surnaturels, incarnation des esprits des morts. Deux jeunes gens d'ici, relativement instruits, parlant et écrivant tous deux très bien l'allemand, pieux élèves de chacune des missions chrétiennes, et dont l'un est manœuvre du service d'hygiène, très bon sujet, ont affirmé sans vouloir entendre raison, qu'ils avaient vu les traces de cet être : il avait deux pieds d'homme et deux pattes de panthère ; il fallait, ajoutaient-ils, enlever le cœur des morts, pour les empêcher de se transformer en spectres analogues. C'est probablement de là que provient, en partie, la coutume invétérée des autopsies indigènes. Laissons à penser quelles peuvent être, dans la population moins instruite, les opinions qui ont cours ».

De ce qui précède, on conçoit que l'animal lui-même, le léopard, sème la terreur parmi les indigènes. Lorsqu'il signale sa présence dans un village par le rapt d'animaux domestiques, c'est une véritable révolution. Tous les hommes se mettent en armes et partent à l'affût. Lorsque l'animal est tué, c'est une fête. Il est ramené en triomphe. Dans le Manengoumba on lui couvre la tête de pagnes, d'oripeaux, de ceintures ; on lui voile les yeux car « son regard rend les femmes stériles ». On le suspend à de grands pieux plantés au milieu de la place publique ; puis ce sont des cris, des danses, des chants dans lesquels les louanges aux chasseurs sont entremêlées d'invectives de toutes sortes à l'adresse du fauve. Les hommes agitent leurs lances, simulent la poursuite et la chasse, puis la bête est déliée, et ses dépouilles sont partagées pour être mangées. Si un habitant meurt ce même jour, c'est une preuve qu' « il tenait en sa possession le léopard » et qu'il était peut-être « un homme-léopard ».

« Les populations à Douala, écrit M. l'Inspecteur des colonies DIMPAULT (1), vivent au milieu du surnaturel et les féticheurs jouissent d'une confiance absolue. On s'adresse à eux en toutes circonstances comme chez les peuples les plus primitifs. Parmi les croyances les plus répandues, la plus dangereuse est celle que des hommes peuvent se transformer en animaux nuisibles : serpents, caïmans et surtout panthères.

(1) *Bulletin du Comité de l'Afrique française*, mai 1917, n° 5, DIMPAULT. Les hommes-panthères du Cameroun, p. 198.

Dans les premiers jours de notre administration, un indigène habitant un des quartiers de la ville de Douala fut accusé par ses voisins d'avoir fait périr toute sa famille en se transformant en serpent. Il fut contraint de se rendre chez le féticheur qui le déclara coupable, mais se chargea de l'exorciser. Il réclamait 500 francs pour prix de ses services. L'accusé ne put les payer et se pendit.

Au mois d'août 1916, une première série de crimes fut commise dans la banlieue de Douala, à quelques kilomètres seulement de la ville. Trois mois plus tard, à trente kilomètres de Douala, une série d'une douzaine d'assassinats fut constatée. Les coupables étaient toujours des « hommes-panthères ». Les victimes étaient principalement des enfants des deux sexes, mais des adultes furent aussi assassinés. La façon de procéder des meurtriers est toujours la même : la victime est attaquée par derrière à la tombée de la nuit par des hommes cachés sur son passage. Quelques-uns de ces crimes ont été commis avec une audace inouïe. Les victimes ont été enlevées à quelques pas de leur case et égorgées à l'endroit même où elles avaient été saisies. Chaque fois qu'ils en ont eu le temps, les hommes-panthères se sont livrés à l'anthropophagie.

Les « hommes-panthères » forment des sociétés. Ces sociétés sont souvent très anciennes et l'on s'y succède de père en fils. Dans leurs interrogatoires, les accusés ont souvent déclaré qu'ils avaient commencé par tuer des poules ou des chèvres en suivant certains rites et en se servant d'instruments spéciaux. Ce n'est que plus tard qu'ils se sont livrés à l'assassinat et à l'anthropophagie.

Des aveux faits par des individus arrêtés, il résulte que très souvent ce sont les pères qui livrent leurs propres enfants à leurs coassociés. Un inculpé a déclaré au cours de son interrogatoire qu'il n'avait pas pris part au crime auquel il était convié, car dans ce cas il aurait dû fournir à son tour une victime et qu'il n'avait pas d'enfant. Il s'abstint donc de participer au festin, faute de pouvoir rendre la politesse qu'on lui faisait.

Les rites observés ne sont pas identiques. Dans quelques sociétés, c'est sous l'action de certains « médicaments » absorbés en commun que les hommes-panthères commettent leurs forfaits. Ils se sentent devenir panthères et agissent comme tels.

Les enquêtes sur les crimes de cette nature sont rendues difficiles par l'intervention des féticheurs. Aussitôt qu'un assassinat a été commis, le féticheur, requis par les chefs, assemble les gens du village et désigne les coupables. Les procédés d'investigation sont variables : tantôt on recourt au poison d'épreuve, tantôt le sorcier reconnaît les coupables dans les flammes d'un feu allumé par lui,

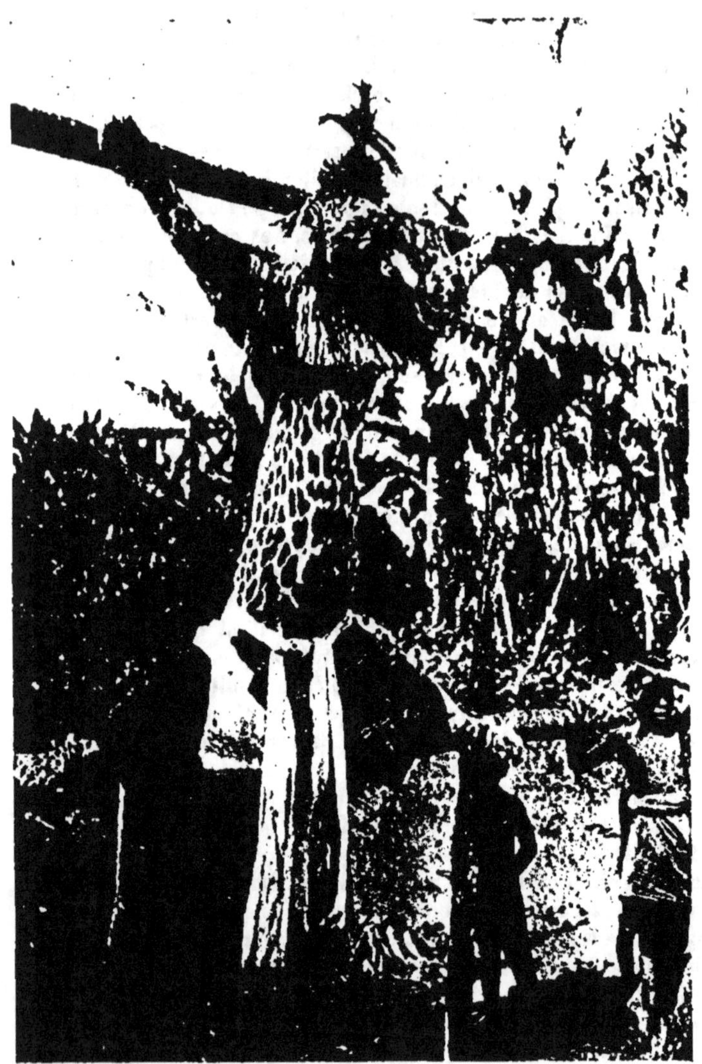

Fig. 24. — Léopard affublé et pendu au pilori (voir page 325).

ou dans un miroir. Les renseignements obtenus de cette manière ne sont pas négligeables : convaincus de l'efficacité des moyens mis en œuvre pour les découvrir, les coupables se trahissent fréquemment par leur attitude et font des aveux. D'autre part, les féticheurs sont bien renseignés sur les sociétés secrètes. Mais il peut arriver aussi que le crime ait été commis par des individus qui n'assistaient pas à la réunion prescrite par le féticheur; et celui-ci, qui tient à montrer que sa science n'est jamais prise en défaut, désigne des individus quelconques. Les alibis que pourraient fournir les coupables supposés sont sans valeur aux yeux des indigènes, car un homme peut parfaitement se trouver fort éloigné du lieu du crime ou dormir paisiblement dans sa case, pendant que « sa panthère » se livre à des méfaits dont il est responsable. L'auteur, désigné par le féticheur, du dernier assassinat commis était détenu à la prison de Douala au moment où « sa panthère » aurait tué un homme !

L'administration allemande, dans le début de son occupation du Cameroun, avait eu à réprimer des crimes commis par des « hommes-caïmans » dans la province du Wouri. Il semble que les douze exécutions capitales qui furent ordonnées et dont les indigènes conservent encore le souvenir aient réussi à empêcher de pareilles pratiques.

Mais il a suffi de deux années d'une surveillance ralentie, à des indigènes, cependant en contact depuis bien longtemps avec des Européens, pour retourner à leurs vieilles coutumes ».

Dans le Nord-Cameroun, les affections chirurgicales observées se réduisent presque exclusivement à des traumatismes; tantôt ce sont des accidents, des chutes de cheval ou des morsures, tantôt des blessures reçues dans une rixe. Les complications infectieuses sont rares. Chez les Bananas, on peut voir des cicatrices de lésions crâniennes qui indiquent autant de vigueur de la part de l'agresseur que de solidité de la part de la victime. Le traitement indigène, comme partout, consiste à envelopper les plaies de feuilles, après les avoir enduites de certaines poudres de bois astringentes qui ont un effet hémostatique et antiseptique. Les écorces résineuses sont très répandues dans le pays, ainsi que les essences aromatiques.

On trouve souvent des lipomes, peu de tumeurs malignes. Les nodosités juxta-articulaires, comme il y en a parfois dans le Sud et dans les régions de Yaoundé et de Yoko sont très rares.

Enfin, on doit insister sur ce fait que si l'on rencontre souvent des hernies ombilicales chez les enfants, on ne voit presque pas de hernies inguinales chez l'adulte. Si les Foulbés sont vêtus, les Habés et les Kirdis ne le sont pas, l'affection serait apparente ; on peut en dire tout autant de l'éléphantiasis. Ces affections sont observées certainement peu, parce qu'il n'existe pas encore dans le Nord de centre chirurgical. Elles paraîtront peut-être plus tard moins rares, mais en chiffres absolus on ne peut établir aucun parallèle avec les régions côtières où les hernies et les éléphantiasis sont très communs.

A l'*hôpital de Douala*, des interventions chirurgicales bien réussies ont incité de nombreux indigènes à venir réclamer des soins.

Le nombre des opérations pratiquées, du 1er octobre 1916 à fin septembre 1917, a atteint le chiffre de 166 interventions, presque toutes de grande chirurgie, auxquelles il faut ajouter 100 opérations de phimosis. En 1917-1918, le nombre des interventions a été de 181, soit un total de 457 en deux ans, parmi lesquelles on peut énumérer : 235 hernies inguinales, 9 hernies étranglées, 3 hernies crurales, 17 éléphantiasis, 13 hydrocèles, 11 tumeurs, 6 uréthrotomies, etc.

Hernies. — Les indigènes porteurs de hernies sont excessivement nombreux à Douala ; tous les matins, à la visite, deux ou trois hernieux se présentent pour se faire opérer. Il est curieux de noter chez eux ce désir très marqué d'une intervention. Il est arrivé, au Dr VINCENS, à deux reprises, d'avoir congédié des indigènes ne pouvant être opérés ; ceux-ci simulèrent sur la voie publique une crise de hernie étranglée ; ils furent apportés à l'hôpital sur une civière improvisée. Sur la table d'opération, on constata l'absence totale de tout étranglement, l'intestin était normal (1). On était en présence de hernie épiploïque dure (ces cas de hernie sont du reste fréquents).

Pourquoi, parmi la population indigène, y a-t-il tant de hernies, la plupart congénitales ? Doit-on incriminer un abus des travaux de force à l'âge où l'enfant devient adulte, ou la malformation congénitale ? L'enfant très jeune du captif est occupé avec sa mère aux travaux des champs. On le rencontre souvent avec une lourde charge de bois sur la tête. C'est là l'origine de nombreuses hernies surtout ombilicales déjà amorcées par un cordon mal lié et une paroi peu musclée. Il y aurait une part aussi de vérité dans le second facteur, car, assez souvent, on nous a présenté des enfants

____

(1) Voir première partie, page 98.

montrant des éventrations plus ou moins marquées, des anomalies des doigts ou des orteils, et des petites filles avec un vagin non formé. L'influence de l'hérédité doit, probablement, jouer un rôle également : il a été donné au Dr Vincens d'opérer plusieurs membres d'une même famille.

Les hernies inguinales sont de beaucoup les plus nombreuses : La hernie oblique externe d'abord, puis la hernie directe. La hernie oblique interne n'a pas été observée. On voit tous les degrés de relâchement des piliers et des fibres arciformes : le contenu de ces hernies est également très varié, outre l'épiploon et l'intestin on trouve souvent la vessie. L'appendice avec le cœcum a été rencontré dans une hernie volumineuse, et une fois l'ovaire. Quelquefois ces hernies sont précédées de liquide ou de lipome préherniaires. Bien souvent, chez l'homme, elles existent avec de l'hydrocèle.

Ce qui donne une physionomie particulière aux hernies inguinales des indigènes, dit le Dr Ratoé, c'est la proportion considérable de cas dans lesquels elle est compliquée de cystocèle ; quatorze fois un diverticule vésical se trouvait dans les parois du sac. La première fois il passa inaperçu et fut lésé ; on ne se rendit compte de l'accident que plusieurs jours après, en voyant le pansement souillé par l'urine. Une autre fois il fut lié avec le collet du sac ; le malade étant mort d'une affection intercurrente, on constata le fait à l'autopsie. Trois fois la tumeur vésicale fut ouverte pendant les manœuvres qui tendaient à l'isoler du sac pour la réduire ; on fit une suture à trois plans et les suites furent excellentes. Enfin dans les neuf autres interventions, la dissection put être faite soigneusement et sans incident. La convalescence ne fut retardée en rien.

La hernie étranglée est assez fréquente. Malheureusement les indigènes arrivent à l'hôpital trop tard, trois ou quatre jours après leur étranglement. La résection intestinale devient la règle. Le Dr Vincens a réséqué jusqu'à 60 centimètres d'intestin : Sur 7 cas de ce genre, il a eu deux guérisons et cinq décès.

La grosseur de ces différentes hernies varie du volume d'un œuf de pigeon à celui d'une tête de fœtus, en passant par tous les intermédiaires.

A côté de la hernie inguinale, très commune, il faut noter les hernies crurales : certaines remplissent presque totalement le triangle de Scarpa. On peut en voir qui pendent entre les jambes du malade au même titre qu'un éléphantiasis des bourses.

Les chirurgiens de Douala ont eu à intervenir également dans des cas de hernie ombilicale, mais très rarement. L'indigène, pour ce genre d'affection, cependant fréquente, ne désire pas l'opération.

La cure radicale de ces hernies a été l'intervention classique. Après ligature du collet du sac le plus haut possible, il est de la première importance de refaire une paroi postérieure des plus solides, en rapprochant et en chargeant sur l'aiguille d'un côté le tendon conjoint et de l'autre l'arcade crurale. Ce temps opératoire est capital : bien réalisé il évite toute récidive, si on a la chance, par une asepsie parfaite, d'obtenir une réunion par première intention.

Ces interventions, ainsi que celles sur la vessie, sur les testicules, les bourses et les membres inférieurs ont été faites après injections intra-rachidiennes de novocaïne (solution a 1/100, et introduction dans le cul-de-sac lombaire de 4, 5, 6 et 7 centigrammes de la solution). 75 opérations ont été pratiquées par le Dr Vixcens après anesthésie lombaire, et il a été satisfait des bons résultats obtenus par rachinovocaïnisation lorsque les produits sont très purs.

De septembre 1917 à septembre 1918, il est intervenu dans 126 cas de hernies. Il a eu 5 décès dont 2 pour hernie étranglée, les 3 autres se sont produits à la suite de complication pulmonaire.

Après la hernie, comme fréquence d'interventions chirurgicales, il faut signaler les traumatismes : accidents de travail (survenus parmi les manœuvres des factoreries, des chemins de fer et du port) ou accidents de chasse.

Les *tumeurs malignes* paraissent assez rares. Le Dr Raugé a observé une fois un lympho-sarcome des ganglions du cou, à la période ultime, inopérable. Il a pratiqué des ablations de lipomes (bras et région dorsale), de kystes dermoïdes plus ou moins volumineux, de tumeurs pédiculées (molluscum), de kystes filariens. Le Dr Vixcens a eu l'occasion d'opérer également un lymphadénome du cou.

Parmi les affections osseuses et articulaires, dans trois cas, on a procédé au curetage d'ostéites tuberculeuses. Une autre fois, la tuberculose du plateau tibial a nécessité l'amputation de la cuisse. Un kyste synovial du poignet a été enlevé par dissection de la poche qui englobait les tendons extenseurs. Cette poche présentait une apparence fongueuse caractéristique. Un mal de Pott avec très gros abcès froid dorsal a été traité par la méthode de Callot.

Eléphantiasis. — L'éléphantiasis est une affection pour laquelle nous avons eu de plus en plus l'occasion d'intervenir, à mesure que les opérés retournaient dans leurs villages où ils faisaient de la propagande. Treize cas d'éléphantiasis du scrotum ont été opérés.

Les tumeurs étaient de dimension variable, le plus souvent moyennes, une fois exceptionnelle (elle pesait environ 50 kilogrammes). Les chirurgiens ont adopté la méthode par hémisection sur la ligne médiane, qui permet d'isoler facilement la verge et les testicules, après quoi ils amputent rapidement les deux masses latérales.

L'éléphantiasis des membres se voit souvent. Un des malades avait un bras et un avant-bras énormes. On fit l'ablation en « tranches de melon » et le résultat immédiat fut satisfaisant. Malheureusement des poussées successives firent peu à peu perdre au patient tout le bénéfice de son opération. Dans ces tumeurs volumineuses des membres, les risques de schock, d'hémorragie et d'infection sont assez sérieux pour que soit envisagée l'opération en plusieurs temps. On peut craindre cependant que la portion de la tumeur, qui est respectée dans le premier temps, ne reçoive une sorte de coup de fouet et ne favorise les récidives. Un éléphantiasis du bras motiva ainsi une désarticulation de l'épaule.

Hydrocèles. — Chirurgie urinaire. — Une affection assez commune est l'hydrocèle. L'indigène se présente souvent à l'hôpital avec des bourses excessivement tendues. On peut quelquefois rencontrer l'hydrocèle en bissac avec une dépression nette au milieu de la grosseur, due à la bandelette de Bénard résistante déprimant à son niveau la masse liquide. Au début, le traitement consistait en injections d'éther iodoformé, après évacuation du liquide. L'indigène, avec sa simplicité caractéristique, voyait parfois ses bourses redevenir plus tendues après l'acte opératoire, bien souvent il persistait encore quelques jours après un peu de liquide ; bref, le malade ne se croyait pas définitivement guéri, en quoi il avait peut-être raison. Ce procédé opératoire a donc été abandonné pour celui du retournement de la vaginale, avec résection le cas échéant.

La chirurgie de l'appareil urinaire trouve largement sa place parmi les cas de clinique chirurgicale observés à l'hôpital. On observe de nombreux rétrécissements de l'urèthre, rétrécissements souvent multiples, ne permettant au début que le passage du fouet de l'uréthrotome de Maisonneuve. Plusieurs uréthrotomies externes et internes ont été pratiquées pour le traitement de fistules de l'urèthre : fistule pénienne, fistule péno-scrotale, fistule périnéale. Cette dernière nécessita une cystotomie sus-pubienne afin de permettre un cathétérisme rétrograde de l'urèthre. Toutes ces affections concernent le plus souvent de vieux blennorragiques récalcitrants qui viennent nous trouver lorsque les mictions deviennent de plus en plus pénibles. Le Dr VINCENS nous a signalé un indigène dont la vessie remontait à l'ombilic et qui, après un sondage des plus laborieux, évacua près de quatre litres d'urine.

Pour ce genre d'affections, comme pour bien d'autres d'ailleurs, les intéressés vont consulter, avant le médecin européen, des praticiens indigènes qui ne sont pas à une fausse route près dans le sondage de l'urèthre ; certaines fistules du canal doivent trouver leur origine dans des pratiques intempestives contre lesquelles on ne saurait trop s'élever. On a pu voir à l'hôpital des indigènes porteurs de cicatrices au niveau de l'orifice inguinal externe, preuves d'essais de cure radicale de la part de chirurgiens indigènes improvisés ; chez l'un d'eux existait un anus contre nature, résultat malheureux d'un traitement aveugle (1).

Telles sont les affections les plus nombreuses observées chez l'indigène. Pour faire une énumération complète de toutes les interventions pratiquées, il faudrait ajouter quelques trépanations crâniennes, des résections osseuses, des réductions de fractures et de luxations, de très nombreuses opérations de phimosis, des excisions de paquets d'hémorrhoïdes, des amputations, des sutures tendineuses et osseuses, des ligatures artérielles, des ouvertures de phlegmons gazeux et d'abcès volumineux profonds siégeant aux membres inférieurs ou à l'abdomen.

Nous avons enregistré plusieurs décès par septicémie. Il faut noter aussi quelques interventions sur les organes des sens, surtout les yeux. Deux cataractes séniles ont été opérées.

En résumé, à peu près tous les cas de la pathologie chirurgicale sont observés parmi le flot de malades venant au dispensaire.

Blessures de guerre. — En 1916-1918, pendant les opérations de police effectuées dans la circonscription de Yaoundé et de Doumes, douze blessures de guerre ont été constatées. Les armes employées étaient des flèches, des sagaies, des couteaux de jet. Les indigènes prétendent que les armes dont se servent les rebelles sont empoisonnées, mais il n'a jamais été constaté d'intoxication. Toutes les blessures guérirent sans complications, sauf une plaie pénétrante du genou.

Au cours des différentes tournées qui eurent lieu dans les massifs montagneux des Kirdis insoumis, toutes les mesures avaient été prises par le Service de Santé pour parer le plus rapidement possi-

(1) Voir première partie, page 94.

ble aux dangers des blessures par flèches empoisonnées. Des notices avaient été distribuées aux chefs de détachements isolés, pour les premiers soins à donner à un blessé de ce genre. Les Kirdis emploient principalement un alcaloïde puissant retiré quelquefois d'euphorbiacées, le plus souvent du strophantus. Ils font aussi des mélanges avec des produits de putréfaction et des ferments végétaux. Ils collent le poison au fer de leur flèche avec du latex.

En février 1918, le médecin aide-major RAYGÉ donna ses soins, dans la région Mada-Gouaza, à neuf tirailleurs atteints par les flèches des Kirdis, tous de façon superficielle. Aucun d'eux ne présenta le moindre accident d'empoisonnement. Dans la même région un capitaine qui avait opéré en 1915, signalait cependant la mort de plusieurs partisans par flèches empoisonnées. D'autre part, un lieutenant faisant une tournée dans le massif des Namdebis en 1917, perdit son cheval qui fut atteint légèrement de deux flèches seulement. L'animal fut pris de tremblements une dizaine de minutes après avoir été blessé, puis il se coucha. Il mourut en moins d'une demi-heure avec des convulsions généralisées. Un officier pendant une de ses tournées fit l'expérience suivante sur un cabri : il pratiqua une incision superficielle à la cuisse, et frotta la plaie avec la pointe d'une flèche enduite de poison frais ; l'animal succomba en deux minutes avec des accidents convulsifs.

Le Dr RAYGÉ ignore la composition exacte du toxique employé probablement un alcaloïde (Strophantine ?) ; le suc d'euphorbe sert autant à faire tenir l'enduit sur le fer qu'à le rendre plus caustique. On lui montra une plante grasse, dont les feuilles épaisses rangées comme celles du fruit de l'artichaut ont de 20 à 30 centimètres de long ; elle passe pour donner un poison redoutable. Quoi qu'il en soit, le poison employé semble perdre ses qualités par le temps, et c'est probablement parce que l'attaque brusquée ne laissa pas aux Kirdis le temps de fabriquer un produit frais que leurs flèches se montrèrent aussi inoffensives.

Dans la circonscription de Yaoundé, au cours d'une tournée chez les Yébékolés (février 1918), un partisan qui avait été atteint aux membres inférieurs par des flèches, décéda presque subitement le lendemain. Les blessures semblaient cependant légères. Le sous-lieutenant commandant le détachement, également blessé par une flèche à l'avant-bras droit, ne présenta aucun symptôme particulier.

Les indigènes de la région attacheraient des morceaux de viande putréfiée, qu'ils laisseraient au contact de leurs armes, ou emploieraient le suc d'un arbuste « Bengué » qui est recueilli de la même façon que le caoutchouc.

Gynécologie. — Chez la femme indigène, les affections génito-urinaires les plus fréquentes sont les métrites avec salpingites nécessitant parfois, après dilatation, soit le curetage, soit l'amputation partielle ou totale du col. Quelques hystérectomies ont été pratiquées pour néoplasme de l'utérus et des annexes. Malheureusement ces malades ne viennent trouver le chirurgien que lorsqu'elles sont déjà cachectisées. Les renseignements qu'elles donnent sur leur état et sur leur affection sont le plus souvent faux. La difficulté de se comprendre ajoute encore de l'obscurité au tableau clinique confus. Bien souvent on croit opérer une tumeur assez récente, et l'on tombe sur un néoplasme diffus avec poches enkystées purulentes nombreuses, avec des adhérences à l'intestin, bref avec une généralisation complète du néoplasme à tout le petit bassin. Le Dr Viscens est intervenu deux fois pour des cas analogues sans aucune réussite.

A signaler quelques éléphantiasis des grandes lèvres, des bartholinites, plusieurs pyo-salpingites (suites d'accouchement indigène). Les métrites puerpérales sont très nombreuses.

Les femmes indigènes n'aiment pas venir à l'hôpital pour faire leurs couches. Les quelques entrées concernent des parturientes apportées, le plus souvent la nuit, les unes avec une procidence du bras ou un fœtus mort avec plusieurs circulaires du cordon autour du cou, les autres avec une présentation de l'épaule ou un engagement de la tête au détroit supérieur. Ces femmes arrivent deux ou trois jours après le début du travail, épuisées par tous les efforts qu'elles ont fait pour accoucher ; il ne reste plus qu'à essayer des applications de forceps, le plus souvent infructueuses. Toute tentative de version est inutile. Chez deux de ces malheureuses l'opération césarienne fut pratiquée pour extraire un fœtus mort et macéré depuis longtemps. Aucune ne survécut à l'opération.

Quelques curetages à la suite de rétention placentaire ont donné de bons résultats.

Européens. — Dans l'élément européen, parmi les cas chirurgicaux, citons :

En 1916-1917 : Une fracture des deux os de l'avant-bras chez un anglais qui avait déjà eu, au niveau de cette fracture, une fracture du radius ; une fluxion dentaire avec trismus due à l'évolution d'une dent de sagesse ; une luxation de l'épaule ; une entorse tibio médio-tarsienne.

Un traumatisme de la tête du tibia par une manivelle de treuil ;

une fracture des deux jambes, fracture de DUPUYTREN à droite, fracture du péroné à gauche.

En 1917-1918 : 2 abcès du foie opérés et guéris.

1 cas d'hémorrhoïdes et fissures (dilatation du sphincter anal sous chloroforme).

1 cas d'hypertrophie des amygdales avec infection des glandes, propagation à l'oreille moyenne et mastoïdite douloureuse (Désinfection et ablation des amygdales avec la pince de BRAULT).

2 opérations de phimosis.

1 fracture de la rotule chez un officier anglais évacué de Buea (cerclage avec un fil d'argent).

1 contusion de l'épaule et fracture partielle de l'omoplate.

1 énucléation de ganglions cruraux suppurés.

1 entorse du coup de pied.

1 cas de commotion cérébrale à la suite d'une chute de bicyclette (perte de connaissance d'une heure, maux de tête, vomissements et léger degré de diplopie).

Conclusions

Au terme de cette étude, si nous voulons en conclusion établir une large esquisse nosographique comparative entre les pays du Nord-Cameroun et ceux du Sud, disons que le Nord se différencie absolument des régions côtières, au point de vue médical comme au point de vue climatérique.

Le Nord fait partie des régions soudanaises et non plus des régions équatoriales. Les saisons plus tranchées y ont un retentissement immédiat sur la pathologie et celle-ci y prend un caractère cyclique. L'hivernage a une action manifeste aussi bien sur les Européens que sur les Indigènes, et son rôle est nettement marqué. Il exerce une influence sur le paludisme, sur les affections hépatiques, gastro-intestinales et broncho-pulmonaires.

Signalons pour le Nord : la fréquence du ver de Guinée, l'extrême rareté du pian si répandu dans le Sud, et le type un peu spécial de la syphilis. Les délabrements dela face sont rarement vus, mais les condylomes et les végétations sont souvent observés. Les filarioses se rencontrent moins que dans les régions côtières. L'éléphantiasis et les hernies ne fourniront jamais autant d'opérations chirurgicales qu'elles le font à Douala. L'ankylostomiase n'est pas un danger comme dans certaines contrées forestières ; les recherches dans ce sens y offrent plutôt un intérêt scientifique qu'une nécessité pratique.

Le Nord-Cameroun est une région, riche, peuplée, au sol fertile. Elle doit pouvoir devenir un réservoir de richesses et d'hommes. Les Européens y vivent bien, sans payer aux maladies un trop lourd tribut et les commerçants pourront y faire de longs séjours. Au point de vue sanitaire certes cette région demande des efforts et des dépenses : dans les programmes d'avenir une large place doit lui être réservée.

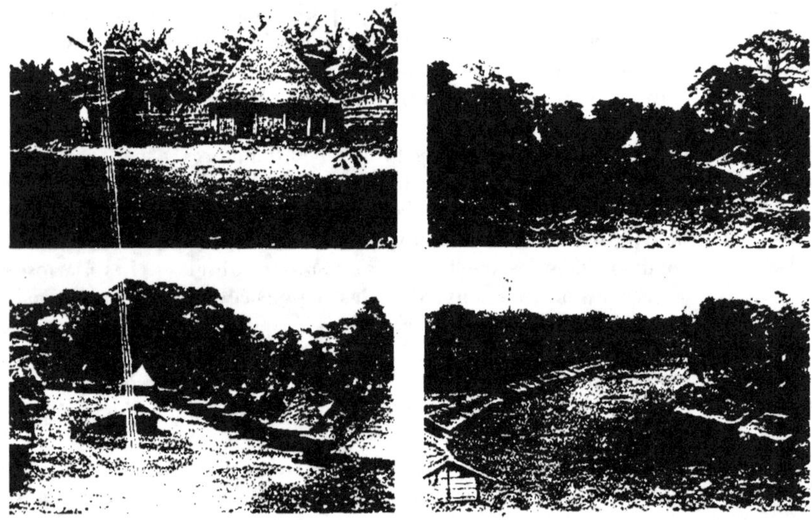

(Clichés Champaud).

Fig. 95 à 98. — Aspect de villages dans le Sud-Cameroun et dans le Manengouba.

TROISIÈME PARTIE

Hygiène et Protection de la Santé publique

CHAPITRE PREMIER

Organisation de la Protection de la Santé publique

La défense sanitaire d'un pays a pour but d'une part : 1° d'empêcher l'introduction de maladies contagieuses ou épidémiques, par l'organisation d'une surveillance étroite sur les frontières de terre et de mer ; 2° d'éviter leur propagation, dans le cas où malgré les précautions prises, ces maladies pénétreraient dans l'intérieur du territoire. Elle doit d'autre part, poursuivre la disparition des affections endémiques particulières au pays, ou tout au moins l'atténuation de leur virulence, par l'application des mesures prophylactiques appropriées et par l'adoption des méthodes d'hygiène répondant le mieux aux données actuelles de la science.

Nous examinerons dans un chapitre spécial comment les Territoires du Cameroun peuvent se défendre contre l'importation des maladies. Etudions pour le moment quelles dispositions ont été prises pour assurer à l'intérieur la protection de la santé publique.

Faisons remarquer tout d'abord combien l'adaptation des règlements de police sanitaire aux pays primitifs d'Afrique Equatoriale est chose délicate. En effet, il ne s'agit pas simplement de promulguer purement une loi comme celle du 15 février 1902, mais bien de rechercher les modalités suivant lesquelles cette loi peut y être appliquée avec le plus de fruit. Il faut compter avec les nécessités inhérentes aux conditions physiques et climatériques, ainsi qu'avec les mœurs et les habitudes de nombreuses populations, différentes les unes des autres. De plus, le rôle de l'administration ne consiste pas seulement à publier au *Journal officiel* local une législation adaptée au pays ni à mettre en état de fonctionner les diverses institutions prévues, il faut encore pénétrer les autochtones de l'intérêt qu'ils ont à se soumettre à cette législation ; pour cela il est nécessaire d'entreprendre auprès d'eux une véritable campagne de propagande et de persuasion. Certes, il n'est pas facile de modifier du jour au lendemain la manière de vivre d'une population. C'est une tâche de longue haleine à l'accomplissement de laquelle il faut compter employer toute une série d'années. Il est difficile de lutter à la fois, et d'une façon effective, contre toutes les nombreuses maladies sévissant au Cameroun. Leurs ravages sont aujourd'hui exaspérés par un état social un peu spécial, à la suite d'une période de guerre. On peut cependant immédiatement, ou dans des délais relativement courts, porter un remède contre des affections qui ruinent les organismes, lorsqu'elles sont entretenues par la mauvaise installation des cases, la malpropreté des villages et surtout par la négligence, l'inertie et la paresse dans lesquelles sont retombés les habitants.

Si l'action médicale sur l'existence intime des individus et des familles est destinée à rester lente, les résultats sur les collectivités, au contraire, peuvent être assez rapidement acquis. En collaboration intime avec l'Administrateur, le médecin éclairé et convaincu de son rôle d'hygiéniste peut rendre immédiatement les plus signalés services dans le tracé et la bonne tenue des villages, dans l'hygiène des marchés, dans la protection des eaux de boisson, dans la surveillance des mares, dans l'organisation d'une voirie, dans la destruction des moustiques et des larves, dans la surveillance des populations nomades, dans la lutte contre la syphilis, l'alcoolisme, la mortalité infantile, les maladies infectieuses et épidémiques.

Toutes ces diverses questions relatives à la prophylaxie sanitaire ont été le sujet de nos justes préoccupations et de nos constants efforts.

Les Services des épidémies, de l'hygiène et de la santé publique sont placés sous l'action du médecin des troupes coloniales, directeur du Service de Santé, qui, en tant qu'Inspecteur des services sanitaires, relève en ces matières de l'autorité directe de M. le Gouverneur, Commissaire de la République.

Au siège du Gouvernement, à Douala, a été institué un Conseil supérieur d'hygiène et de salubrité publique. Dans chacune des circonscriptions administratives, a été créée une Commission sanitaire d'Hygiène. Elle est consultée sur l'assainissement des localités, elle est chargée de surveiller l'éclosion des épidémies et de les combattre.(Arrêté local du 20 novembre 1916). Les médecins des subdivisions en sont vice-présidents. Ils veillent à l'exécution des règlements sanitaires dans toute l'étendue de leur circonscription. Ils reçoivent communication des cas de maladies transmissibles dont la liste a été fixée, par arrêté local du 26 janvier 1917 : les chefs de villages sont tenus d'en faire la déclaration. Les médecins apprécient dans chaque cas les moyens de désinfection à prendre, et s'ils jugent l'isolement nécessaire, ils en fixent les conditions et la durée. Ils signalent d'urgence à l'autorité supérieure les incidents sanitaires de leur région ; ils rendent compte régulièrement dans leurs rapports mensuels des mesures de prophylaxie qu'ils ont eues à appliquer. En temps d'épidémie, ils proposent aux commandants de circonscription de prendre les moyens particuliers nécessaires. Si leurs avis restent sans effet, ils en réfèrent aussitôt au Gouverneur et au Directeur du Service de Santé.

La Commission d'hygiène a pour but d'exercer une action commune à la leur. Elle centralise les renseignements parvenus de l'intérieur de la circonscription et contrôle dans les villages l'exécution des ordres donnés. En cas d'indisponibilité ou d'absence du médecin, elle se substitue à lui pour ordonner les premières mesures à prendre.

Différentes circulaires de M. le Gouverneur ont précisé le rôle administratif du commandant de circonscription et le rôle technique du médecin, de manière à obtenir la concordance des efforts. Les chefs de village et les notables indigènes ont été associés dans certains centres à la prophylaxie des maladies infectieuses ; ils font partie des Commissions d'hygiène. Chaque médecin a reçu l'ordre de prévoir à proximité de son dispensaire un local d'isolement facile à désinfecter.

Dans les escales et centres européens, un service spécial d'hygiène comprenant une brigade d'agents, en nombre variable suivant l'importance du poste, est placé sous les ordres directs du médecin qui est assermenté. Il est chargé : 1° de l'inspection des voies publiques et privées ; 2° du contrôle du service de la voirie, de l'enlèvement des ordures, de la distribution d'eau potable, des égouts, des abattoirs ; 3° de l'exécution des mesures d'assainissement présentant un caractère d'urgence, notamment celles ayant pour but la destruction des moustiques et des larves.

Deux arrêtés locaux en date du 1er décembre 1916, relatifs l'un aux eaux stagnantes et aux récipients pouvant devenir gîtes à larves, l'autre à l'institution des services d'hygiène dans tous les centres européens des territoires occupés, ont paru au *Journal officiel* de la Colonie.

Un arrêté du 25 janvier 1917, concernant les mesures sanitaires relatives aux individus suspects ou atteints de fièvre jaune, de choléra, de peste, de variole, a prévu des dispositions particulières en vue de leur mise en observation, de leur isolement, de leur transport, des moyens de désinfection applicables aux immeubles et objets mobiliers contaminés ou suspects de contamination. Ce même arrêté envisage le régime de passeports sanitaires et les conditions dans lesquelles, lorsqu'une circonscription est déclarée contaminée, les voyageurs peuvent obtenir l'autorisation de circuler.

Les médecins de circonscription ont fait les plus louables efforts en vue de l'application des mesures prescrites, en vue également de la diffusion des notions de prophylaxie dans la masse de la population. Toute occasion propice a été saisie pour commenter les premières règles d'hygiène. Dans tous les postes, plusieurs conférences ont été faites pendant l'année aux militaires européens et aux tirailleurs. Les circulaires relatives au paludisme, à la ségrégation, à la lutte contre les moustiques, à la prophylaxie des maladies vénériennes, à l'hygiène générale des villages, les unes émanant du Gouverneur et parues au *Journal officiel*, les autres adressées directement par le Service de Santé, ont été envoyées dans chaque subdivision et dans chaque poste. Elles ont été communiquées à tous les européens.

Les Commissions d'hygiène des circonscriptions se sont réunies plus ou moins régulièrement, mais elles ont fonctionné dans tous les chefs-lieux. Les programmes discutés ont été surtout d'ordre général : Amélioration des postes, propreté des villages, évacuation des matières usées, débroussaillement, lutte contre les moustiques, mesures à prendre en cas d'épidémie. A Garoua notamment, le voisinage de la Nigéria et le passage de la Bénoué justifiant toutes les précautions, un véritable plan de campagne en cas d'invasion de fièvre jaune fut dressé par la Commission et transmis à l'autorité centrale. La proximité des monts de Tingelin permettrait de créer des camps d'isolement, en même temps que des camps d'altitude. Des crédits sont nécessaires.

Dans certains postes où les indigènes sont trop arriérés pour participer aux commissions, les diverses questions de prophylaxie ont été traitées entre le commandant et le médecin de la circonscription. Les chefs de village et les notables ont été ensuite réunis pour être mis au courant des décisions prises, et pour les faire exécuter. Il est aisé de concevoir toutes les difficultés auxquelles on se heurte en ce qui concerne leur application. Les ordres traduits et généralement compris des chefs sont bien observés dans les gros centres et dans certaines localités de passage, mais restent complètement lettre-morte dans d'autres. La dissémination des villages,

le manque d'interprète, la pénurie de personnel qui ne permet pas
d'effectuer de fréquentes tournées, font obstacle à la surveillance
de leur exécution. Il faudra compter pendant longtemps encore
avec l'indolence des indigènes qui appréhendent toute obligation et
dissimulent les malades au lieu de les déclarer.

Les médecins ont profité de toutes les réunions des chefs au
poste central pour organiser des palabres, y lire les traductions des
circulaires concernant l'hygiène, et fournir tous les avis indispensables et pratiques sur ces questions. Au cours de leurs tournées
ils ont également souvent assemblé les notables et les gens les plus
intelligents pour insister sur les premiers éléments de prophylaxie,
sur l'inconvénient des lits communs, sur les dangers de promiscuité entre les bêtes et les gens, etc. Les conseils donnés ont été
en général très bien suivis dans les agglomérations situées sur les
routes fréquentées, mais dans les villages de la brousse où l'on ne
passe pas, leur mise en pratique est plus aléatoire.

Le système des affiches, sauf dans les centres, est peu efficace
en raison du nombre infime des gens capables de lire. Par contre,
les leçons sommaires envoyées dans toutes les écoles sur la propreté, sur la vaccine, sur la destruction des moustiques, etc. ont
été des plus profitables car elles ont été bien expliquées, bien comprises et bien apprises. Dans les examens de fin d'année, les questions posées sur ces sujets ont reçu des réponses toujours très
satisfaisantes.

Les indigènes du Cameroun vivent comme ont sans doute vécu
leurs ancêtres. Certainement, au temps de la domination allemande,
ils avaient reçu et mettaient en pratique, les rudiments d'éducation hygiénique que nous essayons à notre tour de leur inculquer.
Ils n'en ont rien retenu, et après la période des colonnes, tout a été
complètement à reprendre. En effet, en cette matière, plus encore
qu'en thérapeutique, certaines mesures personnelles sont impos-
sibles à appliquer de force du jour au lendemain ; mais quand il
s'agit de prophylaxie collective, lorsqu'il y a lieu de protéger l'européen lui-même contre les dangers des réservoirs de virus constitués par une population fixe ou flottante, il est du devoir de tous
d'imposer aux groupements indigènes qui menacent à leur insu
l'élément européen, des méthodes générales d'utilité publique.
C'est donc avec un esprit conciliant mais ferme que, le Service de
Santé d'accord avec le Gouvernement et avec le Commandement,
s'est efforcé, au cours des années 1918-1919, de fixer quelques
règles, tant dans les centres que dans les villages et dans les
postes militaires des circonscriptions.

CHAPITRE II

Fonctionnement du Service d'Hygiène à Douala et dans les grands centres

Rôle des équipes d'hygiène. — Prophylaxie du paludisme et de la fièvre jaune. — Destruction des moustiques et des gîtes à larves. — Anophèles. — Stégomyas. — Culex. — Surveillance de la voirie. — Lutte contre les tsétsés.

Le service d'hygiène de Douala a fonctionné, pendant les campagnes 1916-1919, conformément aux dispositions des arrêtés locaux du 13 juillet 1916 et du 1er décembre 1916. Aux termes de ces deux arrêtés, dont le second reprend en les complétant, mais sans modifications essentielles, les dispositions du premier, le service d'hygiène est chargé de la surveillance de la ville européenne et indigène, au point de vue de l'observation des règlements institués pour la protection de la santé publique. Il assure principalement le contrôle de toutes les mesures propres à empêcher la formation de collections d'eau stagnante susceptibles de constituer des gîtes à larves de moustiques. Le personnel mis à la disposition du médecin chargé du service d'hygiène de Douala, pour assurer cette surveillance, se compose d'un adjudant-infirmier européen et de 25 manœuvres.

Le rôle du médecin chargé de l'hygiène est souvent délicat. Il nécessite de sa part beaucoup de diplomatie, d'énergie, d'activité et de bienveillante fermeté. Un zèle intempestif vis-à-vis de l'européen risque de compromettre le progrès que fait dans les esprits l'idée d'assainissement par la destruction du moustique. Une rigueur immodérée amènerait chez bien des gens un effet contraire à celui que nous désirons obtenir. C'est dans la conviction de l'importance des fonctions qu'il remplit, que le médecin puise la patience nécessaire pour répéter les mêmes conseils, pour faire pénétrer ses vues et pour se faire écouter. Le médecin-major Hror s'acquitta de cette tâche avec une conscience et avec un zèle dignes de tous les éloges.

Accessoirement, s'est trouvé rattaché au service d'hygiène, pendant tout le cours de la campagne 1916-1917, un personnel primitivement constitué de 90 manœuvres et 10 chefs d'équipes, chargé de l'enlèvement des immondices de la ville européenne et du débroussaillement des espaces libres. Cet état de choses, constitué par la persistance d'une situation créée par les autorités anglaises, présentait l'inconvénient de donner au service d'hygiène deux rôles peu compatibles, l'obligeant à côté de son rôle normal de surveillance, à un rôle d'exécution qui n'était pas sans gêner parfois sa liberté d'appréciation et de contrôle. Le service d'hygiène a porté particulièrement son attention sur les moyens d'utiliser au mieux ses 25 agents. Ils ont été répartis en 4 équipes de 5 hommes, avec chacune un chef d'équipe. Ces derniers ont été choisis parmi des indigènes appartenant depuis longtemps au personnel sanitaire, ayant exercé jadis ces fonctions pendant l'occupation anglaise et même du temps de l'Administration allemande. Mises au courant de ce que l'on attendait d'elles, ces équipes ont été à tour de rôle conduites sur le terrain. Elles ont été instruites du mieux possible de tous les détails de leur action : recherche dans toute l'étendue de la ville des récipients usagés ou abandonnés renfermant des larves, enlèvement des gîtes mobiles sans valeur (boîtes de conserves, noix de coco, ferraille, débris végétaux retenant l'eau de pluie), renversement des autres gîtes mobiles, découverte des anfractuosités accidentelles ou naturelles, exécution des petits travaux d'urgence (comblement, drainage, etc.), pétrolisation des mares, notification de tous les gîtes dont la suppression dépassait leurs moyens d'action.

Le travail de ces équipes s'effectue sous le contrôle du médecin ou de l'européen adjoint, à qui les chefs d'équipe font journellement le rapport du résultat de leurs observations. Les faits saillants sont consignés sur un cahier. En même temps, par des inspections fréquentes, le médecin ou son adjoint procèdent à la vérification des particularités qui leur ont été signalées. Elles font l'objet de demandes de sanctions par voie administrative, toutes les fois où elles révèlent des négligences coupables. Le cas échéant elles sont signalées à l'Administrateur, avec la demande au service compétent des travaux nécessaires, quand la disparition des gîtes ou leur aménagement nécessite des travaux de quelque importance.

Au début, la surveillance par les équipes était limitée à la ville indigène. Dans la crainte que le contrôle par des indigènes donnât lieu à des incidents et fut mal accepté par une population européenne parfois susceptible, la surveillance du quartier européen où les infractions aux règlements sanitaires semblaient devoir être rares, était assurée uniquement par des inspections personnelles du médecin de l'hygiène ou de son adjoint, tous deux assermentés et qualifiés pour dresser procès-verbal. L'expérience démontra rapidement la nécessité d'étendre à la ville européenne un contrôle plus effectif. Partant du fait que la durée d'évolution moyenne des différents moustiques de l'œuf à l'adulte est de 8 à 10 jours, il fallait, pour assurer une lutte anti-larvaire efficace, pratiquer l'examen des différents points de la ville à un intervalle n'excédant pas ce laps de temps. Le quartier européen de Bell et la ville indigène d'Akwa furent divisés chacun en 4 secteurs. A chaque équipe furent désignés deux secteurs, un dans la ville européenne et un dans la ville indigène. Chacun d'eux fut partagé pour la ville européenne en deux sous-secteurs, et pour la ville indigène, en quatre sous-secteurs. En même temps, l'attribution à chaque chef d'équipe d'une zone d'action bien délimitée permettait d'assurer le contrôle de son activité et de le rendre personnellement responsable de toutes les défectuosités non signalées par lui.

La lutte anti-larvaire réalisée dans ces conditions vise deux grands buts principaux de prophylaxie : lutte stégomycide dont dépend la préservation de la fièvre jaune et lutte anophélicide contre le paludisme. Les deux catégories de moustiques ayant des habitats différents, la lutte anti-larvaire, suivant qu'elle poursuivait l'un ou l'autre but, devait présenter des particularités qu'il convient d'examiner séparément.

Lutte contre les stegomyas. — La lutte stégomycide légitime une attention toujours en éveil, dans un centre maritime de l'importance de Douala. Ce port paraît jusqu'ici avoir été maintenu indemne de la redoutable contagion, mais il n'en est pas moins en rapports fréquents avec les différents points de la côte d'Afrique où la fièvre jaune régnant à l'état endémique constitue une menace constante. L'examen des prélèvements des différents gîtes à larves indique la présence fréquente de stegomyas. D'une manière générale, ce sont des moustiques de case n'existant guère qu'aux abords ou à l'intérieur des habitations et dans des collections d'eau artificielles. La recherche de cette catégorie de larves porte sur une diversité infinie d'habitats plus ou moins apparents et considérables, depuis le puits ou la citerne à ciel ouvert jusqu'à la boîte de conserve dissimulée dans l'herbe. L'abondance de ces gîtes et les difficultés que rencontre leur suppression engagent des ordres de responsabilité bien différents résultant de deux causes :

1° de l'ignorance (difficile à dissiper dans une grande partie de [p]opulation coloniale) de cette notion élémentaire qui peut [cep]endant s'exprimer dans une formule concrète résumant la question : « Toute collection d'eau stagnante à ciel ouvert, de quelque nature et de quelque importance qu'elle soit, est vouée fatalement à devenir, si elle n'est pas renouvelée fréquemment, un gîte à larves de moustiques ». Maintes fois le docteur Huot, au cours de ses inspections, a constaté l'étonnement de certains .ieux coloniaux de carrière à qui l'on montrait dans un récipient des larves de moustiques. Ils déclaraient les voir pour la première fois. Chez quelques-uns même, l'affirmation que ces larves constituent l'unique cause de reproduction et de pullulation des moustiques est accueillie avec une incrédulité narquoise. On n'arrive pas à ébranler leur conviction. Pour eux, la présence auprès de leur habitation d'une haie mal taillée ou d'arbustes trop touffus est beaucoup plus responsable des moustiques que l'eau croupissante de leur jardin ou que les boîtes abandonnées, que soucieux de la propreté apparente de leur concession, ils font soigneusement projeter par leur boy à quelques mètres de leur enclos. C'est cet état d'esprit regrettable, heureusement assez rare, mais non exceptionnel, qui constitue le plus gros obstacle rencontré par le service de prophylaxie. Les investigations sont interprétées parfois comme des procédés d'inquisition vexatoires. Il est difficile de convaincre les gens que ces recherches sont pourtant indispensables et visent un but d'utilité publique d'intérêt capital. Le service d'hygiène, secondé en cela par l'effet de nombreuses notes et circulaires de la Direction du Service de Santé et du Laboratoire de Bactériologie, a consacré tous ses efforts à une propagande active à ce sujet, préférant obtenir les résultats voulus par des moyens de persuasion plutôt que par l'effet de mesures coercitives. Une difficulté à ce point de vue provenait du fait que les heures d'inspection coïncidaient généralement avec les heures de travail où la plupart des habitants sont absents de leurs demeures. Pour y remédier, nous avons utilisé, à partir du mois de juin 1917, un système de fiches imprimées permettant de signaler aux habitants responsables la présence d'un gîte à larves chez eux. Nous y portions l'indication des mesures spéciales propres à assurer sa disparition, toutes invitations suivies de l'utile rappel des dispositions pénales applicables, au cas de non observation.

En ce qui concerne la ville indigène, des résultats positifs ont été atteints d'une façon relativement beaucoup plus rapide. La population de Douala, soumise antérieurement à l'occupation française à une discipline très sévère, bénéficiait déjà d'un dressage facile à maintenir par quelques actes de sévérité périodiques.

2° La seconde catégorie de causes concourant à l'entretien dans l'agglomération urbaine d'un certain nombre de gîtes à stegomyas, souvent d'importance considérable, provient des difficultés éprouvées parfois pour faire aboutir certains travaux. A côté des gîtes à larves facilement destructibles, il existe dans les dépendances des immeubles européens, une quantité de gîtes fixes (toitures, citernes, réservoirs, etc.) dont l'aménagement pour en interdire l'accès aux moustiques nécessite une main d'œuvre spéciale.

Il semble qu'il y ait eu parfois confusion dans l'esprit de certaines administrations sur les attributions respectives du service d'hygiène et des autres services techniques. C'est ainsi qu'en réponse à une note signalant la présence de larves dans « des regards de compteurs à eau » dont la fermeture était en mauvais état, le service chargé de la canalisation rejetait sur le service d'hygiène la charge d'assurer dans ces appareils défectueux la destruction des larves de moustiques. Il paraît pourtant évident que le médecin, par l'effet bien compris de son rôle de contrôle, doit non se substituer aux administrations techniques -- pour l'exécution des mesures qui échappent d'ailleurs à sa compétence et à ses moyens, -- mais au contraire orienter par les directives voulues l'activité de ces administrations.

Lutte contre les anophèles. -- La lutte contre les anophèles s'efforce de réaliser un but d'hygiène d'une importance également capitale, puisqu'en elle se résume la défense contre le paludisme. Ce danger, s'il est moins redoutable que le précédent, est non plus éventuel mais permanent. Il constitue, par la présence dans l'agglomération de Douala d'un énorme réservoir de virus résultant de l'impaludation de la presque totalité de la population infantile indigène, une menace de tous les instants pour les européens et les éléments de la population indigène encore indemnes.

D'une manière générale, le gîte à anophèles est par définition un gîte rustique constitué par des collections d'eau boueuse occupant des excavations en pleine terre à proximité d'endroits habités.

Pendant les mois de novembre 1916 à mai 1917, on ne découvrit qu'exceptionnellement des anophèles au point qu'on pouvait se demander, vu leur petit nombre, la raison de la diffusion considérable de l'endémie palustre infantile. Durant cette période, en effet, les pluies furent relativement peu abondantes. Or le terrain des plateaux sur lequel se trouve l'agglomération de Douala est constitué par une couche de terrain perméable, d'épaisseur variable, sur laquelle les eaux de pluie disparaissent rapidement par infiltration. Mais sous l'influence de précipitations d'eau plus fréquentes (comme ce fut le cas pendant la période de mai à septembre 1917), il se forme dans les dépressions accidentelles du sol des flaques d'eau boueuse auxquelles la fréquence des pluies ne donne plus le temps de disparaître par infiltration ou par évaporation. A la longue, le terrain où reposent ces collections se colmate et se revêt d'une gangue limoneuse noirâtre qui lui enlève sa perméabilité; ces collections deviennent alors l'habitat d'un nombre parfois considérable d'anophèles. Les larves ont été rencontrées à peu près exclusivement dans des ornières de la chaussée, des portions de caniveaux sans écoulement, des trous creusés par des indigènes.

En ce qui concerne la fâcheuse pratique des indigènes de pratiquer des excavations en terre argileuse pour en extraire des matériaux de construction, formellement interdite d'ailleurs par les règlements en vigueur, le signalement des délinquants à l'autorité administrative et les sanctions qui en résultèrent, en ont rapidement amené la suppression.

La disparition des autres gîtes possibles (défoncements de la chaussée, caniveaux sans écoulement) relève uniquement de la bonne exécution des travaux courants de voirie. Les équipes du service d'hygiène peuvent opérer par un aménagement rapide et provisoire la destruction de certains de ces gîtes, mais l'obligation qui leur incombe d'assurer l'inspection hebdomadaire d'une agglomération urbaine très étendue, ne leur laisse pas la possibilité d'entreprendre l'exécution de travaux de longue durée et d'une relative importance.

En octobre 1917, le médecin chef du laboratoire fut chargé de surveiller à Douala l'application des mesures d'hygiène relatives à la fièvre jaune, des cas de cette maladie ayant été officiellement signalés en Nigéria dans la Haute-Benoué, et à Matadi. Il reçut l'ordre de s'entendre avec le médecin du service d'hygiène de la ville et avec le médecin chef du bataillon. La correspondance de ces deux médecins en ce qui concernait les mesures de prophylaxie devait désormais être adressée à la Direction du Service de Santé après avoir passé sous le couvert du médecin du laboratoire. Le médecin du bataillon s'occupa des établissements et locaux militaires, le médecin de la ville continua son service comme d'habitude. Ce fut pour le Dr Rousseau une nouvelle occasion de faire diverses inspections de la ville et de rédiger des rapports intéressants sur le résultat de ses observations. Nous relaterons les plus essentielles :

Gîtes à stegomya et a culex. — Assez souvent le docteur Rousseau a trouvé en ville des gîtes à larves mixtes, où naissent l'un à côté de l'autre, culex et anophèles ; mais la catégorie des gîtes à anophèles seuls ou prédominants est dans son ensemble assez spéciale pour qu'on puisse l'étudier séparément. Envisageons d'abord les gîtes où se développent plus spécialement stegomya et culex.

Gîtes des maisons indigènes. — Parmi les indigènes constituant la population flottante, certains sont éduqués. Beaucoup d'autres sont ignorants du danger des gîtes à moustiques et en créent à plaisir près de leurs habitations. Ils négligent de porter aux endroits désignés les récipients dont ils parsèment le sol ; ils se reposent sur les corvées de « prisonniers » pour l'exécution de cette besogne : ils refusent aux manœuvres des équipes d'hygiène leur concours, quand ceux-ci visitent leurs cases et nettoient le terrain environnant.

Les indigènes autochtones, d'Akwa par exemple, sont bien plus avertis du danger des eaux stagnantes ; à ce point de vue, leurs cases sont bien tenues ; on peut en visiter des séries entières sans y trouver un gîte. Il est incontestable que l'action du service d'hygiène s'y fait sentir et que ce service a trouvé là une population qui se souvenait des enseignements et des règlements sanitaires allemands. Les gîtes les plus à craindre sont les trous creusés pour faire les parois en pisé des cases (ils sont souvent aussi des gîtes à anophèles). Les fosses aux matières fécales très diluées constituent également souvent des milieux où pondent et s'élèvent des culex. L'indigène évite d'être pris en contravention dans sa case ou dans sa cour, mais il se débarrasse trop souvent d'ordures et de boîtes usagées en les semant dans des terrains vagues qu'il souille en restant sûr de l'impunité.

Pirogues. — Les pirogues échelonnées tout le long de la rive exigent une surveillance régulière. Leurs propriétaires ont l'ordre de les retourner et de les vider tous les samedis. Les pirogues en construction, celles qui ne naviguent plus, sont particulièrement dangereuses. En saison sèche, elles contiennent l'eau du fleuve dont le degré de salure est défavorable aux moustiques ; mais en hivernage l'eau du fleuve est beaucoup plus douce et beaucoup d'entre elles sont exclusivement remplies d'eau de pluie.

Récipients de toutes catégories qui bordent le littoral. — Ce n'est pas au service d'hygiène de se préoccuper des innombrables fragments de bouteilles, ustensiles en fer blanc de toutes tailles jetés journellement au fleuve, qui d'un bout à l'autre de la ville, constituent un cordon ininterrompu de récipients que chaque marée recouvre et remplit. Ces collections ne sont pas dangereuses et cela e stdû d'abord au renouvellement de l'eau à chaque marée et aussi à la salure du Cameroun. L'eau du fleuve est peu salée cependant; un échantillon prélevé en janvier, c'est-à-dire en pleine saison sèche et à marée montante haute, a donné 2 gr. 80 de NaCl par litre. Cette salure, il faut croire, est suffisamment défavorable à l'élevage du moustique.

La présence d'un gîte à larves constaté chez un indigène doit entraîner une sanction : Des notions d'hygiène sont données aux enfants des écoles, mais si la peine que prennent les instituteurs est un bon placement pour l'avenir, elle ne saurait avoir de résultats immédiats, pas plus que les conseils affichés traduits en langue douala ou ceux que donnent aux habitants les agents du service d'hygiène. En cas d'infraction, il faut donc punir. La zone de la ville strictement surveillée a environ cinq kilomètres carrés et les agents ne sauraient suffire à leur tâche, si des pénalités ne leur venaient en aide. Il y a environ trente à quarante indigènes signalés tous les mois au commissaire de police comme responsables d'un ou plusieurs gîtes à larves. Il faut tenir cette population en haleine ; il faut que l'Administrateur inflige toujours une amende au contrevenant qui lui est signalé et ne soit pas étonné du nombre des indigènes trouvés en défaut.

Les Européens sont assez peu nombreux pour qu'on évite de recourir aux pénalités. — Il n'est jamais arrivé de dresser procès-verbal à des Européens pour inexécution des mesures prescrites à l'arrêté relatif aux eaux stagnantes. Ils sont assez peu nombreux pour que le médecin puisse, en cas de contravention les avertir, les aider, plutôt que les signaler au pouvoir judiciaire. La population blanche écoute plus ou moins volontiers les conseils, mais elle finit toujours par les suivre. Chaque fois qu'un intéressé a reçu un avertissement l'invitant à supprimer un gîte ou à en éviter le retour, il a obéi.

Gîtes de la maison européenne. Factoreries. Établissements de l'État. Chantiers. — Signalons dans les maisons d'habitation des Européens le danger des water-closets et des salles de bains inutilisés. Ces maisons sont tenues d'une manière assez inégale. Les enclos occupés par un ménage sont en général les mieux entretenus ; viennent ensuite ceux occupés par des célibataires vivant chez eux ; en dernier lieu ceux affectés à des célibataires prenant leurs repas en ville, et ne rentrant à leur domicile que pour la nuit ou une courte sieste. Si dans ce dernier cas, la maison et ses dépendances sont partagées par plusieurs occupants, chacun se repose sur son voisin pour l'entretien des alentours et des gîtes se produisent.

Les factoreries sont bien tenues. Souvent un employé a la consigne de veiller à la propreté de l'établissement et à la suppression des eaux stagnantes ; cela est indispensable dans les concessions où barriques, ponchons, bidons et caisses zinguées vides sont forcément accumulés.

À l'hôpital, a lieu hebdomadairement une inspection faite par un infirmier dressé, chargé de dépister et de détruire les collections d'eau. Il pétrole aussi les éviers, les siphons de chasse, dans les water-closets et les salles de bains qui ne fonctionnent pas. Il serait à souhaiter que dans tous les établissements de la colonie la lutte antilarvaire soit pareillement organisée. Trop souvent le nettoyage se borne à sarcler le terrain d'un chantier, à le désherber à outrance ; si le débroussement des terrains envahis par une brousse un peu haute est indispensable, il est regrettable que des heures de travail soient gaspillées à enlever de toutes petites herbes, alors qu'à peu près partout les caniveaux ne sont jamais balayés et sont remplis d'eau stagnante.

Puits, Cuves, Citernes. — Il est fatal que les équipes d'hygiène relèvent à chaque tournée de quartier quelques tonneaux d'eau oubliés, de vieilles boîtes de conserve échappées au ramassage, des caniveaux bouchés, et il n'y a pas lieu de s'émouvoir autrement de ces gîtes qui peuvent être supprimés sur-le-champ. Les cuves en fer, les citernes en béton, les fosses en maçonnerie, les compteurs à eau, les puits, par suite du défaut d'entretien ou de la disparition de leur fermeture, constituent en pleine ville des lieux de ponte autrement dangereux au point de vue dissémination du typhus amaril. Le *stegomya calopus* aime particulièrement les gîtes frais et obscurs. La revision des fermetures des compteurs du service des eaux, la mise en état des citernes et des puits, concernent des services respectifs particuliers ; et les différentes administrations doivent être les premières à observer les arrêtés locaux. Le médecin du service d'hygiène a ensuite plus d'autorité pour obtenir des particuliers et des commerçants qu'ils protègent eux aussi leurs citernes et leurs puits.

Bâtiments inhabités. Terrains vagues. Végétation. — Les immeubles inhabités sont à surveiller. Ils ont souvent de mauvais toits, des gouttières encombrées, gondolées ou sans pente. L'eau de pluie forme dans les dépressions des planchers bétonnés des mares abondantes.

Les water-closets publics, qui comportent deux cuves de chasse et une vingtaine de siphons chacun, doivent être vérifiés dès qu'un arrêt dans la distribution d'eau survient. De même, les puisards des bornes-fontaines condamnées sont à pétroler.

Les terrains vagues sont régulièrement visités par les équipes d'hygiène dont le service est prévu de telle manière que jamais un terrain ne reste plus de huit jours sans être inspecté.

La végétation paraît donner peu de gîtes ; dans une quarantaine de grands arbres visités, le docteur ROUSSEAU, sur une vingtaine de collections d'eau à l'aisselle des branches, n'en a trouvé qu'une seule avec des culex. Les gîtes de bananiers sont très fréquents (de 5 à 10 signalés par mois), mais produisent peu ; il n'en est pas de même des troncs de papayers coupés qui constituent des habitats d'une fertilité vraiment extraordinaire (de 10 à 15 signalés par mois); les équipes d'hygiène les suppriment en recoupant l'arbre au-dessous du niveau du sol.

Gîtes à anophèles. — Si nous étudions les lieux où se développent plus spécialement les anophèles, la première place doit être accordée aux gîtes permanents ou à peu près permanents qui sont les marigots et les marécages. Il y en a à Douala, en pleine zone urbaine. Ceux d'entre eux qui résistent à la sécheresse de la belle saison sont des foyers constants ; ce sont eux qui donnent asile aux anophèles en saison sèche, et c'est d'eux que part la grosse pullulation anophéline de la saison des pluies.

Ils contiennent aussi des quantités de culex, et relativement très peu de stégomyas. Les marigots sont moins dangereux au point de vue du typhus amaryl que les boîtes de conserves et les noix de coco, mais au point de vue du paludisme, ils ont un rôle capital, ils sont funestes. La suppression de ces marécages est la première chose que réclame l'assainissement de Douala. Quand nous disons donc qu'à Douala nous prenons, à telle ou telle occasion, toutes mesures prophylactiques, il faut que nous sachions la valeur de cette proposition. Nous ne saurions être à l'abri de tout danger tant que ces marais, d'où partent toutes les espèces qui vont coloniser ailleurs, ne seront pas asséchés.

Ces terrains marécageux sont : 1° les terrains non occupés de la rive du fleuve du Cameroun, depuis la maison Hatton et Cookson jusqu'aux environs de la scierie, à l'embouchure du M'Bopi.

2° Le grand marécage du thalweg du Béséké et du chemin de fer, situé entre l'atelier des machines et la pointe de l'ancienne « Katholische Mission ».

3° Le N'Gondo, affluent intermittent du Béséké, particulièrement fertile en moustiques en saison sèche. Son débit est alors suspendu et il ne subsiste plus qu'un chapelet de poches d'eau ou de grandes mares qui, à la partie moyenne de son cours, servent de lieux de baignade aux indigènes d'Akwa. A sa partie inférieure, un maraîcher chinois branche sur le cours principal des dérivations en vue de l'arrosage de son jardin et ferait un véritable élevage de moustiques si on ne le surveillait.

4° Les trois affluents du M'Bopi, qui prennent tous naissance dans les environs immédiats de la caserne des gardes de police de New-Bell.

Si on néglige ces grands gîtes permanents ou à peu près permanents, dans lesquels on peut à tout moment de l'année trouver des larves d'anophèles, si on borne ses recherches à la ville proprement dite, laissant de côté les zones adjacentes ou périurbaines, et si surtout ces recherches sont faites en saison sèche, on ne trouvera à peu près jamais de gîtes à anophèles. Mais, dès que les pluies s'installent, on observe en août et en septembre une multiplication formidable des lieux d'élevage du moustique propagateur du paludisme. Ce sont des mares au milieu de la chaussée, au milieu des sentiers, ou des cours. Ce sont aussi les poches souvent très profondes qui se constituent dans les ruisseaux, et créées par les pluies torrentielles dans les rues en pente. Ajoutons enfin les tranchées artificielles nécessitées par des travaux, les caniveaux en maçonnerie effondrés ou seulement encombrés, les trous à ordures. Des recherches faites pendant les périodes d'hivernage, il résulte que les terrains vagues, où poussent l'herbe et la petite brousse, sont à peu près exempts de gîtes à anophèles. D'une manière générale, toute mare au milieu d'une pelouse, d'une prairie, de la savane, ne contient pas de larves si son fond est herbeux, serait-elle assez durable (15 jours paraissent nécessaires sous le climat de Douala, à 26° de température moyenne, pour donner à l'œuf le temps de fournir un adulte). Comme habitats d'anophèles le Dr Rousseau n'a signalé que quatre ou cinq mares à fond herbeux. Il n'a jamais trouvé non plus de larves d'anophèles dans toutes les

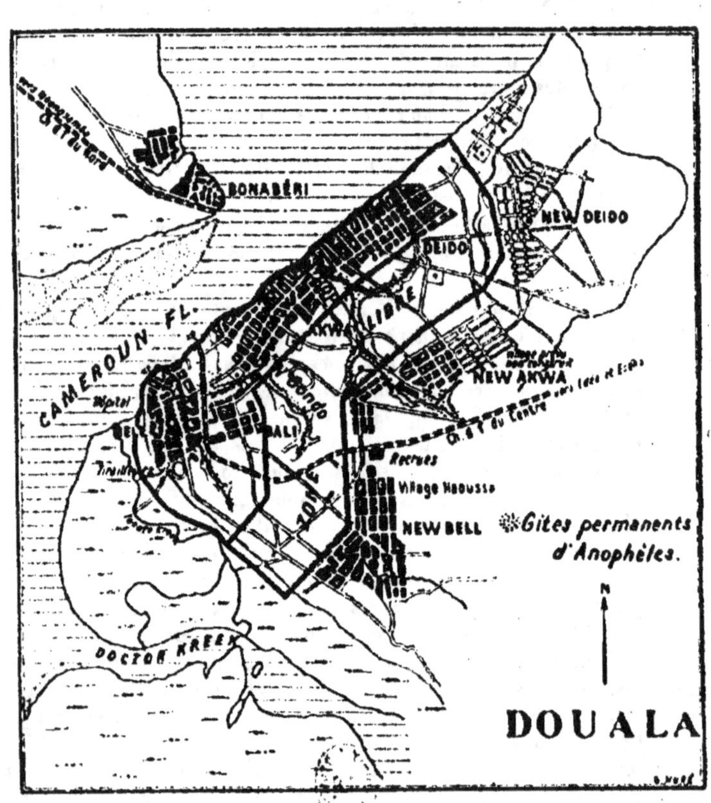

BONABÉRI
NEW DEIDO
DEIDO
NEW AKWA
AKWA
CAMEROUN FL.
Bondo
Village Haoussa
NEW BELL
Recrues
DOCTOR KREEK
Gîtes permanents
d'Anophèles.
N
DOUALA

collections d'eaux domestiques si variées où il est si commun de trouver des larves de culex.

Presque tous les gîtes sont près des lieux habités. Toutefois un certain éloignement n'est pas incompatible avec leur présence ; c'est ainsi que l'emplacement de l'ancienne télégraphie sans fil allemande en présentait plusieurs considérables à 200 ou 300 mètres de toute habitation.

L'espèce anophéline se conserve évidemment dans la saison sèche par des pontes et des éclosions dans les gîtes permanents décrits plus haut, ou encore par des femelles qui peuvent vivre d'une saison des pluies à l'autre. Au mois de mai, le terrain étant perméable, les premières pluies sont d'abord absorbées ; avec les grandes chutes d'eau, la terre est bientôt saturée d'humidité, et dans toutes les dépressions naturelles ou artificielles l'eau stagne. Il faudrait une période sèche un peu longue pour que l'évaporation tarisse la mare en supprimant le danger. Malheureusement une pluie nouvelle survient, les matières organiques du sol s'y accumulent, et forment bientôt une gangue noire sur laquelle vit une faune abondante d'infusoires ; souvent le fond de la mare, désormais imperméable, se tapisse d'une couche verte d'algues élémentaires. Ainsi est constitué un gîte permanent pouvant défier les sécheresses de plusieurs jours et assurant dans la ville le foisonnement de l'anophèle.

Beaucoup de ces mares sont situées en des endroits fréquentés ; la présence de têtards, le barbotage des canards ou des enfants, le passage des hommes ou des chevaux, n'apportent aucune gêne au développement de l'œuf en insecte parfait. La multiplication des habitats a lieu quand la saison des pluies est établie depuis quelques semaines.

Pour les dépister, ce n'est pas aussitôt après une grosse pluie qu'il faut faire des observations ; à ce moment le sol est partout inondé et ne forme qu'un vaste marais. C'est après vingt ou trente heures de beau temps et avant qu'une nouvelle chute ne survienne, quand l'eau s'est alors peu à peu retirée, qu'il faut partir en exploration.

Le tableau précédent des gîtes à larves à Douala est suffisant pour se rendre compte que la lutte antilarvaire est une tâche assez dure. Le Dr Rousseau et le Dr Huor s'y employèrent largement. Un registre des collections d'eau à pétroler ou à visiter régulièrement fut tenu. La zone de surveillance qui se limitait au quartier européen et à Akwa fut doublée d'une zone d'observation et de surveillance plus générale comprenant la zone libre, Deïdo, New-

Bell et le quartier des étrangers. La zone strictement surveillée est heureusement séparée de Bonabéri par le fleuve, de Deïdo par le vallon profond du M'Bopi qui a 500 mètres de large de crête à crête, de New-Bell par une zone libre de un kilomètre de large. Mais il faudra plus tard visiter régulièrement aussi Bonabéri, Deïdo, Newtown et la zone libre où se rencontrent en hivernage des gîtes à anophèles.

En 1919, le service de la voirie fut réorganisé. L'écoulement des eaux sur le plateau, où la pente est faible ou nulle, fut assuré autant qu'il fut possible de le faire. A chaque chute de pluie, l'eau au lieu de stagner, coulait au fleuve en masses considérables, et la terre conserva beaucoup plus longtemps sa perméabilité au lieu de se saturer dès les premiers mois comme l'année précédente.

Les arbres qui bordent les routes furent taillés. Les arbres de Polynésie et les amandiers de Cayenne étalaient leurs branches basses au-dessus des chaussées empêchant l'évaporation ; et leurs branches pendantes créaient au-dessous d'elles autant de mares. Les autres essences des rues de Douala (cocotiers, flamboyants, etc.) ne présentent pas les mêmes inconvénients.

Il ne faut pas perdre de vue que si l'on veut préserver la ville de Douala du danger du moustique, c'est aux marécages, gîtes permanents ou presque permanents, qu'il faut s'attaquer ; c'est de là que partent toutes les pullulations et particulièrement la pullulation anophéline annuelle de la saison des pluies. Ces cours d'eaux intermittents et ces marigots doivent faire l'objet de travaux : comblement, drainage, etc. Leurs rives seront rendues accessibles à la surveillance par la suppression des herbes sauvages et touffues qui les bordent. Elles seront régularisées, de manière à pouvoir être nettoyées facilement.

Pendant les années 1916-1918, le pétrole n'a jamais manqué à Douala, grâce aux arrivages d'Amérique, mais en 1919 il devint beaucoup plus rare. Lorsque les approvisionnements touchèrent à leur fin, nous avons mis à l'étude l'utilisation d'une source située à quelques kilomètres de la capitale (mare pétrolifère de Logobaba). Ce pétrole est très impur ; d'après les observations qui ont été faites au laboratoire par le D Rousseau il détruit les larves. Il a l'avantage de ne pouvoir être subtilisé par les agents des équipes d'hygiène, car il ne peut brûler dans les lampes.

En même temps que la lutte antilarvaire, le service d'hygiène a exercé à Douala le contrôle de tous les motifs d'insalubrité. L'enlèvement des vidanges et des immondices s'est effectué dans des conditions normales ne présentant aucune particularité notable, sauf quelques difficultés provenant de la modicité du matériel roulant. Le transport des ordures ménagères ne présenterait qu'une charge raisonnable s'il était limité à l'enlèvement des déchets provenant de la seule population blanche; mais les poubelles sont surtout remplies des déchets de nombreux natifs n'ayant souvent d'autre raison d'habiter la ville européenne que celle d'y esquiver les corvées d'entretien qui, dans la ville indigène, incombent à l'habitant. Non seulement pour cette raison secondaire, mais surtout au point de vue important de la ségrégation, il y aurait un gros intérêt d'hygiène à ne conserver dans le quartier européen que l'élément indigène strictement nécessaire. Malgré de nombreux avertissements, il subsiste encore chez certains coloniaux une tendance fâcheuse à laisser trop complaisamment encombrer les communs de leur habitation d'un personnel parasitaire et superflu.

Postes de l'intérieur. — Dans tous les postes de l'intérieur, le commandement a donné l'ordre de faire coopérer les tirailleurs à la lutte contre les moustiques et de dresser certains d'entre eux à ce rôle spécial. Ces hommes bien éduqués, rendront ensuite les plus grands services comme chefs de nouvelles équipes, le jour où celles-ci devront se multiplier lorsqu'une épidémie viendra à se déclarer. Les médecins instruisent également leurs infirmiers militaires et civils du danger des gîtes à larves, et dans les postes où le service du dispensaire leur laisse quelques loisirs, ils coopèrent efficacement à leur destruction.

Le Dr JULLEMIER de Yaoundé rend compte : « Malgré la difficulté d'un débroussement continu dans ce pays où la végétation se renouvelle avec une déconcertante rapidité, le poste de Yaoundé possède peu de moustiques. Ailleurs, les gîtes sont observés un peu partout. Les creux de manguiers, la base des pétioles des feuilles de macabot forment des petits réservoirs naturels où les larves ont été plusieurs fois trouvées. Il est plus rare de les rencontrer dans les mares : celles-ci sont toujours peuplées de petits poissons. Les infirmiers stagiaires ont été dressés à la recherche des larves. Nous avons noté leur étonnement quand ils ont pu assister à leur transformation en insectes parfaits. A Akonolinga, et dans toute la vallée du Nyong, les moustiques abondent. Malgré les débroussaillements opérés, la proximité et les crues du fleuve créent de petites cuvettes toutes désignées pour servir de gîtes ».

Le D' Le Goueellec de Kribi, écrit : « Etant donné le très bon entretien des routes et de l'écoulement des eaux de pluies, il y a très peu d'eau stagnante et le nombre des moustiques est peu considérable. Nous avons dû cependant pétroler deux marigots dont l'assèchement est très difficile à obtenir. »

« A Ebelewa, d'accord avec le commandant du cercle, il a été défendu aux indigènes d'aller pêcher le poisson dans les marigots qui sont à proximité. Il est en effet un précieux auxiliaire pour la destruction des larves, et la pêche en était déjà rigoureusement interdite par les Allemands. La période de saison sèche a été mise à profit pour effectuer un large débroussement tout autour de la colline où est bâti le poste, et dans un rayon d'environ un kilomètre tous les alentours sont, jusqu'à la prochaine saison des pluies, dans un état de propreté satisfaisant. »

A Garoua, dit le D' Cartron, la lutte contre les moustiques s'est effectuée dans des conditions normales avec le concours et la bonne volonté de chacun. Le poste est largement débroussé, mais en présence de la grande superficie du terrain, il y aurait lieu de rendre permanentes et plus nombreuses les corvées de prisonniers chargées de la voirie et de l'enlèvement des ordures du poste. Le moustique a, malgré toutes les précautions, fait néanmoins son apparition au poste à la saison d'hivernage ; provenant de la région marécageuse de la Bénoué, il trouve des gîtes de relais au village même, dans d'immenses fossés, qui ne pourront être comblés que lentement et avec un gros travail. C'est de ce côté que dans l'avenir les efforts devront être dirigés. Vers décembre avec les premières nuits fraîches, le moustique se fait plus rare ; il disparaît complètement en saison sèche. Dans les cases des Européens des essais ont été faits pour détruire les moustiques dans les appartements par l'émission de vapeurs de crésyl. Ce procédé trop coûteux au chauffage à l'alcool, est trop délicat à utiliser avec le chauffage au bois car une longue flamme produit très vite l'inflammation des goudrons.

Pendant la période de menace d'extension de la fièvre jaune signalée en Nigéria, des gîtes à larves artificiels ont été créés au village, pour rechercher l'index des stegomyas. Toute satisfaction a été donnée par le Lamido pour la bonne tenue des quartiers indigènes. Dans une agglomération aussi étendue, il reste toujours à faire si l'on veut obtenir une observation réelle des règles, dans chaque enclos particulier. Le déplacement des cases des nomades situées auprès du port a été obtenu. Une surveillance établie périodiquement par secteurs définis, est nécessaire pour lutter contre la création de nouveaux gîtes à larves, pour détruire ceux qui existent, pour interdire aux indigènes de prendre de la terre de construction. Il faudra également exiger que les teinturiers exerçant leur profession de plein air au milieu du village, s'ils ne sont déplacés, vident leurs fosses à teintures complètement, au moins une fois par semaine. On n'insistera jamais trop sur la nécessité d'appliquer avec toute la rigueur possible les mesures d'hygiène essentielles, à Garoua ; on ne devra jamais perdre de vue que cette région reste sous la menace constante d'une propagation de la fièvre jaune de la Nigeria au Cameroun par la voie de la Bénoué. Garoua est voué par sa situation à être infecté un jour par Yola. Aucune mesure n'est donc inutile pour empêcher le fléau de gagner la colonie.

À Maroua, il y aura également un gros travail à effectuer pour combler les mares qui existent en plein centre. En saison de cultures, les indigènes qui se disputent la terre âprement, conservent l'habitude de faire leurs champs de mil tout autour de leurs cases. En hivernage, dans ces terrains où la terre argileuse et bosselée forme des petites cuvettes qui retiennent l'eau, les villages enfouis au milieu d'une abondante végétation sont infestés par les moustiques.

Le Dr RAVOÉ expose ainsi la situation en 1918 : « L'organisation du Service d'Hygiène à Garoua est encore embryonnaire. Les deux agents sanitaires doivent en même temps continuer 'eurs fonctions d'agents de police. On ne saurait donc véritablement parler d'une équipe d'hygiène. On exerce simplement une surveillance sur la voirie, les gîtes à larves, les étrangers, les nomades et sur les prostituées. Quant à l'assainissement des grands centres, c'est un problème complexe, qui doit entraîner des dépenses. Dans l'état actuel des choses, il nous offre plusieurs points à considérer, et la surveillance des cases et des rues n'est qu'un de ces points. La lutte antilarvaire en particulier sera presque impossible aussi longtemps que les Postes et surtout les villages seront entourés de marais pendant la moitié de l'année. Comme le drainage et la pétrolisation sont des moyens compliqués et coûteux, le plus pratique à mon avis serait d'utiliser les grandes facilités que nous présente ce vaste territoire pour faire de la ségrégation. Il sera toujours possible de maintenir une zone libre entre nos villes et les villages indigènes. D'une façon générale il n'y a aucun intérêt à se rapprocher de ces derniers, mal situés la plupart du temps, dans des bas-fonds. L'argument administratif qui dit qu'il faut mettre les indigènes à même de venir facilement aux bureaux des Circonscriptions ou des Subdivisions, ne saurait empêcher de se placer à un kilomètre et demi ou deux des agglomérations. Il faut aussi interdire de façon formelle aux interprètes, aux représentants des chefs et à toute la foule de leurs hommes libres de construire dans les zones libres ».

Dans tout le Nord Cameroun, le paludisme tient le premier rang parmi les maladies, comme dans le Sud. Pendant une partie de l'année, les conditions climatériques ne sont pas favorables à la vie des moustiques, mais la saison froide n'est toutefois ni assez marquée, ni assez longue, ni surtout assez continue pour assurer leur destruction. Pendant la période sèche, il reste aux environs des villages assez de points d'eau pour leur permettre de se reproduire. Les cases indigènes leur offrent de l'obscurité et une température égale. D'après Vorwerck, l'anophèle prend à ce moment des mœurs domestiques, qui contrastent avec ses habitudes ordinairement rustiques. La variété la plus fréquente serait alors *A. Funestus*, et on la rencontrerait presque exclusivement.

En hivernage, les moustiques trouvent au contraire des conditions extraordinairement favorables. Des centaines de kilomètres carrés sont submergés, et non seulement la grande plaine est inondée, mais, dans les massifs montagneux, les couloirs, les vallées, les cuvettes le sont aussi. D'autre part, les villages construisent toutes leurs cases en terre ; les cavités creusées à cet effet sont poussées, de par leur destination même, jusqu'à la couche d'argile imperméable, et voilà autant de mares. Aussi le nombre de moustiques augmente-t-il avec une rapidité et dans des proportions surprenantes. Aux variétés résistantes, comme *A. Funestus*, viennent s'en surajouter alors d'autres (*A. Costalis, A. Pharœnsis, A. Superpicus* et *A. Mauritianus*, ce dernier plus rare).

Destruction des glossines. — Le Service d'Hygiène dans la capitale, a eu également l'occasion de se préoccuper de la question de la destruction des glossines. La mouche tsé-tsé (*glossina palpalis*) existe à Douala dans les parties non entretenues et non habitées des rives de l'estuaire du Cameroun. Elle a été souvent capturée à l'hôpital et sur le plateau du quartier européen. Elle est fréquente aux endroits de la berge où il n'y a pas de quai, qui sont abandonnés, peu débroussés ; les Européens qui vont pêcher de ces côtés rencontrent chaque fois des glossines. Ils sont souvent piqués. La mouche se voit également dans les parties non entretenues de la zone libre, particulièrement celles où courent les ruisseaux Mbopi, Ngondo, le Béséké, et leurs affluents. De là, elles font des incursions en ville. La glossine, jointe à la présence du bétail trypanosomié, est un danger pour les chevaux et les mulets de Douala. De plus, si la trypanosomiase humaine est rare ici, il ne faut pas oublier que de nombreux cas ont été enregistrés dans la région par les Allemands et que nous avons observé à l'hôpital en 1917-1918 cinq malades, dont deux n'avaient jamais quitté Douala ou les environs immédiats. La nécessité d'un débroussement sévère s'impose donc dans la zone libre, comme en ville, en respectant les pelouses et les grands arbres mais en détruisant toutes les galeries forestières.

L'incinération doit jouer un grand rôle dans les opérations de dénudation. On devra procéder à des incendies systématiques, bien surveillés, lors des saisons sèches ; on peut en tout temps, malgré la saison des pluies, procéder à des abatages et à des coupes. Les équipes d'hygiène et du service de la voirie ne possèdent pas un nombre d'hommes suffisant et sont déjà beaucoup trop occupés pour venir à bout de cette tâche. Une main-d'œuvre spéciale est absolument nécessaire.

Dans les régions de l'intérieur où abondent les tsé-tsé, une lutte spéciale est à entreprendre. Nous avons envisagé la question dans le chapitre consacré à l'étude de la maladie du sommeil.

CHAPITRE III

Hygiène de la ville de Douala et des gros centres

Les quartiers indigènes de Douala. — Le quartier européen. — Hygiène des Européens à Douala et dans les postes. — L'utilité des tournées. — Hygiène des campements. — Hygiène des écoles. — Cimetières. — Viandes et abattoirs. — Marchés. — Hygiène des camps. — Hygiène des prisons. — Eau potable et évacuation des matières usées.

Quartiers indigènes de Douala. — Les différents quartiers indigènes de Douala (agglomération principale d'Akwa, villages suburbains de Deido et de New-Bell) ne présentent aucun caractère particulier qui les distingue les uns des autres. Le plan général datant de l'occupation allemande est le même pour ces divers secteurs : grandes rues très bien débroussées, se coupant à angle droit et délimitant des carrés réguliers où les cases sont largement espacées. Aussi la superficie totale de la ville est-elle fort étendue comparativement au nombre d'habitants (14.000 indigènes occupent un espace de 7 à 8 kilomètres de long, sur une largeur variant de 6 à 800 mètres). Nous avons dû cependant signaler à l'administration, l'importance qu'il y avait de réglementer la distance des cases indigènes entre elles, et celle qui devait les séparer des rues, car l'afflux des étrangers vient encombrer progressivement le quartier d'Akwa. Nous avons insisté également sur le danger de l'abus des palissades et des nombreuses séparations en tôle qui empêchent la surveillance, gênent la circulation de l'air, et convertissent les cours en mares à larves à la fin d'hivernage.

La population est constituée par un noyau fixe d'indigènes autochtones de race douala, auquel s'adjoint un appoint important, surtout à Akwa, de traitants et d'artisans des divers corps de métier (tailleurs, bijoutiers, blanchisseurs, cordonniers, charpentiers, etc...) provenant des colonies voisines, en majorité originaires de Nigéria (principalement de Lagos), puis indigènes de Gold-Coast, Sierra-Leone, Dahomey, Togo, Gabon, faisant la navette entre Douala et leur pays d'origine. Il existe aussi à Akwa et principalement à New-Bell, où une zone leur est réservée, une population flottante de quelques centaines d'Haoussas. Ils proviennent des groupements plus importants des régions de l'intérieur avec lesquels ils entretiennent un trafic constant ; ils constituent une part notable de la clientèle des deux chemins de fer du Centre et du Nord. Ils vivent à part et, plus éloignés de la surveillance administrative, on relève chez eux une tendance à transformer leur quartier, en village du type soudanais, à paillottes construites au hasard séparées par des ruelles tortueuses. La promiscuité des gens et du bétail (moutons et chèvres) qui constitue un de leurs principaux objets de trafic est à rapporter. Partageant la répugnance commune à toutes les races islamisées à accomplir à la vue de tous, certains actes de leur existence (prières coraniques, réjouissances, repas), ils cherchent à préserver des regards indiscrets les abords de leur case par des enceintes de paille. Toutefois ces indigènes, très au courant à Douala des exigences de l'hygiène européenne, sont assez faciles, du moins dans la capitale, à ramener à une observation satisfaisante des règlements de police sanitaire (Dr Huot).

Quartier Européen. — Les habitations européennes de la ville de Douala, solides, faites en ciment armé, présentent souvent le grave inconvénient de ne pas assurer une protection suffisante contre le soleil. Si certains immeubles ont belle apparence et relèvent d'un style architectural germaniquement prétentieux, ils sont rarement adaptés au climat équatorial, et sont parfois construits comme auraient pu l'être des maisons de campagne européennes (vérandahs sur une seule face trop étroites ou inexistantes, ouvertures avec fenêtres vitrées). Les occupants actuels se sont ingéniés à remédier à ces défectuosités par l'établissement de stores et de persiennages, mais certaines maisons sont malgré tout, encore pénibles à habiter sous le dur climat de Douala ; elles manquent d'aération.

Le quartier européen (1) est fort heureusement doté, en même temps que d'une canalisation d'eau potable, d'un réseau d'égouts qui assure l'évacuation au fleuve des eaux ménagères. La plupart des immeubles européens ont des water-closets avec chasse d'eau.

L'évacuation des ordures ménagères est à la charge des indigènes dans les quartiers indigènes. Elle est assurée pour les immeu-

(1) Voir première partie, chapitre I, pages 48-53.

bles européens de ces quartiers par le service de la voirie qui recueille journellement le contenu des poubelles et les déchets de débroussaillement ou du nettoyage des rues.

Les Européens à Douala au point de vue alimentaire sont ravitaillés plus ou moins facilement, plus ou moins abondamment en viande (bœufs, moutons, porcs), en volaille (poulets, canards, etc...), en poisson, en œufs, en légumes (pommes de terre, choux, aubergines, tomates, haricots, carottes, salades, ...), en fruits (bananes, ananas, avocats, papaï, goyaves, mangots...). L'eau de boisson est bonne. Il serait à souhaiter que la fabrication de la glace se fasse régulièrement. Pendant plusieurs mois, la machine a été arrêtée.

Par la destruction des moustiques, par le drainage des zones marécageuses, par la réalisation complète du plan de ségrégation, un européen pourra vivre à Douala avec un minimum de chances d'infection. Nos prédécesseurs nous ont laissé un quartier européen sain, débarrassé des natifs, où persistent encore malheureusement un hôpital indigène, une prison et beaucoup trop de maisons abritant des vagabonds. L'œuvre commencée est à poursuivre.

Le colonial de la capitale doit surtout craindre les maladies vénériennes et le paludisme. Nous n'avons pas à insister ici sur les mesures de protection à prendre contre ces deux périls. La dose quotidienne de o gr. 25 de quinine, l'usage de la moustiquaire sont des pratiques généralement suivies par les habitants de Douala. L'administration pourvoit de moustiquaires son personnel civil et militaire. Mais si presque tous les Européens en sont munis, peu savent s'en servir, et disent de très bonne foi d'ailleurs : « Il n'y a pas de moustiques à Douala ». La moustiquaire rassemblée au-dessus du lit n'est pas utilisée. Trop souvent elle est ouverte latéralement ou n'est pas serrée sous le matelas, elle n'offre dès alors, aucune garantie. On ne saurait croire combien cette notion de la moustiquaire bordante a besoin d'être répandue.

Postes de l'Intérieur. — Nous avons signalé ailleurs (1) les différentes ressources que trouvaient les Européens dans les postes de l'intérieur. Au point de vue alimentaire, elles lui permettent en général d'avoir une ration variée, agréable, et largement suffisante. Signalons seulement ici que les européens du poste de Ngaoundéré se sont plaints à une certaine époque de vagues

(1) Voir première partie, chapitre I, pages 53-65.

malaises et en particulier de diarrhées profuses, coliques, attribuées tout d'abord aux brusques variations de température qui sévissent sur le haut plateau. Il a pu être établi par la suite, que ces malaises résultaient de l'absorption de lait, à une période particulière de l'année, correspondant à la saison où les troupeaux sont menés paître dans les prairies riveraines de la Wina du Sud à quelques kilomètres de Ngaoundéré, les indigènes vantant les qualités de ces eaux, sans doute natronnées, pour leurs troupeaux. De passage à la Wina, le Dr CARTRON a pu se rendre compte par lui-même, de la valeur purgative de ces eaux et par suite du lait des vaches qui viennent s'y abreuver ; les symptômes éprouvés après une absorption suffisante de ce lait ou de ces eaux (diarrhée profuse, colique, nausées, vertige, crampes musculaires à formes cholériques, lipothymies) dépriment l'organisme.

Les bâtiments allemands des postes ne sont pas tous des modèles du genre colonial ; on peut leur reprocher surtout de ne pas avoir de double toit permettant la circulation d'un courant d'air, et aussi d'être très mal disposés à l'intérieur ; des maisons énormes et d'un prix très élevé n'offrent en fin de compte que deux ou trois pièces d'habitation. Les toits en tôle rendent souvent les vérandas très chaudes. Il est facile de construire de très belles cases en matériaux du pays, et les dispositions les plus hygiéniques peuvent y être prises. Le poste de Léré, construit par le capitaine DE GRAMONT est un modèle du genre. L'utilisation de briques cuites et de chaux permet de faire des bâtiments définitifs, et la toiture seule doit être changée de temps à autre.

Tournées. — Les inspections administratives, les répressions de police imposées aux officiers et sous-officiers, les tournées en brousse effectuées par les commerçants et par les colons, doivent être considérées dans ces pays comme utiles, hygiéniques et même nécessaires. Au poste, l'Européen a en général une vie trop sédentaire : abattu par la chaleur, quelquefois anémié, il doit faire effort pour se promener chaque jour quelques minutes ; le plus souvent il ne réagit pas, la chaise longue à l'heure de l'apéritif le tentant davantage. Ces heures de l'apéritif et des repas en commun, qui sont une des rares distractions dans les postes, sont de ce fait prolongées ; il s'en suit que la ration alimentaire souvent trop riche en azote est vite disproportionnée aux besoins de la nutrition. Si l'exercice et le travail physique sont insuffisants, l'organisme ne brûlant pas assez, l'intestin devenant atonique, le foie ne faisant plus son travail, des produits incomplètement oxydés et des toxines intestinales s'accumulent, l'élimination se fait mal. Le foie du fait seul de la chaleur, étant déjà en état d'équilibre fonctionnel et circulatoire instable, cède tout à fait ; toutes les conséquences pathologiques sont à craindre. A Garoua, en particulier, écrit le Dr Cartron, beaucoup de sous-officiers qui en station sont très souvent malades (accès de paludisme, crises d'entérite, d'asthme, d'emphysème, etc.) reviennent de longues randonnées en brousse sans avoir fait un jour de maladie. Il va de soi que au cours de ces tournées, l'européen ne doit pas se fatiguer inutilement (chasse et exposition prolongée au soleil à certaines heures de la journée, refroidissements, etc.). Dans ces régions où l'on utilise surtout le cheval, il faut expressément recommander au voyageur de ne pas se laisser constiper. Il devrait au moins faire une heure de marche à pied dans la matinée. Au retour, il doit aussi se surveiller pendant quelque temps, ne pas oublier sa quinine préventive, être plus sobre que d'ordinaire particulièrement au repas du soir et continuer à se donner un peu d'exercice. Ces tournées ont aussi et surtout le gros avantage de sortir le colonial de son milieu habituel et de rendre pour lui la vie de poste, aussi agréable soit-elle, moins monotone. Si les hommes sont faits pour vivre en société, il faut reconnaître que dans ces postes où les caractères aigris par le climat et la maladie sont à fleur d'épiderme, où l'individu nerveux ou non est très impressionnable et a la réaction vive, les Européens en contact quotidien, à force de se voir et de s'observer, finissent par trop bien se connaître. Ils gagnent ainsi souvent un esprit de critique déplorable et, par phobie, par contagion peut-être, ils arrivent quelquefois à se détester cordialement, sans être d'ailleurs bien fixés sur les motifs de leur désaccord ou de leurs rancunes ridicules. Kamerounites, obsessions ou psychasthénies d'origine paludéenne, peu importe. Sortez donc seulement pendant quelque temps ces gens de leur milieu, accordez à tous et surtout aux employés de bureaux, qui par une chaleur torride sont de longues heures assis à leur table de travail, quelques bonnes tournées en brousse, le moral chez eux n'en sera que meilleur, et leur état physique s'en trouvera d'autant mieux (Dr Cartron).

Hygiène des campements. — Le long des grandes lignes d'étapes et des principales voies de communication existent des abris pour les passagers. En principe, certaines des cases qui les composent sont strictement réservées aux Européens. Ces campements et leurs abords (feuillées, trous à ordures, etc.) ont besoin d'être sous une surveillance vigilante et constante de la part des commandants de circonscription ou de subdivision. Ils doivent être à chaque instant reconstruits ou améliorés. Il est nécessaire de les visiter après chaque saison des pluies.

Pendant la saison sèche, plus particulièrement dans le Nord, il est souvent difficile de se procurer une eau potable. Il y aurait intérêt à trouver, à proximité du gîte d'étapes, un puits entretenu par le chef de village. Il faut exiger également des chefs que les canaris de provision d'eau, remplis seulement à l'arrivée de l'européen, soient immédiatement renversés après son passage et ne puissent devenir de puissants réceptacles à larves. Dans l'intérêt général, tout voyageur devrait avoir la bonne précaution de veiller, au moment de son départ, au retournement des divers récipients.

Un arrêté sur l'hygiène du campement serait à prendre par le Gouverneur de la colonie et à afficher dans tous les gîtes d'étapes. Les commandants de subdivision veilleraient à sa bonne exécution.

Hygiène des écoles. — Il existe à Douala trois écoles du Gouvernement (Akwa, Deido et New-Bell) sans compter celles des missions évangéliques protestantes et de la mission catholique. Ces diverses institutions rassemblent une population scolaire de près d'un millier d'enfants. Les locaux qui leur sont affectés sont suffisamment vastes et bien aérés. L'école d'Akwa possède des water-closets à tinettes mobiles. Les autres situées un peu en dehors de la ville, ont des feuillées surveillées et bien entretenues. Les instituteurs européens, les missionnaires catholiques, les pasteurs protestants réservent à l'hygiène la part qui lui est due dans leur enseignement. Ils surveillent la propreté corporelle des enfants, et les petits malades sont envoyés régulièrement à la visite du dispensaire d'Akwa. Des inspections médicales contrôlent périodiquement l'état sanitaire général. En dehors des petites plaies accidentelles ou des affections cutanées, les cas les plus souvent observés sont des manifestations paludéennes et des atteintes de pian. Quelques oreillons ont motivé le licenciement pendant un mois des élèves de deux classes d'Akwa. Nous insisterons ailleurs sur le rôle important des écoles, sur le but que doivent poursuivre les maîtres et les professeurs, mais en terminant ce paragraphe il y a lieu de signaler, dans le Nord Cameroun, la « Maison de l'Écolier » instituée à Maroua, où l'élève qui vient s'instruire, bien logé, bien nourri et toujours propre, est du meilleur exemple pour les autres enfants et pour les mères indigènes.

Cimetières. — Le cimetière européen de Douala est l'ancien cimetière allemand, en face de l'église du culte catholique dont il est séparé par une route. Cet emplacement aurait gagné à être plus en dehors de la ville. Il se trouve, en fait, relativement isolé des endroits habités, à l'exception des bâtiments de l'évêché, car il est situé à peu près au milieu de l'espace libre séparant la ville européenne de Bell de la ville indigène d'Akwa.

Les agglomérations d'Akwa, de Deido et de New-Bell, ont chacune leur cimetière respectif éloigné de 4 à 500 mètres des dernières habitations. Les cimetières sont des terrains à surveiller au point de vue des moustiques.

Viandes et abattoirs. — À Douala, la construction d'un nouvel abattoir fut décidée en fin 1918. Son sol est bétonné, et il est muni de robinets alimentés par l'eau de la ville. La conduite d'évacuation des eaux sur le Tokoto, maçonnée jusqu'à la buse qui traverse la route, n'a pas été couverte de façon à pouvoir être nettoyée. On évite ainsi que les débris végétaux contenus dans les panses s'accumulent à proximité de l'abattoir. La dépense d'un conduit ouvert jusqu'à la mer était trop considérable pour être prévue. Il n'a pas été possible de se servir du système d'égouts pour l'évacuation des eaux plus ou moins chargées de matières, car les égouts sont constitués par des tuyaux de 0 m. 20 qui viennent se déverser près du wharf du Gouvernement: La pente sur le plateau étant très faible, l'on est constamment obligé de les déboucher.

L'emplacement du nouvel abattoir, est un progrès sur l'ancien établissement. Il aurait pu sans doute être placé sur un terrain moins encaissé et plus aéré. Dans les environs, il existe bien quelques mouches tsé-tsés, mais les glossines existent partout autour de la ville. Elles constituent un danger pour les bêtes qui doivent vivre longtemps avant l'abatage, mais nullement pour les quelques bœufs tués quotidiennement, abattus rapidement après leur arrivée.

Le médecin de l'hygiène assure une visite régulière de l'établissement ; il procède à l'inspection des viandes. Aucun animal ne peut être débité en ville sans que le boucher soit muni d'un ticket visé par le médecin.

Il n'y eut, pendant les années 1916-1918, aucune saisie de viandes pathologiques ou avariées. L'état sanitaire général des troupeaux sur pied constitués à Douala est en moyenne satisfaisant; il n'a été constaté ni mortalité ni morbidité anormales, sauf au mois de mai 1917 où furent observées des atteintes de trypanosomiase bovine sur des animaux provenant de la région de Yoko. Ces

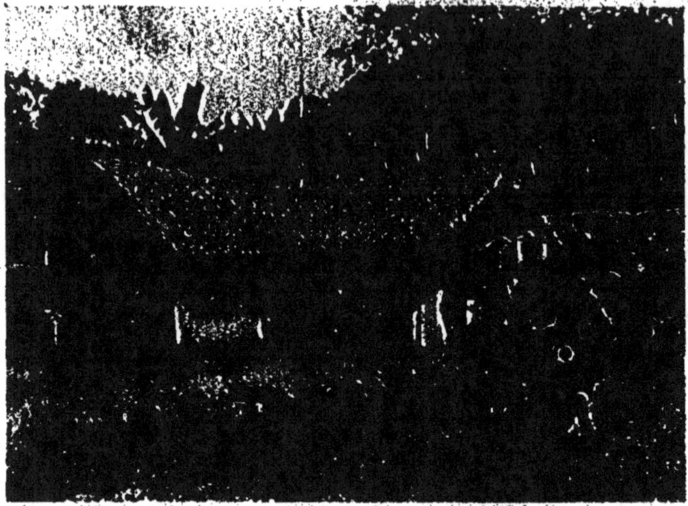

(*Cliché Section photographique de l'Armée*).

Fig. 29. — Village de Binjoka. Case des passagers.

(*Cliché Section photographique de l'Armée*).

Fig. 30. — Cases de campement sur la route de Yaoundé.

cas restèrent limités ; il n'y eut aucune contamination sur les lots d'autre provenance. Les animaux furent isolés et abattus rapidement ; l'examen ne révéla d'ailleurs dans la viande aucune particularité de nature à en interdire la consommation.

A Kribi, à Bana, à N'Gaoundéré il n'y a pas d'abattoirs. A Edéa il n'en existe pas non plus ; les Haoussas qui tuent quelques moutons, présentent les bêtes sur pied au médecin du poste.

L'abattoir de Doume est construit en bordure de la rivière. Le sol bétonné en est soigneusement lavé à grande eau.

A Yaoundé, un local spécial a été aménagé ; la viande est visitée avant d'être délivrée.

A Garoua, l'abattoir qui se trouvait à proximité du marché a été éloigné et transporté près du fleuve. La viande destinée à la consommation des tirailleurs est présentée chaque jour au vétérinaire ou au médecin ; « des mesures devront être prises, dit le Dr Cautrox, pour que celle vendue aux européens par les bouchers indigènes soit plus sévèrement contrôlée ».

Marchés. — A Douala, le marché est relativement peu important pour une agglomération indigène aussi considérable. Il est principalement fréquenté par des petits revendeurs au détail d'articles européens (sucre, pétrole, cigarettes, etc.), et certains jours, par des trafiquants débitant du poisson ou des produits de cultures vivrières des plantations voisines. Des équipes de prisonniers ou manœuvres en assurent le nettoyage quotidien. Des inspections ont pour but d'éliminer les causes de contamination dues aux porteurs de lésions ouvertes de lèpre ou de syphilis.

Les deux marchés installés à Edéa sont placés sous le contrôle constant d'un poste militaire. Situés de chaque côté de la route, à l'extrémité sud du centre commerçant, ils sont très fréquentés par les indigènes, principalement le lundi. Les marchands sont tenus à l'heure de leur fermeture, de laisser leurs emplacements dans le plus grand état de propreté.

A Kribi, le marché se tient dans une belle allée de manguiers, le mercredi et surtout le samedi. L'équipe d'hygiène se charge lorsqu'il est terminé, de l'enlèvement des débris.

A Ebolowa, il a lieu tous les samedi près du fortin et c'est une corvée de prisonniers qui procède ensuite au nettoiement.

A Doume, trois grandes cases ont été construites. Un petit caravansérail y est annexé, pour abriter les étrangers venus de loin.

A Foumban, à Bana, à Baré, à Nkongsamba, à Yaoundé, et à N'Gaoundéré les marchés sont tenus de façon irréprochable. Les commerçants qui n'écoutent pas les avertissements donnés sont d'ailleurs passibles de sanctions relevant du statut sur l'indigénat. La présence des lépreux et des individus atteints de maladies contagieuses y est formellement interdite. Les détritus sont portés dans une grande fosse creusée à quelque distance, et sont recouverts de terre.

Dans les villes de l'Adamaoua, les marchés sont, d'après le Dr RAUGÉ, souvent d'une importance considérable : celui de Maroua attire chaque lundi plusieurs milliers de personnes. Il en est de même dans tous les gros centres. Les divers métiers se cantonnent généralement par affinités en des points différents de la place : il y a le quartier des bouchers, celui des marchands de poisson, celui des selliers, des cordonniers, des potiers, etc., etc. La foule remplit les intervalles et se presse surtout aux heures les plus chaudes du jour (de 11 h. à 2 h.). La variété des produits est incroyable : aliments de toute nature, depuis la calebasse de lait jusqu'à la brochette de viande rôtie, condiments, poteries, étoffes indigènes ou tissus importés, cigarettes de la Nigéria, bois de senteur et encens, kohl pour les yeux, babouches, bottes, selles, harnachements, mortiers à piler le mil, bœufs, cabris, chevaux, fagots de bois, soie retirée des cocons d'une sorte d'araignée, bijoux, parfums, perles de verre, tout en un mot ce qui intéresse la vie assez compliquée de ce pays. Il est possible d'obtenir une certaine discipline dans cette cohue. De tous temps en effet, les diverses corporations furent sous les ordres de chefs ou « Serkims » (Serkim-Paoona : chef des troupeaux et des bouchers ; Serkim-Aoussaoua : chef des commerçants, etc...). Ces fonctions existent toujours et chaque Serkim a son rôle et sa responsabilité.

Les agents d'hygiène ou de police sont plus particulièrement chargés de contrôler la qualité de la viande et du poisson. La viande est vendue très vite, et les acheteurs, s'ils ne la consomment pas immédiatement, la sèchent au feu. Le poisson sec du Logone paraît se conserver assez bien, mais le poisson frais est parfois gâté, par la chaleur et le temps orageux. Il est arrivé à plusieurs reprises au Service de Santé d'en faire saisir.

On interdit autant que possible aux contagieux de se mêler à la foule ; mais il est difficile de lutter contre des coutumes séculaires, et dans tous les marchés que ne touche pas directement la surveillance des Blancs, des mendiants couverts de plaies « chantent toujours les louanges d'Allah le Miséricordieux, et se recommandent à la charité des croyants ».

Hygiène des camps. — Le Bataillon I a son siège à Douala. Il comprend dans cette ville : les bureaux du chef de Bataillon, du major et de l'officier de détail, la section hors rang, une section de mitrailleuses, une compagnie et une section d'artillerie. Ces différentes unités sont logées, sauf la dernière, au Sud de la ville, dans un camp militaire et dans des locaux situés à l'Ouest de la naissance du ruisseau le Béséké. La section d'artillerie occupe un bâtiment, appartenant jadis à une mission, situé à l'Est d'Akwa.

Habitations. — Tous les Européens, officiers et sous-officiers, habitent des maisons en béton recouvertes soit en rubéroïde, soit en tuiles. Les casernements sont en bon état. Les indigènes sont abrités, au nombre de deux par cases, au camp de la 3e Compagnie, dans des cases en béton recouvertes de tuiles, dans les autres agglomérations, dans des cases en tôle ou recouvertes en tôle.

Chaque tirailleur possède un lit de camp habituellement fabriqué par ses soins, avec une moustiquaire. Des douches existent dans deux locaux différents.

Deux bornes-fontaines donnent pendant six heures par jour une quantité d'eau réellement insuffisante pour les besoins du camp, d'autant plus que les heures de distribution, sont précisément celles où les tirailleurs sont absents pour le service.

Un four à incinérer a été installé, par les soins du capitaine, commandant la compagnie. D'une capacité de 5o à 6o centimètres cubes utiles, il sert à détruire toutes les ordures du camp. Il fonctionne normalement, et est surveillé par un tirailleur de la compagnie. La confection n'a occasionné aucune dépense, la grille étant faite de vieux rails de Décauville, la cheminée d'une tôle ondulée, et le four lui-même de la glaise du pays qui maintient quelques cailloux. Le tout est protégé de la pluie par une toiture en tôle qui permet, en outre, d'attendre l'assèchement des ordures pendant une journée ou deux, à la saison des pluies. Ce four ne sera assurément pas durable, mais pourra être reconstruit dans les mêmes conditions.

Pendant les réparations effectuées à l'usine des eaux, l'eau, n'étant pas fournie au camp en quantité suffisante, les water-closets avec chasse automatique ont été fermés. Des feuillées ont dû être établies et le fonctionnement de cabinets *couverts*, assez spacieux, à fosse fixe, a été étudié dans un endroit choisi afin de ne pas infecter la nappe d'eau sous-jacente. Désinfectés journellement par le service de santé régimentaire, ils étaient comblés et déplacés une fois par mois.

Dans les chefs-lieux de circonscription et de subdivision de l'intérieur, les camps militaires sont très bien tenus. Les nombreuses améliorations apportées, témoignent du vif souci de satisfaire autant que possible aux lois de l'hygiène, et les médecins se montrent heureux des résultats acquis. Leurs prescriptions relatives au nettoyage, à la destruction des gîtes à larves, aux mesures de propreté sont rigoureusement observées. D'assez importants travaux d'assainissement ont été partout entrepris. Ils concernent surtout le débroussement, le nivellement, le comblement et l'assèchement de marais, la construction de caniveaux permettant l'écoulement des eaux. Des dépôts d'ordures ménagères ont été installés et les détritus sont enfouis journellement ou même incinérés. Les cabinets ou les feuillées sont scrupuleusement fréquentés et désinfectés. Le périmètre des sources d'alimentation est surveillé.

Ordinairement bien situés et proprement aménagés, les bâtiments des tirailleurs sont régulièrement badigeonnés à la chaux. Ils sont placés près d'un terrain d'exercice ; souvent des hangars en tôle ondulée permettent, en temps de pluie, de faire manœuvrer les militaires sans les exposer aux intempéries. On peut reprocher aux cases en briques recouvertes de tôles, d'être très chaudes le jour et très fraîches la nuit.

A Garoua, les tirailleurs sont logés dans des cases individuelles distantes de 3 à 4 mètres. A Maroua elles sont surélevées, construites en pisé, bien recouvertes en chaume, avec des vérandahs protégées. Elles sont aérées et confortables, mais leur proximité des terrains inondés de la rivière Kaliau demande une grande surveillance des gîtes à larves.

La plupart des tirailleurs sont munis de moustiquaires qu'ils se sont utilement achetées. Des visites sanitaires sont régulièrement passées. Le gros pourcentage des maladies vénériennes exige des mesures sévères et la création de dispensaires, qui pour avoir une utilité réelle, devraient être assez grands pour hospitaliser non seulement les femmes contaminées, mais aussi les prostituées suspectes.

Hygiène des prisons. — A Douala, la prison principale est située dans le quartier éloigné de Newtown. Les locaux sont blanchis à la chaux ; le sol est bétonné ; les conditions désirables de volume d'air et d'aération sont assurées. Les détenus couchent isolés du sol sur des bas-flancs qui, suivant leur largeur, sont individuels ou donnent place à deux hommes au plus. Une couverture les préserve la nuit du refroidissement.

Chaque local est pourvu de tinettes mobiles, d'un modèle parfait ; leur mode de fermeture conçu dans un but hygiénique empêche toute odeur et, aussitôt après usage, met les excréta à l'abri des mouches. Newtown ne possédant malheureusement pas le tout à l'égout projeté, un service de vidange a lieu tous les matins. La désinfection par les antiseptiques (crésyl) de tout le matériel est régulièrement faite.

Une borne-fontaine donne de l'eau à discrétion. Elle provient des filtres de l'usine de Bonakouamouang. Elle est parfaite. Les prisonniers la conservent dans des récipients qu'ils ont l'ordre de vider tous les matins, et ils sont munis de quarts individuels. Ils n'ont pas de local affecté à leurs ablutions ; ils se douchent quand ils veulent avec l'eau de la fontaine. Des caniveaux drainent parfaitement les eaux de la prison qui sortent à l'angle S.-O. où une rigole en terre, que le gardien surveille et entretient, les mène se perdre dans la brousse.

Si la prison de Newtown est presqu'un modèle, la prison disciplinaire de Douala, beaucoup moins vaste comme bâtiments est aussi très importante comme agglomération. Située en pleine ville européenne, elle est une exception au principe de ségrégation : elle a besoin d'être d'autant mieux surveillée.

Ce n'est ni dans le logement, ni dans l'alimentation, qu'il faut chercher l'explication de la déchéance physique et de la morbidité des prisonniers ; beaucoup d'entre eux d'ailleurs arrivent déjà débilités. C'est de la privation de la liberté, du changement de régime, de la fatigue produite par des travaux inaccoutumés, de tout ce qui constitue en somme la captivité que souffrent ces gens. Le service médical est assuré par une visite bi-hebdomadaire. Il existe à la prison de New-Bell une infirmerie avec une dizaine de lits, et un petit approvisionnement de médicaments sous la garde d'un infirmier indigène qui donne d'après les instructions du médecin, des soins journaliers et des soins d'urgence.

L'état sanitaire des détenus, rend compte le médecin major Huot, présente des caractères particuliers selon les diverses catégories auxquelles ils appartiennent. Ceux originaires de Douala (boys ou salariés indélicats) supportent allègrement leur détention et ne fournissent qu'une part infime à la morbidité et à la mortalité générales. Bien différente est la condition de ceux provenant des circonscriptions de l'intérieur. Certains arrivent dans un état de misère physiologique profond ; ils paraissent appartenir à la classe la plus déshéritée de la population. Notamment les détenus inculpés de meurtre et surtout de crimes rituels (hommes-panthères), se présentent au début de leur incarcération sous l'aspect de déchets d'humanité à ce point lamentables, qu'on se demande quelle catégorie de victimes, docilement résignées ou totalement incapables de résistance, a bien pu s'offrir à leurs coups certainement mal assurés. Leur décrépitude physique ne fait généralement que s'accentuer pendant la détention, et bon nombre succombent dans un délai variable, n'excédant pas généralement quelques mois, sans avoir présenté d'affection bien déterminée.

A côté de ces malheureux exemplaires, il existe d'autres indigènes provenant de la brousse qui, arrivés en bon état physique à la prison, y dépérissent lentement, atteints d'une sorte de psychose mélancolique ; refusant la nourriture ils succombent dans un état cachectique, comme des animaux sauvages qui ne peuvent supporter la captivité.

La ration alimentaire est suffisante. Il y aurait cependant avantage, à substituer le plus possible les vivres frais indigènes (bananes, patates) à la quantité de riz qui en constitue la majeure partie. En juillet et en août 1918, 32 cas de béribéri à forme humide suivis de trois décès, apparurent à la suite de la suppression d'envois de vivres frais réguliers. La maladie fut enrayée dès que bananes et macabots entrèrent pour une part égale à celle du riz dans l'alimentation des prisonniers.

Le seul désidératum à formuler serait qu'une plus large distribution d'eau fut accordée. Le rationnement actuel assez strict ne permet pas toujours d'assurer les soins de propreté corporelle désirables. Un local pour les douches et les bains serait à installer.

Les affections constatées et traitées ne donnent lieu à aucune remarque particulière. Il s'est manifesté, au cours des mois de juillet, octobre 1917 et avril 1918 quelques cas de varicelle bénigne. Les malades furent dirigés sur l'hôpital pour y être isolés.

Les anciennes prisons de N'Gaoundéré manquaient un peu d'air et de lumière, étaient humides. Elles ont été reconstruites.

Celles de Doume, en maçonnerie, dallées en briques, seraient parfaites si elles n'étaient fréquemment trop petites pour l'affluence des prisonniers. Le lavage avec solutions antiseptiques se fait soigneusement chaque semaine. Les détenus sont conduits régulièrement au bain.

Les locaux disciplinaires de Bana, de Foumban et de Baré sont en bon état et bien tenus. Ceux de Kribi sont aérés et spacieux, avec une cour centrale.

A Edéa, l'état sanitaire des individus incarcérés qui avait inquiété un moment le médecin du poste, a été relevé par l'agrandissement des locaux, par la construction dans une île du fleuve d'un nouveau bâtiment muni de lits de camp, par l'amélioration de la nourriture, par des désinfections fréquentes au crésyl.

A Yaoundé, existe un bel et grand établissement datant de l'occupation allemande, mais contrairement au principe de ségrégation, installé à l'intérieur du poste. L'alimentation est bonne. Elle est préparée par des femmes détenues.

A Garoua, la prison entièrement neuve, est proprement tenue. Les prisonniers malades sont présentés le matin à la visite. Il serait bon, dit le Dr Cautron, d'instituer pour ces gens, quelquefois trop serrés, des corvées de baignade comme pour les tirailleurs. A Maroua, les locaux sont manifestement insuffisants.

Les indigènes supportent très mal le régime de la prison. Ils s'y cachectisent très rapidement et meurent fréquemment de pneumonie. Le médecin de Yaoundé a signalé en 1907 une épidémie due au pneumocoque. Celui de Doume en 1907 et en 1908 a relaté des cas de dysenterie cholériforme. Dans presque tous les postes des cas de varicelle se sont déclarés, mais ils sont restés isolés. Les détenus arrivent la plupart du temps dans un profond état de déchéance physique ; il est nécessaire de varier leurs vivres et de leur accorder une abondante nourriture (patates, bananes, manioc, graisses végétales ou huile de palme). Les prisonniers devraient être tous munis d'une couverture pour la nuit; ils devraient recevoir individuellement du savon en quantité suffisante pour les soins de propreté.

EAU POTABLE ET ÉVACUATION DES MATIÈRES USÉES

Eau potable à Douala. — Quand il s'est agi d'alimenter Douala en eau potable, les Allemands rejetèrent tout projet concernant la filtration de l'eau du fleuve. Les marées, les changements de courant, la salure, l'abondance des matières organiques en suspension les décidèrent à chercher ailleurs la solution (1).

Ils étudièrent diverses nappes souterraines de la ville et particulièrement le ravin du M'Bopi, où huit sondages révélèrent l'existence d'une collection importante. Le débit et l'analyse ayant donné

(1) Voir Mémoire Louis Rousseau, *Alimentation de Douala en eau potable.* *Soc. Path. exot.*, 9 avril 1919, p. 192.

toute satisfaction, en octobre-novembre 1910, puis en mars 1911, ils mirent en projet un système de captation, d'élévation et de distribution d'eau qu'ils réalisèrent aussitôt. Les travaux venaient seulement d'être achevés quand éclata la guerre.

Six puits de captage, situés dans le thalweg du M'Bopi, ravin qui sépare Akoua de Deido, prennent l'eau dans une nappe qui en temps habituel a dix mètres d'épaisseur. A chaque captage, un système d'air comprimé oblige l'eau de la nappe à passer à travers un manchon filtrant. Elle est amenée ensuite dans un grand puits collecteur où elle trouve une couche de graviers. Là, elle est aspirée directement par des machines. Elle passe dans les canalisations puis dans le Château d'Eau, après avoir traversé sous pression trois cuves filtrantes installées dans l'usine élévatoire ; celle-ci comprend deux groupes identiques de machines de 30 HP, avec chacun une locomobile, un compresseur d'air et une pompe à piston

Le Château d'Eau situé au milieu de la canalisation, a une capacité de 354 mètres cubes ; le niveau moyen de l'eau y est à 30 mètres. La canalisation, constituée par une tuyauterie en fonte, placée à un mètre de profondeur, a un développement total de 22 kilomètres ; ses diamètres ont été calculés pour une consommation journalière de 250 litres par Européen et de 25 litres par indigène ; avec un château d'eau à moitié rempli, on a aux endroits les plus élevés de la ville une pression de 20 mètres au-dessus du sol.

Des robinets vannes permettent d'isoler une partie de la canalisation en cas de réparations.

Quarante-six bornes-fontaines étaient, dans l'esprit des Allemands, uniquement destinées aux indigènes qui payaient pour l'eau 7 fr. 80 par tête et par an. Les Européens étaient tous tenus d'avoir un branchement d'eau à domicile.

Dix-sept bouches de lavage ou d'incendie sont réparties dans les divers quartiers de la ville ; cinq robinets de vidange sont situés dans les parties basses du réseau.

Qualité de l'eau distribuée. — Le bulletin d'analyse de l'Institut Agronomique de Victoria, au moment des sondages en 1910, portait : « Eau sans odeur et sans saveur, contenant une forte proportion de fer ; réaction faiblement acide ; pas de traces d'azote ammoniacal ou nitrique ».

Le Dr Rousseau a fait au mois de janvier 1917, c'est-à-dire au milieu de la saison sèche, une analyse bactériologique sur trois prélèvements.

1ᵉʳ échantillon (eau du collecteur) :

    Nombre de *B. coli* au litre . . . . .   o

    Nombre de germes au centicube . . .   66

          dont 54 moisissures.

Donc eau très pure.

2ᵉ échantillon (au sortir du filtre) :

    Nombre de *B. coli* au litre . . . . .   o

    Nombre de germes au centicube . . .   74

      dont 1 germe liquéfiant et 54 moisissures.

Donc eau très pure.

3ᵉ échantillon (à un robinet au bout de la canalisation) :

    Nombre de *B. coli* au litre . . . . .   o

    Nombre de germes au centicube . . . 280

      dont 2 liquéfiants et 80 moisissures.

Donc « eau pure » si on s'en rapporte à l'échelle de Miquel, mais encore très voisine de la catégorie « eau très pure ».

On voit que l'eau, « très pure » à la captation, arrive « pure » et potable au bout de la canalisation, ayant peu cultivé en route. Le nombre des moisissures, insignifiant en valeur absolue, est important relativement à celui des autres germes ; cela tient sans doute à l'emploi d'un air comprimé qui, à l'époque du prélèvement (janvier 1917), était mal filtré.

Cette analyse bactériologique concorde avec l'essai chimique fait par les Allemands et montre l'excellence de cette eau de boisson.

Les quartiers alimentés sont Douala, Akoua, New-Bell, Balihöhe. L'agglomération de Deido possède des canalisations, mais n'est pas desservie. A New-Akoua et à New-Deido, nouveaux quartiers indigènes, la canalisation était également projetée.

En 1916 et 1918, l'usine eut des arrêts, la plupart de peu de durée, dus au désamorçage de la pompe du puits collecteur, à des ruptures de courroies, à des abaissements de pression par suite du mauvais combustible, à l'envahissement par l'eau de pluie de la conduite du tirant d'air. Des arrêts plus prolongés se produisirent en 1917. Ils eurent pour raison des réparations importantes aux machines, et le nettoyage du puits collecteur et des puits de captation.

Aussi à la fin de la saison sèche de 1917 (avril), le service des eaux voulut-il restreindre la consommation d'eau de la ville. Il proposa par économie, de supprimer les chasses automatiques des huit water-closets publics pour indigènes, autant dire ces water-closets eux-mêmes. La Commission d'Hygiène s'y opposa, préférant taxer les européens, en leur permettant d'utiliser l'eau de conduite pour leur boisson, leur cuisine, leur toilette et leur water-closet privé, mais non plus pour le lavage de leur maison, ni pour l'arrosage de leur jardin. La Commission demanda la surveillance des bornes-fontaines où les indigènes se livrent à des gaspillages perpétuels : ils ne peuvent prendre un seau d'eau, sans en répandre au moins les deux tiers à terre.

La Commission, après avoir examiné et approuvé un ensemble de mesures destinées à réduire au strict nécessaire la consommation d'eau de la ville, envisagea d'autre part la possibilité de demander à des sources accessoires de combler le déficit entre les besoins journaliers et le débit réduit de l'usine des eaux. La mise en communication avec la canalisation générale du réservoir spécial, alimenté par une machine distincte, du chemin de fer du Centre, fut décidée. En outre, fut émis le vœu que les différents puits, citernes, réservoirs existant dans l'agglomération de Douala, fussent aménagés, de façon à pouvoir être utilisés dans des conditions ne permettant pas la constitution de gîtes à larves de moustiques (restauration des pompes en mauvais état, occlusion hermétique des réservoirs et caisses à eau, etc...).

En ce qui concerne le système d'approvisionnement en eau potable existant, il y a un intérêt d'hygiène capital à ce qu'il soit l'objet des soins d'entretien les plus constants, les sources accessoires, auxquelles on serait obligé d'avoir recours en cas d'arrêt du fonctionnement, étant loin de présenter les mêmes garanties.

Les Allemands, avons-nous dit, avaient estimé les besoins de la population des 1.100 européens à 250 litres par individu et des 13.000 noirs à 25 litres de consommation journalière. Ils livraient l'eau de 7 heures à 20 heures.

En 1918, le service des eaux fit marcher la machine de 4 h. 30 à 10 heures et de 14 heures à 23 heures tous les jours. L'eau fut distribuée de 5 h. 30 jusqu'à 9 heures et de 15 heures à 19 heures ; la glacière, grâce à un jeu de vanne, reçut seule de l'eau jusqu'à 21 heures. L'excédent des heures de marche sur les heures de distribution, soit 5 heures par jour sur 14 heures et demie, servait à remplir le château d'eau.

Des renseignements pris à l'usine, des constatations faites sur le débit en ville, des hauteurs d'eau du réservoir pendant les heures d'arrêt, on peut compter que la ville consomme journellement 700 mètres cubes ; la nappe souterraine, aussi bien que les machines de l'usine, satisfont aux besoins de la ville de Douala.

Eaux résiduaires et matières usées. Égouts. — Dans le quartier européen de Douala (ancien Bell), le problème d'évacuation des eaux résiduaires est heureusement solutionné par un réseau d'égouts, comprenant une canalisation de tuyaux de grès de 200 millimètres, qui parcourt presque toutes les rues de Douala. La partie terminale seule est une tuyauterie en fer ; elle se jette au bout du wharf du Gouvernement, à un point du fleuve Cameroun où le fond est profond et tombe rapidement à douze mètres. Le réseau d'égout comporte trois grandes chasses automatiques, des vannes de lavage qui utilisent l'eau de la ville, des regards qui permettent de le visiter, enfin des points d'amorçage de nouvelles conduites le jour où il y aurait lieu de l'étendre. Il dessert tous les water-closets privés et les huit water-closets publics pour indigènes du quartier européen. Les premiers sont munis d'une chasse à main. Les seconds comportent 16 cuvettes chacun (10 côté hommes et 6 côté femmes), ils sont munis de chasses automatiques ce qui fait que l'indigène n'a qu'à s'exonérer sans s'occuper de rien. On peut regretter que l'égout ne recueille ni les eaux d'un abattoir situé dans une rue où il passe, ni les matières fécales de la prison disciplinaire élevée en pleine ville.

Si la guerre n'était pas survenue, le réseau se serait étendu au plateau de Bali et à tout le quartier d'Akwa. De plus, il aurait desservi toute la partie basse de la ville et les quais. La canalisation pour l'évacuation des eaux ménagères avait été projetée en effet pour : 1° Jossplate, 2° Akoua, 3° Bali et les alentours de la gare. Les dénivellations du terrain empêchent l'emploi d'une canalisation commune pour les eaux de pluie et les eaux sales : il en faut une spéciale pour ces dernières. Les eaux de pluie s'écoulent par des fossés ouverts et de courts canaux souterrains. Quant aux eaux sales, la pente est suffisante pour Jossplate et Akoua, haut situés. La position de Bali en contre-bas du fleuve Cameroun rend nécessaire leur élévation artificielle. La canalisation des égouts a été calculée sur la canalisation d'amenée des eaux. Le point terminus est le Cameroun qui présente à Douala une largeur de 2 kilomètres, une vitesse de courant de 0 m. 43 à la seconde. Il charrie encore aux basses eaux 2.200 mètres cubes à la seconde. On admet une dilution des eaux sales de 15 fois comme suffisante. Celle de Douala est de 100.000, dans les plus mauvaises conditions. Il n'a donc pas été prévu d'épuration des eaux usées avant leur entrée dans le fleuve. L'expérience a prouvé qu'une amenée dans le courant, à 75 mètres du rivage, empêchait les matières d'être rejetées par la marée.

Dans les quartiers qui n'ont pas l'égout, on a adopté le système de tinettes. On les vide au fleuve en des points différents. Celles de la prison de New-Bell sont conçues dans une pensée d'hygiène qui permet au manœuvre de les manipuler sans se souiller les mains. Elles sont munies d'un couvercle qui s'emboutit dans une gouttière. Celle-ci peut recevoir quelques gouttes de crésyl, et constitue ainsi une fermeture qui empêche d'une manière absolue l'odeur et l'accès aux mouches. Ce modèle serait à généraliser.

En dehors du quartier de Bell, dans Akwa notamment, les habitants indigènes font des fosses qu'ils renouvellent de temps en temps et qui sont très surveillées par le service d'hygiène. Quelques appontements, aménagés spécialement ou non, permettent à bon nombre d'indigènes, qui vivent ou travaillent sur les quais, de jeter directement leurs excréta dans le fleuve.

Les autres déchets inorganiques ou organiques (feuilles mortes, résidus de débroussement, cadavres de petits animaux, etc.) qui n'ont pu être brûlés, sont transportés par deux équipes de seize hommes, ayant chacune une voiture à bras, soit dans des dépressions naturelles qui sont comblées, soit dans des fosses artificielles. Sept dépotoirs ont dû être ainsi créés : un à Douala, les autres échelonnés à la lisière Est d'Akwa, car le service dispose de peu de moyens de transport. Les trous-dépotoirs sont surveillés au point de vue des gîtes à larves, à cause de la quantité énorme de récipients usagés qu'ils reçoivent.

A mentionner trois fours à incinérer construits, le premier, par la compagnie des tirailleurs à la caserne de Bell, l'autre, par la compagnie des tirailleurs à Balihöhe, le troisième, au dépôt des isolés. Ils fonctionnent dans d'excellentes conditions.

Eau potable dans les postes. — Dans l'intérieur : *Édéa* possède deux sources, l'une à proximité du centre commerçant, l'autre à environ 1.000 mètres du centre administratif. Cette dernière a un périmètre de protection très étendu. Les eaux sont claires, transparentes, insipides et sans odeur ; elles ne laissent pas de dépôt calcaire au fond des récipients où on les recueille. Bien que l'analyse bactériologique n'en ait pas été faite, elles peuvent être considérées comme satisfaisant aux conditions imposées à une eau de boisson, saine. Les Européens l'emploient du reste filtrée.

L'eau d'*Ebolowa* provient de sources captées qu'amènent dans de petits bassins des tuyautages très bien compris. Chaque Européen à son filtre. Il en est de même à Sangmélima, à Akoafim. Un certain nombre d'indigènes possèdent également des filtres achetés aux Allemands qui en répandaient l'usage à profusion.

Les postes de la circonscription de *Bana* ont chacun l'avantage d'une source. L'eau potable peut être consommée directement sans être filtrée ou épurée. Il existe à *Baré* une source d'eau minérale qui a été captée par les Allemands. Elle est fraîche, très agréable, légèrement ferrugineuse et sulfo-bicarbonatée sodique. A *Yaoundé*, l'eau potable est amenée à une citerne au moyen d'une pompe. Des canalisations la distribuent ensuite en ville et à l'hôpital.

Dans chaque poste de la circonscription de *Doume* se trouvent des sources captées, maçonnées, à écoulement continu. L'eau est excellente.

A *Kribi*, il est certain que peu de souillures organiques animales contaminent le sol et les nappes. Deux puits ont été remis en état et leur périmètre est bien protégé. Un filtre a été installé au camp des tirailleurs, un autre à la popote des sous-officiers, un troisième chez le commandant de circonscription. Le plus important est à l'hôpital (filtration par bougies et filtre à sable non submergé) qui débite 9 litres à l'heure.

A *Garoua*, l'eau provient de puits creusés à une grande profondeur et surveillés. Ils sont nettoyés pendant la saison sèche. Tous les Européens possèdent à domicile des filtres système Tchad. Quelques puits existent à proximité du village, mais en général une telle foule se presse autour, tant de récipients malpropres y sont plongés, qu'il est encore préférable pour les indigènes d'aller recueillir leur eau à la Bénoué.

Attirons l'attention sur l'intérêt qu'il y aurait à creuser des puits dans les gîtes d'étapes, car en saison sèche, le passager doit se contenter d'une eau boueuse, verdâtre, qu'il est nécessaire de stériliser pour la boisson.

Dans toutes les villes et dans tous les postes du Cameroun, la question de l'eau potable avait été sérieusement traitée par les Allemands, et des installations suffisantes avaient été faites. Tous les travaux ont été exécutés en maçonnerie. Ordinairement la source spécialement choisie, est captée en chambre fermée, et l'écoulement se fait par un tuyau dont le diamètre est proportionné au débit. Chaque source est entourée d'un périmètre de protection suffisant.

A Douala, l'eau fournie par l'usine de Bonakouamong est filtrée. De plus, les Européens en ville sont généralement munis de filtres à bougies du type « BERKFELD ». Un approvisionnement suffisant a été trouvé sur place et a permis le remplacement des bougies usagées. Celles-ci sont nettoyées et stérilisées au laboratoire de bactériologie.

Si les affections parasitaires d'origine hydrique sont encore assez élevées dans la capitale, c'est que les indigènes ne se contentent pas de l'eau fournie par les bornes-fontaines, mais vont puiser leur eau d'alimentation dans des trous contaminés par les récipients de puisage. Il en est de même dans les postes, où, malgré nos efforts, l'indigène continue à boire de l'eau souillée.

CHAPITRE IV

La ségrégation à Douala et dans les grands centres

Le premier souci de l'Européen aux colonies doit être de protéger sa santé contre les diverses maladies qui sévissent sur les populations au milieu desquelles il vit. Beaucoup de ces affections demandent des moyens de défense particuliers. Toutes exigent une méthode commune de prophylaxie : la ségrégation. C'est une mesure qui consiste à séparer des quartiers européens les habitations indigènes. La population blanche arrivant sous les tropiques est indemne des virus spéciaux aux régions tropicales. Il est donc indispensable de l'écarter de la collectivité indigène contaminée. La ségrégation poursuivant un but d'hygiène se propose d'ailleurs, non seulement de sauvegarder l'état sanitaire des Européens, mais aussi d'améliorer celui des natifs, en les aidant à triompher des endémies dont ils souffrent et qui motivent provisoirement leur éloignement. De nombreuses maladies imposent cette mesure. La première de toutes est le paludisme. A Douala, dire que 80 o/o des noirs sont atteints de malaria, c'est assurer que 80 anophèles se gorgeant de leur sang ont des chances de s'infecter et de contaminer ensuite les Européens piqués par eux. Les jeunes enfants noirs sont tous, en général, porteurs d'hématozoaires. Si nous les envoyons habiter à un kilomètre des Européens les plus rapprochés d'eux, le moustique viendra difficilement porter le virus aussi loin et cette distance sera le salut.

La filariose, transmissible elle aussi par les moustiques, est excessivement répandue chez les gens de Douala.

La fièvre jaune, souvent bénigne chez les autochtones que les atteintes du jeune âge ont relativement immunisés, est très grave, parfois mortelle chez le colon nouvellement débarqué. Or le stegomya qui s'infecte en piquant le noir réservoir de

virus, est commun à Douala Nous devons toujours songer que
l'affection règne à l'état endémique dans les colonies voisines de
la côte occidentale, qu'elle est à chaque instant signalée en
Nigéria et qu'elle est une menace perpétuelle pour le Cameroun.
Notre atention doit donc se maintenir en éveil et la séparation des
populations indigènes et européennes est une des premières conditions à rechercher.

La maladie du sommeil est propagée par la mouche tsétsé dont
le rayon de vol est en général limité. Cette glossine fait des incursions en ville. Un sage éloignement d'une population flottante,
souvent difficile à surveiller, et qui cache ses malades trypanosomés, est une précaution indispensable.

La dysenterie peut être diffusée par les indigènes et se transmettre par contact d'un individu à l'autre.

Les vers intestinaux, l'ankylostomiase, la varicelle, toutes
affections fréquentes chez les habitants de la capitale, menacent
l'Européen en contact perpétuel avec eux.

Les parasites qu'hébergent les natifs, dont l'épouillage réciproque est un spectacle bien souvent donné à l'œil du passant, sont
également une source de dangers.

Enfin Douala n'est pas à l'abri de la peste. Elle a été signalée à
Acra. Les rats trouvent dans les cases des noirs de grandes facilités d'existence et d'excellentes conditions d'habitat. Les maisons
européennes, moins encombrées, mieux surveillées, mieux entretenues, auront des chances de rester indemnes, en cas d'épidémie,
si elles sont groupées en un quartier spécial isolé.

Lorsque la question du transfert des indigènes, en dehors du
centre européen de Douala, se posa, toutes ces considérations
d'ordre hygiénique furent mises en avant par les Allemands qui
firent également valoir : 1° la mauvaise tenue des cases de
certains occupants, trop enclins à violer les arrêtés et à jeter leurs
immondices tout autour de leur concession ; 2° l'odeur nauséa-
bonde du manioc fermenté et de certaines préparations culinaires ;
3° la fumée qui se dégage constamment de foyers toujours allu-
més ; 4° le parfum *sui generis* des indigènes, particulièrement
désagréable autour de quelques groupements, comme la prison ;
5° leur désir de voir les Européens amener à Douala leur famille
et leurs enfants. « Or, disaient-ils, rien n'est plus dangereux pour
la puberté qu'une continuelle promiscuité avec les noirs. Les
enfants blancs apprennent vite leur langue et sont mis au courant
des questions sexuelles : c'est notre devoir de les préserver ».

Enfin le vacarme des conversations bruyantes, les disputes, les jeux, les scènes domestiques, le tam-tam et les danses, constituent un véritable obstacle au repos, auquel a droit après un travail bien rempli l'Européen, aussi bien pendant la sieste que pendant la nuit. Il faut avoir vécu en plein centre indigène pour reconnaître combien le voisinage du noir est pénible et fatigant à supporter, en raison du bruit perpétuel qui règne autour de lui.

Parmi les nombreux médecins allemands qui ont laissé des rapports sur la ségrégation, le Dr Keux demandait pour les nouveaux villages, la construction de maisons à la mode indigène. Il suggérait aux architectes allemands, pour les habitants riches de Douala, la création d'un style colonial, en s'inspirant de leurs besoins, notamment en ce qui concerne la nécessité d'un foyer ouvert. Il écrivait : « Quand on circulait, il y a quelque temps, dans les rues de Douala, on voyait des cases noires, misérables, malpropres, édifiées de façon primitive, au milieu de constructions européennes élégantes et solides ; on rencontrait aussi des maisons indigènes en pierre, d'un style prétentieux, compliqué et grotesque, la plupart mal tenues. De tels genres de construction sont à éviter. A ce propos, j'ai retiré un bon enseignement d'une visite à Brazzaville où j'ai vu une ville indigène constituée par des cases qui donnent une agréable impression de propreté ».

« Dans la ville européenne, ajoutait le docteur Keux, il sera nécessaire non seulement qu'un grand nombre d'employés, d'ouvriers et de travailleurs indigènes circulent le jour, mais encore que la nuit un personnel varié y soit présent. On s'est appuyé sur ce point, pour dire que la ségrégation ne sera qu'une demi-mesure et qu'il vaut mieux y renoncer. Cet argument est sans valeur. La présence des noirs pendant le jour ne présente aucun danger. Les moustiques qui transmettent les maladies ne volent qu'au crépuscule et la nuit. A ce moment, le nombre des noirs sera toujours peu élevé ; il est évident que ceux-ci donneront beaucoup moins de chances de propager la malaria que des milliers d'habitants dont les enfants sont particulièrement dangereux. Les veilleurs n'auront d'ailleurs pas le droit d'être suivis de leur famille.

La difficulté résultant de l'éloignement sera surmontée par l'emploi de moyens de transport (service de voitures à traction animale).

La zone d'un kilomètre de distance entre les quartiers indigène et européen doit être maintenue. On a fait valoir que dans la région libre, la végétation tropicale rendra très difficile la lutte contre les moustiques et les mouches. A cette crainte on doit opposer l'assurance que la création de pelouses, de jardins, de terrains

de jeux et de manœuvres, d'un champ de courses, de cimetières, est
à la base du programme prévu et que celui-ci sera suivi ».

En raison de l'opposition des gens de Douala, le plan de nos
prédécesseurs fut de déplacer complètement et simultanément, en
une seule fois, les indigènes de Bell, d'Akoua, et de Déido. D'ailleurs, l'éloignement rapide des indigènes était seul capable d'amener une amélioration radicale des conditions hygiéniques de la
ville. Les rives du fleuve étant favorables aux constructions destinées au commerce, les hauteurs de Bell, de Bali, de Déido,
convenant parfaitement à des maisons d'habitation, il y avait
aussi intérêt à rendre tous ces terrains libres en même temps. Aux
crédits nécessaires, aux indemnités, aux expropriations diverses, à
l'aménagement du nouveau terrain prévu pour la construction des
quartiers indigènes (déboisement, nivellement, drainage, assèchement de marais, construction de routes et de places) s'ajoutaient
des dépenses pour rendre navigables certains cours d'eau. Il était
impossible en effet, si l'on voulait faire une séparation effective des
blancs et des noirs, de laisser subsister tous les points d'embarquement pour canots et pirogues qui se trouvaient dans la ville
européenne et que les indigènes fréquentaient jour et nuit. Or, le
trafic avec les navires, et la pêche étaient une des sources de revenu
des habitants de Douala. De nouveaux points d'embarquement
étaient donc à créer pour les villages futurs.

Le total des dépenses (réparties sur plusieurs années) relatives à
l'ensemble de l'œuvre d'assainissement de Douala s'élevait à
5.000.000 marks. Le crédit de 2.230.000 marks pour 1914 était
ainsi compris :

	Marks
Déboisement de l'emplacement du nouveau village . .	70.000
Assainissement	70.000
Routes dans ce terrain et dans la zone de protection .	346.150
Déboisement de la zone de protection	40.000
Fontaines.	12.000
Points d'embarquement	30.000
Indemnités	21.000
Constructions sur Jossplatte et Balihöhe	200.000
Fonctionnaires et employés (soldes).	300.000
Habitations	78.000
Drainage et assèchement du nouvel emplacement . .	687.500
Achèvement des travaux d'égout et de drainage de Jossplatt, de la gare, du port, du bord du fleuve et de Balihöhe	375.000
	2.229.650

D'après le rapporteur du budget de 1914 (annexe IV, p. 103), cette somme permettait :

1° L'aménagement des nouveaux emplacements indigènes situés à une distance moyenne des anciens d'un peu plus d'un kilomètre. Ils seront reliés à la ville européenne par de larges routes. Une halte du chemin de fer sera établie à peu près en leur milieu. Des mesures administratives seront prises pour obliger les intéressés à bâtir sur leur terrain dans les trois ans. La zone de protection sera consacrée, en partie à l'établissement de jardins européens et de jardins indigènes, en partie à l'aménagement de promenades, de squares, de terrains de sport ou d'exercice pour les troupes. La construction de bâtiments publics (écoles, lieux de réunion) sera autorisée. Seuls les bâtiments d'habitation sont interdits

2° L'assainissement du quartier européen, comportant la canalisation de l'eau potable, et l'évacuation des matières usées.

Malgré les nombreuses plaintes exprimées par les gens de Douala et les onze pétitions qu'ils adressèrent à l'Administration locale, au Gouverneur, au Secrétaire d'État des Colonies, au Chancelier d'Empire, et au Reichstag, les travaux préparatoires concernant le déplacement des quartiers indigènes de Bell et l'emplacement des nouveaux villages se poursuivirent. Au début de 1913, ils étaient achevés. L'ordre d'expropriation fut pris le 15 janvier. Le déplacement de l'ancien Douala dans la nouvelle ville fut commencé en décembre 1913. Le transfert des habitations se fit quartier par quartier ou par fragment de quartier. On démolissait la maison dans l'ancienne ville et on transportait les matériaux et l'ameublement sur le nouvel emplacement qui avait été aménagé. Des habitations étaient provisoirement mises à la disposition des expropriés. Fin mars 1914, New-Bell était créé. Douze maisons de commerce y avaient établi des succursales. 500 cases étaient construites. Il y avait 11 kilomètres de routes. Des travaux étaient en cours pour améliorer les ports de pirogues, augmenter les puits, canaliser les ruisseaux. La prison indigène, le camp des gardes, l'école étaient en construction. L'hôpital indigène devait y être transféré. D'après le rapport du chef de cercle, on employait en mars 1914, pour l'aménagement de New-Bell : 1 géomètre, 4 fonctionnaires européens, 225 prisonniers et 225 travailleurs. Un ancien directeur de plantations, deux employés européens avec 150 prisonniers, et 150 travailleurs étaient, de plus, engagés pour le débroussement.

L'expropriation d'Akwa et de Deïdo devait être préparée pendant la saison des pluies de 1914, et le déplacement effectué au cours de la saison sèche 1914-1915. La guerre et la conquête du Cameroun par les troupes franco-anglaises arrêtèrent tout.

En août 1914, une partie seulement du projet allemand avait donc été exécutée et seuls les indigènes du quartier de Bell avaient été transportés à New-Bell (*alias* New-Town) nouvelle ville pourvue de canalisations amenant l'eau potable de la ville. La création d'un nouvel Akoua et d'un nouveau Deïdo (les deux autres grands quartiers de Douala), devait rendre plus tard les emplacements des villages d'Akoua et de Deïdo disponibles pour l'extension de la ville commerçante européenne. Le quartier construit de New-Bell et les deux autres quartiers projetés devaient être séparés de la ville européenne par une zone inhabitée d'un kilomètre de largeur. Cette zone libre nous sépare actuellement de New-Bell ; plus loin elle est restée virtuelle puisque le nouveau Deïdo et le nouvel Akoua n'ont pas eu le temps d'être créés. Le plan allemand est à poursuivre, et l'administration doit veiller à ce que le quartier européen actuel ne soit pas envahi progressivement par les petits commerçants, les boutiquiers et par les anciennes familles originaires de ce pays qui ont tendance à s'y installer de nouveau. Il ne faut pas permettre aux gens de Bell de se rapprocher d'un kilomètre, sous prétexte que la partie bâtie de la ville européenne est en réalité à deux kilomètres de New-Bell et que la zone libre trop coûteuse à entretenir pourrait être réduite. Il est facile de condamner ces idées dangereuses. En matière urbaine il faut voir loin dans l'avenir ; la ville européenne de Douala ne pourra se développer que si elle trouve de larges espaces devant elle. Il serait difficile, si nous autorisions les gens de Bell à faire un bond d'un kilomètre et à se rapprocher de nous (ce qui du reste ne leur donnera pas satisfaction), d'établir un nouveau réseau de routes et une nouvelle canalisation d'eau. Ce serait une erreur de ne pas maintenir rigoureusement cette zone libre et de ne pas laisser le nouveau Bell où il se trouve.

Nos conditions d'existence font qu'une ségrégation rigoureuse est un but idéal difficile à atteindre. Des casernes de gardes de police indigènes ne peuvent être trop éloignées de la ville ; les chemins de fer, les ports, les maisons de commerce ont besoin pendant la nuit d'un petit nombre d'employés chargés de la surveillance, prêts à toutes les éventualités du service. Enfin, chaque colon veut avoir à sa disposition et à sa portée les domestiques à ses gages.

Chacun, dans son domaine, doit savoir ramener à son chiffre le plus strict, le nombre des gens qu'il est indispensable de garder près de soi. L'administration ne perd pas de vue ce principe et l'observe dans la mesure du possible, mais chaque Européen doit aussi l'appliquer. Personne ne doit oublier que c'est un pis-aller de laisser l'indigène sous son toit, même à un étage différent. Il est préférable de le loger dans des dépendances. Celles-ci seront d'autant mieux situées qu'elles seront plus éloignées. Le nombre d'habitants doit y être restreint. Ce minimum d'indigènes doit encore être surveillé.

Il est trop fréquent de rencontrer des coloniaux qui s'imaginent qu'il y a une ville européenne et une ville indigène pour d'uniques raisons de confort ou d'esthétique urbaine. Il importe de savoir que la ségrégation est une mesure d'hygiène. Défendre la santé de l'Européen, ne déplacer ou ne modifier les villages indigènes que pour améliorer les conditions d'existence des habitants, combattre les maladies des populations autochtones, voilà le but qu'elle poursuit. Faire de la ségrégation, c'est prendre l'intérêt de la santé des européens qu'on protège et celui de la santé des indigènes qu'on améliore (Dr L. ROUSSEAU).

..

Dans l'intérieur, la lutte antipaludéenne est menée sérieusement avec tous les moyens dont on dispose, mais il est inutile de se le dissimuler, l'assainissement des villages sera lent et difficile. Dans de nombreuses régions, les emplacements des grands centres indigènes sont déterminés par des considérations agricoles ; les points choisis sont fertiles mais inondés. La situation des postes européens, à proximité, est souvent défectueuse. Leur éloignement à quinze cents mètres du village est un principe à appliquer partout, pour les raisons développées au début de ce chapitre.

Les Allemands avaient prévu (au budget de 1914), 50.000 marks pour l'assainissement des localités. Cette somme devait permettre, en même temps que certains travaux, la séparation complète des quartiers européens et des villages indigènes. Elle ne constituait que le premier apport à un crédit total de 200.000 marks sur 4 ans. La part pour chaque ville était la suivante :

	Marks		Marks
Victoria	10.000	Edea	5.000
Kribi	10.000	Jabassi	10.000

	Marks		Marks
Dschang	4.500	Garoua	5.000
Yaoundé	2.000	Ngaoundéré	5.000
Ebolowa	15.000	Mora	5.000
Akonolinga	20.000	Kousseri	2.000
Lomié	12.000	Bonga	10.000
Doume	12.000	Zinga	10.000
Nyassi	10.000	Abongmbang	15.000
Moloundou	5.000	Divers	32.000
Total			200.000 marks.

Depuis notre occupation, dans les installations récentes de l'intérieur, nous nous sommes efforcés de suivre le principe de ségrégation, mais on ne saurait trop y insister : le choix des nouveaux emplacements mérite un soin spécial, car c'est la largeur de la zone libre et l'éloignement des terrains inondés qui vont déterminer la salubrité de l'agglomération militaire et administrative. A ce sujet, il faut bien faire remarquer qu'il serait possible de trouver de meilleures conditions que celles aujourd'hui réalisées. On est surpris de voir à Garoua, par exemple, le poste européen situé à quelques centaines de mètres seulement de la ville indigène, et dominant des terrains marécageux pendant une partie de l'année ; nous avons été forcés d'utiliser les bâtiments construits par les Allemands, mais ces derniers qui avaient le libre choix, ont fait preuve d'une prévoyance coloniale médiocre. A Maroua, l'ancienne position ne valait rien, et c'est le Mao Keliau qui s'est chargé lui-même de le prouver. L'idéal, dans l'organisation future du Cameroun, serait de fuir les fonds de vallées et de rechercher les hauteurs.

Les camps des tirailleurs sont toujours trop rapprochés des bâtiments européens, et l'agglomération qu'ils constituent, dans laquelle il faut compter de très nombreuses femmes originaires du pays, est un réservoir à hématozoaires. Les nécessités militaires ne dureront pas toujours, et il est permis de prévoir d'autres dispositions pour l'avenir.

CHAPITRE V

Hygiène des villages et des cases. Hygiène Individuelle

Hygiène des villages indigènes. — Hygiène des cases. — Hygiène individuelle.
— Vêtements. — Alimentation. — Propreté corporelle. — Hygiène des Nomades. — Alcoolisme.

HYGIÈNE DES VILLAGES ET DES HABITATIONS

Dans les villages indigènes voisins des centres, des progrès ont
certainement été réalisés : Les eaux stagnantes ont disparu, les
cases sont bien séparées les unes des autres ; aux alentours immédiats, la brousse ne les envahit plus et ne sert plus de dépotoir. Les
ordures ménagères qui en encombraient les abords sont portées au
loin dans une fosse. Dans certains points, elles sont incinérées.
Quelques agglomérations possèdent des fosses d'aisance communes
à deux ou trois cases, d'autres des feuillées extérieures. Il est
évident que dans les localités éloignées de notre influence, les
notions hygiéniques, même sommaires, ne sont plus appliquées.
Néanmoins, comme la plupart des villages importants se trouvent
le long des routes, il est possible, à l'occasion des tournées médicales ou administratives, de renouveler aux chefs indigènes les instructions nécessaires. D'une façon générale, ces villages sont bien
construits, mais il y a encore beaucoup à faire pour qu'ils soient
parfaitement bien tenus. Les cases sont souvent coquettement
installées tout autour d'une place bordée de bananiers, ailleurs
elles se succèdent gracieusement sur les côtés d'un chemin ombragé,
mais la paresse du noir est incorrigible. L'enlèvement des immondices, et leur enfouissement sont pratiqués pendant un certain
temps, suivant les indications données lors d'une inspection; mais
si l'on revient quelques mois après, tout a repris l'ancien aspect ;
derrière les habitations se trouvent toujours les mêmes détritus et
résidus de bananes, maïs, manioc, arachides, canne à sucre, qui

attirent les rats. Les Haoussas paraissent à ce point de vue particulièrement rebelles.

À Douala, les cases sont construites sur un type à peu près uniforme, surélevées d'au moins 20 centimètres, et suffisamment spacieuses. Le citadin de la classe aisée manifeste dans son aménagement le même esprit d'imitation européenne que dans son costume; il y parvient avec plus ou moins de bonheur. Son intérieur est propre. Presque tous les indigènes font usage de lit, ou tout au moins de supports d'isolement de 20 à 30 centimètres au-dessus du sol. L'usage de la moustiquaire de gaze ou de tissu plein est assez peu répandu. Les moustiques qui existent en nombre suffisant, surtout pendant la saison des pluies, pour entretenir le paludisme dans la population ne pullulent pourtant pas en assez grande quantité pour forcer les natifs à se préserver.

À l'habitation proprement dite sont ordinairement annexés de petits édicules séparés, servant soit de cuisine, soit de chambre de douche, soit de water-closets. Les indigènes de la ville européenne jouissent du précieux avantage de water-closets publics, renfermant chacun une douzaine de sièges, avec déversement à l'égout et chasse automatique toutes les 10 minutes. Ces édifices au nombre de huit, disséminés dans la ville européenne de Bell, représentent un mode parfait d'évacuation; grâce à eux il est exceptionnel de rencontrer dans ce quartier, des emplacements souillés de matières fécales. Dans le groupement indigène, la partie riveraine du village utilise surtout un certain nombre d'estacades, avançant suffisamment dans le fleuve pour aboutir à des points recouverts à marée basse. Dans le reste de la ville, les habitants doivent en principe se servir de récipients mobiles, journellement portés au fleuve. En fait, ils emploient dans un bon nombre de cas, le système des petites fosses d'aisance d'une capacité de 1 à 2 mètres cubes, recouvertes de terre, reposant sur des madriers laissant une ouverture de 30 à 40 centimètres de diamètre. Cette pratique est tolérée, sous la réserve que ces fosses soient surmontées de paillottes les préservant de la pluie et que les ouvertures en soient munies d'une fermeture ne permettant pas l'entrée des mouches. Les fosses abandonnées sont comblées. La couche filtrante les séparant de la nappe d'eau souterraine est assez épaisse pour préserver celle-ci.

La construction et la tenue des habitations n'ont fait aucun progrès dans la brousse. À Bana elles sont toujours aussi sombres et aussi humides, installées beaucoup trop souvent dans les bas-fonds, près de marais infectés de moustiques. La promiscuité des bêtes et des gens est impossible à empêcher. A Somo, animaux et indigènes couchent pêle-mêle dans la même pièce, ceux-ci la plupart du temps sur des lits de raphia, mais parfois sur la terre même.

Dans les circonscriptions de Doume, d'Ebolowa, poules et moutons logent dans la case de leur propriétaire. La crainte des voleurs est plus forte que tout souci d'hygiène. A Ebolowa les cases Boulous mesurent 8 mètres de long sur 3 ou 4 de large. Elles servent à tous les usages : cuisine, chambre à coucher, poulailler, étable. Les provisions de manioc, de maïs et d'arachides placées dans un coin ou sur une claie suspendue au toit, font les délices des rats nombreux qu'on y rencontre. Les lits en bambou reposent sur des pieds qui les exhaussent du sol d'environ 20 à 30 centimètres. Certains villages fans sont composés de toutes petites huttes rondes, genre termitière où il faut entrer à genoux et dans lesquelles les habitants ont juste la place pour se coucher. L'ameublement comprend uniquement des lits en bambous (5 à 6 par case) où reposent, deux par deux, les indigènes sur des feuilles de bananier sèches. Quelques haoussas et fans couchent soit sur des nattes soit à même le sol. Celui-ci est un véritable réceptacle de chiques. Quelles que soient les précautions prises, un Européen ne peut sortir de ces cases, après y avoir passé la nuit, sans emporter quelques-uns de ces insectes : 5 ou 6, s'il fait attention, 15 à 20 s'il s'oublie à poser le pied nu sur le sol.

A Doume les cases sont rarement balayées, mais habituellement l'indigène s'isole du sol pour dormir et place sa natte ou son matelas d'herbe sur des lits grossiers en bambou. Tous les animaux pénètrent librement et les provisions qui y sont conservées attirent les rats et les parasites.

« Aux environs de Kribi, l'habitation consiste en une grande pièce rectangulaire divisée en deux, avec trois ou quatre lits fabriqués avec des petites lattes de bois flexible posées sur un cadre résistant. Les riches possèdent une couverture. Les pauvres ont leur pagne comme literie, quand ils ont un pagne. A Kribi, l'administration a fait construire deux modèles de maisons que sont venus visiter les chefs de village (Dr LE GOUELLEC). »

« Dans la circonscription de Yaoundé, les habitations sont basses, faites de branches et d'écorces, et n'ont qu'une seule et étroite ouverture. Quelques bambous assemblés constituent la couchette. Une marmite d'argile, une pierre plate servant à écraser le manioc, quelques paniers où sont renfermées les récoltes de maïs et d'arachides, forment le reste du mobilier. Ces cases donnent parfois abri à un nombre assez considérable d'indigènes. Ils entretiennent en permanence un feu qui dégage une fumée âcre et insupportable revêtant d'un vernis noir la paille du toit. On conçoit quelle peut être l'hygiène de pareils logements, où sont du reste admis les poulets et les chiens, et que fréquentent assidûment des rats dont les noirs ne dédaignent pas de faire leur nourriture. Un mode de piège est utilisé dans ce but. Il consiste en une paillote entourée d'une enceinte assez large, faite de piquets assemblées. Une petite ouverture est pratiquée par laquelle les rats pénètrent, attirés par un appât. Quand le nombre des entrées est jugé suffisant, les indigènes enferment et assomment dans l'enceinte, les animaux qui cherchent à fuir. Vers le Nord, les indigènes construisent des huttes rondes plus spacieuses et plus confortables (Dr JULLEMIER) ».

Les cases, dans la circonscription d'Edéa, chez les Bakokos, affectent une forme rectangulaire. Elles sont construites en terre plaquée contre une armature de bois; le toit est en feuilles de palmistes, tressées; elles offrent un abri suffisant contre les agents extérieurs, mais les ouvertures sont toujours trop étroites, pas assez nombreuses, ne permettant pas à l'air et à la lumière l'accès nécessaire pour leur action bienfaisante ; les habitants y sont toujours fort nombreux. Des lits de camp très bas en bambou forment généralement le seul ameublement ; cependant dans les villages à proximité des missions européennes on peut voir des tables et des chaises rudimentaires, mais suffisamment pratiques. Les pluies fréquentes obligent l'indigène à faire du feu dans sa case; la fumée très épaisse due au bois humide ne peut s'échapper qu'en filtrant par les interstices du toit : l'atmosphère est tout à fait irrespirable lorsque l'on n'y est pas habitué. Ces cases sont disposées assez régulièrement sur les bords d'une grande place bien battue; les alentours du village sont débroussés parfois insuffisamment ; les cultures nécessaires à l'alimentation sont à proximité des habitations. La rivière est toujours assez voisine (Dr BONEL).

Dans le Nord, à Garoua et Maroua, les riches, possesseurs de grandes cases, vivent dans d'excellentes conditions; les pauvres et les captifs sont moins bien installés, mais l'usage de lits, de planches de couchage ou de nattes, est général, même dans les tribus fétichistes. L'encombrement est très variable, en rapport avec la fortune et la race. Les Kirdis sont particulièrement entassés. « Il y a une certaine promiscuité entre les animaux et les hommes; sans parler des chiens, on voit souvent des moutons familiers vivre dans les cases. Les chevaux sont parqués dans des sortes d'écuries, qui servent en même temps de passage d'un point à l'autre de l'enclos. Quelques fétichistes habitent pêle-mêle avec leurs bœufs » (1).

HYGIÈNE INDIVIDUELLE

Vêtements. — L'indigène de la ville de Douala comme celui des grands centres, qu'il soit établi à demeure et sujet autochtone, ou qu'il appartienne aux diverses races de traitants étrangers, est soumis à l'influence européenne depuis de longues années et il porte nos vêtements. La catéchisation, très active du temps de l'administration de nos prédécesseurs, a fait adopter à la plupart des femmes une sorte d'uniforme consistant en un long peignoir de cotonnade sous lequel, suivant leur condition de fortune, on trouve un luxe variable de chemises, de tricots et de jupons. Les enfants, jusqu'à l'âge de 6 à 7 ans, sont entièrement nus. Le nourrisson est cependant souvent couvert d'une petite robe ou enveloppé dans un morceau de pagne. L'usage de vêtement, pour les adultes comme pour les enfants, n'a aucun rapport avec le degré de température et vise surtout à l'effet extérieur.

« Le costume indigène, dans la région d'Édéa, écrit le Dr Bonel, est des plus simplifiés ; près des Européens, le veston et le pantalon sont portés par le noir de la classe riche, chef, propriétaire ou négociant aisé. Plus communément, le pagne de cotonnade aux couleurs vives, retenu par une ceinture, une veste, sont déjà un indice de confort et d'aise. En pénétrant dans la brousse, l'indigène apparaît dans sa nudité, avec des bracelets de cuivre aux poignets, aux chevilles ou au-dessous des genoux ; une petite calotte de feuille séchée renferme et cache la verge. Les femmes ont une robe dite bébé dans les centres européanisés, ou simplement un pagne attaché au niveau des seins. Dans les villages de l'intérieur où elles paraissent être pour leurs maris surtout des instruments de travail, elles vont nues, vieillies par le labeur très rapidement ; seules les parties sexuelles et le postérieur sont cachées par une pièce de sparterie teinte de couleur voyante, qui se balance pendant la mar-

(1) En ce qui concerne les villages et les habitations, le long des grandes routes d'étapes et dans le Nord-Cameroun, voir : première partie, chap. I, pages 9, 10, 11, 15, 17, 20, 21, 36, 41, 42.

che ; cette pièce est retenue à la ceinture par des liens de verroterie ».

A Bana et à Somo, à part les chefs et les notables, les hommes vivent à peu près nus. Les femmes n'ont même pas de cache-sexe et il leur est interdit de se vêtir. Le vêtement est l'attribut de l'autorité ; les gens du peuple n'ont pas le droit d'en porter. Quand des indigènes, anciens serviteurs d'Européens, reviennent habillés dans leur village, ils sont immédiatement dépouillés des étoffes qui les couvrent.

Aux environs de Yaoundé, l'homme s'entoure simplement d'une ceinture d'herbage et d'écorce, la femme d'une étroite pièce de tissu et d'un singulier balai fait de fibres de faux-bambou.

Les Haoussas portent le boubou musulman avec large culotte et le petit bonnet de tête. La malpropreté du boubou n'est pour eux, qu'un détail, l'essentiel est d'avoir un boubou. Leurs femmes sont drapées dans des pagnes qui leur cachent ordinairement les seins ; elles aiment beaucoup le clinquant, elles étalent des colliers de verroteries, des bagues en argent, des bracelets aux mains et aux pieds, des anneaux aux oreilles et aux narines. Elles ont toujours la chevelure cachée par un mouchoir de tête ou un foulard.

Alimentation. -- La base de l'alimentation est constituée à Douala par les aliments hydrocarbonés végétaux (bananes, macabos, ignames, farine de manioc et de maïs). La profusion de l'huile de palme assure à l'indigène une proportion élevée de graisse dans sa ration. Les aliments azotés sont constitués en premier lieu par le poisson, puis par la viande de boucherie. En général, la nourriture des gens de Douala de la classe aisée est abondante, les divers éléments nutritifs y sont représentés en proportion satisfaisante. La plupart des habitants ont de l'argent et vivent largement. Le prix de la vie y est pour cette raison relativement très élevé, du fait de la forte proportion dans la population, de traitants, d'employés du Gouvernement, d'ouvriers de corps de métier, de manœuvres, de boys, et du fait aussi que les indigènes, propriétaires de plantations dans les environs, préfèrent apporter sur la place des produits de cultures de traite (palmistes, cacao) plus rémunérateurs que les produits de cultures vivrières. Aussi l'élément peu fortuné de la population a-t-il quelque difficulté à se nourrir.

Dans la brousse, des plantations que chaque village entretient, produisent des bananes, du maïs, des arachides, du manioc, du macabos. Les deux sortes de manioc, manioc doux et manioc amer, sont la nourriture fondamentale des indigènes. Ils savent d'ailleurs bien les préparer. La racine fraîche est employée au fur et à mesure de sa récolte. Elle est dépouillée de son écorce et de sa nervure centrale, elle subit un apprêt culinaire, après un séjour prolongé dans l'eau et après avoir été bouillie une première fois. Le manioc se consomme sous forme de farine ou de bâtons à odeur de beurre salé rance. La banane douce qui est celle exportée en Europe, se mange telle qu'elle, l'autre verte et dure a besoin d'être cuite. Le maïs est grillé ou réduit en farine dont on fait des beignets frits dans l'huile de palme. Le plat de choix comprend un mélange d'arachides écrasées et de feuilles de patates cuites à l'étuvée, le tout assaisonné de piment. Les populations côtières ou voisines des rivières ajoutent à leur alimentation du poisson. Le sel est retiré des cendres de plantes de marais, ou acheté aux Haoussas.

Dans les régions des environs de Yaoundé, dans les circonscriptions d'Edéa et d'Ebolowa, les habitants cultivent la pomme de terre qui pousse parfaitement et est excellente. Cette culture est très encouragée. Elle est susceptible de donner de très bons résultats. Le gâteau de mil est fort en honneur dans la région de Ngaoundéré.

L'alimentation dans les pays du Nord est riche, variée, peu coûteuse. Les autochtones peuvent facilement se procurer viande, farine de mil, arachides, huile, beurre, miel, légumes, poissons frais ou poisson sec venant du Logone. Bien nourris, possesseurs de grandes cases, les riches vivent dans d'excellentes conditions ; les pauvres, les captifs n'ont pas lieu non plus de se plaindre.

En ce qui concerne les végétaux, l'indigène n'aime pas les consommer crus, et il les fait longuement bouillir ou rôtir à la braise. Ils sont par conséquent sains. Du côté de l'alimentation carnée aucune hygiène. Les noirs sont extrêmement friands de viande et ils la recherchent sous toutes les formes, fut-elle enterrée (1) ou abandonnée à l'air depuis plusieurs jours. Les Bamoums et les Grasfilds de la circonscription Bana, les habitants de la région de Doumé, la consomment même en état de putréfaction avancée. Aucun animal ne leur répugne : rats, singes, corbeaux, charognards font leurs délices. Le gibier est peu chassé. Il est pris au piège. Le poisson séché est de vente assez courante, mais c'est un aliment beaucoup moins essentiel qu'il ne l'est en Extrême-Orient.

« Au moment de ma tournée en mars, en pays Boulou, écrit le médecin de Kribi, beaucoup de gens se livraient à la chasse ; la bonne période va, paraît-il, de février jusqu'au début de mai. On

(1) Voir : deuxième partie, chap. V, pages 115-120.

emploie surtout des fosses de 1 m. 50 de long sur 50 centimètres de large, dont les deux grandes parois, inclinées, se rejoignent à 2 mètres de profondeur ; on utilise aussi des collets en lianes, pour lesquels un petit arbre, courbé à force, fait office de ressort. De longues palissades, établies dans la forêt, amènent les antilopes et les sangliers vers les points où sont disposés ces engins. Certains Noirs chassent les singes et les oiseaux à l'aide de petites arbalètes, dont les flèches durcies au feu sont souvent enduites d'extrait aqueux de *Strophantus*. Les animaux trouvés dans les pièges sont généralement morts depuis quelque temps ; on place alors la viande sur des claies suspendues au-dessus du foyer pour la sécher et la fumer pendant plusieurs jours. Il est certain que cette préparation fait disparaître l'odeur cadavérique. On sacrifie rarement les animaux domestiques, car ils représentent le capital de la famille. Les chiens sont estimés comme un mets plus délicat que les poulets et les cabris. »

« En cette région de Kribi, dit le D^r LE GOUELLEC, l'homme mène la vie la plus oisive et la plus monotone qu'on puisse imaginer. Une seule préoccupation la résume : manger (tchop). Aussi après une chasse, lorsqu'une pièce se trouve au tableau, c'est la débauche dans le clan du chasseur ou dans le village, si l'animal tué est volumineux. Par extraordinaire si quelqu'un a trouvé un éléphant mort, cette nouvelle se répand avec une rapidité foudroyante. De tous côtés, arrivent avec des hottes les gens des villages environnants, de 20 à 30 kilomètres à la ronde. On se précipite, on taille son morceau et l'on mange jusqu'à satiété ; peu importe d'ailleurs que l'animal ait déjà subi un commencement de putréfaction. Une odeur pestilentielle se répand sur les chemins du retour où passent les indigènes chargés de leur part de victuailles. La capacité stomacale des noirs est effrayante : ils absorbent très bien 5, 7 et 10 kilogrammes de cette viande dans les 24 heures. »

« La pêche se fait de diverses manières. Certaines plantes servent à empoisonner les rivières. Les feuilles, longuement broyées, sont placées dans des paniers serrés que l'on agite dans l'eau ; le lendemain, paraît-il, le poisson surnage, endormi et sidéré ».

L'eau de boisson est indifféremment prise à la source ou au marigot vaseux. Les indigènes se soucient fort peu de la qualité de leur eau d'alimentation. Ils vont souvent la puiser aux abreuvoirs et même là où ils lavent les animaux (1).

(1) Hygiène individuelle. Voir également première partie, chap. I, pages 9, 10, 13, 20, 38, 41, 43, 45, 46.

Propreté corporelle. — L'indigène de la capitale, riverain d'une grande rivière, se baigne volontiers. Il change fréquemment de linge, tout au moins dans l'élément aisé de la population. Les blanchisseurs sont nombreux à Douala et la profession y paraît florissante.

Dans la brousse, le natif se lave souvent. Pendant les tournées, le soir au cours des promenades, on voit quotidiennement les hommes, les femmes et les enfants se rendre au ruisseau, au marigot ou à la rivière. Ces ablutions nécessaires sont heureuses. mais bien que l'usage du savon ne soit pas inconnu, il est rare, et les bains ne sont pas suffisants pour débarrasser l'épiderme de toutes les souillures et de tous les parasites avec lesquels les noirs se trouvent en contact perpétuel. Aussi sont-ils galeux et couverts de poux. Comme ils vivent en communauté étroite, ils se contaminent tous à qui mieux-mieux.

Dans le Nord, si l'adulte riche a quelqu'idée de la propreté, les captifs, constituent un groupe social qui ignore l'emploi de l'eau. Leur corps présente généralement une couche de crasse formant croûte.

Les hommes et les femmes, dans la région de Bana, restent des semaines entières sans se laver. Quand ils se baignent c'est plus pour se rafraîchir que pour se nettoyer.

Aux environs de Yaoundé, les indigènes prennent peu de soins de leur dentition ; la carie est fréquente.

Il ne faut pas compter modifier d'un seul coup les habitudes et le genre de vie de l'adulte ; tout au plus lui conseillera-t-on de mieux cuire ses aliments et sa farine de mil, de manger une viande moins fermentée, de construire des cases plus spacieuses et plus aérées, de coucher sur un tara élevé et non à terre sur une natte infectée. A cela, il objectera que sa case est basse et étroite parce qu'en saison sèche il peut l'enfumer et chasser plus facilement les moustiques, qu'il préfère la natte à un lit parce qu'il peut dormir plus près du feu en cas de maladie.

Auprès des mères, peut-être arrivera-t-on à quelques résultats, mais si l'on voulait voir les bébés noirs entourés des multiples soins hygiéniques donnés par les mamans européennes, on serait encore loin de compte. Il serait utile d'obtenir pour les petits une alimentation plus lactée et surtout moins abondante, il faudrait leur éviter d'être exposés aux brusques variations de température qui sont souvent causes de broncho-pneumonies mortelles. L'enfant devrait être protégé contre ces miséreux, lépreux, syphilitiques, tuberculeux qui à la dernière période de leur maladie, roulés dans une natte, ne quittent plus le foyer auprès duquel le bébé à son tour vient s'ébattre et se contaminer. Il faut reconnaître qu'en général, chez les Foulbés en particulier, la mère est très attentive pour son enfant ; au moins une fois par jour, il est lavé à grande eau et souvent à l'eau tiède. Malheureusement ces ablutions se terminent souvent par des tamponnements au niveau de la face et des yeux, avec un pagne plus ou moins propre, ou souillé, qui peut provoquer des conjonctivites et même des ophtalmies purulentes. En principe la fillette est plus surveillée que le garçon. Il est vrai qu'elle est beaucoup plus tenue à la case.

NOMADES

Les conditions de propagation des maladies infectieuses sont susceptibles de varier dans de larges limites avec les mœurs, les coutumes, le degré de civilisation des différentes tribus d'un même pays. Au Cameroun, parmi les facteurs épidémiologiques importants, les médecins des différents postes insistent sur le mouvement des nomades. Ils signalent les migrations des Haoussas comme s'imposant à l'attention des hygiénistes, à cause des nombreuses maladies que ces indigènes peuvent disséminer et parmi lesquelles nous devons citer au premier rang la variole, la maladie de sommeil, et les maladies vénériennes. Il suffit également de rappeler le rôle extrêmement grave qu'ils pourraient jouer éventuellement dans la propagation du choléra, de la peste, du typhus et de la fièvre jaune. Tous suivent des itinéraires à peu près immuables Aux points d'eau, où ils abreuvent leurs troupeaux, dans les centres où ils séjournent, dans les quartiers des villages où ils habitent, les cases des Haoussas sont très négligées et leurs habitants se font remarquer par le peu de soins de propreté qu'ils prennent, par le grand nombre de parasites dont ils sont couverts. Les vêtements qu'ils quittent seulement lorsque ceux-ci les abandonnent, sont des refuges sûrs pour les pédiculi.

Les Allemands contrôlaient les nomades avec une rigueur particulière. Ils pensaient qu'ils avaient introduit à plusieurs reprises la variole au Cameroun, et ceci est d'ailleurs très vraisemblable car ils sont en relation avec des contrées où il existe encore des foyers mal éteints.

Ils ont tendance également à se rendre dans les pays à trypano-

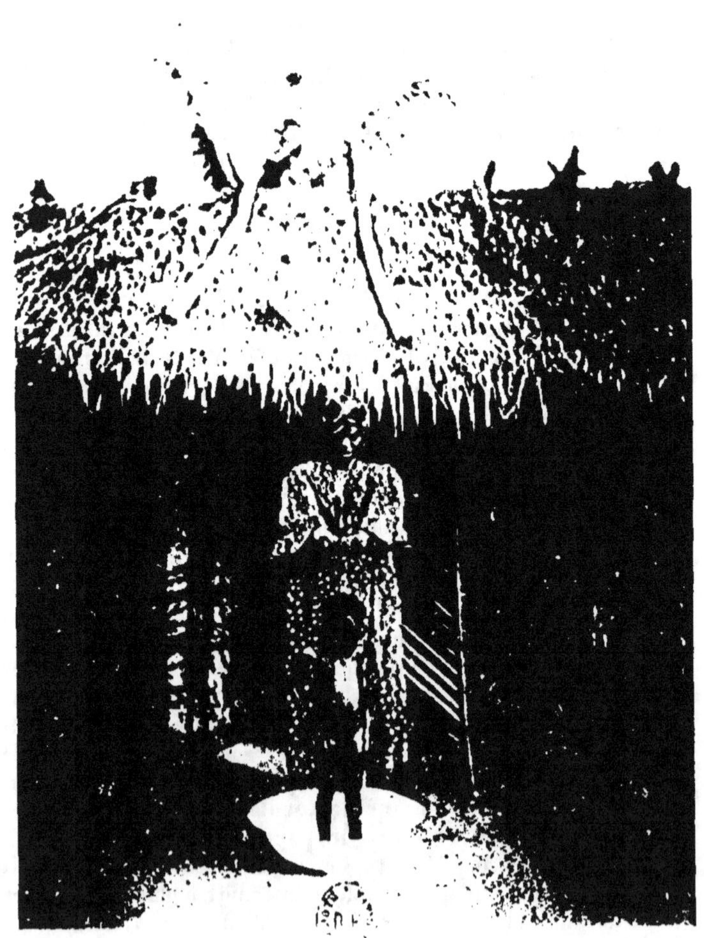

Fig. 31. — Douala. Toilette d'une petite fille.

somiase (1). Il y a donc lieu de prendre vis-à-vis d'eux des mesures énergiques générales.

Nous estimons qu'il serait sage de leur interdire, à moins d'autorisation, l'entrée et la sortie de la Colonie, où ils sont recensés, et de surveiller spécialement leurs points de passage à la frontière. Comme ils ont besoin d'une carte de circulation, celle-ci pourrait être visée, au point de vue sanitaire, par le Chef de service du poste médical ou par le Commandant de circonscription qui prendraient vis-à-vis d'eux toutes les mesures d'hygiène et de prophylaxie que nécessiterait leur état de santé.

A l'heure actuelle, en raison de l'étendue des circonscriptions et des faibles moyens d'action dont on dispose, la surveillance des Haoussas en pleine brousse est pratiquement presqu'irréalisable, mais dans tous les centres européens, en temps d'épidémie, ils sont soumis à l'obligation de la visite et du passeport.

« Industrieux et surtout commerçants les Haoussas, rapporte le Dr Jullemier de Yaoundé, ont incontestablement leur utilité. Ils savent travailler le cuir, ils importent les produits du Nord, les étoffes et surtout le bétail. Tandis que les autochtones n'apportent au marché que le produit des plantations, les Haoussas viennent vendre les cotonnades, la noix de Kola, les bracelets de cuivre, les colliers de perles, les bâtons faits d'un mélange de sel et de farine de manioc, et surtout la viande de boucherie.

Partout où se trouve une agglomération un peu importante, on rencontre un village haoussa. Les huttes sont ordinairement rondes, entourées d'un enclos où le bétail est parqué. Indifférents aux rebuffades qu'ils acceptent avec une philosophie toute fataliste, ces nomades parcourent la contrée, ne se lassant pas d'offrir le mélange hétéroclite de leur pacotille. Malheureusement, s'ils jouent au point de vue commercial un rôle des plus appréciables, ils donnent au point de vue sanitaire un souci permanent. D'une malpropreté insigne, d'une hygiène absolument défectueuse, ils sont la proie de toutes les maladies : la gale, la phtiriase, l'eczéma, la lèpre, la syphilis, sont chez eux très fréquents. Ils doivent être avec raison considérés comme des agents actifs de la transmission et de la propagation des affections contagieuses ».

« Grands voyageurs, rien ne les arrête, écrit le D^r Le Gouellec de Kribi, ce sont des marcheurs incroyables parcourant d'immenses régions et de considérables distances. Ils ont leurs villages et leurs gîtes d'étapes, qui doivent être attentivement et étroitement

(1) Voir deuxième partie, chap. III, pages 192-193.

surveillés, car ils sont d'une saleté toute spéciale. Leur commerce englobe tout ce qui s'achète ou se vend. Ils pourraient avoir un grand ascendant sur les autres indigènes qui ont l'air de les craindre. A Kribi, le fond de leur clientèle est formé par les tirailleurs qui laissent entre leurs mains, la majeure partie de leur solde, car ils trouvent grâce à eux, tout ce qu'ils désirent. Habiles trafiquants de femmes et de chair humaine, les Haoussas savent merveilleusement exploiter la naïveté et la vanité des autres noirs ».

« Se protéger contre les nomades, dit le Dr Cartrox, dans les pays du Nord où certaines races comme les Bornouans, les Arabes, les Haoussas, forment une population très flottante, est indispensable. Sans parler du danger de la propagation des maladies endémo-épidémiques à redouter, il faut reconnaître que ces nomades, de races si diverses, quelques-unes très malpropres, ont l'habitude de chercher, malgré toute défense, à séjourner dans les campements avec leurs femmes, leurs animaux divers, leurs puantes marchandises. Dans les villages ils infectent les marchés, ils ont une tendance à créer des agglomérations ignorées des autorités qu'ils fuient le plus possible. Pendant les périodes de menace de maladies infectieuses, tous les nomades de passage à Garoua doivent être signalés par le Chef du village au Médecin, pour être visités. Des instructions ont été données pour éviter qu'ils puissent séjourner dans les campements réservés aux Européens. »

Les manœuvres employés au portage sont à rapprocher des Nomades. Comme eux, ils ont joué un grand rôle dans l'extension des maladies vénériennes (1). Ils doivent être soumis aussi à une surveillance médicale efficace. Ils sont à munir d'un passeport sanitaire régulièrement visé.

ALCOOLISME

Un arrêté en date du 22 novembre 1916 de Monsieur le Gouverneur, Commissaire de la République, a interdit aux indigènes dans toute l'étendue des territoires occupés, la cession — sous forme de vente, d'échange et de don — de vin, de bière et de boissons alcooliques de quelque nature que ce soit.

Les indigènes sont très friands d'alcool et surtout d'alcool euro-

____

(1. Voir : deuxième partie, chap. IX : Maladies vénériennes, page 301 ; et troisième partie, chap. VI : Protection de la main-d'œuvre, page 429. Voir également première partie, page 46.

péen, celui-ci étant le seul qui sous un faible volume leur procure
l'ivresse. Il n'est pas douteux que le noir se livrerait facilement à
l'abus des boissons spiritueuses, si une surveillance constante
n'était exercée, et si l'application de fortes amendes, la crainte des
poursuites judiciaires et de sanctions administratives ne venaient
refréner son désir de consommation.

Peu de temps encore avant la guerre, la dingaki (fiole de 4 à 5
litres) était une véritable unité d'échange pour le commerce. Le
schnaps (eau-de-vie importée d'Europe) jouait un grand rôle dans
les fêtes et les palabres des indigènes. Pour la moindre discussion
d'intérêts, à l'occasion d'un mariage, d'un achat important, d'un
appel en justice, l'alcool était bu largement ; mais c'était surtout
dans leurs offrandes aux mânes des ancêtres, lors d'un décès, que
l'eau-de-vie coulait à flots. Pendant les cérémonies célébrées après
la mort d'un chef, les libations tenaient la première place ; il n'était
pas rare de voir les habitants d'un village entier complètement
ivres. Les enfants et les nourrissons eux-mêmes avaient leur part.

En 1910 les statistiques allemandes, d'après le Dr Bonel, indiquent une entrée dans la colonie de :

Boissons autres que les eaux minérales :

Sirops de fruits et boissons non alcooliques . .	38.143 litres
Vins non mousseux de toutes sortes	149.547 »
Vins mousseux	17.700 »
Eaux-de-vie de toutes sortes	1.131.259 »
Bière.	481.046 »

pour une population blanche de 1.284 personnes, dont 1.084
hommes, 139 femmes et 61 enfants. La valeur en marks des produits montre que ces eaux-de-vie étaient loin d'être de première
qualité. Les 1.131.259 litres sont estimés 579.748 marks, soit à
peine 0 mark 50 par litre.

Les chiffres suivants sont officiels, rapporte le Dr Barbé, au
sujet de l'importation du rhum et du genièvre pour le Sud Cameroun, par Kribi :

1907	668.871 kilos	298.394 marks
1908	193.221 —	138.694 —
1909	231.251 —	149.580 —
1910	230.154 —	180.219 —

Mais en 1910, alors que l'importation diminuait à Kribi, ce qu'on
aurait pu croire être le bon effet de mesures prises, elle se montait
à 748.000 litres à Douala. Le chiffre total des spiritueux de traite

s'élevait donc à près d'un million de litres. Par arrêté du Gouverneur en date du 30 septembre 1910, la vente ou le cadeau de spiritueux aux indigènes était prohibé dans les cercles de Banyo, Bamenda, Dschang, Doumé, Lomié, Moloundou et Sangmelima. Le commerce en était libre en d'autres points. Les soldats, les policiers, les employés du Gouvernement ne pouvaient acheter de l'alcool que sur présentation d'une autorisation écrite de l'un de leurs chefs blancs. L'Allemagne était signataire de l'Acte de la Conférence anti-esclavagiste de Bruxelles du 2 juillet 1890 et de la Convention du 3 novembre 1906. Les droits de douane, seule mesure prohibitive en dehors de celles signalées plus haut, étaient pour les alcools valant moins de 1 mark le litre, de 1 mark 60 par litre, plus 0 mark 05 par degré au-dessus de 50 degrés ; pour les alcools valant plus de 1 mark le litre, de 2 à 2 marks 50 par litre. A en juger par le nombre de bouteilles vides, qui restent encore aujourd'hui entre les mains des indigènes, c'était là plutôt un revenu pour l'État qu'un frein à l'ivrognerie des noirs.

On peut considérer, dit le Dr Le Govellec, que l'alcoolisme n'existe plus dans la circonscription de Kribi. Cela résulte d'abord de l'absence complète de toute importation des spiritueux et aussi de l'état de pauvreté des indigènes en ces derniers temps. Cependant, les Bakokos, consomment le vin de palme qu'ils fabriquent eux-mêmes et boivent sur place.

Le penchant bien connu des noirs pour les boissons alcooliques ne fait pas défaut aux indigènes de la circonscription de Yaoundé, rend compte le Dr Jullemier. « Bien avant la guerre, ils profitaient largement de la latitude que les Allemands leur accordaient pour acheter dans les factoreries, les alcools européens. Ce commerce est interdit maintenant au grand regret des noirs, mais il existe toujours les alcools indigènes : vin de palme, vin de banane, alcool de maïs et de mil ; il en est fait, malgré les mesures prohibitives, une consommation clandestine dans les régions éloignées, de surveillance difficile. Le vin de palme est très répandu. Abondant dans les pays à nombreuses palmeraies, comme aux environs d'Eton, il constituait jadis une source de revenu : les calebasses se vendant suivant leur contenance, d'un demi à 3 marks. Les Allemands défendaient seulement la coupe des palmiers, faite dans le but d'obtenir rapidement une grande quantité de sève. Les indigènes boivent facilement de 3 à 5 litres de vin de palme. Les fêtes, les danses, les réunions, sont l'occasion de copieuses libations. La sève récemment recueillie est laissée aux femmes. Les hommes préfèrent une boisson plus fermentée. Du côté de Nanga Eboko, il est plutôt fait usage du vin de banane. Un autre alcool très apprécié est celui retiré du maïs, parfois d'un mélange de manioc et de maïs. La réputation reste aux Haoussas pour sa fabrication. Certaines femmes sont renommées pour leur habileté à le préparer. Il était vendu jusqu'à cinq francs la bouteille. Au Nord de la Sanaga, les indigènes font de l'alcool de mil ».

« Nous n'avons pas observé cependant jusqu'à présent, ajoute le Dr Jullemier, de symptômes sérieux d'imprégnation chronique, tels que cirrhose du foie et polynévrite, mais par contre quelques cas de gastrite et de la laryngite. Les contusions et les plaies consécutives à des chutes ou à des rixes, les accidents, les décès, les crimes mêmes, causés par l'intoxication aiguë, ne sont pas des plus rares. Une petite fille amenée récemment au dispensaire, présentait une plaie du crâne (avec lésion cérébrale et hémiplégie), que lui avait fait avec un coupe-coupe un indigène en état d'ivresse. Des morts attribuées, d'après les noirs, à des empoisonnements criminels ne sont souvent que le résultat de congestions alcooliques. Un chef Yaoundé nous amena le corps d'un de ses sujets qu'on avait, prétendait-il, empoisonné. Le coupable avait été même mis en prison. A l'autopsie, une forte odeur de vin de palme se dégageait de tous les viscères qui étaient fortement congestionnés, et les témoignages confirmaient que l'homme avait beaucoup bu. A l'intoxication produite par le vin, s'ajoute certainement celle causée par les essences que les indigènes y ajoutent. Dans la région, ils emploient deux écorces d'arbres appelés Oloum et Evouma ».

Bien que l'usage des boissons fermentées (bière de maïs ou vin de palme) soit assez répandu parmi les noirs de la région de Doumé, le Dr Lebard n'a rencontré que deux cas d'éthylisme bien nets, chez deux chefs, à Bertoua et à Kokolo.

L'alcoolisme n'est pas rare dans la circonscription de Bana parmi les hommes jouissant d'une certaine aisance. Les Tchindas du Bamoum, les roitelets de Bana, de Somo, de Baré s'enivrent souvent avec du vin de palme ou une liqueur fermentée extraite de certains roseaux (Dr Michaut).

Le Dr Alphand d'Ebolowa rapporte : « Du temps de l'occupation allemande, toutes les factoreries vendaient des spiritueux. Certaines firmes payaient même en partie leurs travailleurs, au moyen de petites bouteilles, d'environ un quart de litre, qui contenaient de l'alcool plus ou moins rectifié. Les indigènes en étaient très gourmands. Les jours de la fête de l'Empereur, en particulier, il s'en faisait une large distribution, et c'était un brevet de loyalisme que d'être ivre-mort à la fin de la journée. Certains natifs doivent donc être imprégnés. Toutefois je n'ai jamais remarqué de graves stigmates éthyliques, aucun cas de *delirium tremens*, en particulier. Pendant la campagne du Cameroun, les noirs ont été privés d'alcool, les factoreries allemandes une fois leur stock épuisé n'ont pu se réapprovisionner. Au début de l'occupation franco-anglaise, les indigènes ont largement usé de l'occasion qui leur était offerte, en achetant whisky, gin, cherry, vin, bière, cognac, j'entends ceux qui avaient de l'argent, car une bouteille de whisky se payait de 30 à 40 francs. Dans leurs fêtes locales, les chefs buvaient et faisaient boire jusqu'à complète ivresse. Depuis l'arrêté du Commissaire de la République, ils sont dans l'impossibilité de s'alcooliser. Il y a bien les vins de maïs, de palme, de bananes; mais outre que leur fabrication est presque entièrement monopolisée par les Haoussas, ils se vendent cher. De faibles quantités sont débitées. Vendeurs comme acheteurs prennent beaucoup de précautions pour l'écoulement de ces produits ».

De Garoua, le Dr CARTRON écrit : « Il ne peut être nié que l'indigène, en contact un certain temps avec l'Européen, est soumis à la règle qui veut que le plus souvent les mauvaises habitudes soient plus vite assimilées que les bonnes. Ceci certes ne veut pas prétendre que sans l'Européen l'indigène n'aurait jamais bu d'alcool. Mais il est incontestable que nombre d'indigènes, principalement les « Foulbés », les chefs en particulier, abandonneraient volontiers leur boisson de bière de mil pour quelques caisses ou bouteilles d'importation. Il y a probablement encore de fervents musulmans, mais ils sont rares. Le plus grand nombre de ceux qui, avec dédain et des gestes de mépris, repoussent devant témoins quelques gouttes d'alcool, seraient, s'ils en avaient les moyens, trouvés buvant la nuit dans leurs cases, à l'abri des regards indiscrets de leurs sujets. La femme Foulbe ne le cède en rien à l'homme à ce sujet. Les Payens de la montagne et de la plaine, et les Mousgous sont de gros buveurs de « merisse ». »

CHAPITRE VI

Hygiène et protection des travailleurs

Hygiène des ouvriers. — Grandes plantations, Concessions agricoles, Entreprises d'intérêt public ou privé. — Protection des colons indigènes. — Cultures locales. — Protection des manœuvres employés au portage.

Toute entreprise agricole nécessite une main-d'œuvre considérable abondante. Il sera souvent impossible de la trouver sur place ; il faudra la demander un peu partout, suivant les disponibilités des pays et du moment. Les travailleurs proviendront donc de régions plus ou moins éloignées, bien différentes les unes des autres par le climat, l'altitude, etc. Ils apporteront avec eux leurs coutumes, leurs habitudes spéciales. Leur façon de se nourrir et leurs méthodes de travail ne seront pas les mêmes. L'agglomération, le mélange de nombreux indigènes, appartenant à des races dissemblables, toutes frappées plus ou moins de maladies diverses, nécessiteront l'application de mesures particulières. Toutes ces questions soulèvent des problèmes qui ne sont pas aussi commodes à résoudre qu'un examen superficiel le laisserait supposer à première vue.

Au Cameroun, en particulier, elles ont provoqué des discussions violentes qui étaient loin d'avoir reçu une solution avant la guerre. En effet, tout le long de la ligne du Chemin de fer du Nord existaient de nombreuses entreprises qui employaient un nombre considérable d'indigènes. Nous pouvons citer parmi les principales :

1° *L'huilerie-margarinerie de Maka* dont les plantations de palmiers s'étendaient du km. 12 au km. 25, sur une superficie de près de 15.000 hectares et nécessitaient l'emploi de 6.000 ouvriers et de 14 européens. Les gens de Douala conservent encore le souvenir de l'activité chirurgicale du médecin allemand qui dirigeait là un hôpital parfaitement outillé.

2° *Au km. 44, à Kompina*, une bananeraie et une palmeraie destinées aux employés du chemin de fer, avec quatre à cinq cents travailleurs.

3° *Au km. 65, à M'Banya*, une concession excessivement importante de bananes et de tabac, exploitée par 1.000 à 2.000 ouvriers. En 1914, 300 hectares étaient défrichés dont 46 étaient cultivés.

4° *Au km. 84, à N'Dunge*, une entreprise de bois avec 800 employés, et une plantation de tabac avec 1.000 ouvriers.

5° *Du km. 87 au km. 90, à N'Djombe et Pindja*, des plantations de tabac (1) et de teck, coupées de cultures de bananes, d'arachides, de maïs, de makabo, destinées aux travailleurs, devaient couvrir 5.000 hectares. Sur ces concessions étaient entretenus 6.000 indigènes dirigés par 17 européens.

Nous avons eu l'occasion de visiter les terrains de *N'Djombe* exploités par la S. A. C. I. E. C. (Société agricole, commerciale et industrielle d'études coloniales). Là existent quinze séchoirs (immenses constructions en tôles, tenant chacun 1.300.000 feuilles de tabac, où sont suspendues les feuilles récoltées), des magasins à fermentation, des ateliers de triage, des ateliers de fabrication de nattes destinées aux emballages, des bâtiments servant de logement aux travailleurs. Une voie Decauville de 6 km serpente à travers la concession facilitant les divers transports et les manutentions. Une installation hydraulique avec machine à vapeur peut distribuer l'eau à profusion partout où le besoin s'en fait sentir. Jadis, un médecin secondé par un infirmier, par une infirmière européens et par des aides indigènes, disposait d'un hôpital. Celui-ci comprenait un pavillon d'isolement et deux grands bâtiments d'environ 35 mètres de long sur 8 de large, au sol cimenté, aux fenêtres garnies de toiles métalliques. L'un et l'autre avaient leur cuisine, leurs salles de douches, leurs w.-c. particuliers et même une piscine ; ils pouvaient abriter un total de 100 malades. L'infirmerie possédait de nombreux médicaments. Un petit laboratoire (avec microscope) y était annexé.

En 1914, à Njombé, 120 hectares étaient défrichés et 100 hectares cultivés ; à Pendja, 250 défrichés et 30 cultivés.

6° *Au km. 87*, une bananeraie (avec des plants de cacao) nécessitant 600 travailleurs.

7° *Au km. 110*, près de la station de N'Lohe, une concession de tabac avec 500 indigènes.

(1) M. Thouland, sous-inspecteur d'agriculture a publié des rapports particulièrement bien documentés sur la culture du tabac au Cameroun et sur les concessions exploitées par les Allemands.

8° *Au km. 119*, la plantation de Lala (bananes et palmistes) avec 1.200 noirs.

9° *Au km. 126*, à N'Dunge, une concession de cacao et de bananes, avec 500 ouvriers.

De plus, de nombreux villages agricoles s'échelonnaient près de la ligne ferrée. Les défrichements et les cultures étaient entre les mains des indigènes du pays. Bref, avant la guerre, on peut estimer à 20 ou 25.000 le nombre des travailleurs vivant sur les grandes et les petites concessions situées le long de la voie du Chemin de fer du Nord.

Sur les territoires administrés actuellement par les Anglais existaient également des plantations considérables. Parmi les concessions accordées en 1912 et destinées à la culture du tabac, nous pouvons citer celles : d'Esosung (4.000 hectares avec 4.000 travailleurs et 15 Européens) ; de N'Koti (4.000 hectares avec 1.300 travailleurs et 3 Européens) ; de Ebange (2.375 hectares avec 2.500 ouvriers et 6 Européens). En 1914, sur la première, 400 hectares avaient été défrichés, 56 sur la seconde, 210 sur la troisième.

Les Allemands, orientés d'abord vers les cultures riches (cacao, tabac, bananes) ne se sont préoccupés qu'assez tard de l'exploitation forestière (okoumé, acajou, ébène). Très vite ils trouvèrent la solution pratique en créant sur place des scieries pourvues d'un outillage complet. Six fonctionnaient déjà en 1914.

On conçoit que le recrutement d'un personnel nécessaire à de telles entreprises, si nombreuses, si importantes, n'était pas toujours facile. Aussi nos prédécesseurs avaient-ils mis entre les mains du gouvernement l'engagement des travailleurs. Ceux-ci numérotés, porteurs de plaques d'identité, avaient un contrat qui ne devait pas dépasser deux ans et auquel ils étaient rigoureusement tenus. Suivant leur nombre et les disponibilités du moment, ils étaient répartis proportionnellement aux demandes et aux besoins. Vis-à-vis d'eux, les employeurs avaient de multiples charges dont l'exécution était étroitement surveillée. Des commissaires du travail, des médecins du gouvernement devaient inspecter régulièrement les plantations. Les ouvriers, bien logés, bien nourris, recevaient une solde d'environ 6 à 8 marks, qui s'élevait à 12 marks pour les surveillants, à 25 marks pour les clerks, et tout semblait avoir bien été prévu pour leur permettre d'assurer leur travail dans les meilleures conditions : facilité de se faire suivre de leurs parents, groupements individuels par familles, par affinités de tribu ou de race, soins gratuits. Un projet de décret que

nous résumons, met au point d'anciens réglements déjà en
vigueur. Il donne des renseignements intéressants sur l'engagement et la protection des travailleurs.

PROJET ALLEMAND DE DÉCRET SUR LE RECRUTEMENT ET L'ENGAGEMENT DES TRAVAILLEURS DANS LES ENTREPRISES AGRICOLES ET FORESTIÈRES AU CAMEROUN EN 1914

I. — *Engagement des travailleurs.* — § 1 à 22.

Pendant 2 ans 1/2, à partir du jour de la mise en vigueur du présent
réglement, le Gouvernement se réserve le recrutement des ouvriers et
des travailleurs, pour toute entreprise agricole, forestière ou industrielle exploitée par des non-indigènes, exception faite toutefois des
employés de commerce et des ouvriers de construction. Tout procédé
d'engagement autre que celui prévu par ce règlement est interdit. Ne
compte pas comme engagement, l'admission de gens en quête de travail sur les lieux mêmes de l'exploitation.

Le recrutement se fait par l'intermédiaire des autorités administratives (bureau de circonscription, résidence, chefs de postes), avec le concours de fonctionnaires spécialement chargés de la protection des
travailleurs : commissaire supérieur du travail, commissaires du travail et médecins du Gouvernement.

Les travailleurs, dont les diverses entreprises ont besoin, font l'objet
de demandes qui sont soumises à un Comité spécial composé de trois
membres choisis parmi les employeurs ; ceux-ci nomment l'un d'eux
président.

Le comité examine les demandes selon les principes suivants :

Tout d'abord il fixe le nombre de travailleurs strictement nécessaire
à l'entreprise dans son état actuel d'exploitation, besoin minimum. Les
ouvriers enrôlés hors de la colonie n'entrent pas en ligne de compte.

Ensuite il examine si les travailleurs demandés répondent — par
leur race, leur sexe, leur état — aux conditions particulières de l'entreprise, si les salaires sont suffisants, si la situation climatérique leur
convient.

Il est donné satisfaction aux demandes par la désignation d'ouvriers
qui répondent le mieux aux désidérata.

Le Comité répartit les travailleurs d'après les principes généraux
suivants :

1º Les besoins minima doivent être satisfaits pour chaque entreprise.

2º Si ce minimum ne peut être accordé, on doit réduire la répartition
des travailleurs proportionnellement au minimum des besoins des différentes entreprises.

3º Si les disponibilités dépassent ce minimum, mais ne permettent
pas cependant de satisfaire complètement aux demandes, le comité
répartit équitablement les travailleurs au mieux des besoins particuliers.

4º Les désidérata des employeurs, relatifs à l'origine et à la catégorie des travailleurs, doivent être pris en considération dans la répartition des disponibilités.

Les contrats indiquent :

1° Le nom des employeurs de l'entreprise, les noms des ouvriers, les noms de leur village, de leur chef et de leur circonscription.

2° Le lieu de l'entreprise et l'emplacement des chantiers.

3° La date de début de l'entreprise et la durée des travaux.

4° La solde et le mode de paiement des salaires.

5° L'entretien des travailleurs, l'indemnité de ration, ou le mode de nourriture.

Les contrats de travail feront mention de la durée moyenne de la tâche journalière, des conditions fixées pour les heures supplémentaires du dimanche ou de la semaine, et leur rétribution. Ils contiendront également des indications sur les retenues de salaire, sur le logement, sur la protection au point de vue sanitaire, sur les soins en cas de maladie et sur le renvoi.

A l'expiration du contrat, le retour des travailleurs dans leurs foyers se fait sous la direction de l'administration, après entente avec les employeurs.

Pour chaque ouvrier recruté, l'employeur acquitte une provision.

Si des ouvriers meurent pendant la durée du contrat, la provision sert au recrutement d'un nombre correspondant de travailleurs. Le salaire des décédés est payé à leurs proches.

II. — *Protection des travailleurs.*

§ 23. — Dans les entreprises prévues au titre I, ne doivent être employés que des gens sains, bien portants et capables de travailler. Les gens atteints d'infirmités corporelles apparentes, telles que déformations osseuses ou articulaires, hernies inguinales volumineuses, les gens suspects de maladies transmissibles et contagieuses, en particulier de lèpre et de maladie du sommeil, sont à éliminer.

§ 24. — Tout ouvrier qu'on engage doit d'abord passer une visite de deux médecins. Avant de quitter la circonscription de recrutement, les médecins constatent sa capacité de travail et précisent à quel genre de travail il peut être employé.

§ 25. — Le transport des travailleurs, leur nourriture, leur logement, leur solde sont réglés suivant l'arrêté concernant le portage.

§ 26. — Dès son arrivée sur le chantier, au plus tard quatre semaines après, et autant que possible avant la conclusion du contrat, tout travailleur passe une nouvelle visite médicale.

§ 27. — La surveillance et l'application des mesures sanitaires et d'hygiène, dans toute exploitation ou entreprise industrielle, incombent au chef d'exploitation, sous le contrôle du commissaire du travail et du médecin du Gouvernement.

§ 28. — Les ouvriers d'une exploitation sont divisés en groupes d'au maximum 40 hommes. Chaque groupe est formé autant que possible de gens d'une seule tribu ou appartenant à des races ayant les mêmes affinités.

§ 29. — Le commissaire du travail a compétence pour juger des demandes faites par les employeurs, en matière disciplinaire, contre les travailleurs.

§ 30. — La durée du travail journalier ne doit pas dépasser 10 heures et doit être interrompue par deux heures de repos pour le déjeuner. Le travail du matin ne commencera pas avant 6 heures et celui de l'après-midi avant 13 heures. Le travail de nuit n'est permis qu'avec l'autorisation spéciale du commissaire du travail, et avec concession d'un repos de jour correspondant.

Les heures supplémentaires de travail, les travaux du dimanche et des jours de fêtes, n'auront lieu qu'à titre absolument exceptionnel et devront être portées à la connaissance du commissaire du travail. Tout travail supplémentaire est rétribué spécialement et par heure. La rémunération par heure doit s'élever au moins au 1/5 du salaire quotidien.

§ 31. — Les ouvriers employés pour la première fois dans une exploitation, seront en principe exemptés de tout travail les trois premiers jours qui suivent leur arrivée. Les 15 jours suivants, ils seront occupés seulement 6 heures par jour, puis dans la seconde quinzaine 8 heures par jour. Sur l'avis du médecin, cette période d'accoutumance et de ménagement peut être prolongée.

On accordera trois jours de repos, à son arrivée, à tout ouvrier déjà habitué au genre de travail pour lequel il vient d'être engagé.

§ 32. — Si les ouvriers sont employés à la journée ou si leur contrat ne dépasse pas 3 mois, les journées de maladie ne sont pas rétribuées. Si le contrat est de plus longue durée ou si le salaire est mensuel, les journées de maladie sont payées lorsque l'incapacité de travail ne dépasse pas 3 jours.

§ 33. — L'employeur tient des états sur lesquels sont portées, les salaires payés, les avances faites, les journées de maladie, les retenues de solde avec déclaration des motifs, etc...

§ 34. — On facilitera aux travailleurs, au moins une fois par trimestre, la possibilité de donner de leurs nouvelles à leur famille. Un messager sera envoyé dans la circonscription de leur lieu d'origine. Le commissaire du travail adressera aux autorités locales de leur circonscription, la copie du rapport médical rédigé par le médecin du Gouvernement à la suite de son inspection.

§ 35. — En cas de décès, l'employeur signale immédiatement au commissaire du travail, le nom, la race, le village du décédé, la cause du décès. Ces renseignements seront communiqués à l'administration de la circonscription d'origine du décédé. L'employeur remettra au commissaire du travail le montant de la solde du défunt. On la fera parvenir par voie administrative à sa famille.

§ 36. — Les autorités locales des circonscriptions dans lesquelles ont été recrutés des travailleurs, devront aller visiter les entreprises où sont employés des gens de leur région. Ils pourront être accompagnés des chefs de villages les plus influents. Les uns et les autres se rendront compte des désidérata et des plaintes qui leur seront exposés.

§ 37. — La protection des ouvriers, leur logement, leur alimentation, les mesures sanitaires et d'hygiène sont réglées par des articles spéciaux. Lorsque les conditions prévues par le règlement ne sont pas strictement exécutées ou sont défectueuses, le Commissaire supérieur du travail décide du laps de temps pendant lequel les errements signalés pourront encore être suivis.

§ 38. — Le médecin du Gouvernement se rend personnellement compte, au moins tous les deux mois, si les règlements sanitaires sont régulièrement appliqués. Le résultat de ces inspections est l'objet d'un rapport envoyé au commissaire du travail. Celui-ci en fait parvenir des copies : aux autorités locales de la circonscription d'origine de chaque ouvrier, au commissaire supérieur du travail, au Directeur du service de santé, à l'administration de la circonscription dans laquelle se trouve l'exploitation, au comité des employeurs.

§ 39. — Si le médecin du Gouvernement constate dans son inspection des sévices envers les ouvriers, il en réfère sans retard au commissaire du travail.

§ 40. — Si le médecin déclare un ouvrier inapte au travail pour la durée de son contrat, celui-ci sera résilié avant terme.

§ 41. - En cas de maladie, l'employeur doit procurer à ses ouvriers tous les soins nécessaires. Il leur assure gratuitement le traitement et les médicaments.

§ 42. — Avant d'être renvoyé chez lui, chaque travailleur subit un examen médical. Si le travailleur est malade au moment de l'expiration de son contrat, il a encore droit aux soins, au logement, à la nourriture, jusqu'au moment où il peut être dirigé sans inconvénient sur son pays d'origine. Toutefois, 6 semaines après l'expiration du contrat, l'employeur sera libre de tout engagement vis-à-vis du malade.

III. — *Pénalités.*

Le recrutement des ouvriers par des moyens contraires à ceux prévus par le règlement, sera puni d'une amende pouvant s'élever à 1.000 marks et même à 5 000 marks en cas de récidive.

La même amende sera infligée aux employeurs qui ne construiront pas les installations prévues ou qui ne veilleront pas à l'exécution des mesures édictées dans l'intérêt des ouvriers.

La contravention aux dispositions sanitaires ou l'omission de mesures qui ont pour résultat soit la mort d'un ouvrier, soit l'apparition ou l'extension d'une épidémie, sera punie non seulement d'une amende, mais aussi de prison pouvant aller jusqu'à 3 mois. Une peine plus grave peut être encourue si l'employeur tombe sous le coup de la loi.

Si le personnel médical européen (Médecin, aide-Médecin) néglige les devoirs qui lui incombent, une amende, s'élevant de 150 marks à 1.000 marks en cas de récidive, peut lui être infligée. Dans le même cas, le personnel sanitaire indigène sera puni conformément aux dispositions des ordonnances locales.

Malgré ce luxe de précautions, et en dehors des endémo-épidémies qui exercèrent les ravages dont nous parlerons plus loin, il y eut cependant bien des mécomptes et des désillusions. Les populations du centre, celles de Dschang, de Bakossi, de Yaoundé qui fournissaient le plus grand nombre de travailleurs, ne paraissent pas toujours avoir quitté de leur plein gré leur pays d'origine, pour venir affronter un climat plus inhospitalier que le leur et auquel ils n'étaient pas toujours très résistants.

Les diverses races en effet, ne possèdent pas la même faculté d'adaptation à un nouveau milieu. Pour des conditions extérieures absolument semblables, on trouve dans une même entreprise industrielle ou commerciale, des proportions d'indisponibilité très différentes suivant les populations employées.

Il fallut cesser d'utiliser, comme travailleurs à la côte, les gens de l'hinterland, de Jabassi, du cours supérieur du Wuri, du cours supérieur du Nyong. Les habitants des montagnes, en s'établissant dans les régions forestières du littoral, furent décimés par l'helminthiase et par les maladies pulmonaires ou intestinales. Beaucoup d'individus, provenant de régions exemptes de malaria ou peu infectées, payèrent leur tribut au paludisme. Quelques races de l'arrière haut-pays couvert de steppes, comme les habitants du Bamoun, montrèrent une plus grande force de résistance car ils étaient d'une mentalité ou d'une intelligence supérieure à la moyenne et ils arrivaient généralement en excellent état de nutrition.

Les indigènes originaires de Yaoundé, envoyés dans les pays du nord (Garoua et Maroua) offrent peu de résistance aux variations brusques de température. Ils sont sensibles aux refroidissements nocturnes succédant aux chaleurs de la journée que l'on constate dans ces régions, où ils trouvent assez difficilement leur nourriture habituelle (patate, banane, etc.). De nombreux cas de bronchite, de congestion pulmonaire, de diarrhée, de congestion hépatique avec ictère, de paludisme à formes pernicieuses ou bilieuses souvent suivies de décès, sont constatés parmi eux (1).

La mortalité sur les chantiers semble être d'autant moins élevée que les nouvelles conditions générales d'existence, relatives au climat, à la température et au milieu, ressemblent davantage à celles du pays d'où provient le travailleur. Ainsi les Baloundous, les Bakwiris, les gens de Rio del Rey et de Johannalbrechtshöhe eurent à la côte, des pertes moins sensibles que ceux d'Ossidingé. Elles atteignirent le maximum chez les gens de la savane.

Lorsque de grosses agglomérations d'indigènes sont soumises à un changement complet de conditions d'existence, les décès sont toujours plus nombreux au début de l'engagement. Une faible mortalité est constatée parmi les groupes de travailleurs qui ont bien supporté les premiers mois de transplantation. C'est là une

(1) Voir : deuxième partie, chap. V, page 233.

grande loi de sélection naturelle. Elle implique la nécessité de faire observer immédiatement les règles d'hygiène, dès les premiers jours de la création de chantiers. Il est particulièrement indiqué aussi d'arriver graduellement et progressivement à obtenir des manœuvres un maximum de rendement, en leur ménageant des jours de repos. Rappelons à ce sujet l'article 31 de l'arrêté allemand qui exempte de tout travail pendant trois jours « les noirs employés pour la première fois dans une exploitation » et qui leur accorde une période d'accoutumance et de ménagement pouvant être prolongée sur avis médical.

L'incorporation des ouvriers doit être précédée d'une visite médicale au moment de leur recrutement et à leur arrivée sur les chantiers. Les malingres, les malades contagieux (tuberculeux, etc.) et les suspects sont à éliminer. Une sélection sera opérée parmi les individus sains et bien constitués, d'après leur robusticité et leur aptitude à tel ou tel genre de travail.

Principalement contre le paludisme, qui est la grande endémie africaine, on ne saurait trop conseiller à titre préventif la distribution de la quinine sur les plantations, surtout au début de l'entreprise. Très peu d'individus en effet jouissent d'une véritable résistance vis-à-vis des hématozoaires. Les indigènes du continent noir vivant dans les pays fortement impaludés, et que l'on croyait jadis atteints d'immunité, n'ont acquis celle-ci qu'à la suite de réinfections persistantes répétées, subies surtout dans l'enfance. Au Cameroun, comme dans les autres territoires africains, le sang de presque tous les enfants de trois ou quatre ans contient des hématozoaires. La proportion des enfants infectés devient plus faible à mesure qu'ils avancent en âge et ils acquièrent une grande tolérance vis-à-vis du poison malariaque. Malgré la richesse de leur sang en parasites, malgré leur rate énorme, ils se promènent sans fièvre, avec des apparences d'un parfait état général. Devenus adultes, tant qu'ils résident dans leur milieu habituel à climat chaud, ils peuvent rester en excellente santé; mais lorsqu'ils doivent lutter contre une température différente, moins chaude et plus humide, lorsqu'ils ont à subir des fatigues excessives, la maladie à l'état latent se réveille, la fièvre éclate. La dépression générale produite par le froid, par le travail, par les excès, diminue le pouvoir de résistance de l'organisme et permet à l'hématozoaire d'acquérir toute sa virulence. Les hygiénistes coloniaux ne pensent pas qu'on puisse parler véritablement d'acclimatement en ce qui concerne le paludisme. « Acclimatement », en fait de malaria, veut dire adaptation intelligente et consciente des individus au milieu dans lequel ils se trouvent, bien plus qu'adaptation physiologique inconsciente de leur part. Certes il n'y a pas à mettre en doute que certaines races, certains individus sont moins sujets que d'autres aux influences paludéennes, mais parmi eux, nombreux également sont ceux qui ont acquis de l'expérience et qui, sans s'en douter souvent, savent se protéger. S'ils viennent à se déplacer, ils négligent leurs habitudes ; rien ne vient plus alors atténuer la fréquence et les doses de l'infection. De même, les ouvriers arrivant d'une région saine emportent avec eux leurs préjugés et leurs coutumes du pays salubre, ils sont u proie offerte en holocauste au fléau. Il n'y a pas là question réceptivité plus ou moins grande, mais plus ou moins grande pr tion.

Ces considérations ne sont ignorées d'aucun médeci lonial, mais elles gagneraient à pénétrer également dans l' it des colons. Elles ont d'autant plus d'importance que les terrains propres aux grandes cultures, deltas des rivières, pays de plaines humides récemment déboisées, sont des régions ordinairement palustres. La mise en valeur de ce sol entraîne des travaux impliquant en général des bouleversements, des terrassements, des créations de flaques d'eau qui se peuplent de moustiques. Ils peuvent s'accompagner de formidables explosions de fièvres paludéennes contre lesquelles on ne saurait trop prendre de mesures prophylactiques. Celles-ci sont aujourd'hui bien connues, mais il ne suffit pas de les connaître, il faut les appliquer.

Très souvent, ni le climat ni les endémies ne sont à mettre en cause dans la morbidité des travailleurs : on doit incriminer une alimentation insuffisante, pas assez variée, et même parfois tout simplement une nourriture nouvelle, différente de celle à laquelle les ouvriers étaient jadis accoutumés. Certaines peuplades, plus que d'autres, sont sujettes à des réactions graves du tube digestif quand elles ont une ration trop monotone ou quand elles changent de régime. On a observé, chez des populations habituées aux graines au riz à la farine, des troubles gastro-intestinaux, lorsqu'elles sont soumises à un régime exclusif de manioc et de bananes. De même chez les individus, dont la base alimentaire sont les fruits, on voit survenir de l'inappétence, de la dyspepsie et des diarrhées, lorsque pendant trop longtemps ils sont nourris de farineux. Les progrès du mal ne peuvent être arrêtés que par le retour à leurs conditions ordinaires d'alimentation. Celle-ci est donc à surveiller tout particulièrement. Elle comprendra de la viande, des vivres frais. Elle sera variée, car l'on sait que si elle est trop uniforme, fût-elle composée normalement de graisses, d'hydrates de carbone et de matières protéiques, elle prédispose au béribéri. Cette affection, qui a toutes les allures d'une névrite périphérique, peut revêtir une forme meurtrière dans les groupes d'individus astreints à un régime insuffisant. La mauvaise qualité et la parcimonie des vivres ne suffisent pas d'ailleurs à elles seules à engendrer la maladie, si l'encombrement dans des habitations mal ventilées et peu ensoleillées, le surmenage, le froid, l'humidité, les influences morales, toutes causes susceptibles de débiliter l'organisme, ne viennent s'y ajouter. Aussi faut-il entourer les indigènes d'une grande sollicitude. L'épidémie s'installe difficilement, lorsque sont supprimées toutes les conditions fâcheuses que nous venons d'énumérer. Si nous ne connaissons pas encore le véritable processus infectieux du béribéri, nous en savons assez pour en diminuer la mortalité et la morbidité. C'est le riz d'usine décortiqué, lorsqu'il est de mauvaise qualité, qui est à incriminer. Là où il n'est pas consommé, les cas restent rares. Parmi les travailleurs des plantations du Cameroun, il n'a pas été signalé par les autorités allemandes.

Par contre, une affection fréquente, qui lui ressemble en certains points dans ses grandes lignes symptomatiques, qui souvent amaigrit et cachectise les individus, les rend inaptes bien vite à tout travail, c'est l'ankylostomiase. Malgré un traitement judicieusement approprié à base de thymol, et malgré toutes les précautions d'usage pour empêcher la réinfection, cette helminthiase a causé au Cameroun de grands ravages sur les chantiers. Ce fait n'a rien d'étonnant puisque toutes les races de ce pays donnent asile à une flore parasitaire intestinale nombreuse et variée. L'ankylostome se dissémine rapidement. Au hasard de leurs besoins, les travailleurs déposent avec leurs excréments des œufs qui trouvent sur le sol humide, sous une température extérieure chaude et constante, des conditions très favorables à leur développement. Remuant la terre, mangeant leurs aliments avec les doigts, sans se préoccuper de se laver les mains, déposant leur nourriture à même le sol, les indigènes facilitent ainsi l'infection. Une atteinte sérieuse produit des phénomènes graves qui compromettent l'existence. Heureusement tout porteur de parasites n'est pas malade, mais il est plus ou moins anémié, plus ou moins résistant. Très souvent, il est sujet de façon constante à des troubles intestinaux, et par cela même il reste très exposé à l'une des infections les plus redoutables qui sévisse sur les plantations, à la dysenterie. Les Allemands ont signalé de ce fait une grosse mortalité, à Edéa, le long de la Sanaga, à Doume (114 cas chez des prisonniers, 92,3 o/o de dysenterie bacillaire, 7,7 o/o de dysenterie amibienne), à Garoua, à Kousseri (50 o/o de dysenterie bacillaire) à Kribi, à Victoria. Endémique dans diverses circonscriptions de la colonie, cette maladie prend facilement sur les chantiers l'allure épidémique. La surveillance des sources, la distribution d'eau potable, l'isolement des malades et des suspects, sont des mesures qui s'imposent parmi les travailleurs. Il n'est pas besoin d'insister sur le rôle important que jouera le médecin dans l'observation des règles sanitaires qui devront être obligatoirement et réglementairement imposées.

Toute exploitation sérieuse doit donc avoir un médecin à titre permanent. Les entreprises de moindre importance seront visitées par un médecin inspecteur mobile. Celui-ci aura sous sa direction sanitaire quatre ou cinq chantiers. Il y séjournera quatre ou cinq jours ou davantage, suivant le nombre des travailleurs. Chaque chantier aura des infirmiers et une infirmerie (avec un pavillon d'isolement) pourvue d'un stock de médicaments et d'antiseptiques.

Le médecin, en dehors de sa visite médicale journalière et des soins médicaux proprement dits, guidera les infirmiers dans l'application des divers pansements, car les plaies phagédéniques et les ulcères sont cause d'innombrables indisponibilités et se prolongent de façon infinie quand ils ne sont pas très bien traités.

Ce médecin, spécialement averti en matière d'hygiène, aura à sa disposition un laboratoire avec microscope pour assurer le diagnostic des diverses maladies sporadiques et endémiques, qui sévissent sur les populations du Cameroun. Il procédera à l'examen de tout nouvel engagé et le vaccinera contre la variole. Il isolera tout suspect et tout contagieux. Il préviendra l'extension des maladies vénériennes en passant la visite sanitaire mensuelle des travailleurs et de leur entourage ; son examen portera sur l'organisme entier et servira à dépister les affections latentes. Il pourra ainsi prendre toutes les mesures nécessaires, dès l'apparition d'un premier cas de maladie infectieuse épidémique. Il aura qualité pour surveiller la stricte application des règles d'hygiène (tenue des cases, propreté individuelle, installation des feuillées, protection des sources, alimentation en eau potable, nourriture, observation des règlements en ce qui concerne les heures de repos et le travail supplémentaire, etc.).

Les Européens, employés comme dirigeants ou surveillants dans une plantation ou sur des chantiers, devraient tous posséder des connaissances élémentaires mais pratiques d'hygiène et de prophylaxie des principales affections. Ils devraient pouvoir donner utilement des conseils et des soins de première urgence. Ils doivent être les premiers à donner le bon exemple, en prenant la quinine préventive, en utilisant le moustiquaire, en veillant à l'interdiction de l'importation de l'alcool, etc... Personnellement ils se souviendront que toute sensation chez eux de courbature et de fatigue doit leur faire songer au paludisme. L'administration de quelques centigrammes de quinine leur fera retrouver le courage perdu beaucoup plus efficacement que l'absorption d'un mauvais alcool de traite.

La prospérité d'une entreprise dépendant en grande partie de leur activité et de leur zèle, il sera nécessaire de leur assurer d'excellentes conditions d'habitation, de ravitaillement et de confort matériel.

En 1914, avant la guerre, le manque d'ouvriers indigènes se faisait déjà sentir au Cameroun. Il était utile d'économiser la main-d'œuvre employée, en évitant toutes les causes de morbidité et de mortalité. Les arrêtés du Gouverneur allemand ne craignaient pas d'entrer dans des détails précis, au sujet des mesures sanitaires à prendre et des règles d'hygiène à faire observer sur les chantiers. Nous ne pouvons mieux faire que de donner, en y ajoutant nos observations, la traduction aussi exacte que possible de la circulaire concernant la protection des travailleurs, des valides et des malades.

PROTECTION DES TRAVAILLEURS

Logement — Les demeures des travailleurs seront construites sur un terrain élevé, à pente convenable favorisant l'écoulement des eaux. Des puisards seront prévus.

Ces demeures seront parfaitement couvertes. Elles auront leur sol toujours sec, seront pourvues de portes et de fenêtres permettant largement la circulation de l'air et l'entrée à profusion de la lumière. Pendant les heures de travail, on procèdera à l'aération de ces maisons. Chaque famille sera installée séparément.

Chaque travailleur aura son lit (1 m. 80 de longueur environ sur 60 à 70 centimètres de large) et sera pourvu une fois pour toutes, aux frais de l'employeur, d'une couverture de laine ou de coton, suffisamment grande, solide et épaisse.

Installation de bâtiments solides. — Dans les contrées pluvieuses, où il est difficile de se procurer des matériaux de brousse convenables (raphia, palme), les maisons des travailleurs seront construites en pierre, en bois ou en tôle ondulée, et munies de fenêtres avec volets en planches épaisses, fermant. Dans les plus grandes constructions, on n'installera pas plus de 40 ouvriers par chambre, avec un cubage minimum d'air de 6 mètres cubes par individu.

Les chambres doivent pouvoir être chauffées. Des cheminées seront disposées de façon à éviter tout dégagement de fumée. La cuisine est interdite dans les pièces d'habitation. Le sol sera recouvert d'une couche de ciment uni. Si les maisons reposent sur des piliers, les planchers en bois seront admis. Les murs de pierre seront crépis et une couche de chaux fraîche sera passée 4 fois par an, même sur les tôles ondulées. On apportera tous les soins à ménager une ventilation abondante par le faîte. La division d'une barraque en plusieurs pièces, par des murs transversaux, sera permise, si ces derniers n'ont pas plus de deux mètres de hauteur et si les compartiments séparés reçoivent la lumière directement du dehors. L'intervalle entre deux maisons sera d'au moins 10 mètres.

Installation des bâtiments de brousse. — Dans les contrées où les quantités de pluies sont moyennes, la construction des maisons d'ouvriers avec des matériaux de brousse sera permise, si ces derniers se trouvent en quantité telle que des bâtiments parfaitement protégés puissent être édifiés facilement. La hauteur des murs aura un minimum de 1 m. 70 et le faîte une hauteur de 2 m. 70. La ventilation par le sommet sera prévue. Le sol sera recouvert de briques cuites ou d'une couche d'argile fortement damée et unie. Des ouvertures pour la lumière seront munies de volets en planches, les portes seront épaisses et pourront se fermer. On n'installera jamais plus de 2 ouvriers par pièce.

De nouvelles cases seront reconstruites avec de nouveaux matériaux dès qu'elles ne seront plus imperméables à la pluie. L'intervalle d'une case à l'autre sera d'au moins 20 mètres, de façon que les cases de remplacement puissent s'encastrer dans l'espace intermédiaire.

S'il est nécessaire, il sera permis de ménager dans les chambres d'habitation, un endroit pour faire du feu dans l'intervalle des lits. Il sera défendu de faire la cuisine dans les pièces d'habitation.

Abris. — En des lieux appropriés et suivant les besoins, des abris sérieux contre la pluie devront être construits. Par les fortes pluies, les travaux seront suspendus à volonté.

Fosses d'aisance. — Les fosses d'aisance seront éloignées d'au moins 100 mètres du plus proche cours d'eau. On veillera à ne pas souiller la nappe d'eau souterraine. L'intervalle entre ces fosses et les habitations des ouvriers sera de plus de 50 mètres. Elles seront protégées par un toit. Il y aura une fosse par 20 personnes. On pourra en réunir 4 sous un même toit. Leur contenu sera au moins une fois par jour, recouvert de cendres ou de terre, pour empêcher le développement des larves de mouches. Elles seront comblées en temps opportun, par une couche de terre d'au moins 75 centimètres d'épaisseur. Avant de les combler, de nouvelles feuillées devront être terminées. Il est défendu d'employer les matières fécales comme engrais. Tout mode de fosses d'aisance répondant à des conditions hygiéniques normales est autorisé.

A proximité du lieu de travail, on installera de petites feuillées, qui à la clôture du travail seront recouvertes chaque fois avec de la terre.

On veillera avec une attention particulière à ce que les travailleurs se servent exclusivement de ces feuillées.

Surveillance de l'eau. — Il est défendu aux ouvriers de puiser de l'eau en un endroit quelconque des ruisseaux. A proximité des cases de travailleurs sera aménagée une source. Celle-ci sera isolée et protégée contre les souillures. La prise de l'eau aura lieu au moyen d'une conduite.

S'il n'y a pas de source à proximité du camp des travailleurs, une fontaine sera installée. Elle sera entourée d'un sol bétonné avec caniveaux permettant l'écoulement de l'eau. Un Européen surveillera chaque jour la propreté des alentours des sources et des fontaines. Sur le lieu de travail, un approvisionnement d'eau potable sera mis en quantité suffisante à la disposition des travailleurs, dans des tonneaux ou des récipients installés suivant les règles de l'hygiène.

Lavage et bains. — Des endroits convenablement aménagés pour le blanchissage et des bains seront prévus pour les ouvriers. On veillera à l'usage fréquent des bains. Une fois par semaine, il sera délivré trente grammes de savon à chaque travailleur.

Cuisines. — La préparation des aliments se fera dans une cuisine spéciale, vaste, bien protégée de la pluie et bien ventilée. Pour vingt ou trente travailleurs, on engagera un cuisinier ou une cuisinière appartenant si possible à leur race. Chaque cuisine sera munie de deux grandes marmites de fer. 6 cuisines peuvent être groupées dans un même bâtiment dont le sol sera bien damé et dont la pente permettra l'écoulement facile des eaux de lavage. Les murs de pierre ou de tôle ondulée seront badigeonnés à la chaux tous les trimestres. On veillera à ce que l'air et la lumière pénètrent largement dans les cuisines.

L'intervalle entre les cuisines et les maisons d'habitation sera de 10 à 20 mètres. Celui entre les cuisines et les water-closets, les plus rapprochés, de 100 mètres. Chaque groupe de cuisines sera pourvu de cuvettes et de savon. La distribution des aliments se fera sous un vestibule couvert.

Chaque travailleur possédera une grande écuelle, un gobelet et une cuillère. Une place déterminée sera assignée pour le nettoyage de la vaisselle. Là, un tonneau spécial rempli d'eau chaude sera mis à la disposition des travailleurs dans ce but.

Alimentation. — En règle générale les ouvriers seront nourris en nature. Lorsque les circonstances s'y opposeront, une indemnité pécuniaire correspondante sera accordée.

L'alimentation des travailleurs se rapprochera autant que possible de celle à laquelle ils étaient accoutumés dans leur pays d'origine. On se souviendra, que la ration d'entretien journalière habituelle et normale, n'est plus suffisante dans les cas où un ouvrier accomplit un travail pénible. La ration journalière comprendra des aliments féculents, du poisson ou de la viande, des légumes, des condiments et de la graisse.

1° *Aliments féculents 3 à 4 kilogs.*

3 kilogs de macabo, kassada, ou

2 kilogs de têtes de maïs, ou

2 kilogs de patates, ou

1/2 kilog de légumineuses, ou 650 grammes de riz, ou 500 grammes de pain de munition (exceptionnellement). De plus :

2° *Poisson ou viande.*

100 grammes morue séchée, ou

130 grammes de poisson salé (poisson de Las Palmas), ou

250 grammes de hareng salé, ou

200 grammes de viande (fraîche-maigre), ou
150 grammes de conserve de bœuf, ou
200 grammes de viande salée.
En outre :

3° *Légumes de différentes espèces*, comme : feuilles de macabo, de kassada, samba isamba, 200 à 250 grammes.

4° *Condiments* : Canne à sucre, épices, noix de coco, sel de cuisine.

5° *Graisse*. 50 grammes d'huile de palme, ou huile d'arachides, ou lard ou graisse.

Les aliments seront le plus possible variés, bien accommodés et bien préparés. On n'oubliera pas que les macabos, les patates, le kassada, même distribués en grande quantité, ne suffisent pas comme nourriture pour des travailleurs, car leur teneur en graisse et en albumine est faible. L'albumine nécessaire sera introduite de préférence sous la forme de poisson ou de viande. Il y aura deux principaux repas par jour.

Les chefs de travaux s'assureront de la qualité des aliments et de leur variété. Ils veilleront à ce que les quantités régulières soient parfaitement distribuées chaque jour et par tête. Des livres de cuisine seront tenus et soumis au contrôle des médecins et des inspecteurs. Ils apposeront leur signature et la date de leur visite, avec leurs remarques à la colonne d'observations.

Soins aux malades. — Tout travailleur tombant malade aura droit au traitement. Les dépenses concernant les soins à donner aux ouvriers sont à la charge de l'employeur.

I. — Une exploitation de moins de 100 travailleurs n'exige aucun personnel médical spécial. Cependant s'il ne se trouve pas d'hôpital à proximité, on installera :

1° Une infirmerie de trois lits.

2° Une salle d'isolement de trois lits pour les contagieux, dans un local spécial éloigné du camp des travailleurs.

On devra y trouver du linge de toilette, du savon et des désinfectants et au moins trois cuvettes, une pour les Européens, une pour l'infirmier et une pour les malades.

L'infirmerie sera construite suivant les principes indiqués plus haut pour les bâtiments des travailleurs en bonne santé. Le pavillon d'isolement sera situé à cent mètres au moins des dernières maisons du camp des travailleurs et sera entouré d'une clôture. L'entrée en sera interdite.

Les déjections des diarrhéiques seront toujours désinfectées avec une solution d'acide phénique à 5 o/o.

Dans les logements habités par les ouvriers en bonne santé, la présence d'un individu incapable de travailler ne sera pas tolérée. Tout malade entrant à l'infirmerie n'apportera avec lui que ses ustensiles de table et laissera au camp sa couverture personnelle. À son entrée il percevra deux couvertures de laine.

Des feuillées ou des water-closets seront prévus à proximité de l'infirmerie. Les tinettes du pavillon d'isolement seront des tonneaux en fer munis de forts anneaux de portage. Ces tinettes seront vidées chaque jour, et désinfectées avec une solution phéniquée ou avec de l'eau de chaux.

Les grands blessés susceptibles d'être transportés seront dirigés sur l'hôpital le plus rapproché, de même que les contagieux et les malades graves, si l'hôpital peut être facilement atteint en un jour.

A moins de circonstances particulières, les diarrhéiques ne seront pas conduits à l'hôpital si celui-ci est à un jour de marche.

Dès l'apparition d'une épidémie, le Commandant de circonscription et le médecin du Gouvernement seront avisés. Ce médecin sera également averti en cas de blessé grave non transportable.

Dans chaque infirmerie sera tenu un registre des malades.

Un extrait complet de ce registre sera envoyé mensuellement au médecin du gouvernement. Les Européens chargés du traitement des malades indigènes, devront posséder une instruction générale sur les premiers secours et les premiers soins à donner principalement dans les cas de maladies tropicales. Toute entreprise doit être pourvue de façon constante d'un matériel sanitaire indispensable, et d'un approvisionnement suffisant de médicaments :

a) *Médicaments pour l'usage interne :*

Tablettes de quinine à 0,50. Espèces pectorales contre la toux. Tablettes de poudre de Dover à 0,50. Comprimés de bismuth (sous-nitrate). Comprimés de salicylate de soude à 0,50. Comprimés d'iodure de potassium. Potion contre la diarrhée. Teinture de strophantus. Gouttes d'Hoffmann. Feuilles de raisins d'ours (*uva arsi*).

b) *Médicaments pour l'usage externe :*

Pommade boriqué. Onguent gris. Styrax et huile d'olives. Huile camphrée. Permanganate de potasse. Acide borique en poudre. Perborate de soude. Protargol. Chlorate de potasse.

c) *Désinfectants :*

Crésyl. Acide phénique.

d) *Pansements :*

Ouate et toile à pansement. Gaze et compresses. Bandes de toile de différentes largeurs. Ouate de tourbe. Coton hydrophile. Echarpes.

e) *Matériel et instruments :*

Thermomètres médicaux, lancettes, ciseaux, pinces, bandes hémostatiques, fioles à médicaments de 200 grammes, étiquettes blanches et rouges, bocks irrigateurs, cuvettes à instruments, cuvettes à pansement, crachoirs, éprouvettes graduées de 1 à 50 centimètres cubes, urinal, verrerie.

Les récipients dont le contenu est destiné à l'usage externe sont revêtus d'une étiquette rouge, ceux dont le contenu est destiné à l'usage interne sont revêtus d'une étiquette blanche. Sur ces étiquettes sont inscrits distinctement les contenus des récipients de façon à ne prêter à aucune confusion. Les solutions de désinfectants sont mises sous clef en raison de leur toxicité.

II. — Les entreprises de 100 à 500 travailleurs, auront pour 100 à 250 ouvriers, un aide-médecin indigène instruit, parlant allemand. Pour 251 à 500 ouvriers, elles en auront deux. L'employeur ou son représentant surveillera son activité.

L'importance de l'infirmerie sera en rapport avec l'éloignement de l'hôpital le plus proche ; autant que possible, les malades graves seront évacués. Si l'hôpital est à proximité relative, il suffira de trois lits par 200 travailleurs et de six lits pour 500 dans le pavillon d'isolement.

Dans le cas contraire, on installera trois lits par 100 travailleurs, aussi bien à l'infirmerie que dans le pavillon des isolés. Les dispositions énoncées plus haut trouveront également leur application ici.

III. — Aux exploitations de 500 à 2.500 ouvriers, sera attaché un aide-médecin Européen ayant une bonne instruction, possédant des connaissances sur le traitement des maladies tropicales et sachant se servir du microscope. Il tiendra un registre des malades, conformément au modèle indiqué plus haut; il vaccinera et tiendra un contrôle des vaccinations.

Il visitera au moins deux fois par mois les chantiers, en s'assurant que les dispositions concernant les soins à donner aux ouvriers sont observés. Il avertira l'employeur ou son représentant de ses remarques et de ses observations. Il portera à la connaissance de l'administration et du directeur du service de santé l'apparition des épidémies.

Sous les ordres du médecin Européen sera placé par 500 travailleurs un aide-médecin indigène. Chaque entreprise possédera un hôpital avec 10 lits pour 500 travailleurs et un pavillon d'isolement avec 6 lits par 500 ouvriers. Les salles doivent être construites de façon à donner 10 mètres cubes d'air à chaque malade. La nourriture des malades sera assurée par une cuisine particulière. Celle-ci sera éloignée de 10 à 20 mètres du pavillon des malades et possédera un personnel spécial. L'hôpital sera installé à proximité des chantiers et situé à un intervalle minimum de 300 mètres du camp des ouvriers. En dehors des salles de malades, devront exister une pharmacie, une salle de laboratoire et d'examen et des chambres à la disposition des aide-médecins indigènes. Le médecin sera doté d'un bon microscope et de tous les produits nécessaires pour faire de la bactériologie. Il aura également à sa disposition un petit arsenal de chirurgie. Le pavillon d'isolement sera muni d'un appareil à désinfection. Les couvertures et les vêtements des contagieux seront désinfectés.

Les dispositions énoncées plus haut au § I seront également à appliquer.

IV. — Les exploitations de plus de 2.500 ouvriers posséderont un médecin européen auquel seront adjoints un aide-médecin européen et par groupe de 500 ouvriers un aide-médecin indigène ou un infirmier.

Dans ces exploitations, l'hôpital sera pourvu d'un nombre de lits proportionnel à celui de travailleurs (voir III) et le médecin sera muni du matériel chirurgical et bactériologique nécessaire à ses recherches et à son activité scientifique et médicale.

Appendice. — Les décès en dehors des infirmeries sont à porter sur le registre des malades avec le diagnostic et une note d'observation ».

Nous ne pouvons donner que notre entière approbation à un pareil règlement. Avec quelques petites modifications de détails au sujet de la liste des médicaments, il serait parfait. Il faudrait y ajouter la visite sanitaire mensuelle, et l'obligation pour tout travailleur d'avoir une moustiquaire. Nous ne sommes pas partisan de l'agglomération des indigènes dans de vastes habitations en tôle, malgré leur sol cimenté et leur aération suffisante. Celles-ci sont bien vite transformées en une série de petits compartiments impos-

sibles à surveiller, où s'isole chaque famille. Nous aimerions mieux
voir chacune d'elles posséder sa case, et chaque tribu se réunir en un
village, mais une telle conception nécessiterait une grande étendue
de terrain. Or un sol défriché acquiert immédiatement une
grosse valeur que les employeurs désirent mettre immédiatement
en rapport.

.·.

Cultures locales. — Les difficultés éprouvées par les Allemands
lors de la mise en valeur intensive du Cameroun, les nombreux
règlements élaborés pour protéger des manœuvres péniblement
recrutés et de rendement faible, montrent combien la question de
la main-d'œuvre est délicate. Réglé positivement au profit des
grandes concessions agricoles ou des exploitations d'intérêt public,
comme les routes ou les chemins de fer, le problème est résolu au
détriment du commerce, de la vie économique générale du pays
et des cultures indigènes locales. Or notre devoir est également de
protéger celles-ci, de les encourager, de les multiplier.

« Les plantations sont une malédiction pour la politique coloniale allemande, il faut en finir immédiatement avec tout le système de tromperie à l'égard des indigènes de nos colonies » s'excla-
mait au Reichstag, le député Erzberger.

Le nombre croissant d'ouvriers, nécessaire pour les entreprises
administratives et privées, exigeait chaque année, d'après les esti-
mations allemandes, un mouvement de près de 50.000 hommes
dont le recrutement était presqu'entièrement supporté par les
populations du centre de la colonie. La mortalité qui frappait les
travailleurs atteignait jusqu'à 10 o/o ; à certaines périodes de
l'année, la proportion des malades était de 30 o/o. Aussi plusieurs
observateurs allemands attribuent, non sans raison, le dépeuple-
ment de nombreuses régions à l'accaparement de la main-d'œuvre
par les grandes plantations européennes. La tendance des
employeurs était d'obtenir la prolongation de la durée des contrats
et de l'étendre jusqu'à 3 ans. Ils faisaient valoir, assez justement
sans doute, la meilleure utilisation des manœuvres au bout d'un
certain temps, lorsque ceux-ci connaissent bien leur métier ; mais
malheureusement ces désirs vont à l'encontre du relèvement physique et moral de la race.

Le véritable colon en effet est, et restera longtemps encore, l'indigène. Il faut le considérer comme un produit du sol : déraciné, il
perd sa plus grande valeur. Sans négliger les intérêts économiques

de la France, l'Administration a pour mission idéale de favoriser les autochtones. Elle se doit de leur réserver des terrains mis à la disposition des familles. Le jour où celles-ci auront des biens permanents, elles trouveront sur leurs propriétés une source de richesse qui permettra de subvenir au bien-être général et à l'accroissement des populations. Ce ne sera pas attenter à sa liberté individuelle que de jouer auprès du cultivateur noir un rôle d'initiateur. L'indigène est incapable, ordinairement, de diriger lui-même ses propres affaires. Il est inapte à les poursuivre et à les achever, s'il reste sans contrôle. L'obligation de l'impôt l'a bien mis en demeure de secouer sa torpeur et son apathie, mais ne suffit pas pour l'obliger à rechercher dans telle ou telle culture l'argent qu'on lui réclame ; si on lui demandait de transformer une partie de l'impôt en un produit que le Gouvernement exigerait, il serait amené forcément à porter son effort sur les moyens propres à l'obtenir et il y trouverait dans l'avenir une source nouvelle de gains.

En pleine brousse et en pays de forêts, les cultures vivrières indigènes sont beaucoup trop réduites, à cause de l'instabilité des groupements qui enlève à la population inquiète toute idée de prévoyance et tout désir d'étendre ses plantations.

Une des grandes richesses du Cameroun est le palmier à huile. La crise du caoutchouc, en détournant vers la culture des palmistes l'activité des colons, avait incité le Gouvernement allemand à étudier les moyens d'attacher à leur région et à la vie sédentaire les milliers d'indigènes, que la récolte et le commerce du caoutchouc condamnaient à la vie nomade. Nos prédécesseurs avaient commencé à mettre en pratique des dispositions pour développer non seulement des cultures vivrières d'intérêt local, mais encore des cultures économiques pour l'exportation. Celles-ci variaient selon les régions (cacao, bananiers, palmiers à huile, *funtumia elastica* à l'intérieur). Tous les chefs de famille et de village devaient cultiver du maïs, des patates, du manioc, des arachides, des ignames, et fournir des vivres à toute réquisition de l'administration. Concurremment avec les cultures, à proximité des villages, devaient être plantés les végétaux prescrits par le service d'agriculture, dont les agents surveillaient l'entretien et le développement (cacao, palmier, etc.). Des primes étaient distribuées. De plus, l'administration avait répandu des arbres fruitiers de toutes sortes (bananiers, orangers, citronniers, avocatiers, manguiers, papayers, ananas) et avait diffusé chez les indigènes la culture de la pomme de terre (Ebolowa, Yaoundé).

Le Médecin de N'Gaoundéré écrit : « La main-d'œuvre indigène est constituée par des captifs, des Kirdis indépendants, des Bororos ou Foulbés dissidents, et surtout par leurs femmes. L'homme libre considère le travail avec répugnance. Le Kirdi indépendant n'a qu'un but : avoir des captifs pour ne plus travailler. A son tour le captif libéré cherche immédiatement à avoir des serviteurs pour les vendre ou les obliger à travailler à son compte. Chaque indigène en somme, essaie « d'en faire le moins possible ». Il en résulte que les cultures en souffrent. La région de N'Gaoundéré est très fertile. En toute saison on y trouve des pâturages verdoyants. Cependant elle est pauvre en mil, en igname, en patate, en manioc, en maïs, base de l'alimentation des noirs. La vie coûte cher aux indigènes. Ceux-ci constatent qu'élever des troupeaux de bœufs rapporte beaucoup plus, à peu de frais et sans peine. Ils négligent le sol qui cependant serait facilement productif. Jadis le blé y aurait été cultivé et du coton y aurait été planté. Le travail est à réglementer. Nous assistons au triste spectacle de noirs qui peinent toute leur vie, sans autre résultat que celui très médiocre d'entretenir le luxe et l'orgueil de petits chefs de village qui les abandonnent afin de vivre dans l'entourage du sultan. Toute l'organisation sociale dans cette région est à modifier. On y arrivera avec le temps, mais il semble qu'on pourrait assez facilement développer chez les populations actuelles diverses cultures ».

Protection des manœuvres employés au portage. — Au point de vue commercial et social, le développement rapide des voies d'accès et de communication est aux premiers rangs du programme de la mise en valeur d'une colonie.

Parmi les grands fleuves du Cameroun, la Sanaga au-delà d'Edea est coupée de rapides, mais le cours supérieur du Nyong est navigable toute l'année sur une longueur de 300 kilomètres. Il pourrait être relié par une route ou par une petite voie ferrée à la Doumé, qui est à son tour navigable sur 200 kilomètres, jusqu'au confluent de la Bambé et de la Kadéi. L'aménagement de la voie du Nyong est la plus importante des questions de navigation au Cameroun, car elle communiquerait avec la côte par le chemin de fer central qui devait être poussé par les Allemands et arriver jusqu'à ce fleuve au milieu de l'année 1916.

Les lignes ferrées du nord et du centre-Cameroun devaient être continuées, mais leur construction nécessitait de nombreux travailleurs. En 1914, les travaux du Mittellandbahn (C. F. C.) occupaient plus de 9.000 ouvriers.

Un crédit d'un million de marks avait été inscrit au budget pour l'aménagement de routes carrossables, Kribi-Yaoundé, Kribi-Ebolowa, et une société de 100.000 marks s'était fondée à Kribi pour un service automobile de voyageurs et de marchandises, mettant la côte en relations avec l'intérieur.

A défaut de chemin de fer, le transport du matériel, le transit des produits industriels emploieront longtemps encore en Afrique Équatoriale Française une main-d'œuvre importante. En particulier au Cameroun, il faut recourir au portage pour l'exploitation des régions du centre. Cette question est actuellement très bien réglementée.

Un arrêté de M. le Gouverneur Fourneau, du 16 février 1917, a fixé les conditions pour le compte des services civils et militaires. Les porteurs doivent être vigoureux, la charge ne doit pas dépasser 25 kilogrammes. Il leur est toléré une quantité de vivres personnels dont le poids ne doit pas être supérieur à 5 kilogs. Un homme de renfort est prévu par 10 porteurs. Des abris pour les loger sont installés aux divers gîtes d'étapes, éloignés les uns des autres de 25 kilomètres, qui est le parcours régulier effectué chaque jour. Les cultures des villages qui se trouvent sur les routes sont développées de façon à pouvoir fournir les vivres nécessaires. Le chef de caravane est responsable des incidents survenus au cours du voyage. Il doit signaler les malades, les décès constatés.

Les gîtes d'étapes se multiplient tous les jours. Les cases s'agrandissent et s'augmentent. Le tableau suivant du docteur Mieuxat de Bana, s'il était vrai au début de notre occupation, s'est bien modifié depuis, car les conditions des porteurs se sont très améliorées. « Il nous a été donné plusieurs fois, dit-il, de rencontrer des caravanes de 300 ou 400 porteurs, ou de passer la nuit à quelques mètres d'eux. Il est pénible de voir le nombre de ceux qui à bout de souffle en arrivant à l'étape, se jettent à terre en poussant de véritables gémissements. Tout couverts de poussières que la sueur colle au corps, ils dorment et mangent presque tous sans se laver, car bien peu trouvent la force ou le courage de le faire. Les campements sont souvent insuffisants et quand il pleut, les porteurs sont si entassés à l'intérieur des cases qu'ils n'ont pas de place pour s'étendre et doivent dormir dans la position accroupie. Sans vêtements, ils couchent à même la terre, ce qui aggrave la moindre plaie et cause de nombreuses affections pulmonaires.

Trop de maladres sont recrutés, et ces indigènes non vêtus, nourris d'une alimentation peu substantielle, supportent mal les intempéries et les fatigues prolongées; aussi le déchet est-il grand parmi eux. Par crainte de rester isolés dans un pays habituellement hostile, ils marchent jusqu'à l'extrême limite de leurs forces.

De plus, les convois répétés, en éloignant l'indigène de son village, lui font perdre tout attachement à sa demeure et lui enlèvent le goût et le désir de l'améliorer. Il ne s'enrichit pas non plus, puisque (à Pana et à Baré tout au moins) il gagnerait bien plus à vendre ses produits ».

Les porteurs employés par des indigènes ou par des traitants noirs sont généralement les plus mal traités. Au départ de la caravane les charges sont réparties équitablement, mais dès que la colonne est loin de tout contrôle, les hommes s'empressent de les mettre sur le dos des femmes ou des enfants, sans se préoccuper de les voir succomber sous un poids trop lourd pour leurs faibles épaules. Il y a donc lieu de surveiller les porteurs qui évitent les postes et les grandes routes pour prendre des chemins détournés. On doit les punir s'ils échangent leurs charges entre eux. Cette surveillance est indispensable également au point de vue médical ; tous devraient être munis d'un passeport sanitaire régulièrement visé.

Les porteurs semblent bien avoir été les premiers propagateurs de la syphilis et des maladies vénériennes qui étendent à l'heure actuelle leurs ravages parmi toutes les populations indigènes. A une époque où ils apportaient de l'intérieur leurs charges de caoutchouc aux ports de la côte, à Kribi en particulier, qui fut avant la guerre un centre de commerce très important, ils étaient heureux de trouver au but terminal de leurs étapes, avec le repos succédant aux longues journées de fatigue et de marche, toutes les facilités d'existence que leur procuraient les Haoussas. La solde totale des journées de portage leur permettait surtout de rendre visite aux nombreuses prostituées, toutes plus ou moins contaminées, qui faisaient commerce de leurs charmes. Ils rapportaient ensuite la maladie dans leur pays d'origine.

Le Commandant de la subdivision de Doumé écrit : « Le portage n'est dans aucune colonie accepté sans récrimination. C'est une des principales causes des difficultés que rencontre l'administration pour retenir les populations sur les routes d'étapes. Lorsqu'on ne peut supprimer cette dure obligation il faut la répartir également entre toute la région, de façon à ôter aux indigènes qui se trouvent près des postes, l'impression qu'ils sont les éternelles dupes et qu'ils sont seuls à supporter le poids de nos exigences. Chaque fois que des convois de ravitaillement importants (200 à 300 charges) sont à mettre en route, un sous-officier européen se rend à Mindourou à la limite de la subdivision de Doumé et de Yokadouma ; il y fait du recrutement. Les charges lui arrivent de Doumé. Il renvoie les porteurs ayant déjà effectué cinq jours de portage et achemine, au moyen des indigènes recrutés par lui, les charges sur Yokadouma. Là, les porteurs sont également relevés et remplacés par des indigènes du sud de la subdivision qui transportent jusqu'à N'Goula les charges destinées à Moloundou. Ainsi, plus de longs trajets épuisant les hommes au delà de tout ce qu'on peut imaginer, leur faisant traverser des régions inconnues d'eux parfois hostiles, les obligeant à quitter leurs cultures et leurs familles pour de longs mois. A la suite des nouvelles dispositions prises, le portage s'effectue sans la moindre contrainte et s'il n'est pas recherché, il est accepté comme un petit désagrément ».

« A N'Gaoundéré, les porteurs sont pris parmi les captifs adultes et leur sort s'est beaucoup amélioré. Mais certains indigènes chargés du recrutement ne se préoccupent pas assez de l'état de santé et de la vigueur des hommes engagés. Il serait à souhaiter de voir se multiplier les gros centres de relai où se fait l'échange des porteurs. Cette création entraînerait une série d'avantages. L'indigène qui s'adonne à la culture abandonnerait sa terre pendant moins longtemps. Il reviendrait chez lui moins fatigué, car malgré la charge réduite de 25 kilogs pour un parcours de 25 kilomètres par jour, cette corvée n'en est pas moins pénible en pays de montagnes, pendant la saison des pluies. »

« A Yaoundé, le portage fait pour le compte de l'Administration ou des factories est volontiers recherché. A l'appel du tam-tam, qui fixe la veille au soir le nombre de porteurs demandés, les indigènes répondent avec empressement. Il nous souvient, dit le Dr JULLEMIER, en avoir vu 1.200 réunis par le chef de la subdivision. Les hommes seuls sont recrutés parmi les plus vigoureux ; les femmes et les enfants ne sont pas pris. Solidement musclés, ils portent allègrement leur charge de 25 à 30 kilogs pendant les 25 kilomètres journaliers. Nous avons eu l'occasion de faire de longues tournées avec les mêmes porteurs ; toujours nous avons admiré leur endurance, la sûreté et l'aisance de leur marche au passage des rivières, sur des ponts souvent primitifs et dans les chemins rendus difficiles par la vase du poto-poto.

La charge est posée soit sur la tête protégée par un coussin de feuilles, soit sur le dos à l'aide d'un support de lianes fixé aux épaules par des bretelles d'écorce. Nous n'avons guère observé que des plaies des pieds, causées sur la route par les graviers de latérite ou en forêt par les racines et les éclats de bois.

A l'arrivée à l'étape, la plupart des porteurs se baignent, puis disposent leur couchette avec une natte qu'ils placent toujours à une certaine distance du sol, sur un lit de bambou, ou sur de vieux troncs de bananiers. Cette précaution les préserve des vers de cases qui s'attaquent de préférence aux Haoussas ayant l'habitude de reposer directement sur la terre. Malgré la marche de la journée, il n'est pas rare, s'il y a tam-tam dans le village, que les porteurs dansent encore une partie de la nuit.

La ration est rarement emportée au départ. Les chefs des villages sur les routes d'étapes assurent la nourriture qui est préparée par les femmes. Suffisante d'ordinaire, et variant suivant les régions, elle est composée de bâtons de manioc, de bananes cuites sous la cendre, souvent de patates et de maïs grillé, plus rarement, de macabos. Le plat de résistance comprend habituellement des arachides et des feuilles de manioc écrasées avec de l'huile de palme.

Les gîtes d'étapes sont nombreux sur les routes fréquentées. Il serait désirable que les cases servant aux passagers soient installées à une extrémité du village et non en son milieu, comme c'est souvent l'habitude » (1).

Bien que dans les territoires du Cameroun les animaux de bât fassent à peu près défaut et proviennent avec leurs conducteurs de la région du Tchad ou de la Nigeria, M. le Gouverneur FOURNEAU a pris le 10 août 1917, un arrêté pour substituer, toutes les fois qu'il sera possible, le portage par animaux aux transports à dos ou à tête d'homme. On peut espérer décider les propriétaires indigènes, notamment ceux du nord, à accroître le cheptel d'ânes et à faire l'élevage des bœufs porteurs.

Conclusions. — Les mesures d'hygiène si importantes à connaître et à appliquer dans tous les villages, comme dans tous les centres, s'imposent particulièrement dans les groupements de travailleurs. Dans les grandes entreprises, dans les exploitations

(1) Au sujet des porteurs, voir également : page 13 et page 259.

industrielles ou agricoles, dans les plantations qui nécessitent une agglomération considérable de manœuvres, les dispositions générales suivantes sont à prendre :

1° Toute entreprise industrielle ou toute exploitation agricole sera visitée tous les mois par un médecin averti des questions d'hygiène tropicale. Pour tout chantier important, un médecin secondé par un nombre suffisant d'infirmiers y sera attaché à titre définitif et permanent.

2° Les travailleurs seront incorporés après une visite médicale au moment du recrutement et après une contre-visite à l'arrivée sur les chantiers. Ils seront vaccinés obligatoirement. Les malingres et les suspects seront éliminés.

3° Les ouvriers sains et bien constitués seront répartis sur les chantiers suivant leur robusticité et leur aptitude à tel ou tel travail.

4° Les travailleurs seront groupés suivant leur tribu et leurs affinités de race.

5° Leur campement sera débroussaillé par la hache et par le feu en évitant les trous où se collecte l'eau de pluie. Il sera installé sur un endroit élevé, à l'abri des grands vents régnants, loin des nappes marécageuses stagnantes. Les mares seront comblées ou recouvertes régulièrement d'huile de pétrole ou de goudron.

6° Les gros travaux seront exécutés par des indigènes vigoureux, originaires autant que possible du pays, pendant la saison sèche. A cette époque, ils sont moins exposés aux pluies quotidiennes moins atteints par les moustiques. Au besoin, la quinine sera largement distribuée à titre préventif.

7° Il sera prévu pour chaque famille des cases solides sérieusement construites, largement aérées et ensoleillées. Chacun des habitants sera vêtu convenablement, couchera sur un lit individuel muni d'une couverture et d'une moustiquaire.

8° Une alimentation substantielle variée et suffisante leur sera assurée.

9° Les directeurs d'exploitations et les chefs de chantiers veilleront aux soins journaliers de propreté (propreté individuelle et propreté de l'habitation), à la pureté de l'eau d'alimentation, à la protection des puits et des fontaines. Ils assureront les soins gratuitement aux malades.

10° Des feuillées bien tenues, régulièrement désinfectées, seront établies loin des sources à proximité des chantiers et à proximité des maisons d'habitation. Les ordures ménagères seront incinérées.

11° La lutte contre les mouches piquantes, les moustiques, les insectes et les parasites de tous genres, sera poursuivie avec méthode et sans relâche.

12° Le médecin aura qualité pour surveiller la stricte application des règles d'hygiène (tenue des cases, alimentation, observation des règlements relatifs aux heures de repos, au travail supplémentaire, à l'alcoolisme, etc.) et pour empêcher tout sévice envers les indigènes.

13° Il passera une visite sanitaire mensuelle des travailleurs et de leur famille. Il dépistera ainsi les maladies vénériennes et les affections latentes ou contagieuses.

14° Une infirmerie pourvue d'un stock de médicaments et d'antiseptiques sera aménagée. Un pavillon d'isolement sera construit.

15° En cas de trop mauvaise saison et au début d'une épidémie, les heures de travail seront réduites au minimum. Les malades seront isolés. Le médecin prendra dans chaque cas les mesures de prophylaxie nécessaires.

CHAPITRE VII

Mortalité infantile. — Hygiène et protection
de la première enfance

Faible densité de la population sur les territoires du Cameroun. — Natalité et mortalité infantile. — Maladies de l'enfance. — Maladies vénériennes. — Conditions misérables d'existence de la femme et de la mère. — Mœurs indigènes. — Accouchements, Avortements. — Polygamie, Mariages. — Protection de la première enfance.

La densité de la population du Cameroun est extrêmement faible. Actuellement, elle semble encore diminuer. Bien avant la guerre, nos prédécesseurs avaient poussé le cri d'alarme au sujet de la dépopulation en général et de la misère de l'enfance en particulier. Des statistiques impressionnantes montraient la proportion des naissances, celle des avortements et des décès ; de nombreux rapports médicaux insistaient sur l'impression de profonde tristesse qui se dégageait des constatations faites, aussi bien parmi les races de la côte que parmi celles de la savane et de la forêt. Ils concluaient à la nécessité impérieuse d'une action étroitement combinée entre le service de santé et l'administration, pour imprégner les esprits des premiers principes d'hygiène.

Les Allemands donnaient comme chiffre global de la mortalité infantile celui de 47 o/o. Il atteignait 64 o/o à Ebolowa et en certains points de la région côtière.

Les affections que nous avons signalées ne se contentent pas en effet d'étendre leurs ravages parmi les adultes. Elles atteignent aussi les jeunes enfants et sévissent sur les nouveau-nés. Encore bien plus que les adolescents, les tout petits qui vivent à peu près nus, insuffisamment protégés, sont la proie des processus morbides causés par le froid et l'humidité. Broncho-pneumonies et diarrhées font parmi eux de trop nombreuses victimes. Les maladies diathésiques vénériennes et syphilitiques, qui frappent les races à la source, sont également avec la malaria une cause beaucoup trop importante de formidable déchet. Tous les enfants, en pays africain donnent asile aux hématozoaires et les décès sont fréquents surtout au début de la vie infantile, sous l'influence d'un accès palustre aigu. Combien peu sont sauvés par l'injection de quinine qui les fait renaître à l'article de la mort !

A Douala, 66 femmes interrogées au dispensaire d'Akoua par le médecin-major Huot ont donné un total de :

3oo grossesses, 18 fausses couches, 66 décès dans la première enfance, 60 dans la seconde enfance,

146 enfants vivants.

D'après cette enquête, le pourcentage de la mortalité infantile serait de 42 o/o, et celui des avortements de 6 o/o. La proportion des enfants vivants serait de 52 o/o. Celle des décès, sur l'ensemble des enfants nés viables, serait à peu près également répartie sur le premier âge (de la naissance à la fin de l'allaitement) et sur la seconde enfance (de l'allaitement à la puberté). Il faut tenir compte pour la première catégorie, d'une hygiène rudimentaire et de mauvaises conditions d'allaitement ; la grande part des décès dans la seconde catégorie doit être imputée à l'endémie palustre.

Le médecin du bataillon de Douala donne, pour 9o femmes, les chiffres suivants : 4oo grossesses, 24 fausses couches, 157 décès dans la première enfance, 138 décès dans la seconde enfance, 146 enfants vivants ; soit 63,5 o/o de décès (33,5 o/o dans la première enfance, 29,9 dans la deuxième).

Les chefs des subdivisions de la circonscription de Kribi ont adressé au docteur LE GOUELLEC des statistiques concernant un total de 16.759 enfants vivants. Le nombre des naissances, du 1ᵉʳ janvier au 1ᵉʳ août 1917, a été de 1.057, celui des décès de 579, soit un pourcentage de 54,7 de mortalité infantile, dont les grandes causes sont les affections gastro-intestinales (parasitaires et infectieuses), les affections pulmonaires, le paludisme, l'athrepsie, la débilité congénitale due ordinairement à l'hérédité syphilitique. « Les cases indigènes sont beaucoup trop souvent étroites. Les habitants y vivent dans un air confiné et disparaissent dans la fumée. En ce qui concerne les maladies de l'appareil respiratoire, le manque de vêtements et l'exposition presque continue des enfants à la pluie et au vent sont des raisons très importantes du développement de ces affections. »

L'un de nos auxiliaires pendant les colonnes du Cameroun, l'infirmier-major d'assistance Champon, qui a vécu de longues années comme missionnaire protestant dans les régions hautes du Manengouba, a été impressionné par l'augmentation de la mortalité infantile dans cette contrée montagneuse et froide. Il nous a cité le cas d'un village, situé aux environs de la ligne du Chemin de fer du Nord, à 120 km. de Douala qui, en 1914, comprenait 485 habitants : 2 vieillards du sexe masculin, 26 vieillards du sexe féminin, 118 hommes adultes, 146 femmes, 107 garçons, 86 fillettes.

Sur les 146 femmes, 3 seulement n'avaient pas été fécondées ; les 143 autres avaient eu un total de 423 enfants, dont 224 garçons et 199 filles. Sur ce nombre, 230 (dont 117 garçons et 113 fillettes) sont morts dans la première et dans la seconde enfance (soit une mortalité de 54,30 o/o), de misère physiologique, de pneumonie, de dysenterie et d'helminthiase. De plus, il fallait compter 27 avortements.

Le docteur Borel, d'Edéa, signale une mortalité infantile considérable dans sa circonscription. 50 femmes du poste soumises à un interrogatoire sérieux, ont donné un total de 42 enfants vivants dont quelques-uns encore au sein et de 48 enfants décédés. Au cours d'une tournée dans la région d'Eseka, ce médecin a examiné 334 femmes parmi lesquelles 122 n'ont jamais eu de grossesse ; les 212 autres ont mis au monde 640 enfants, dont 270 sont morts en bas âge, soit une proportion générale de 41,56 o/o de mortalité. Encore fait-il remarquer que parmi les enfants vivants sont compris des nourrissons et des bébés tout jeunes qui paieront encore un large tribut aux maladies endémiques.

Les régions de Babimbi et du Sud Sanaga ont des pourcentages encore plus élevés : à Babimbi, à cause des difficultés très grandes de la vie ; dans le Sud Sanaga, à cause de la fréquence des contaminations notamment syphilitiques, dues à une civilisation moins retardée qui a pris à la nôtre beaucoup plus de ses défauts que de ses avantages. Au village de Pongo (à 4 km. d'Edéa), 116 femmes ont été interrogées et visitées. Parmi elles, 69 ont eu 145 enfants dont 120 sont morts. Au village du chef N'Souké, à 7 km. d'Edéa, 85 femmes ont été examinées, 31 n'ont pas eu d'enfants. Les 54 autres en ont eu 177, sur lesquels 121 sont morts.

Ajoutons que le docteur Borel a rencontré au village de Mapan-Tom une femme qui aurait eu et aurait élevé 25 enfants dont

21 garçons et 4 filles (grossesses normales, uniques, successives), mais ce cas serait exceptionnel. Dans un voyage à pied ou en pirogue, d'Edéa à Malimba et à la côte, le long de la Senaga, il a interrogé, dans dix-huit villages, 1.212 femmes. Elles ont donné naissance à 5.259 enfants dont 2.301 sont vivants et 2.958 sont morts (56,3 o/o de mortalité). Parmi ces femmes, les plus âgées, au nombre de 316 avaient eu 2.065 enfants, dont 1.337 étaient décédés et 728 étaient encore vivants (mortalité infantile de 64,7 o/o). Les villages construits sur les hauteurs, sur un terrain sec et sablonneux, voient ces proportions s'abaisser considérablement, jusqu'à 35 o/o (proportion identique, que les femmes soient jeunes ou vieilles) ; elles s'élèvent à 88 o/o pour les vieilles et à 71,5 o/o pour les jeunes, dans les villages des bas-fonds où le marécage est immédiat et constant. Le paludisme est certainement à incriminer.

Le docteur BOREL conclut de ses examens : 1° La moyenne générale de la mortalité infantile atteint de 50 à 56 o/o. Elle diminue à mesure que l'on se rapproche de la mer. Les villages où elle est le moins élevée sont établis sur un sol sablonneux où les eaux stagnent peu et où les moustiques sont moins abondants. Le paludisme doit être incriminé en majeure partie ; les enfants en bas âge ont tous des abdomens volumineux avec de l'hypertrophie splénique ; 2° Le nombre des femmes nullipares est en raison directe de la polygamie ; les villages où les indigènes convertis au christianisme n'ont qu'une femme, ont une proportion de femmes stériles très inférieure (la proportion générale de 1/4 tombe à 1/15 ou 1/16 dans la population féminine adulte) ; 3° L'influence européenne est assez nette dans la diminution de la mortalité infantile ; cette influence paraît surtout agir par l'usage des vêtements mettant les personnes plus à l'abri des agents d'infection morbide.

Pour le district d'Ebolowa, une statistique allemande comprenant 30 villages, donne comme chiffre total de la population 5.527 âmes se répartissant ainsi :

104 vieillards	soit	1,9 o/o
1.458 hommes	»	26,3 »
367 vieilles femmes	»	6,6 »
1.727 femmes	»	31,2 »
997 enfants mâles	»	18 »
874 fillettes	»	15,8 »

Les vieillards comprennent les indigènes ne pouvant plus assurer de travail domestique, bâtir des cases ou cultiver des plantations ; les enfants mâles, les garçons non pubères ; les vieilles femmes, toutes celles après la ménopause ; les fillettes, toutes celles n'étant pas encore réglées.

Sur un total de 1.005 femmes pubères examinées :

```
700  avaient eu des enfants,                             )
 59, soit   5,8 o/o  étaient enceintes,                  }  1.005
246.    »  26,4   »  n'avaient jamais eu d'enfants,       )
137.    »  13,7   »  au-dessous de 20 ans.               )
 70.    »   7     »  âgées de 20 à 30 ans.               )
 29.    »   2,9   »  de 30 à 40 ans,                     }  246
 10,    »   1     »  au-dessus de 40 ans.                )
```

De sorte que, sans tenir compte des femmes n'ayant pas encore atteint la vingtième année, il y en a 109, soit 10,9 o/o, nullipares. Sur le total de 700 mères examinées, l'enquête au sujet des accouchements et des avortements a donné les résultats suivants : 133 avortements ; 2.382 enfants : 1.205 garçons, 1.177 filles ; 1.561 sont encore vivants : 766 garçons, 795 filles ; 821 sont morts : 442 garçons, 377 filles.

Sur 1.005 femmes, il y avait donc : 700 mères avec 2.382 naissances, 246 infécondes, 59 enceintes. Si l'on écarte les 59 femmes enceintes ; les 10 femmes au-dessus de 40 ans, les 127 femmes âgées de moins de 20 ans non fécondes, il reste pour 809 femmes : 2.382 naissances et seulement 1.561 enfants vivants, c'est-à-dire pas même trois naissances et pas même deux enfants vivants par femme.

Les diagnostics des décès des 821 enfants se répartissent ainsi :

Mort-nés	190	Mort d'inanition.	13
Malaria.	115	Athrepsie	5
Affections intestinales	110	Suicides	2
Affections pulmonaires	15	Causes inconnues	70
Pian.	31	Maladies diverses	10
Accidents divers	14	Tués à la guerre	44
Allaitement insuffisant	66	Accouchements préma-	
Suites d'accouchement.	11	turés	18

Cette liste parle d'elle-même : aucune épidémie, pas de catastrophe naturelle, mais de nombreux cas de blennorrhagie et de syphilis chez les générateurs. L'ignorance des règles les plus élémentaires d'hygiène, la négligence et l'insouciance des parents sont les causes de cette mortalité infantile.

Une statistique de 1913, chez les Boulous, donne : 1° un ensemble de 3.517 accouchements pour 745 femmes (soit une proportion de 4,73 pour une femme); 2° un chiffre de 3.844 enfants vivants pour 1.783 femmes (soit 2,15 enfants par femme, avec léger excédent de sexe féminin sur le sexe masculin).

Ces deux chiffres, 4,73 naissances par femme avec 2,15 enfants vivants, paraissaient au médecin allemand assez satisfaisant, mais l'augmentation des maladies vénériennes et de la prostitution était pour lui une cause de grosse inquiétude pour l'avenir, au point de vue de la vigueur de la race et de la natalité. Or, chez les Boulous, la syphilis a fait depuis la guerre d'incessants et graves progrès.

Le docteur WEBER d'Effoulen cite des chiffres intéressants parce qu'ils sont basés sur son expérience de Cameroun depuis 1902. Son influence comme missionnaire, la possibilité qu'il a eu d'interroger les indigènes sans interprète leur donnent une grande valeur. Sur 800 femmes examinées, entre N'Komakak et Ebolowa, il a trouvé que la mortalité infantile était de 67 o/o, en comptant les avortements. La syphilis des parents d'une part pour les fausses-couches, le paludisme d'autre part chez les jeunes enfants, sont pour lui les causes les plus fréquentes de cette mortalité. Celle-ci augmenterait actuellement, alors qu'une baisse de la natalité serait également à enregistrer.

Maladies vénériennes, femmes mariées trop jeunes, manque de soins pendant la grossesse et *post-partum*, sont à mettre au premier rang des raisons qui influent sur cette diminution des naissances. La syphilis produit de sérieux ravages. Parmi les maladies endémiques qui frappent les enfants, la lèpre et le pian en affaiblissant l'organisme les rendent moins résistants aux affections dont ils sont tributaires.

D'après le médecin de Yaoundé, les femmes indigènes de la région donnent assez communément naissance à 4 et 6 enfants, dont quelquefois des jumeaux. Elles sont bonnes nourrices, bien que les noirs attribuent à tort une grande part de la mortalité infantile à la pauvreté de l'allaitement. Cette mortalité varie bien entendu avec les individus et avec les régions. Elle serait plus grande sur les rives malsaines des rivières et des fleuves. Le Dr JULLEMIER pense être près de la vérité en disant qu'elle s'étend sur plus du tiers des naissances (45 o/o environ). Il écrit : « En dehors des causes relevant de manœuvres des matrones indigènes ignorantes, les motifs de cette mortalité sont, par ordre croissant d'importance : la syphilis, la broncho-pneumonie et le paludisme :

1° La syphilis doit être incriminée comme origine des avortements assez nombreux. Nous avons observé chez des nouveau-nés des lésions spécifiques non douteuses : coryza, plaques muqueuses et lésions cutanées.

2° Quant à la broncho-pneumonie qui relève de la susceptibilité naturelle des noirs aux affections des voies respiratoires, les enfants étant habituellement nus et exposés à toutes les intempéries y sont prédisposés par leur mode d'existence.

3° Le paludisme semble le principal facteur de la mortalité. Les indigènes insistent sur la localisation du point de côté, toujours situé à gauche, au niveau de la rate. Les symptômes de fièvre et la splénomégalie nous ont fait reconnaître la malaria chez de nombreux enfants, surtout dans les villages situés près des cours d'eau.

Il ne s'est pas déclaré d'épidémies de diarrhée infantile. Les diarrhées, suivies de mort, ne sont que secondaires et dépendent d'un état de cachexie. La variole aurait causé autrefois de nombreuses pertes. Elle n'a pas sévi depuis plusieurs années dans la région. »

Pour le médecin de N'Gaoundéré, les décès les plus nombreux sont observés surtout dans les six premiers mois. Alimentation défectueuse, diarrhée verte des nourrissons, insuffisance de vêtements et broncho-pneumonies sont avec le paludisme les causes puissantes de mortalité infantile. L'avortement et les mauvaises conditions d'allaitement sont également à signaler.

« Plus on interroge les indigènes, dit M. le Pasteur Allégret, plus on constate combien est considérable la mortalité infantile dans la masse de l'élément indigène, sans parler des innombrables avortements. Elle est moins élevée, semble-t-il, dans la partie plus aisée et plus cultivée de la population, mais elle se monte encore à plus de 25 o/o dans les familles monogames. Une de ses causes importantes est alors la difficulté de se procurer du lait à la naissance d'un nouvel enfant, avant que le précédent puisse supporter la nourriture indigène. L'introduction de vaches et de chèvres laitières serait une mesure infiniment précieuse à propager. La mortalité de femmes en couches ou à la suite de couches me paraît être d'environ 25 o/o. La morbidité générale due aux métrites, annexites, salpingites, etc. est très élevée. En fait, il est rare de rencontrer une femme qui ne se plaigne pas de douleurs du ventre et le nombre de « docteurs indigènes » spécialistes est con-

sidérable. Les excès vénériens auxquels les hommes obligent leurs
épouses, à peine sont-elles nubiles, suffiraient à expliquer la faible
natalité ».

« Un nombre considérable de femmes de la race Boulou ont des
déviations utérines provoquant souvent la stérilité. Sans aucun
doute, cet état des organes génitaux est un résultat de la danse
indigène. La femme et la jeune fille ne tiennent aucun compte de
la période de menstruation. Un tam-tam a-t-il lieu, elles y prennent part ; on comprendrait difficilement que les organes restent
dans leur position normale après les contorsions auxquelles elles se
livrent. En tous les cas, un fait à retenir est celui de tant de femmes
n'ayant qu'un seul enfant et ne pouvant en avoir d'autres (50 o/o) :
il est dû à des grossesses précoces chez des fillettes enceintes trop
jeunes. Sur toutes les femmes que j'ai opérées, j'ai trouvé l'utérus
inférieur en grosseur à la normale et présentant très souvent des
déviations et même des inversions. Parmi 726 examinées, près de
70 o/o avaient des déplacements utérins (Dr WEBER) ».

Les différentes races du Cameroun sont prolifiques et la natalité
parait normale, mais la mortalité infantile est énorme. L'allaitement prolongé, la polygamie, la précocité des mariages, l'infériorité sociale de la femme et de la mère sont avec les maladies
de l'enfance que nous avons signalées, au nombre des motifs
les plus importants à invoquer. Parmi les principales affections
qui doivent être mises en avant, beaucoup d'entre elles pourraient être évitées grâce à une hygiène bien comprise, mais la
puériculture est une question absolument inconnue et négligée
en pays équatoriaux. Les mères indigènes sont attentives et
pleines de sollicitude vis-à-vis de leurs nourrissons, mais les
mœurs et les habitudes locales, que l'on rencontre aussi d'ailleurs
dans les autres pays africains, ouvrent la porte toute grande aux
affections gastro-intestinales. L'allaitement est en effet pratiqué
sans la moindre méthode : dès que l'enfant crie et tant qu'il veut
téter, il prend le sein. De plus, l'allaitement est prolongé jusqu'à
un âge absolument exagéré. Il est bien rare qu'il soit absolu.
Presque partout, et souvent quelques jours après la naissance, le
nourrisson est soumis à une alimentation mixte artificielle comprenant du riz, du manioc, de l'igname, des patates. Bien vite,
tandis que la mère est aux champs, c'est un jeune frère ou une
jeune sœur qui s'occupe du petit enfant, et dès qu'il peut marcher on le laisse errer à sa guise à travers le village sans grande
surveillance. Rapidement il arrive, dès la première année, à mettre

la main dans la calebasse de ses parents et à manger comme les adultes tout ce qui lui plaît. Étendu sur le sol, portant à ses lèvres ses mains souillées, buvant l'eau plus ou moins contaminée qui est à sa portée, il est bien vite la proie des parasites intestinaux.

Aussi les enfants ont-ils des troubles digestifs ; ceux qui échappent à l'entérite deviennent en grand nombre athrepsiques et misérables. Les plus forts, les plus robustes résistent, mais beaucoup parmi eux conservent jusqu'à l'adolescence les membres grêles et le ventre volumineux. Parfois, les farines et les bananes délayées et mâchées de bouche à bouche constituent un mode parfait de propagation de la tuberculose ou de la syphilis, contaminant des enfants nés sains qui meurent victimes de l'ignorance et de l'imprévoyance des parents.

L'allaitement artificiel est inconnu. Si le sein de la mère tarit, c'est le sevrage brusque. Il est tout à fait exceptionnel qu'une femme accepte de nourrir un enfant qui n'est pas le sien : « L'esprit de la mère viendrait tourmenter la nourrice et l'entraînerait dans la tombe ». Si la mère vient à mourir, le nourrisson trop jeune est donc fatalement appelé à disparaître ; jadis dans certaines contrées, il était enterré vivant avec elle. Lorsqu'un mari possède plusieurs femmes, aucune ne consent à allaiter, même si par hasard il se trouvait parmi elles une parfaite nourrice venant de perdre un tout jeune enfant.

Jusqu'à la dernière limite la femme enceinte travaille ; elle n'est entourée d'aucun soin particulier. Souvent elle accouche en pleine brousse, debout au milieu des champs. Lorsque l'opération se passe dans la case, elle est l'objet de pratiques mystiques destinées à écarter « les mauvais esprits qui rôdent autour d'elle », beaucoup plus que de soins attentifs de la part des femmes peu expérimentées qui l'assistent. Au moment de l'accouchement, les manœuvres maladroites, défectueuses ou brutales sont responsables de décès d'enfants, et laissent la femme inapte à la reproduction. La malpropreté, les produits employés pour couper le cordon, sont également une cause d'infection. Cependant le tétanos ombilical n'est guère signalé par les médecins de Cameroun. A Douala, nous n'avons pas eu l'occasion d'en observer. Si l'enfant ne respire pas en naissant, aucun effort n'est fait par la mère pour provoquer la respiration artificielle qui est une question ignorée. Quand par exception elle est connue, elle est déplorablement pratiquée.

Dans la région de Kribi, deux ou trois matrones sont présentes à l'accouchement. Lorsque la tête apparaît à la vulve, elles la dégagent et, par des tractions combinées à des pressions abdominales, elles aident à sa sortie. Une fois l'enfant venu, on attend que le placenta et les membranes soient expulsés avant de sectionner le cordon : une ligature avec un fil est alors placée à peu près à la moitié de sa longueur totale, puis il est coupé à l'aide d'un couteau, tranchant comme un rasoir, exclusivement réservé à cet effet. Jamais il n'est utilisé dans la suite pour un usage quelconque et il est conservé dans la case. Le moignon ombilical est enduit d'huile de palme. L'enfant est lavé, puis roulé dans un pagne ou dans une couverture. Les accidents de la délivrance sont rares. Dans le cas de rétention placentaire, des manœuvres internes sont pratiquées à la main sans la moindre précaution aseptique. La femme meurt rapidement d'infection. Après l'accouchement, la mère fait quelques ablutions externes à l'eau chaude et se lève presque aussitôt pour aller à la rivière se baigner. Elle continue ces lavages pendant un mois, deux fois par jour. Elle ne travaille pas, mais elle se promène et sort dès le premier jour qui suit sa délivrance.

Les avortements criminels provoqués ne sont pas rares. Il est assez difficile de savoir si parmi les différents moyens employés (en général absorption d'alcool ou de macérations de plantes indigènes, lavements médicamenteux, manœuvres manuelles ou mécaniques dirigées par des matrones), tous sont suivis de résultat, mais il est à peu près certain que les races les plus intelligentes et les plus civilisées (les Foulbés, les Yaoundés, les Boulous) trouvent le moyen de limiter le nombre de leurs enfants. Dans quelques villages, il peut arriver qu'une femme cherche à faire disparaître la preuve de relations coupables, soit qu'elle ait trompé son mari pendant qu'il était engagé au loin comme travailleur, soit qu'elle soit devenue enceinte, du fait de son époux, avant l'époque fixée par l'usage pour une nouvelle procréation. Après son dernier accouchement en effet, une femme ne doit plus avoir d'enfants pendant un certain temps (deux ans, quatre ans et même davantage suivant les tribus) et il est défendu au mari d'avoir des relations sexuelles avec elle pendant toute cette longue période. C'est là un des motifs de la polygamie.

Dans des pays où la mère allaite son enfant pendant trois ou quatre ans et s'abstient pendant tout ce temps de commerce sexuel, la famille ne peut s'accroître chaque année que si le père a plusieurs femmes : La polygamie n'est donc un mal que si celles-ci sont en trop grand nombre. Or la femme est devenue un signe de richesse et tel sultan ou lamido du nord est estimé par ses sujets pour ses deux ou trois cents épouses. Njoya, le chef indigène de Foumban en a 700. Les petits chefs ont un cortège moins imposant, mais tout indigène qui veut avoir auprès de ses compatriotes du prestige et de l'importance doit en posséder plusieurs. Plus il en a, plus il donne ainsi une preuve de puissance et de haute situation. Aussi, malgré l'âge avancé, tout vieillard auquel les moyens pécuniaires le permettent, continue-t-il à s'entourer de femmes. Il les laissera à sa mort à ses fils. Ces femmes s'accommodent parfaitement de leur situation. Chacune vit dans sa case ou tout au moins dans une chambre personnelle lorsque l'habitation est commune. Parmi elles, on doit distinguer d'une part celles qui appartiennent à la même race que le propriétaire, en relation avec sa famille et d'autre part les étrangères. Ces dernières font partie du troupeau féminin et sont considérées comme des esclaves, comme des bêtes de somme, comme des objets d'échange. Elles sont astreintes à la culture, au portage, aux travaux pénibles. Elles sont même l'objet dans certaines tribus d'un véritable « maquignonnage ». Des chefs de villages, au moment de l'impôt, n'hésitent pas à se libérer à bon compte du versement imposé, en remettant des femmes aux notables indigènes. L'homme les donne ou les prête pour se couvrir vis-à-vis d'un créancier ; il les loue par esprit de lucre ou par nécessité. Ce sont les captives. Les Haoussas pendant un certain temps en firent la traite sur une grande échelle en pays Babimbi, Baflia, Baganté, Banem, et les importaient en Nigéria. De nombreuses régions durent leur être interdites.

Les autres femmes au contraire sont plus estimées, plus jalousement gardées, mais elles ne sont guère pour cela plus entourées de prévenance. Lorsqu'elles déplaisent au seigneur et maître ou qu'elles ne lui donnent pas de progéniture, il n'hésite pas à les faire travailler durement, à les mettre en gage ou à les confier à un ami. Celui-ci gardera à sa charge et la femme et les enfants qu'il aura d'elle, mais ces derniers appartiendront au premier mari. Les enfants en effet sont considérés par les parents comme une source de gain. Dans de nombreuses contrées, il est commun entre tribus voisines, de les vendre contre argent ou contre marchandises. Avec le consentement de la famille, ils sont emmenés au loin par des chefs ou des trafiquants. Ils sont revendus au gré du caprice du propriétaire quand celui-ci y trouve bénéfice. Ils passent de mains en mains.

Malgré leur jeune âge, ils sont employés à des corvées trop rudes pour leurs forces. Tour à tour porteurs, cuisiniers ou manœuvres, ils reçoivent généralement une nourriture insuffisante. Ces mœurs sévèrement défendues par nos prédécesseurs et par nous sont, malgré la surveillance exercée sur les marchands ambulants, de pratique fréquente. Ces enfants devenus adultes forment dans les gros centres la majeure partie du prolétariat urbain et de cette population errante et flottante, indésirable, vivant au jour le jour sans domicile fixe.

Si des chefs beaucoup trop vieux accaparent des femmes qui sont perdues par cela même pour la repopulation, souvent également des mariages consommés avant l'âge nubile, parfois entre proches parents, flétrissent la femme trop vite. A cause des mœurs polygames, les adultes ont des difficultés à trouver des épouses : ils n'ont pas l'argent nécessaire pour les payer. Aussi des pères prévoyants achètent-ils dès leur naissance et même avant leur naissance les fillettes destinées à leurs fils. Dès que l'une d'elles est en âge de rendre de menus services, elle séjourne de longues semaines dans la case des parents de son futur époux. Grandissant côte à côte, peu surveillés, les jeunes gens se considèrent vite comme mariés. Jadis ces relations sexuelles paraissent avoir été plus rares. Toute une série d'amendes était prévue suivant des règles spéciales, locales, plus ou moins arbitraires. L'administration, tant allemande que française, en accordant à tous plus de liberté, en supprimant une partie des droits de justice des chefs indigènes, a favorisé le relâchement des mœurs qui d'ailleurs de tout temps semblent avoir été assez dissolues au Cameroun. « Il n'existe pas de plus grand mal dans le Sud Cameroun que les mariages d'enfants, écrit le Dr WEBER. La coutume des vieux indigènes d'inviter les jeunes gens à cohabiter avec leurs filles, de façon à ce qu'elles aient des enfants avant leur mariage, est très commune. Les parents considèrent que la valeur de leurs filles est ainsi augmentée, mais les femmes sont enceintes avant le développement complet des organes reproducteurs ; j'y vois là une raison qui empêche des grossesses ultérieures successives et une cause de stérilité. » Les Bakoundas, à 40 kilomètres de Douala se marient également très jeunes entre membres de la même famille. Vivant entassés dans une case, pêle-mêle avec les bêtes, couchant à même le sol sur une simple natte, ils ont des enfants rachitiques, peu résistants, et la mortalité parmi eux est considérable. »

De N'Gaoundéré, le Dr PEYRONNET DE LAFONVIELLE rapporte : « La femme captive, quand elle n'est pas distinguée par son époux, est une véritable bête de somme utilisée à creuser la terre, à porter des charges. Insuffisamment nourrie, peinant toute l'année, de la pointe du jour à la nuit, elle est employée à tous les travaux pénibles. La maternité n'est pour elle qu'une nouvelle source d'épuisement, sans la moindre joie, car la malheureuse n'ignore pas que son enfant lui sera enlevé tôt ou tard. Celui-ci, lorsqu'il est fils de captif, captif lui-même, assure dès qu'il est en âge de rendre service une besogne souvent trop lourde pour lui. Vivant presque complètement nu, amaigri par les fatigues et les privations, il est vers cinq ou six ans, ou volé ou vendu, ou chargé de durs labeurs par son maître. S'il ne se résigne pas à son triste sort, il s'échappe, vagabonde de villages en villages, accompagne les Haoussas dans leurs pérégrinations, se loue à des chefs indigènes, s'engage comme milicien ou sert de boy aux européens. »

Dans la région de Kribi, la paresse étant le vice général, personne ne veut travailler. La femme est une « chose ». Personne n'a le moindre souci de sa dignité. C'est là un sentiment inconnu. Même si elle est enceinte, c'est elle qui, en plus des soins de la case et de ses enfants, est chargée du débroussaillement et de l'entretien d'une petite plantation de manioc qui servira à l'alimentation de toute la famille. L'homme lui se repose : c'est sa fonction. A ce point de vue cependant, les différentes races ne doivent pas être mises sur le même pied. Les Boulous sont moins fainéants et se livrent à l'agriculture. « D'après le Dr Rivoré ce sont des gens laborieux. Logés moins à l'étroit que les populations de la côte, ils vivent, malgré des conditions d'habitat acceptables, dans une promiscuité qui ne manque pas d'inconvénients moraux et sexuels. Le mariage est un commerce plutôt qu'une institution. Il repose sur la vente de la femme. Celle-ci sans exception passe par plusieurs maîtres durant sa vie sexuelle, sans compter les cas où elle est simplement prêtée ou louée. En ce qui concerne les jeunes filles, les mœurs ne sont pas très différentes : les essais préalables des épouseurs possibles commencent dès la puberté et même avant. Les tentatives de coït entre enfants très jeunes seraient fréquentes sur la côte. »

« A Bana, dans la partie nord-ouest de la circonscription, en pays grassfild, les habitants sont sauvages. Les riches vivent dans l'oisiveté, car il est noble de ne rien faire. Les autres construisent leurs cases et font la cueillette des palmistes. Dès qu'un indigène a une somme d'argent suffisante, il achète une femme et il la fait travailler pour lui. Les riches en ont plusieurs, les pauvres n'en ont aucune. Elle ne jouit d'aucune considération. C'est un objet de troc, c'est surtout un animal de travail ; sa valeur dépend de la besogne qu'elle peut fournir. Les garçons sont assez libres, mais dès l'âge de six ans, les fillettes sont employées aux divers travaux des champs réservés à leur sexe ».

A Edéa, la femme est considérée comme une « esclave ». Elle accomplit de grosses besognes de défrichement et de réfection des routes.

Une circulaire datée du printemps 1915, du chef de district d'Ebolowa, Von Hagen, relate : « Au sujet de l'administration des indigènes, je dois constater à mon grand regret que nous n'avons fait aucun progrès. Les enfants sont vendus, les femmes sont échangées, données en gages. Nous ne pouvons tolérer de tels actes, souvent suivis de rapt : Ils sont une cause de dommage pour tout le pays, ils portent atteinte à l'accroissement de la population et ils font ressembler le commerce des femmes à un commerce d'esclaves. Je suis décidé à réagir avec sévérité. Une jeune fille ne pourra être mariée que si elle est nubile et du consentement de son père. La dot est de 200 marks. Une femme ne peut être vendue, etc. ».

Dans les régions les plus favorisées, le tableau est moins sombre mais il est loin d'être parfait. « A Yaoundé, tandis que l'homme travaille au portage, la femme élève les enfants, débrousse les chemins, s'occupe des plantations. Si pénibles que soient certaines tâches, elles ne dépassent cependant pas celles des paysannes de nos campagnes La femme indigène acquiert même, par les travaux auxquels elle se livre, un développement physique parfait. Loin d'être déformé, son corps présente parfois une remarquable harmonie de lignes. Particulièrement résistante, elle accouche debout, entourée de ses compagnes qui la soutiennent en chantant, tandis qu'une matrone agenouillée devant elle, s'apprête à recevoir l'enfant sur une feuille de bananier. Le lendemain ou le jour même, la femme reprend ses occupations. Ainsi habituée aux rudes besognes, elle constitue pour le travail des champs un auxiliaire vraiment précieux Sa condition sociale mérite cependant d'être relevée. Vendue ou échangée suivant les caprices du maître, son état de domesticité rappelle singulièrement l'esclavage » (Dr JULLEMIER).

« Aux environs d'Ebolowa, aucune femme n'est soumise aux fatigues du portage et des exploitations agricoles. Les épouses des porteurs suivent parfois bénévolement les convois, mais elles ne portent que les ustensiles de ménage ou les provisions, et jamais aucune des charges des hommes. De même, pour les travaux de culture, les femmes et les enfants ont bien la tâche d'entretenir les plantations, de rapporter les produits des récoltes au village, mais ils ne font pas les gros débroussements Quand, un village a décidé de défricher un terrain, ce sont les hommes qui assurent les travaux pénibles : abatage et débitage des arbres, apport de ceux-ci au village. Leurs compagnes se contentent d'ébrancher les bois et d'enlever les herbes et la brousse. D'ailleurs les indigènes de la région comprennent parfaitement bien leur intérêt. Les femmes sont en effet la monnaie courante; elles servent de base à toutes les transactions, elles constituent des gages de prêt, elles sont échangées contre des moutons, des pointes d'ivoires, des chiens, etc. Quand une femme enceinte arrive au septième mois de la gestation, elle n'est plus chargée que de l'entretien de la case et de la cuisine. Elle ne transporte que des charges légères, elle est dispensée même des gros services d'entretien des plantations. Tout nouveau-né est une somme d'argent en puissance. Le mari tient à ce que ce nouveau capital ne lui échappe pas » (Dʳ ALPHAND)

Chez les Bassas, nous signale M. l'aumônier militaire ALLÉGRET, les cases sont propres, mais les habitants sont très sales et l'état sanitaire est mauvais : Syphilis en abondance, lèpre, teigne, eczéma, ankylostomiase, éléphantiasis, et gale en quantité telle qu'on se demande si un seul indigène en est indemne. Les enfants semblent peu nombreux. Les femmes ont une vie beaucoup trop rude. La culture pour elle est fatigante, dans cette région très accidentée ; les longs portages auxquels elles sont soumises les déforment. La nourriture est abondante et variée. Grâce aux encouragements de l'administration, le cheptel se reconstitue. Il serait possible d'améliorer considérablement l'état sanitaire en faisant l'éducation des enfants, en leur donnant des habitudes de propreté et quelques notions d'hygiène. Au point de vue social, l'administrateur de la région travaille à rendre plus stable la position de la femme et à empêcher qu'elle ne soit indéfiniment revendue.

En conclusion, l'infériorité de la femme, le mépris actuel des moindres précautions hygiéniques et sanitaires, joints à la fréquence et au grand nombre des maladies vénériennes, ont pour conséquence la stérilité et la mortalité infantile. Pour combattre celle-ci et pour accroître la population indigène, les premières mesures à prendre sont d'ordre général. Elles sont indiquées ailleurs (1). Ce sont celles qui tendent à l'amélioration et au relè-

____

(1) Voir 4ᵉ partie, chap. I : Amélioration des conditions d'existence.

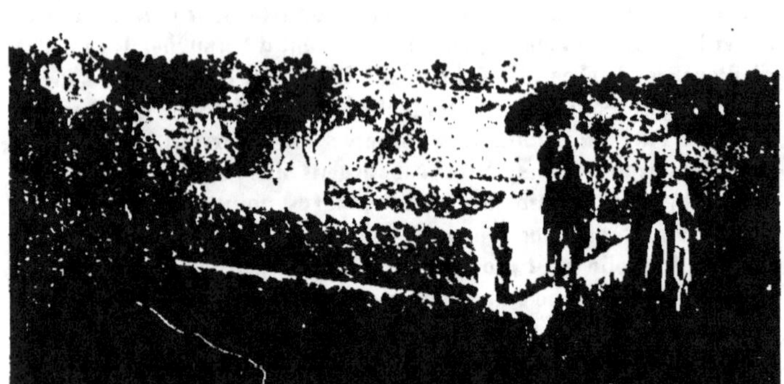

(Cliché Section photographique de l'Armée).

Fig. 34. — Une source protégée.

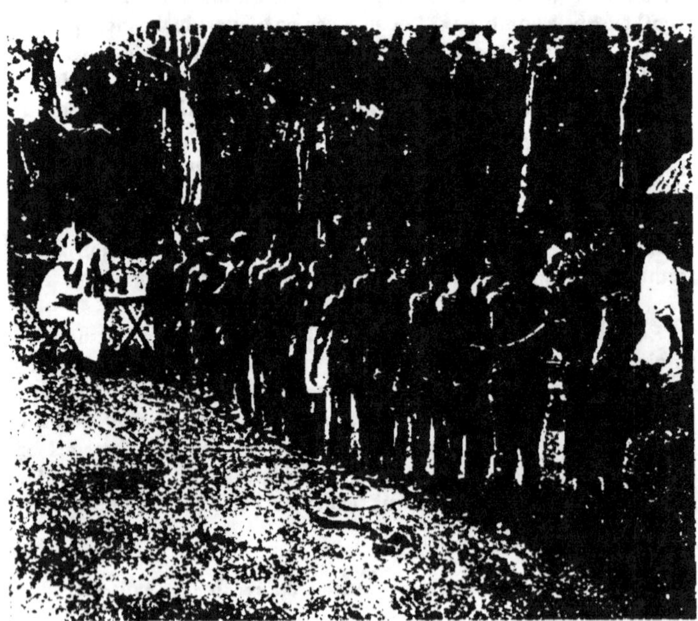

(Cliché Section photographique de l'Armée).

Fig. 35. — Une séance de vaccine.

vement moral des différentes races. Quelques points plus particuliers sont à envisager en même temps :

1º Multiplication des écoles. Imposer à tout programme d'études une série de leçons sur : *a)* les moyens propres à entretenir et à fortifier la race : *b)* les maladies de la première enfance et la façon de les éviter ; *c)* la pratique de l'allaitement et l'alimentation des nourrissons ; *d)* les dangers des maladies vénériennes et leur traitement.

2º Augmentation du nombre des médecins et des dispensaires.

3º Création d'un cadre spécialisé d'infirmiers-majors ou de médecins-auxiliaires européens d'Assistance, d'un corps d'infirmiers, de sages-femmes et d'aide-médecins indigènes de colonisation.

Ces aides-médecins indigènes peuvent, sous la direction des médecins européens, jouer un rôle des plus importants et des plus actifs, en ce qui concerne la surveillance des femmes enceintes et des nouveau-nés. Bien guidés, ils s'efforceraient de faire l'éducation des mères en leur indiquant comment élever les enfants. En cas d'avortement ils en rechercheraient les causes, prendraient les mesures pour en éviter le retour, veilleraient à l'application du traitement antisyphilitique. Ils protégeraient également la première enfance et l'adolescence.

A côté d'eux, des sages-femmes indigènes recevraient une éducation spéciale. Des maternités seraient à installer près de tous les dispensaires.

Le gouvernement allemand avait reconnu la nécessité d'entreprendre pareille œuvre au Cameroun. L'Union des femmes de la croix-rouge coloniale, avait manifesté son grand intérêt à ces questions, en se déclarant prête à donner son concours, si l'État mettait à sa disposition les ressources financières nécessaires.

Rappelons pour terminer, les mesures employées à Madagascar dès 1898 par M. le Général Galliéni. Elles sont de plusieurs sortes :

1º *Légales.* — Régularisation des mariages. Réglementation sévère des répudiations.

2º *Fiscales.* — Exemption d'impôt aux pères de cinq enfants ; impôt sur les célibataires ne pourvoyant pas à l'entretien d'un enfant. Exemption du service militaire à tous les pères de famille.

3º *Politiques.* — Institution d'une fête annuelle des enfants. Dons aux mères de familles les plus nombreuses.

4º *Médicales.* — Création d'orphelinats, de maternités dans toutes les provinces. Multiplication du nombre de sages-femmes indigènes.

L'adoption des orphelins, des enfants abandonnés est favorisée. L'enfant adopté est assimilé à l'enfant engendré, et le fils adoptif entre dans le décompte des enfants dont le nombre assure aux parents les exemptions ou avantages prévus par les arrêtés. Des allocations de secours sont accordées aux enfants des parents pauvres.

La diffusion des soins médicaux et des conseils d'hygiène, les consultations gratuites, les distributions de médicaments et même de vêtements ou de vivres aux enfants malades, sans ressources, sont, grâce à la réglementation d'une Assistance Médicale parfaite, parmi les principaux facteurs qui ont favorisé à Madagascar l'accroissement de la population. Il ne nous est pas défendu d'espérer voir également s'épanouir un jour, sur les terres équatoriales africaines, une organisation semblable, qui donnera rapidement ses fruits.

CHAPITRE VIII

Variole et vaccine

Des cas de variole signalés en différents points du territoire du Cameroun, pendant les années 1916-1919, dans les régions de N'Kongsamba, Foumban, Yaoundé, Banyo, Maroua sont restés isolés, mais nous devons nous souvenir des ravages que la terrible maladie exerça, en fin 1908 et au début de 1909, dans le Sud du Cameroun. Elle se propagea jusqu'à Doumé. Elle avait fait déjà jadis son apparition dans le Nord, amenant de véritables catastrophes dans le Bornou ; dans l'intérieur on rencontre de nombreux indigènes porteurs de cicatrices anciennes.

La variole était signalée, fin mars 1919, en Nigéria, à Lagos, point important avec lequel Douala est en relation continuelle.

Cette affection reste donc toujours menaçante. Le premier devoir de l'Européen civilisateur est de propager largement le triomphant moyen d'action que nous a mis en mains la découverte de Jenner. La question de l'efficacité de l'inoculation n'est plus à soulever, mais il y a encore de nombreuses difficultés à surmonter, pour arriver à propager et à répandre la lymphe sur de vastes étendues, à travers les distances qui séparent les différents postes de tout territoire africain. Des centres vaccinogènes bien organisés ne se créent pas facilement, et nos prédécesseurs au Cameroun, se sont trouvés devant le même problème que nous avons eu à résoudre en Afrique Occidentale Française et au Congo.

En principe, les succès obtenus avec du vaccin provenant de la métropole sont indiscutables si les inoculations sont pratiquées le long de la côte, mais dès que le transport nécessite un trajet de voie de terre de plusieurs semaines, la chose est toute différente.

Lorsque l'action nocive de la température se fait trop longtemps sentir sur le vaccin, celui-ci arrive affaibli, parfois même complètement stérile, malgré toutes les précautions prises par les médecins coloniaux bien avertis de cette question.

Aussi a-t-on recherché à remédier à cet affaiblissement de virulence, en employant du vaccin desséché comprimé, qui est broyé et additionné de glycérine au moment du besoin. Il présente une résistance à la chaleur que n'a pas la pulpe glycérinée. Il nous a rendu des services incontestables avec des pourcentages de succès excellents, mais la prophylaxie est encore plus certainement assurée lorsque fonctionne à la colonie même un centre de production du vaccin. Un institut vaccinogène doit être installé loin de la côte, dans une région riche en bétail et en bétail sain.

Les Allemands ne semblent pas avoir établi à Douala de centre vaccinogène. Il n'y a, en effet, à proximité, aucune région d'élevage ; les troupeaux qui sont amenés à la capitale, très irrégulièrement d'ailleurs, arrivent de l'intérieur, en général dans de mauvaises conditions peu favorables pour la récolte du vaccin. Nos prédécesseurs inoculaient les indigènes des circonscriptions voisines du littoral avec du vaccin venu d'Allemagne. Les médecins des postes qui recevaient souvent un virus trop affaibli ou même inerte, prirent des mesures pour préparer eux-mêmes leur lymphe et en conserver l'activité. A Banyo, Dschang, Doumé, Garoua, Kousseri, N'Gaoundéré, etc. des génisses furent ensemencées avec succès. Dès l'année 1909-1910, 18.000 indigènes furent vaccinés, et en 1910-1911 : 122.340.

Le formidable outillage sanitaire allemand avec son budget énorme d'Assistance, avec son personnel médical nombreux, qui comprenait pour chaque circonscription plusieurs sous-officiers spécialisés et des indigènes vaccinateurs, permettait facilement de réels succès.

M. le Directeur du Service de Santé de l'Afrique Equatoriale Française nous ayant demandé d'envisager la possibilité de créer au Cameroun un parc vaccinogène, capable d'approvisionner les colonies du groupe, nous avons étudié la question que nous résumons dans les conclusions suivantes :

1° Il n'est pas impossible de faire du vaccin à Douala, comme le démontrent les résultats du Dr Louis ROUSSEAU qui a inoculé cinq génisses par passage d'une même souche donnant un total de 21.900 doses. Les récoltes se sont terminées avec l'arrêt de la machine à glace qui, marchant parfois de façon très irrégulière, a même cessé complètement son fonctionnement en 1918. La production de vaccin est subordonnée à la venue régulière à Douala de bétail. Celui-ci est souvent fatigué et amaigri, avec un très petit nombre de génisses. J'estime d'ailleurs que la présence d'un troupeau souvent trypanosomé en un centre européen important, où les tsés-tsés sont loin d'être exceptionnelles, est un danger qu'il importera d'enrayer.

2° Les essais des médecins des postes, à Yaoundé, à N'Gaoundéré et à Garoua, ont prouvé que des génisses pouvaient y être ensemencées avec succès.

A Yaoundé, existe une étable en briques, entourée de vérandahs, possédant une pièce à quatre stalles munies d'un plancher avec rigoles cimentées. Malheureusement, les bêtes sont rares et n'arrivent de N'Gaoundéré que suivant les besoins. Elles sont souvent anémiées et en mauvais état ; le climat ne leur convient guère, sauf en juin, juillet et août.

3° Nous avons recommandé aux médecins de l'intérieur d'augmenter et de multiplier la quantité de vaccin qui leur était envoyé en inoculant des génisses. Ils ont pratiqué des ensemencements, suivant la richesse du pays en bétail. Ce système paraît bien être celui auquel on doive s'arrêter. Grâce à la virulence des comprimés secs de la rue Ballu, qui nous arrivent régulièrement de France, nous avons pu faire parvenir ce vaccin aux postes les plus éloignés. Il ne perd aucune de ses bonnes qualités et il a pu, soit être utilisé directement, soit servir à l'ensemencement. Cette méthode pourrait être essayée en Afrique Équatoriale Française.

Des comprimés venant de France et reçus à Douala le 19 février, furent envoyés dans le Nord, à l'aide-major CARTRON. Après vingt-quatre jours de trajet, ils voyagèrent encore avec lui de Tibati à Banyo (cinq jours), de Banyo à N'Gaoundéré (douze jours), et enfin de N'Gaoundéré à Garoua (onze jours). Sans autre protection, que leur caissette de bois placée dans une cantine ordinaire, les tubes renfermant le vaccin sec furent transportés sans précaution. Ils furent expérimentalement exposés à toutes les intempéries et souvent, par de longues étapes, aux plus fortes températures. Des thermomètres placés dans les caisses à vaccin montrèrent parfois 50°. A Garoua, les tubes restèrent continuellement sur une table, sans surveillance spéciale, à une température moyenne de 36 à 38°. Ce vaccin sec donna cependant dans les séances de vaccination pratiquées à Garoua, du 26 au 30 juin, soit après plus de quatre mois de séjour colonial, 85,8 o/o de succès.

Un comprimé, mis en réserve, donnait encore à Mora (à onze

journées de marche de Garoua) fin septembre (soit après sept mois de séjour colonial) 80 o/o de succès sur primo-vaccinés et 38 o/o sur revaccinés (Dr Cartron).

En juin 1918, l'aide-major Peyronnet de Lafonvielle a utilisé, au cours d'une tournée de vaccination dans la circonscription de Doumé (à vingt jours d'étapes de Douala), du vaccin sec de la rue Ballu, en réserve dans le poste depuis plus d'un an. 300 hommes, 480 femmes, 622 enfants, soit 1.408 indigènes furent inoculés avec une moyenne générale de 85 o/o de succès atteignant chez les enfants 96,5 o/o.

Ce vaccin sec coûté 300 francs les 12 tubes (chaque tube pour 100 doses) soit 1.200 doses à 0,25. Plus de cent inoculations peuvent d'ailleurs facilement être pratiquées avec un tube.

4° La question est à étudier au point de vue économique. Elle serait à solutionner avant la prise de toute mesure définitive. Un parc vaccinogène entraîne des dépenses : solde du personnel européen et indigène, entretien de bâtiments, achat de matériel, location et nourriture des génisses, etc. alors que les ensemencements pratiqués individuellement dans les différents postes de l'intérieur, n'entraînent que des frais minimes. Une paillotte où la génisse obtenue à titre gracieux est inoculée sur un lit de feuilles de bananiers, d'anciens tubes à médicaments en verre, des bouchons et de la paraffine, les moyens de stérilisation de fortune, voilà l'inventaire de ce qui nous a été nécessaire au Cameroun. Faisons remarquer encore que les comprimés secs donnent dans les postes éloignés un pourcentage de succès qu'atteindrait difficilement du vaccin plus récent et fabriqué sur place, mais exposé à de longs voyages.

5° Le centre de N'Gaoundéré, ou un poste du Nord tel que Garoua, semblerait être un point favorable pour l'installation d'un parc, en raison de la température et de la présence de bétail, mais son fonctionnement ne permettrait guère que l'approvisionnement des régions voisines, en raison des difficultés et de la lenteur des moyens de transport. A cause de l'insouciance et de l'incurie des porteurs indigènes, on ne peut compter effectivement sur eux pour les voir écouter les instructions données ; ils ne prennent aucune des précautions indiquées pour surveiller les colis de vaccin en cours de route. Ainsi, ce que l'on gagne comme avantage à N'Gaoundéré ou dans un poste du Nord (température, troupeau sur place), on le perd comme nombre des étapes à franchir, lorsqu'on veut disséminer au loin du vaccin qui reste trop longtemps exposé à la chaleur. Ce que l'on perd à Douala (arrivées irrégulières d'un

troupeau d'alimentation peu riche en jeunes bêtes, glace intermittente), on le gagne en moyens de distributions plus rapides (chemin de fer, bateaux, centres médicaux plus rapprochés).

Le total des vaccinations qui avait atteint 59.682 inoculations
(dont 18.616 revaccinations) en 1916-1917, est tombé en 1917-1918
à 22.934. Ce résultat est dû au manque de personnel. Pendant
la première campagne (1916-1917), non seulement tous les centres des circonscriptions étaient pourvus d'un médecin, mais
celui-ci était doublé presque partout par un infirmier européen
qui le remplaçait au dispensaire pendant ses absences. De nombreuses tournées purent être effectuées, pour le plus grand bien
de la diffusion du vaccin jennérien. De plus, le Dr Nouveau envoyé
par le département comme médecin vaccinateur mobile, put remplir cette tâche pendant plusieurs mois, jusqu'au jour où il fut
nommé dans un poste dépourvu de titulaire ; à lui seul il pratiqua
plus de 15.000 inoculations.

En 1917-1918, il ne fut malheureusement pas possible de distraire un médecin pour l'affecter à ce service spécial. De plus, les
tournées médicales dans les circonscriptions ont été moins régulières et plus rares. Les infirmiers européens détachés à l'intérieur
ont dû être rappelés à l'hôpital pour remplacer leurs camarades
rapatriés. Deux sont décédés de bilieuse hémoglobinurique. Les
postes d'Ebolowa et de Kribi ont été privés de médecins faute de
personnel. Les commandants des régions et les chefs de subdivision étaient trop occupés par leurs besognes administratives et
militaires pour les charger de collaborer à l'œuvre de propagation
de la vaccine. La question de donner à des indigènes les moyens
d'en répandre les bienfaits fut envisagée, car nous sommes partisan de la création d'un corps spécialisé d'infirmiers et de vaccinateurs noirs. Bien éduqués et bien dressés, ils peuvent être de précieux auxiliaires, mais nous restons convaincus de la nécessité
absolue de les contrôler administrativement et de les surveiller
médicalement.

CHAPITRE IX

Sanatoriums

Sanatorium terrestre. — Sanatorium maritime.

« Placer l'Européen stationné sous les Tropiques, par une utilisation raisonnée des altitudes, dans des conditions climatériques analogues à celles qu'il rencontre en Europe, de façon que sa morbidité et sa mortalité ne s'écartent pas sensiblement de celle des pays tempérés » (1), tel est le but à atteindre par les sanatoriums.

Nous avons déjà étudié la valeur sanitaire (2) de certains postes du Cameroun, où les Européens paient un moins lourd tribut aux endémies, et qui peuvent être considérés comme de véritables « camps de santé ». En ce qui concerne la région côtière, plusieurs catégories de malades, et même les gens simplement anémiés et fatigués parmi les habitants de Douala et d'Edea, se trouveraient certainement très bien d'un changement d'air et d'altitude. Au cours de la campagne du Cameroun, le séjour à Bouea a donné à ce point de vue des résultats excellents, bien qu'un peu inégaux, certains malades très anémiés n'en ayant retiré aucun profit. Nos prédécesseurs, mettaient avec raison les européens en garde contre l'infection paludéenne à Bouea : « Le médecin, écrivaient-ils, a toujours et toujours à lutter contre le faux préjugé qu'ici, à neuf cents ou mille mètres d'altitude, la malaria n'existe pas. Les gens vont même si loin, qu'après leur séjour en montagne, ils ne prennent que rarement ou même pas du tout de quinine, ils croient être protégés contre l'infection. Dans quelques cas on a pu mettre en évidence que la période d'incubation durait au moins dix à douze jours. Qu'il existe du paludisme primaire à Bouea, c'est ce que

(1) D° Doisy « L'Hygiène aux colonies, » in *Revue Colonie et Marine*, analysée dans la *Revue d'Hyg. et police sanitaire*, août 1914, p. 745.

(2) Voir chapitre premier, p. 66-69.

démontrent de récentes observations, corroborant celles' faites autrefois par ZIEMANN. Parmi 37 enfants examinés, choisis parmi ceux qui n'avaient jamais quitté Bouea ou les environs, 5 furent trouvés porteurs de parasites de tropica, 6 de quatarna, et 1 de tertiana. Cette constatation ne doit naturellement porter aucun préjudice aux avantages hygiéniques considérables qu'offre la fraîcheur du climat d'altitude de Bouea. Il faut ajouter également que dans ce centre, les européens vivent plus isolés des indigènes qu'ailleurs. »

Il serait à souhaiter que dans l'avenir, certains convalescents puissent profiter d'une cure d'air et d'altitude. Un séjour dans un des postes situés à l'extrémité de la ligne du Chemin de fer du Nord, à moins de dix heures de trajet de la côte, éviterait peut-être des rapatriements anticipés. Il serait facile de construire à proximité de la ligne du chemin de fer du Nord, près de Nkongsamba ou de Baré une maison pour convalescents. Le Dr ROUSSEAU rapporta, à la suite d'une mission au sujet de cette question, les observations suivantes : « La fraîcheur du climat est une des raisons qui pousse le public européen à considérer une région comme salubre; c'est à bon droit d'ailleurs que le froid oriente ainsi l'instinct de conservation du Colonial, pourvu que les écarts de température entre la nuit et le jour ne soient pas trop considérables. Ces conditions se trouvent réalisées dans la région qui nous occupe. J'ai pris pendant huit jours (16 au 24 avril) la température à 6 heures du matin à N'Kongsamba et six fois la température à 5 heures de l'après-midi. Les huit températures du matin ont varié entre 18°5 et 21°; les six du soir entre 24°3 et 25°5. La nuit, on dort avec sa couverture; le brouillard qui est la règle sur les montagnes avoisinantes se dissipe vers huit heures du matin. On voit donc la grosse différence qui existe entre ce climat et celui de la côte; cette différence frappe les voyageurs. Les chefs de trains européens, du chemin de fer du Nord, qui passent la moitié du temps à N'Kongsamba et l'autre à Bonaberi, disent qu'ils se sentent mieux à Bonaberi. Un séjour bref ne peut être d'aucune utilité à un malade. Un minimum d'une ou deux semaines est indispensable pour apporter un peu d'amélioration chez un colonial anémié par la chaleur ou le paludisme, et pour lui permettre de tirer profit du nouveau climat, de s'adapter à sa fraîcheur et aussi au changement de pression atmosphérique (900 m. d'altitude).

La température n'est pas tout. Envisagée au point de vue de l'endémie paludéenne, c'est-à-dire de la cause principale d'insalubrité au Cameroun, la région de N'Kongsamba-Baré paraît assez différente de la région côtière. J'ai pu établir quelques index spléniques portant sur 18 villages. Dans les régions basses, les index égalent ou dépassent ceux de la saison sèche à Douala. Dans les régions élevées, la splénomégalie palustre est l'exception dans le jeune âge, l'infection paludéenne de l'indigène est moins intense, plus tardive et comporte des inoculations bien moins réitérées.

Cette région est assez abondamment pourvue d'eau. A Baré il existe des sources; l'une d'elles est captée; c'est une eau minéralisée, agréable au goût et qui pourrait avoir des propriétés thérapeutiques intéressantes. A N'Kongsamba le problème serait plus difficile. Il s'y trouve bien des torrents qui descendent du massif du Man'ngouba. Malheureusement les habitants des villages de la montagne les souillent; les ruisseaux sont coupés et recoupés par de nombreux gués où l'indigène fait halte et se lave. L'alimentation européenne peut bénéficier de la culture maraîchère qui est possible dans toute cette région. Je ne ferai que mentionner la beauté du pays qui est aussi une condition accessoire mais assez importante et joue un rôle dans le rétablissement des convalescents.

Si ces observations faites au cours d'une tournée rapide, sont trop sommaires pour permettre d'en tirer autre chose que des conclusions très générales, on peut dire que la région N'Kongsamba-Baré, moins paludéenne que la région côtière, fraîche et élevée, peu forestière, très cultivée, d'accès facile, peut avec raison être envisagée comme relativement salubre. Elle présente des emplacements peu éloignés du terminus actuel du chemin de fer du Nord, suffisamment éloignés et protégés de l'agglomération cosmopolite de N'Kongsamba et de la route des caravanes, pour qu'on puisse dans l'avenir y construire un sanatorium où des Européens fatigués pourraient profiter de congés de 10, 20, 40 jours. »

Dans le centre-Cameroun, le poste de Yoko (1.021 m.), malgré ses brouillards et la fraîcheur de ses nuits, est un endroit agréable et sain à habiter, où les Allemands avaient, paraît-il installé un sanatorium pour les Européens.

Depuis plus de treize ans avant la guerre, ils faisaient fonctionner dans d'excellentes conditions à la pointe de Suellaba, un *sanatorium maritime*. Il avait été mis en construction en décembre 1900. La nécessité de créer une maison de convalescence s'était affirmée depuis longtemps. Beaucoup de malades relevant de malaria, de bilieuse hémoglobinurique, de dysenterie devaient être rapatriés; ils étaient incapables de continuer leurs services sous les tropiques alors qu'une période de repos en une région judicieusement choisie eut permis de les conserver à la colonie. Suellaba fut indiqué par le professeur Pirux pour les raisons suivantes : 1° l'endroit est complètement inhabité, exempt de paludisme; 2° le sol sablonneux, très perméable, ne permet pas aux marécages de se former; 3° l'accès en est aisé : De Douala on y parvient en trois heures de trajet en canot-automobile; 4° le ravitaillement en aliments frais est facile; 5° l'eau potable existe sur place. Partout, à quelques mètres de profondeur, on arrive sur une bonne nappe.

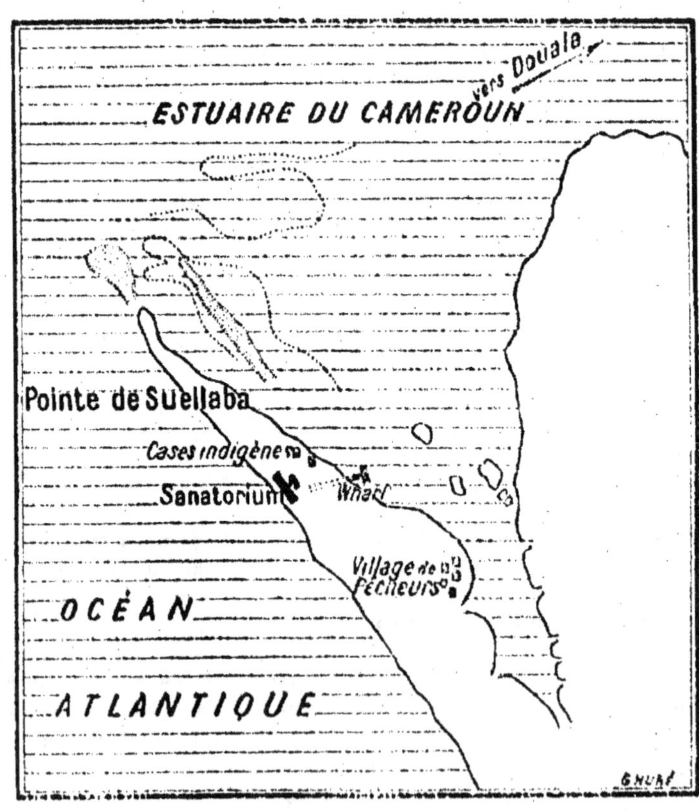

Le Sanatorium dont l'orientation était à peu près Nord-Sud, était situé à deux kilomètres au sud de la pointe. La mer venait mourir à une trentaine de mètres du bâtiment. Parallèle au littoral, il comprenait deux pavillons surélevés sur piliers de béton, et réunis par une galerie de 15 mètres de long sur 2 mètres de large. Le plus grand (30 mètres de long sur 12 m. 50) était divisé en cinq chambres. Celle du milieu servait de salle à manger. Les autres avaient chacune deux lits. Huit personnes pouvaient donc y habiter. Dans le second (19 mètres sur 5 m. 50) se trouvaient les annexes, l'office, la cuisine, les magasins, la salle de douches et de bains. Un puits muni d'une pompe fournissait l'alimentation en eau douce.

Une belle vérandah, de deux mètres de large, balayée par la brise marine permettait dans la journée de prendre du repos à l'abri du soleil, tout en jouissant de la vue splendide sur la pleine mer. Le spectacle est en effet absolument féerique, lorsque par un temps clair se dresse tout à coup la masse du mont Cameroun, tandis que se détache sur l'horizon au ciel bleu la silhouette de l'île Fernandopo.

Les premiers aménagements intérieurs (linge, vaisselle, cuisine), provinrent d'un don de la « Société de secours des dames allemandes aux malades coloniaux ». La section de Leipzig fit cadeau d'un canot à voiles.

Le service médical était assuré par un des médecins de Douala qui, en cas d'urgence, pouvait arriver assez rapidement. Un gestionnaire, habitant Suellaba, assurait l'alimentation des pensionnaires, il dépendait au point de vue administratif de l'hôpital de Douala.

Les convalescents amateurs de chasse trouvaient facilement le moyen de satisfaire leur passion : antilopes, sangliers, porcs sauvages sont nombreux dans les environs, et les produits des expéditions cynégétiques venaient approvisionner la table. La pêche fournissait des poissons et des homards. Les jardins donnaient des légumes frais et surtout des fruits tropicaux en abondance (bananes, ananas, gogaves, papayes). La domesticité était recrutée parmi d'anciens infirmiers. Il fut question de conserver un troupeau à demeure, mais l'existence de glossines ayant été constatée, il fut réduit au minimum.

Le séjour des Européens au sanatorium marin donna presque toujours des résultats excellents. D'après nos prédécesseurs, il agissait principalement sur les fonctions digestives et régularisait l'appétit. Bienfaisant dans les cas de dépression nerveuse, d'anémie, était favorable aux dysentériques ; la présence de tous ces convalescents était beaucoup mieux indiquée à Souellaba que dans les endroits plus élevés, mais frais et humides, perdus dans les brouillards du mont Cameroun. Les insomnies constatées au début du séjour, provoquées par le grand air et par la brise, disparaissaient en peu de temps, les convalescents accusaient bien vite une sensation subjective de bien être et d'amélioration de leur état qui se traduisait par une augmentation de poids.

De Douala, le sanatorium était un but d'excursion ; les bains de mer qu'on pouvait y prendre étaient très appréciés. Le site est agréable, et les chemins ressemblant à des allées de parc donnaient la possibilité de faire des promenades suffisamment longues pour être hygiéniques. Souellaba grâce à sa merveilleuse situation et à la brise rafraîchissante qu'on y goûtait paraît avoir joui d'une très grande vogue. Des fleurs, des plantes d'ornement venues du jardin botanique de Victoria, alternaient avec les quartiers potagers. où tomates, concombres, haricots. et même asperges étaient récoltés. Plusieurs milliers de noix de palmiers furent mises en terre, et plus de deux cents pieds de cocotiers furent plantés.

Le nombre des pensionnaires variait chaque année (112 en 1907-1908, 94 en 1910-1911, avec 892 journées en 1907-1908, 505 en 1908-1909, 742 en 1910-1911).

L'utilité d'un sanatorium à Souellaba est incontestable et l'ancienne installation allemande est à reconstruire. Servant d'abri aux convalescents, fonctionnant comme annexe de l'hôpital de Douala en temps normal, il pourrait d'ailleurs être utilisé comme lazaret, le cas échéant.

Des sanatoriums restreindraient, dans de notables proportions, les rapatriements avant terme des militaires et des fonctionnaires. Ils permettraient d'envisager pour les colons la possibilité de raffermir sur place leur santé, momentanément ébranlée par les fatigues, par les soucis du commerce, par les atteintes du climat insalubre de la zone maritime et forestière.

CHAPITRE X

Police sanitaire maritime

Police sanitaire maritime. — Arraisonnements. — Lazaret de Souellaba.

Le décret du 15 décembre 1909, portant règlement sur la police sanitaire maritime dans les colonies et pays de protectorat, fait une obligation à chaque colonie de pourvoir au moins un de ses ports de l'organisation et de l'outillage nécessaire pour recevoir les navires de nationalité française, quel que soit leur état sanitaire.

Différents articles, énumérant les dispositions à prendre à cet effet, prescrivent d'établir :

a) Un service médical régulier des ports ouverts au commerce et une surveillance permanente de l'état sanitaire des équipages et de la population ;

b) Une station convenable pour l'isolement des personnes soumises à l'observation ;

c) Un bâtiment spécial pour l'isolement des malades à l'arrivée ou des personnes qui, pendant la période d'observation et de surveillance, présentent des symptômes d'une des affections visées au Règlement ;

d) Des installations nécessaires à une désinfection efficace et des laboratoires bactériologiques ;

e) Un service d'eau potable, non suspecte, à l'usage du port.

Or, si le grand port du Cameroun, possède une étuve à désinfection, une chambre à sulfuration, un appareil Clayton, si le laboratoire de bactériologie, dirigé par un médecin compétent, permet d'intervenir dans les circonstances où il convient, pour éclairer le diagnostic, pour conseiller et surveiller l'application des mesures spéciales en vue de combattre l'extension des épidémies ou de s'opposer à leur importation, Douala n'est pas encore doté d'un lazaret maritime.

Un arrêté local du 14 novembre 1916 a créé un Conseil sanitaire dont la composition est ainsi fixée :

1° Le Commissaire de la République ou son délégué Président ;
2° Le Commandant militaire ou un officier délégué ;
3° Le Chef du Service de Santé ;
4° L'Administrateur Chef de circonscription ;
5° Le Chef du Service des Travaux Publics ;
6° Le Chef du Service maritime ;
7° Le Chef du Service des Douanes ;
8° Deux négociants ;
9° Le Médecin du laboratoire de Bactériologie, Membres ;
10° Le Médecin chargé du Service de l'Hygiène, secrétaire.

Le Conseil se réunit sur la convocation de son président.

Le Médecin des troupes coloniales, chef du service de santé, est directeur de la santé. Il a sous son autorité :

1° Le Médecin chargé du service d'hygiène, qui a été nommé médecin arraisonneur ;

2° Les agents des douanes, qui ont été nommés sous-agents de la santé par décision du Gouverneur Commissaire de la République et qui ont prêté serment.

En 1917, quelques locaux ont été construits en dehors de la ville, à proximité de la route de Japoma. Ils sont utilisés pour l'isolement des indigènes atteints de maladies infectieuses et transmissible. Ils fonctionnent comme *lazaret terrestre*. Dans la même année un des bâtiments de l'hôpital a été aménagé en pavillon d'isolement et muni de grillage métallique. Ces installations sanitaires certes ont déjà rendu d'importants services, mais elles ne permettent ni de faire face à toutes les éventualités ni de placer en observation, dans les meilleures conditions de protection pour notre agglomération urbaine, les passagers débarqués d'un navire suspect. Les cas de fièvre jaune signalés en 1918 en Nigéria et à Matadi, ceux notifiés en 1919 de Saltpond, doivent nous tenir constamment en éveil.

Pour l'emplacement d'un *lazaret maritime*, nous n'avons pas découvert à Bonabéri d'emplacement approprié, éloigné des agglomérations habitées, permettant le débarquement facile des passagers. Un endroit remarquablement situé, à l'entrée de l'estuaire du Cameroun s'impose à l'attention. C'est la pointe de Suellaba où s'élevait jadis le sanatorium (1).

Comme moyen d'accès, il existe sur la partie Est, un apponte-

(1) Voir les cartes des pages 49 et 459.

ment solide où peuvent accoster de petites chaloupes. Le wharf est continué par un sentier de 350 mètres de long, bordé de beaux arbres et de manguiers menant à ce qui fut, peut-on dire, le sanatorium. L'état actuel de l'ancienne installation allemande est déplorable. L'aspect est lamentable. On ne trouve plus que des ruines. Les piliers en béton supportant le corps de bâtiment et les piliers de fer des terrasses de vérandahs sont, avec les grosses poutres du plancher, tout ce qui reste en bon état. Les bois des cloisons intérieures et extérieures, les tôles ondulées ont complètement disparu et ont été emportés par les noirs pour servir à la construction de cases. Le puits d'eau douce existe bien, mais la pompe est également à réparer et ne fonctionne plus.

La situation à la fois maritime et forestière des bâtiments, leur isolement, leur exposition aux vents de l'Ouest, en faisaient certainement, comme nous l'avons dit au chapitre précédent, un sanatorium des mieux compris qu'il serait judicieux de reconstruire. Ce sanatorium réédifié servirait le cas échéant de lazaret. Étudié à ce point de vue, l'emplacement est en effet, convenablement isolé, éloigné des cases indigènes habitées, qui d'ailleurs, sont peu nombreuses et ne forment aucune grosse agglomération dans les environs. Le plateau est facile à nettoyer, mais il y aurait lieu de débroussailler sérieusement puis d'entretenir des corvées de propreté et de surveillance pour empêcher la formation de gîtes à moustiques : ils sont très fréquents dans l'eau de pluie recueillie à l'intérieur des noix de coco coupées en deux, que l'on rencontre à profusion à chaque pas. Les bateaux qui auraient des passagers suspects à mettre en quarantaine, pourraient mouiller à la bouée dite « Bouée de la Base » à 4 ou 5 milles de la pointe de Suellaba. De Douala au Lazaret, il y a environ 19 milles. Nous avons effectué ce trajet en 3 heures, avec le remorqueur *Walrus*, et avec une petite chaloupe à vapeur qui nous a servi à passer un seuil indiqué sur la carte marine. Nous avons eu pour nous les meilleures conditions de beau temps et de marée. Par mauvaise mer et à marée basse, il faudrait compter 5 à 6 heures de trajet. Des difficultés seraient même à prévoir sur le banc de sable qui forme une sorte de barre. La recherche d'une passe et son balisage seraient à étudier.

Les bâtiments du sanatorium seraient à reconstruire. Ils auraient leurs ouvertures munies de grillage métallique, ils pourraient abriter : 1° les passagers suspects ou contaminés mis en observation ; 2° le médecin avec le laboratoire et la pharmacie.

Il serait également nécessaire d'édifier quelques constructions indispensables :

1° une chambre de désinfection;
2° une infirmerie pour les malades;
3° un pavillon pour les convalescents.

Il y aurait aussi lieu de prévoir 1° pour les infirmiers et les gardes sanitaires : des habitations ; 2° pour les passagers indigènes : des cases avec literie, des dépendances pour leurs cuisines, une salle de douche, un lavoir, des water-closets, des hangars pour les marchandises.

La pénurie de chaloupes dont disposait le service maritime a empêché d'affecter une embarcation spéciale au médecin chargé d'accorder la libre pratique aux navires mouillés en rade de Suellaba. Le médecin prenait passage à bord du vapeur embarquant le personnel européen et indigène à destination du bateau à arraisonner. Des opérations de transbordement ou de débarquement des marchandises en grande rade ont nécessité l'envoi de chalands qui passaient la nuit dans l'estuaire; les manœuvres entraient en communication avec le navire avant que celui-ci ne fut reconnu par l'autorité sanitaire.

Dans l'avenir, l'amélioration des passes par le dragage, l'aménagement du chenal permettront sans doute aux navires même de très fort tonnage de remonter jusqu'à Douala et toutes les difficultés disparaîtront. Il y aura lieu cependant de doter le service des arraisonnements d'une chaloupe à vapeur, pour se rendre à la pointe de Souellaba où la construction d'un lazaret s'impose. Les Allemands avaient choisi cet emplacement avec juste raison ; ils devaient y procéder à une installation lorsque la guerre a éclaté.

QUATRIÈME PARTIE

Organisation du Service de Santé

CHAPITRE PREMIER

Mise en valeur de nos possessions.
Organisation du service de santé

Mise en valeur de nos possessions coloniales. — Nécessité d'améliorer les
conditions d'existence des races équatoriales, et d'assurer leur subsistance en encourageant les cultures locales, en protégeant le bétail. —
Assistance médicale. — Multiplication des hôpitaux, des dispensaires, —
Diffusion des notions d'hygiène par le journal, les catéchistes laïques indigènes. — Rôle des Écoles. — Organisation médicale allemande. — Besoins
actuels. — Utilisation des Européens comme auxiliaires du médecin. —
Mentalité indigène.

**Amélioration des conditions d'existence des races équato-
riales.** — Malgré ses richesses naturelles, agricoles, forestières ou
minières, malgré sa fertilité et ses facilités d'exportation, l'avenir
et la vitalité d'une colonie sont vite compromis si la main-d'œuvre
est insuffisante. La prospérité d'un pays réside dans l'économie
des vies humaines. Aussi devons-nous employer nos efforts à favoriser l'accroissement des populations. Les Administrations coloniales se sont préoccupées depuis longtemps de cette intéressante
question, mais elle est si importante et il y a encore tant de progrès à réaliser que l'on ne saurait trop s'y attacher.

Elle mérite d'autant plus d'être étudiée dans ses détails, que,
l'introduction de l'élément indigène colonial en France ne man-
quera pas un jour d'être sérieusement envisagée. Nous avons
besoin, en effet, de remplacer les pertes subies pendant la guerre,
tout en gardant le souci de ne point enlever à nos colonies la main-
d'œuvre qui est si nécessaire à leur vie économique.

En contrées tropicales, dans le domaine déprimant et pénible,
souvent hostile des pays de forêts, les noirs vivent encore actuellement beaucoup trop séparés les uns des autres. Ils s'ignorent de
village à village. Réduits à leurs seules ressources, se livrant à des

coutumes barbares, fétichistes et même antropophages, ici ils se cantonnent dans un splendide isolement, sans faire le moindre effort pour mettre en valeur leurs richesses naturelles, là ils sont en rivalités intestines ou en état de guerre continuel avec les voisins. Pour voir s'augmenter la densité de la population, nous devons tout d'abord établir le régime de pacification Ensuite, nous faciliterons la fusion et la pénétration réciproque, l'échange et le transport des marchandises, la sédentarisation des nomades et leur mélange avec la population déjà fixée au sol. La collectivité mettra à profit les aptitudes, les méthodes de travail des éléments divers. A une sage administration de prévoir, d'organiser, de mettre de l'ordre, de savoir tantôt se limiter à un rôle de surveillance et de contrôle, tantôt servir de guide à l'évolution des sociétés. Il y a là tout un vaste champ où peuvent s'exercer utilement notre besoin d'action et notre initiative personnelle dans le relèvement et le perfectionnement des races autochtones, dans le remaniement des groupements actuels, dans l'augmentation de leur bien-être et dans l'établissement des mesures de préservation sociale.

Aussi déplorable qu'il soit, il est un aveu que nous osons cependant inscrire ici. En ces régions inhospitalières, dernier refuge des sociétés primitives, l'indigène ne mange pas toujours à sa faim. Ses conditions d'existence matérielle sont souvent misérables. Aussi la mortalité générale est-elle très élevée, beaucoup plus forte qu'il ne conviendrait. Les causes principales en sont bien connues, et sans parler des affections endémo-épidémiques qui sévissent de façon redoutable, nous n'écrivons rien de nouveau en incriminant l'ignorance complète des individus en matière d'hygiène, la mauvaise tenue des villages, la malpropreté des cases et toute la série des maladies banales qu'engendre la misère sociale.

Pour avoir des populations vaillantes et robustes où se recruteront des travailleurs, courageux et durs à la tâche, on doit donc améliorer les conditions d'existence des indigènes. Mais avant même de chercher à augmenter leur bien-être et de perfectionner leur vie économique, il faut tout d'abord se préoccuper de leur subsistance. Tous les projets de mise en culture du sol africain et d'exploitation de ses produits sont vains, si la question de l'alimentation ne prime pas toutes les autres, et si l'on n'assure aux indigènes la sécurité matérielle grâce à une nourriture saine, substantielle et abondante. Une nourriture exclusivement farineuse et végétarienne est une alimentation insuffisante et défectueuse. Si on veut des muscles solides et forts, la viande est nécessaire. Les indigènes certes l'apprécient beaucoup et la recherchent sous toutes ses formes, mais leurs méthodes de chasse, comme celles de pêche d'ailleurs, sont beaucoup trop primitives.

Tout en multipliant les cultures, nous devons donc leur procurer la viande indispensable. Pour cela, les richesses locales ovines et bovines sont à préserver des épizooties qui les détruisent. Pour protéger les troupeaux des trypanosomiases, que propagent les tsé-tsés et autres mouches piquantes, les routes à suivre par les convois sont à étudier au même titre que les grandes artères parcourues par les caravanes des commerçants haoussahs. Ceux-ci certes ont besoin d'être surveillés (1), mais on ne saurait trop les seconder dans leurs méthodes de pénétration et d'échange.

En même temps, nous avons à prodiguer nos encouragements aux plantations indigènes. Le noir, en travaillant pour lui dans ses propres champs, crée au pays une prospérité durable et s'enrichit lui-même. Son gain lui crée des besoins et des désirs nouveaux. Il augmente ses achats. Il offre ainsi un débouché aux produits de la Métropole. Il se modifie, il prend goût aux vêtements, à un certain confort, il copie nos usages.

Un exemple illustrera, de façon frappante, les diverses considérations qui précèdent. Dans la circonscription de Doumé, certains indigènes de la savane sont depuis longtemps en relations suivies avec les habitants de l'Adamaoua. Les Haoussas rencontrent chez eux un bon milieu d'exportation de leurs marchandises; ils ont trouvé le moyen de leur créer des besoins qu'ils paient facilement grâce aux récoltes de caoutchouc. Les natifs ont beaucoup gagné à la fréquentation de ces marchands dont ils imitent la façon de se vêtir, de construire ou d'aménager leurs cases; celles-ci sont bien tenues et les conditions sanitaires générales se sont très améliorées. De plus, comme les Haoussas ont amené du bétail, ils ont l'occasion de satisfaire leur appétit de viande et ils ont perdu leurs habitudes de cannibalisme. A l'ouest de Doumé, au contraire, chez les Makas, le pays est difficilement accessible, coupé de vastes marais séparant les différentes tribus et rendant difficiles les relations avec les populations éloignées. Comme il n'est pas riche en caoutchouc, il n'a pas excité la convoitise des Haoussas peu désireux de pénétrer dans une contrée dont les habitants sont connus comme de farouches antropophages. Les villages sont mal tenus, les cases mal construites manquent de tout confort, l'alimentation est difficile. Du rapport allemand qui signale ces faits, nous donnons l'extrait suivant (oberlieutenant Schopper). « J'ai souvent

(1) Voir : Nomades, pages 400-402. Voir aussi pages 192-193.

signalé que la nourriture en usage dans ces pays (Doumé) est absolument insuffisante et malsaine, que cette mauvaise alimentation jointe à l'inceste, à la recherche par les adultes d'enfants ou de femmes non pubères, à une saleté incroyable, et à des conditions pitoyables d'habitation, ont créé un état écœurant. Le manque constant de viande et le désir ardent de ce genre de nourriture font qu'aujourd'hui encore, les Makas, malgré la proximité du poste, se livrent fréquemment au meurtre et à l'anthropophagie. Ils ne craignent pas de déterrer et de dévorer les gens morts de dysenterie. La variole, les maladies intestinales, les maladies vénériennes, la lèpre font parmi eux beaucoup de victimes. Les plaies occasionnées par les puces chiques sont fréquentes et les mutilations des membres qui s'en suivent défient toute description ».

Sans doute, ce tableau est-il un peu sombre, mais sans exagérer, il est certain que de nombreuses peuplades du Cameroun vivent encore dans des conditions lamentables. Le médecin de Bana au cours d'une tournée vers Bangangté et Somo rend ainsi compte de son impression. « L'indigène ne porte pas de costume, les hommes ont simplement un cache-sexe rudimentaire et les femmes vivent absolument nues. La misère, le paludisme, la syphilis, l'alcoolisme en ont fait des dégénérés. Mal conformé et souffreteux, d'une saleté repoussante, son aspect est celui d'un sauvage arriéré et craintif. Il passe pour être cruel, sanguinaire et anthropophage. Les cases qu'il habite sont infectes : bêtes et gens y vivent dans une promiscuité déplorable. Très pauvre, son état de maigreur dénote qu'il ne mange pas tous les jours à sa faim ».

Quand elles ne tuent pas, les nombreuses affections qui exercent leurs ravages chez les indigènes, ébranlent et ruinent les organismes, les mettent en état de moindre résistance pour lutter efficacement contre les endémies. En dehors des grands fléaux, l'incurie, le défaut de soins, la nourriture substantielle souvent insuffisante, l'absence de tout vêtement ou le port de cotonnades trop légères, le manque de protection contre les tornades les intempéries ou les refroidissements nocturnes, l'entassement dans les habitations, les excès d'alcool sont l'origine de presque toutes les maladies qui frappent et déciment les populations équatoriales.

Pneumonies, entérites, diarrhées, cachectisent le malade, et sa misère physiologique ouvre la porte aux invasions microbiennes et parasitaires de toutes sortes. Elles trouvent réunies les conditions les plus favorables pour se diffuser, se propager rapidement et répandre leurs ravages.

Ainsi on comprend facilement combien le porteur de germes est un puissant facteur de dépopulation si l'on songe à la facilité de contamination dans des cases encombrées, dont le sol et les murailles sont souillées par les crachats. De plus, l'indigène pour se défendre du froid auquel il est très sensible, reste des journées entières sous son toit, au milieu d'une fumée entretenue par un feu de bois continuel. La nuit, il s'enroule complètement dans une peau de bête quelconque ou dans une couverture, quand il en a les moyens, en la ramenant par dessus la tête. Il n'a cure de la faible quantité d'air dont il dispose. Il s'habitue à de faibles mouvements respiratoires. Il ne déplisse jamais à fond ses poumons. Aussi l'hématose est-elle insuffisante et favorise-t-elle la marche de certains microbes qui trouvent des conditions parfaites de conservation dans le climat humide et chaud des régions côtières ou de la zone des forêts.

Même dans les régions où se rencontrent des races généralement vigoureuses, capables de fournir une main-d'œuvre productive, la population est malheureusement menacée dans son développement et son existence par des maladies nombreuses.

Les œuvres d'Assistance médicale et d'Hygiène. Rôle des Ecoles. — Devant la diversité des périls, la lutte à engager est complexe et comporte des difficultés qu'accroissent les conditions de milieu, l'ignorance et l'insouciance des noirs. Si chaque entité morbide nécessite l'application d'une thérapeutique et d'une prophylaxie spéciales (quininisation, néosalvarsanisation, thymolisation, camps de ségrégation et d'isolement, léproseries, missions de vaccine, etc.), l'état sanitaire général réclame l'installation, la création de nombreux dispensaires et la réglementation de l'assistance médicale indigène. Celle-ci ne doit pas avoir simplement pour objet le traitement des malades dans les hôpitaux, mais bien principalement la protection des populations contre les maladies qui les déciment. Mieux vaut prévenir que guérir, et les conquêtes de l'hygiène sont à faire pénétrer dans les villages comme dans les centres. Le médecin après avoir attiré à lui, par ses soins, par sa douceur, par son dévouement, les populations parmi lesquelles il vit, étend ensuite sur elles son action et son influence, en se montrant un conseiller prudent et inlassable, en enseignant à éviter les maladies évitables, en faisant accepter les moyens de lutte contre elles.

Cette partie de l'assistance est, selon nous, la plus importante. Elle entraîne des dépenses relativement moindres ; elle donne des bénéfices, moins apparents peut-être, mais plus réels que ceux des médications et des opérations.

Les consultations n'en sont pas moins nécessaires et indispensables, puisque ce n'est que revêtu de la confiance obtenue comme guérisseur, que le médecin peut faire œuvre d'hygiène et répandre le plus largement possible les leçons de prophylaxie (1).

Pour assurer le vaste programme relatif à l'organisation sanitaire, un personnel médical important est à prévoir ; mais nous ne devons pas nous borner à créer des postes où l'activité médicale et chirurgicale du médecin attirera des nombreux clients au dispensaire, il est également nécessaire de multiplier les tournées, de faire la reconnaissance des régions en procédant à des enquêtes, et en vaccinant. Ces déplacements pour être utiles ne doivent pas être trop rapides. À cet égard nous partageons complètement les idées de M. le médecin inspecteur Simon. S'ils comprennent des itinéraires trop vastes, s'ils consistent en un raid kilométrique, ils ne donnent pas, dans ces conditions, un résultat en rapport avec les charges budgétaires qu'ils occasionnent. Une simple consultation, en passant, même avec distribution d'un médicament, ne peut avoir aucun bon effet ni au point de vue médical, ni même au point de vue propagation de notre influence. La présence éphémère du médecin peut même être nuisible, en ce sens qu'elle permet rarement de procurer aux malades une amélioration très nette de leur état. La population indigène conclut alors facilement à l'inefficacité de notre thérapeutique européenne et de là à l'inutilité de nos mesures d'hygiène. Le Médecin de l'Assistance ne doit pas être une sorte de colporteur médical consacrant son temps à répandre la bonne parole. L'expérience a prouvé que l'effet d'entretiens, de conférences ou de conseils donnés aux chefs et aux indigènes, au cours des tournées trop brèves, est à peu près nul. Il suffit d'ailleurs pour s'en convaincre de réfléchir à ce qui se passe en France, près des populations rurales. Il est impossible, de faire adopter et souvent de faire comprendre aux campagnards l'utilité des pratiques les plus élémentaires de l'hygiène. L'adulte, dans la population noire comme dans la population blanche, est réfractaire aux idées nouvelles, contraires à celles qui lui ont été enseignées dans sa jeunesse. C'est donc dans les écoles, par l'éducation des jeunes générations qu'on peut faire pénétrer des idées neuves dans des intelligences en cours de développement. C'est

(1) Voir Troisième partie, Chap. I, Protection de la Santé publique, pages 340 et 342-343.

dans cet esprit que nous avons rédigé une série de leçons élémentaires, qui ont été recopiées et traduites en langues du pays dans toutes les écoles du Cameroun. Les instituteurs y trouvent matière à développement. Les noirs étant précoces, nous avons pu dire quelques mots des maladies vénériennes, après nous être assuré qu'un maître ne heurterait en aucune façon le point de vue moral des parents, en instruisant leurs enfants à ce sujet :

1re leçon. — Le paludisme, les moustiques. Destruction des larves.

2e leçon. — Parasites vivant à la surface de la peau (poux du vêtement, poux de la tête, poux du pubis). Méthode pour les détruire.

3e leçon. — Parasites vivant dans la peau ; puce chique. Soins de propreté dans la case. Gale, traitement de la gale.

4e leçon. — Parasites de l'intestin : taenias, lombrics, ankylostomes. Hygiène alimentaire.

5e leçon. — Principales maladies répandues au Cameroun : variole, lèpre, maladie du sommeil, dysenterie, pian, ulcère phagédénique, éléphantiasis, syphilis, blennorragie.

6e leçon. — Les dangers de l'alcool.

7e leçon. — L'hygiène. Ses principales règles. Hygiène individuelle (soins du corps, vêtements, bain, nourriture). Hygiène de la maison et évacuation des ordures.

8e leçon. — Allaitement. Alimentation des nourrissons. Protection de la première enfance.

Préoccupés de ces mêmes questions générales sanitaires, et dans le même but de pénétration hygiénique, certains médecins allemands proposaient l'introduction du service militaire obligatoire pendant deux ans, au cours desquelles les indigènes seraient casernés : « Pendant ce temps, ceux-ci seraient habitués à l'ordre, à la discipline, à la ponctualité. Nous aurions de cette façon toute facilité de propager dans tout le pays nos idées sur nos méthodes de prophylaxie, sur l'agriculture, sur l'administration, et **sur la justice**. Nous posséderions ainsi un moyen d'influence certain sur la masse de la population ».

Ce que nos prédécesseurs réclamaient de la caserne doit être selon nous demandé : 1° à l'école et aux instituteurs ; 2° à un cadre d'infirmiers et d'infirmières indigènes, qui disséminés dans les principaux villages, restant sous le contrôle et sous la dépendance du médecin européen de circonscription, seraient de précieux auxiliaires dans la lutte contre les épidémies et contre la dépopulation.

Voici comment pourrait être envisagé le programme :

1° Multiplication des écoles et diffusion de la langue française.

a) Dès que l'enfant apprend à écrire et à lire, comprendre dans les pages qu'il épelle et dans les exemples qu'on lui écrit au tableau noir, une série de phrases très élémentaires sur l'alimentation, le vêtement et la propreté : « Lave-toi les mains plusieurs fois par jour ». « Ne couche jamais sur le sol nu. Fais-toi un lit ». « Ne bois pas d'alcool. Garde ton argent pour acheter des vêtements ». « Ne crache pas par terre ». « Surveille le nourrisson. Ne le laisse pas manger ton riz ni tes patates ». « N'échange pas tes vêtements ni ton chapeau », etc.

b) Augmenter les notions sanitaires relatives à la propagation et à la prophylaxie des maladies, au fur et à mesure de son éducation. Inscrire au tout premier rang du programme des études, au même titre que les maximes de morale ou que les éléments de calcul par exemple, des principes sur l'hygiène des cases, l'hygiène des agglomérations et des groupes, l'hygiène de la première enfance.

c) Imposer dans le moindre examen et dans la délivrance du certificat d'études de la langue française, une interrogation sur l'hygiène.

Ainsi nous obtiendrions la formation d'une nouvelle génération d'écoliers qui sauraient du moins pourquoi l'Administration veille à la propreté des villages, pourquoi une amende leur est infligée lorsqu'ils creusent un trou, etc. Ils connaîtraient les bienfaits de la quinine, les dangers d'une trop grande promiscuité dans les cases. Ils éviteraient de boire l'eau des mares souillées, etc... Ce programme vaudrait certes, pour le moins, celui trop souvent suivi dans certaines écoles indigènes africaines. N'ai-je pas entendu épeler toute une soirée : « Le lapin est un animal domestique », alors que cet animal n'existait pas dans la colonie et que l'élève studieux contemplait sur une belle gravure coloriée, un lapin de la même taille qu'un cheval, animal qu'il connaissait bien pour en rencontrer tous les jours ! N'ai-je pas lu toute une page d'écriture dont le modèle était : « La sole est le poisson préféré du blanc » ! N'ai-je pas vu un adulte extasié devant une planche représentant un moustique, aussi grand que la maison protégée mécaniquement contre ses atteintes, et répondant à ma question sur ce qu'il pensait des antennes représentées à un fort grossissement : « Ça c'est petit sapin » !

Plus encore que les écoliers français, les jeunes indigènes sont les « esclaves inconscients d'un heureux dressage ». A l'éducation trop livresque qui leur est donnée, il faut substituer une éducation concrète, sensorielle, faite toute d'observation et de jugement, il faut devant eux multiplier les leçons de choses, leur montrer un bocal plein d'eau avec des larves et les faire assister à l'éclosion des moustiques ; on les promènera dans le village, on les conduira dans les cases les mieux construites et les mieux aménagées au point de vue de l'hygiène.

L'École elle-même devrait être « une maison où l'on pratique l'ordre et la propreté » (1). Aux colonies elle doit être conçue, à l'instar des établissements scolaires de France, suivant les principes de M. le Dr MARCHOUX : elle renfermera un lavabo, une salle de douches, etc. Les élèves y entretiendront eux-mêmes la propreté, et pour stimuler leur ardeur, les plus zélés pourront être pourvus d'une distinction honorifique renouvenable, leur permettant de jouir d'un certain prestige vis-à-vis de leurs camarades qu'ils seront chargés de surveiller.

d) On pourrait également dresser à l'école primaire de chaque région des moniteurs indigènes qui seraient chargés d'aller de villages en villages faire de l'enseignement pratique oral. Ils rempliraient l'office de catéchistes laïques hygiénistes et pourraient séjourner quatre ou cinq jours dans les principaux centres. A défaut d'école véritable, avec instituteur à demeure, ils seraient appelés à rendre de réels services.

e) Il y aurait lieu aussi de diffuser largement un journal imprimé en langue française, rédigé en un style simpliste et imagé, destiné exclusivement aux populations indigènes. Accompagné de gravures et de récits propres à agir sur l'esprit des noirs, il répandrait dans les coins les plus éloignés de la brousse, avec nos idées générales de politique ou d'administration, des conseils sur les maladies et sur les moyens de les éviter. Ce journal serait traduit, par les soins des divers Administrateurs commandants de région, dans la langue du pays. Il serait lu dans tous les villages et commenté, au cours des palabres et des réunions, par les chefs indigènes.

2° Tout ce programme ne suffirait pas encore, si l'exemple n'était donné par l'Européen et si à toute occasion celui-ci ne mettait à profit l'esprit de sagacité de l'indigène en lui frappant l'imagination par des faits parlant aux yeux. Divers modèles d'habitations, d'abris pour les animaux, de lits etc. seraient à construire et à exposer dans tous les centres.

(1) Dr MARCHOUX, professeur à l'Institut Pasteur : *Revue d'hygiène et de police sanitaire*. L'hygiène scolaire, n° 7-8, juillet 1920, p. 501.

L'organisation médicale allemande. — A titre documentaire résumons ici les prévisions budgétaires de nos prédécesseurs au Cameroun Ils ont commis assez de fautes au point de vue colonisation, pour que l'on puisse leur rendre justice au sujet de leur organisation médicale dans cette colonie. Il est certain que l'administration allemande avait conçu et installé d'une manière très rationnelle les différents services médicaux et d'hygiène.

Le Service de Santé comprenait trois catégories de médecins :

1° Médecins militaires ;

2° Médecins du Gouvernement (médecins d'Assistance) ;

3° Médecins du service de prophylaxie des maladies épidémiques et de la maladie du sommeil (médecins du Service d'Hygiène).

A ces trois groupes appartenaient : des infirmiers indigènes ; du personnel subalterne et auxiliaire européen, ainsi que des sœurs provenant soit de Sociétés de secours, soit de Congrégations religieuses. Plusieurs Associations de Dames de la Croix Rouge de Berlin s'intéressaient aux questions coloniales et faisaient de la propagande. Ces sœurs, dont le rôle consistait en partie à former et à éduquer des infirmières indigènes, participaient aussi au traitement des maladies vénériennes chez les femmes et à la lutte contre la prostitution indigène. Elles étaient en 1914 au nombre de 13 : 8 au service général, dont 4 à l'hôpital de Douala, 1 à l'hôpital de Yaoundé, 1 au service de bactériologie ; 5 en service dans les camps de sommeilleux (soins et traitements aux indigènes).

Cette même année le chiffre du personnel médical dont disposait la Colonie comprenait : 1° 1 Oberstabsarzt, 12 Stabsärzte, 12 Oberärzte ; soit 25 médecins (médecins militaires) dont 9 étaient affectés à la lutte contre la Maladie du Sommeil et dont 9 assuraient des Services d'Assistance ; 2° 18 Regierungsärzte, dont 1 bactériologiste (Médecins d'Assistance) ; 3° 11 médecins d'épidémie, dont il faut déduire les 9 médecins militaires précités, soit 2 ; 4° 1 microbiologiste, anatomo-pathologiste ; soit 45 médecins et 1 bactériologiste.

Le personnel subalterne européen était composé de :

1° Services militaires : 8 Sanitätsfeldwebel, 25 Sanitätsunteroffiziere ; 2° Service général : 6 gestionnaires, 10 infirmiers de diverses classes ; 3° Maladie du Sommeil : 9 gestionnaires, 21 infirmiers.

En 1914, les postes médicaux desservis par les médecins du gouvernement d'assistance étaient au nombre de vingt : Douala, Victoria, Kribi, Yaoundé, Baré, Edea, Ossidinge, Banyo, Dschang, Yokadouma, Doume, Ebolowa, Jabassi, Abong-M'Bang, Lomié, Moloundou, Buéa, Foumban, Oukoko, Nola.

A ces vingt postes, il faut ajouter les neuf postes où des médecins militaires des troupes faisaient également de l'assistance : Bamenda, Garoua, Mora, N'Gaoundéré, Boroï (WoloN'Tem), Bouala (Haut-Logone), M'baïki (Haute-Sangha), Moyenne Sangha-Lobaye, Akoafim (Iwindo).

Des camps de ségrégation pour les malades atteints de la Maladie du Sommeil fonctionnaient à Momendang (région Maka Nord), à M'Bidalong (région Maka Sud), à Ayos (sur le Nyong), à Doumé, à Koumbé (Sangha).

L'unité de Direction était assurée par la présence à la tête du Service de Santé du médecin militaire le plus élevé en grade. Il était à la fois chef de service de santé des Troupes, inspecteur des services du Gouvernement et de l'Hygiène, directeur du Service de prophylaxie des maladies épidémiques.

Chaque médecin assurait en dehors de son service spécial, des fonctions d'ordre général. Les médecins chargés de la lutte contre la Maladie du Sommeil avaient, dans les territoires où s'exerçait leur rôle, à se préoccuper des vaccinations antivarioliques, de la lutte contre les maladies vénériennes et le pian. « Ainsi, écrit le rapporteur du budget, ils font œuvre efficace d'hygiène parmi la population autochtone, ils acquièrent facilement la confiance des indigènes et ils diminuent l'immense tâche qui incombe aux médecins d'Assistance. Ceux-ci, de leur côté, doivent dans leurs circonscriptions mener la lutte contre les petits foyers de la Maladie du Sommeil et s'occuper des moyens de défense contre les épidémies ».

Parmi les crédits votés pour 1914 pour le Cameroun, citons :

185.025 marks pour les soldes du personnel européen d'assistance.
  53.225 » pour les soldes du personnel auxiliaire européen.
  83.400 » (chiffre porté à 92.315 en 1915) pour les soldes du personnel indigène (hommes, femmes, auxiliaires, manœuvres).
230.000 » (chiffre porté à 326.300 marks en 1915) pour les soldes des médecins militaires et du personnel subalterne.
   1.250 » d'indemnités de trousses aux médecins.
  41.675 » pour dépenses relatives aux hôpitaux.
197.000 » (dont *10.000 marks pour la* prophylaxie quinique) pour les dépenses d'assistance et de santé publique, les frais d'alimentation dans les dispensaires, le mobilier, les frais d'entretien des instituts vaccinogènes, etc. Cette somme fut portée à 244.000 marks en 1915.
     900 » pour appareils prothétiques et bandages herniaires.
  19.250 » pour instruments de météorologie.
  24.620 » pour l'entretien des bâtiments hospitaliers.

181.400 »   Premiers crédits pour agrandissements et construc-
             tions d'hôpitaux, installation d'une salle d'opéra-
             tions à l'hôpital de Douala.

Le budget de 1914, comprenait au titre des maladies contagieuses une
somme de 650.000 marks à laquelle devaient s'ajouter 81.000 marks,
contribution de la Compagnie forestière Sangha-Oubanghi dans la lutte
contre la Maladie du Sommeil soit un total de 731.000 marks ainsi
répartis :

631.000 marks Prophylaxie de la Maladie du Sommeil.
 20 000   »   Lutte contre la lèpre.
 30.000   »   Lutte contre le pian et les maladies vénériennes.
 50 000   »   Assainissement des cercles européens *en dehors* de
               Douala.

Ces 50.000 marks devaient permettre, en même temps que certains
travaux, la séparation complète des quartiers européens et des villages
indigènes. Cette somme constituait le premier apport d'un crédit de
200.000 marks obtenu pour quatre ans.
Dans le budget de 1915, nous retrouvons ces chiffres avec, en sup-
plément :

1° 50 000 marks pour la ville de Victoria. Cette somme était desti-
               née à l'assèchement des marais (prophylaxie de
               la fièvre jaune).
2° 10.000   »   pour les premiers travaux d'un lazaret (station
               quarantenaire) à la pointe de Suellaba.
3° 288.000   »   pour la création de 35 à 40 postes de surveillance
               de la circulation, et pour les soldes de 4 méde-
               cins, de 27 aides sanitaires, de 90 employés indi-
               gènes.
4° 72 000   »   pour accorder des primes de travail aux divers
               personnels en service dans les territoires infestés
               par la Maladie du Sommeil (risques profession-
               nels).

Ce chapitre du budget atteignait à lui seul un million de marks. Il
ne comprenait pas les dépenses relatives à l'assainissement de Douala,
qui étaient de 2.230.000 marks.

Le budget de 1915 prévoyait l'augmentation du personnel médical et les nominations nouvelles de : 1° Cinq médecins militaires
(3 médecins-majors et 2 aides-majors) ; 2° Quatre médecins pour
lutter contre les maladies épidémiques et la Trypanosomiase
humaine. Enfin le nombre des médecins du Gouvernement était
porté à vingt.
Soit un total de **53** médecins (dont 1 microbiologiste) ayant sous
leurs ordres : **93** infirmiers européens (31 infirmiers militaires,
62 infirmiers civils de diverses classes), **15** gestionnaires et un

nombre infini d'employés, d'infirmiers, d'auxiliaires et de manœuvres indigènes.

En tenant compte dans les chiffres précédents des 12 médecins en service dans l'ancien Gabon, dans le Néo-Cameroun et dans les territoires occupés actuellement par les Anglais, il restait donc 11 médecins pour les Territoires qui sont en notre possession ; sans compter les médecins des chemins de fer du Nord et du Centre, les médecins des missions américaines protestantes, les médecins des entreprises privées.

Les exploitations et les plantations occupant 500 travailleurs devaient entretenir par 250 ouvriers, un aide-médecin indigène instruit et parlant allemand. Aux entreprises de 500 à 2.500 manœuvres, était attaché un aide-médecin européen « sachant se servir du microscope », doté d'un laboratoire de bactériologie et d'un petit arsenal de chirurgie. Sur les concessions occupant plus de 2 500 ouvriers, un médecin européen avait sous ses ordres un aide-médecin européen et un aide-médecin indigène par 500 ouvriers. Chaque entreprise devait posséder, par 500 travailleurs, un hôpital avec 10 lits et un pavillon d'isolement avec 6 lits. Le médecin chef devait être muni de tout « le matériel nécessaire à ses recherches et à son activité scientifique et médicale ».

Cet aperçu rapide prouve que le Service de Santé allemand, riche en personnel et en matériel, disposait de moyens sérieux pour combattre efficacement les nombreuses maladies endémiques et épidémiques qui sévissent au Cameroun. Des hôpitaux européens fonctionnaient à Douala, Victoria, Kribi, Yaoundé, Garoua. Un sanatorium marin pour les convalescents était installé à la pointe de Suellaba. Les dispensaires, les postes médicaux de l'intérieur étaient bien outillés au point de vue médical, chirurgical, chimique, bactériologique, météorologique, hygiénique. Ils étaient approvisionnés en produits de toutes sortes, largement accordés à la population (quinine, mercuriaux, arsenicaux, 606, etc.). Le virus jennérien, recueilli sur génisses dans divers parcs vaccinogènes de l'intérieur, était régulièrement répandu au cours de missions médicales. Des camps de ségrégation pour lépreux étaient organisés en villages agricoles aux environs d'Ebolowa, Ossidinge, Yaoundé, Garoua, etc., et devaient être établis dans chaque circonscription. La lutte contre la Maladie du Sommeil se poursuivait sérieusement, méthodiquement, dans des conditions qui ont été étudiées dans un chapitre précédent.

Les médecins étaient très encouragés dans leurs efforts par l'Administration qui leur accordait toutes facilités pour leur permettre de se déplacer rapidement (voitures et canots automobiles).

Personnel nécessaire. — L'organisation de nos prédécesseurs ne semble pas avoir donné des résultats en rapport avec les sacrifices imposés. On peut, avec des moyens d'action moins importants et moins onéreux, obtenir un rendement largement suffisant. Certes le personnel médical est actuellement déficitaire ; il doit être augmenté. Il est indispensable de créer de nombreux dispensaires et de nouveaux postes sanitaires dans certaines circonscriptions beaucoup trop vastes pour un seul médecin : à Yoko par exemple sur la ligne d'étapes Yaoundé-N'Gaoundéré ; à Banyo sur la route Foumban-N'Gaoundéré ; à Lomié, à Yokadouma, à Jabassi, à Foumban.

Bien que tout médecin de circonscription ait à assurer dans sa région le service de la vaccine et le service épidémiologique, deux médecins vaccinateurs mobiles l'un pour la région Nord, l'autre pour la région Sud, seraient des plus utiles. Ils auraient, en plus de leur mission spéciale, à s'occuper de l'hygiène générale, de la surveillance des lépreux, de la prophylaxie de la maladie du sommeil.

Le médecin chargé de la bactériologie est à distraire des services hospitaliers, pour lui permettre de poursuivre des recherches scientifiques et de faire des tournées d'études.

Plusieurs médecins seraient à désigner pour s'occuper particulièrement de la maladie du sommeil, diriger des « secteurs de prophylaxie ».

Le service d'arraisonnements de Douala et le lazaret maritime nécessitent également du personnel.

La pharmacie réclame deux pharmaciens, l'un pour la pharmacie de détails de l'hôpital, l'autre pour le service d'approvisionnements. Celui-ci dirigerait en même temps un laboratoire de toxicologie et d'analyses chimiques ; ainsi on pourrait résoudre les diverses questions d'ordre médico-légales qui se présentent à tout instant.

Le bagage scientifique des médecins coloniaux leur permet en général de savoir utiliser avec profit le microscope. En tous les cas, le nouvel arrivant au Cameroun pourrait faire un stage de quelques semaines au laboratoire, pour y être mis rapidement au courant des principales affections parasitaires et microbiennes sévissant dans la colonie. Dans un pays où les recherches bactériologiques sont si importantes, chaque médecin devrait avoir à sa disposition un petit laboratoire rudimentaire qui pourrait le suivre dans ses déplacements.

Le personnel médical devrait comprendre : 28 médecins, 2 pharmaciens, 1 officier d'administration.

Chef du Service de Santé : 1 médecin principal de 2e classe.

Service général hospitalier (Hôpital de Douala) : 1 médecin-major de 1re classe aux Européens ; 1 médecin-major de 2e classe, aux Indigènes.

Service des Troupes et Assistance : 4 médecins de Bataillon ; 1 à Douala : 1 à Bana ou à N'Kongsamba ; 1 à Edéa ; 1 à Maroua.

Service Général et Assistance : 1 médecin bactériologiste, 1 médecin chargé à Douala de l'hygiène, des arraisonnements et du lazaret ; 4 médecins pour les ambulances de : Garoua, Yaoundé, Kribi, Ebolowa.

Assistance : 2 médecins dans les postes de N'Gaoundéré et de Doumé ; 1 médecin du Dispensaire d'Akoua, chargé du service de la Police, des prisons, de l'examen des viandes ; 2 médecins vaccinateurs mobiles ; 4 médecins pour la lutte contre la maladie du sommeil ; 6 médecins pour les nouveaux postes à créer dans les circonscriptions (Lomié, Yokadouma, Banyo, Yoko, Jabassi).

Pharmaciens : 2 à l'hôpital de Douala (1 à la pharmacie de détails ; 1 à la pharmacie d'approvisionnement).

Officier d'Administration : 1 officier gestionnaire (Hôpital de Douala).

La répartition pourrait être la suivante :

Douala ou Yaoundé : Direction du Service de Santé. 1 médecin, Médecin Chef de l'hôpital.

Douala : Hôpital : 2 médecins traitants dont un spécialisé en Chirurgie ; 2 pharmaciens ; 1 Officier d'Administration.

Laboratoire de bactériologie : 1 médecin, adjoint technique du Directeur du Service de Santé au point de vue hygiène, chargé de la vaccine, des recherches générales intéressant la colonie et des examens de laboratoire de l'hôpital.

Prisons, Police, Ecoles et Dispensaire d'Akoua : 1 médecin.

Service d'Hygiène de Douala, Inspection des viandes, Lazaret de Suellaba et Arraisonnements : 1 médecin.

Bataillon : 1 médecin militaire.

Postes : Bana (ou N'Kongsamba), Edéa, Ebolowa, Kribi, Yaoundé, Doumé, N'Gaoundéré, Garoua, Maroua, Banyo, Yoko, Lomié, Yokadouma, Jabassi, Foumban : 15 médecins.

2 médecins vaccinateurs mobiles avec leur centre, l'un à N'Gaoundéré ou Garoua pour la Région Nord, l'autre à Akoloninga ou à Yaoundé pour la Région Sud.

4 médecins pour la lutte contre la maladie du sommeil, les uns directeurs des secteurs de prophylaxie de la région contaminée du Nyong (Akonolinga, Abongm Bang, Mbidalong); les autres mobiles chargés de missions d'atoxylisation et de l'exploration médicale des territoires suspects du Cameroun.

Utilisation du personnel. — Même avec ce personnel, il ressort des différentes études que nous avons exposées, que tout médecin de circonscription, en dehors du service médical proprement dit concernant les troupes et les Européens du poste médical où il réside, doit assurer : 1º le fonctionnement du dispensaire (consultations et traitement des indigènes) ; 2º le service d'hygiène et de prophylaxie du poste ; 3º la surveillance de la santé publique et de la police sanitaire de la circonscription ; 4º la surveillance des léproseries et des camps de ségrégations ; 5º la propagation de la vaccine autour du chef-lieu ; 6º la prophylaxie de la maladie du sommeil (cures d'atoxylisation).

Devant des obligations aussi multiples, il importe de faciliter cette tâche dans la plus large mesure possible. Or, lorsque des médecins sont obligés de faire des tournées fréquentes, il est certain que l'abandon même momentané de leur poste entraîne des résultats déplorables au point de vue de l'Assistance. M. le Médecin Inspecteur GALLAY disait bien avant nous : « Tout médecin de poste laisse percer dans les rapports qui suivent les retours de tournée, la mélancolie qui l'assaille en retrouvant ses malades dispersés ou reconquis par les fétichistes du village. L'œuvre de patience et de diplomatie qu'il avait menée à bien pour attirer à lui les indigènes était complètement à reprendre. Temps et soins perdus, confiance écartée de lui, souvent occasion enlevée d'un malade important dont la guérison eut pu avoir un retentissement utile dans l'esprit des indigènes, tels sont les résultats immédiats du raid indispensable poussé à l'extérieur ».

Personne, bien entendu, ne songe à nier l'utilité des tournées et la nécessité des déplacements : aussi chaque médecin de circonscription devrait-il être doublé d'un autre médecin, ou tout au moins d'un infirmier européen, susceptible de le remplacer pendant ses absences, capable de surveiller les léproseries et de traiter des sommeilleux. Nous manquons dans nos colonies d'un personnel médical européen subalterne. La situation faite aux infirmiers coloniaux de la Section n'est pas assez brillante pour retenir et attirer de jeunes et intelligentes volontés. Leur recrutement est difficile. La création dans l'avenir, pour les colonies africaines,

d'un cadre local composé de médecins auxiliaires européens serait
des plus utiles. De même qu'il existe des médecins de l'Assistance
dont la carrière est assimilable à celle des administrateurs, de
même ne pourrait-on pas prévoir, pour des aides-médecins européens de l'Assistance, une hiérarchie comparable à celle des administrateurs adjoints? A défaut, des infirmières (dames de la Croix-
Rouge, Sœurs, etc.) seraient sans doute capables de tenir ce
rôle. Nous devons faire appel au dévouement des Françaises qui
trouveront aux colonies un vaste champ où pourront s'épanouir
toutes les qualités qu'elles ont montrées pendant la guerre.

Ainsi que dans nos colonies d'Indo-Chine et de Madagascar,
l'assistance médicale aux indigènes donne en A. O. F. d'excellents résultats. L'organisation à Dakar de l'école Faidherbe et
d'une école pratique de médecine indigène, par MM. les gouver-
neurs généraux ANGOULVANT et MERLIN, permet d'espérer encore
mieux dans un avenir prochain. Similairement, il ne serait pas
difficile de prévoir en A. E. F. et au Cameroun le recrutement et
la formation d'un personnel choisi parmi les meilleurs élèves des
écoles régionales et urbaines.

Pendant l'occupation, il n'a pas été possible d'organiser un corps
d'infirmiers civils. Mais de nombreux autochtones, de race Douala
et Bakoko, ont servi comme « stagiaires » à l'hôpital de Douala
pour être envoyés ensuite dans différents dispensaires. Ils sont
intelligents, souvent même assez dévoués ; quelques-uns ayant
été déjà employés par les Allemands parlent l'anglais, l'allemand et
le français. Ils sont supérieurs comme rendement de travail à nos
tirailleurs infirmiers, principalement à ceux venant du Congo.
Plusieurs sont d'excellents serviteurs. Le service de santé aurait
donc tout intérêt à en multiplier le nombre. Tout en créant une
école centrale à la capitale, on pourrait également recruter sur
place, dans les circonscriptions, des stagiaires connaissant la langue
et les habitudes du pays. Ils seraient affectés au dispensaire du
poste. Restant en contact et sous la surveillance du médecin,
celui-ci connaîtrait leur valeur technique et morale, leur confierait
un rôle ou une mission en rapport avec leurs aptitudes.

Ce que dit le docteur MARTINET (1) de la pratique médicale en
France est également vrai pour les colonies : « L'évolution bio-
logique si rapide, si vertigineuse même de ces dernières années
nous dote, chaque jour, de méthodes plus pénétrantes, permettant
des diagnostics plus précoces, plus précis, des traitements plus

(1) A. MARTINET, *Diagnostic clinique*, Masson, 1919, p. 457.

rigoureux et plus efficaces. La radiographie, les analyses d'urines, certaines réactions (la réaction de Wassermann, par exemple), certaines recherches bactériologiques et cytologiques peuvent être considérées actuellement comme indispensables. Qui oserait dire que tout médecin est à même de les pratiquer ? La question de conscience hors de doute, il n'en est pas toujours de même de la question technique et de l'outillage. Qu'un bon praticien puisse suppléer à cette insuffisance par du dévouement, de l'expérience, du bon sens, cela n'est pas douteux et, à tout prendre, ces qualités valent mieux le plus souvent que toutes les techniques du monde, mais pourtant elles n'y suppléent pas toujours et, au surplus, elles ne s'y opposent pas, tout au contraire ».

Il est absolument nécessaire d'aboutir « à la constitution d'une organisation médicale collective, groupant des praticiens rompus aux diverses méthodes d'examen et de traitement, où le patient a la certitude de trouver réuni l'ensemble des compétences et des techniques utiles, dans des conditions satisfaisantes de commodité et de confort ». Ces conditions peuvent être facilement réalisées à l'hôpital principal de la colonie où doivent être conservés, sans qu'on puisse faire entrer en jeu le tour de départ pour les postes de l'intérieur, quelques spécialistes : un chirurgien à la fois ophtalmologiste, otorhinolaryngologiste, capable d'assurer un service de physiothérapie et de radioscopie, un bactériologiste conseiller technique au point de vue des questions d'hygiène, un médecin du service général en même temps neurologiste et psychiatre, un gynécologiste spécialiste des maladies des enfants, un pharmacien chargé des analyses chimiques de laboratoire.

L'inspecteur général du service de santé des troupes coloniales exerce son influence dans cette voie, et M. l'inspecteur Gouzien favorise de tous ses efforts les stages que peuvent effectuer pour certaines spécialités les officiers du corps de santé. Un projet d'organisation dans ce sens a été soumis à l'autorité supérieure. Il serait désirable de le voir aboutir, pour permettre à un certain nombre de chirurgiens et de médecins de s'adapter, au retour des colonies, aux nouvelles méthodes, et de suivre l'évolution scientifique. Il faut bien le dire avec le Dr Martinet : « Chaque jour mieux informé par la grande presse et par la vulgarisation scientifique, à laquelle le médecin même participe pour une si large part, le public sera plus exigeant pour l'emploi des diverses techniques et des différents produits. Il ne se résignera pas à être, à son avis, insuffisamment examiné et traité ».

Nous ne croyons pas utile d'insister davantage. Les familles des officiers, des nombreux colons et des fonctionnaires coloniaux doivent pouvoir être certains de trouver, au moins dans les capitales des diverses colonies africaines, l'organisme synthétique bien coordonné, où toute consultation de laryngologie, urologie, ophtalmologie, syphiligraphie, gynécologie, etc., puisse être donnée dans des conditions parfaites adaptées aux exigences scientifiques modernes.

Installations sanitaires et matériel. — En ce qui concerne le matériel et les installations sanitaires, sans entrer ici dans des détails d'organisation qui ont trouvé place dans divers chapitres précédents, sans insister sur les problèmes soulevés par les questions de ségrégation et d'assainissement à Douala, nous signalons cependant comme nécessaires dans ce gros centre :

1° Le déplacement hors du quartier européen des pavillons indigènes où sont traités actuellement les malades de l'assistance et les tirailleurs. Un véritable hôpital indigène serait à construire dans un des quartiers de la ville noire (Deïdo ou Akoua). Il devra comprendre : a) un dispensaire pour les vénériens ; b) un quartier spécial pour les invalides et les incurables ; c) des bâtiments isolés pour les indigènes atteints d'aliénation mentale ; d) un pavillon isolé pour les contagieux.

2° D'importants travaux de débroussaillement et de voirie, de drainage et de régularisation des marigots.

3° La réparation des caniveaux, des égouts, du système de distribution et de canalisation d'eau potable.

4° Un meilleur aménagement du lazaret terrestre.

5° La création d'un laboratoire de chimie et d'analyses, celle *d'un lazaret maritime* à la pointe de Souellaba, d'un sanatorium en pays de montagne.

L'établissement de Douala doit fonctionner comme hôpital, et les postes médicaux de Yaoundé et de Garoua sont à transformer en ambulances.

L'hôpital de Douala aura à subir d'importantes modifications et comprendra de nouveaux bâtiments. La présence, sous le même toit, des malades, des bureaux, des services de bactériologie, de la pharmacie, est une gêne constante. Quelques pavillons isolés, dont l'un pour le médecin-chef et les consultations des européens, les autres pour les malades graves, les femmes en couches, le laboratoire, une construction pour le bureau des entrées, un mur ou une barrière sérieuse entourant l'établissement, seront à prévoir.

L'étendue de la ville de Douala, l'éloignement des divers quartiers impliquent la nécessité d'affecter aux médecins des moyens de transport. Une voiture sanitaire automobile rendrait les plus grands services pour les évacuations des malades et pour les inspections sanitaires des divers villages.

Les médecins de l'intérieur devraient également posséder des automobiles. Il faut suppléer à l'insuffisance numérique du personnel par sa mobilité. Dans le Sud-Cameroun, les médecins des missions américaines, munis de motocyclettes, se déplacent facilement. Ils rayonnent sur toutes les routes et font dans un cercle étendu de la propagande hygiénique active. Cet exemple devrait être suivi.

Nous estimons — pour le Cameroun tout au moins — que le principe de décentralisation est à appliquer. Pas de grande léproserie centrale, pas de camp de ségrégation des trypanosomés unique, ni un seul asile d'aliénés, mais bien un ou plusieurs villages lépreux par circonscription, plusieurs camps de sommeilleux dans les diverses zones infectées, et auprès de chaque dispensaire un petit quartier spécial plus ou moins éloigné pour les agités et les gens atteints de troubles mentaux.

Au point de vue assistance, les postes de la brousse doivent être munis tous, d'un outillage chirurgical et bactériologique suffisant. Des approvisionnements en instruments, en médicaments, en antiseptiques sont à faire parvenir en grandes quantités dans tous les centres.

Il n'existe nulle part de bibliothèque médicale, sauf à Douala où sont réunis des ouvrages allemands.

La lutte contre la maladie du sommeil, les maladies vénériennes, le pian, la lèpre, la variole, le paludisme et la mortalité infantile, est à poursuivre de façon énergique et méthodique. Cette prophylaxie des maladies endémiques et épidémiques implique :

1° Le perfectionnement du laboratoire bactériologique de Douala et son autonomie.

2° De gros achats d'atoxyl, de néosalvarsan, de quinine, etc. (La quinine serait à délivrer, non seulement à titre thérapeutique, mais aussi à titre préventif — quinine d'État).

3° L'envoi de *microscopes*, de verrerie et de colorants dans tous les postes de l'intérieur.

4° L'augmentation du nombre des dispensaires et leur meilleur aménagement.

5° L'organisation de secteurs de prophylaxie avec l'installation de villages de traitement pour sommeilleux dans la circonscription de Doumé et dans la région du Nyong.

6° L'installation de villages de ségrégation pour les lépreux dans toutes les subdivisions.

7° Le fonctionnement de petits parcs vaccinogènes.

8° La construction d'un lazaret à Garoua.

9° La création de centres météréologiques.

Même lorsque la capitale du Cameroun sera déplacée et lorsque le Gouvernement sera installé à Yaoundé, l'hôpital de Douala restera le plus important des établissements sanitaires de la colonie. Le développement commercial du grand port du Cameroun, le débarquement et l'embarquement des passagers, la nécessité des arraisonnements, la surveillance des grosses agglomérations indigènes d'Akoua, de Deïdo, de Bonabéri, la tête de ligne des deux chemins de fer du Nord et du Centre, imposeront toujours à Douala la présence d'un personnel médical plus nombreux que partout ailleurs.

L'hôpital de Yaoundé, relié facilement à la côte par la voie ferrée et par une route carrossable, accessible aux automobiles, viendra ensuite en seconde ligne comme importance.

Garoua, se trouvant à plus de quarante étapes de la côte, l'évacuation d'un malade ne peut y être envisagée que lorsque celui-ci est complètement guéri. Tant que le rapatriement par la voie de la Benoué, la plus rapide, ne sera pas adopté, il faut considérer ce point comme un centre hospitalier, où fiévreux et opérés doivent être soignés jusqu'à complète guérison. Seuls les malades hors de danger, capables de supporter un trajet de mille kilomètres en brousse, peuvent être mis en route vers Douala. La formation sanitaire de Garoua doit donc toujours avoir à sa disposition un personnel, un matériel, une instrumentation et des ressources suffisants.

Dans certains centres (Garoua, Foumban), on peut récolter du coton indigène qui stérilisé est utilisé pour les indigènes. Nous avons eu l'occasion d'en faire venir de Bana, pour les besoins de l'hôpital de Douala ; il nous a été d'un précieux secours.

Utilisation des Européens dans la vulgarisation des notions d'hygiène et de prophylaxie. — La diversité des périls qui menacent les populations du Cameroun, leur diffusion sur toute l'étendue du pays, la nécessité de répandre sur cet immense territoire les bienfaits de la thérapeutique européenne et surtout de propager les premières notions indispensables d'hygiène, ne nous permettent de négliger aucun moyen d'action. Instituteurs, missionnaires, colons, officiers, administrateurs, tous doivent dans leur sphère apporter à l'œuvre poursuivie leur collaboration et leur concours ; cette union commune donnera les meilleurs bénéfices à l'individu d'abord, à la collectivité ensuite. Tout colonial qui vit isolé dans la brousse est amené par ses fonctions ou par sa situation à donner des conseils autour de lui, à son personnel, à ses manœuvres, et par la force même des choses, à leur accorder les premiers soins. Parfois, il étend ses efforts aux indigènes des agglomérations voisines. Pour que son activité ne reste pas stérile ou inutile, il est indispensable qu'il entre en relation avec le médecin de la circonscription et avec le chef du service de santé. Celui-ci est le guide naturel pour encourager les uns, pour modérer les autres, et pour indiquer à tous les limites de leur rayon d'action. Un zèle intempestif risquerait, en effet, d'aller à l'encontre du but à atteindre et d'être nuisible. Bien dirigés, contrôlés, et placés sous la responsabilité médicale, de nombreux européens pourraient rendre de signalés services dans la prophylaxie de la maladie du sommeil (cures d'atoxylisation), dans la prophylaxie de la variole (vaccination), dans la surveillance de l'application des règlements d'hygiène.

Personnellement, nous nous sommes toujours bien trouvé de ce système ; au Cameroun, nous n'avons eu qu'à nous louer des bonnes relations entretenues avec les missionnaires des Missions évangélistes de Paris et avec nos confrères des Missions américaines, installés depuis longtemps dans les centres d'Ebolowa, Yaoundé, Effoulen, Lolodorf, Métet. Leur activité médicale s'est exercée avec succès dans le pays où s'étend leur influence. Nous n'avons jamais fait appel en vain à leur expérience, pour obtenir des documents au sujet des principales endémies sévissant sur les indigènes du Sud-Cameroun et leur collaboration aux œuvres de défense sanitaire. M. l'aumônier militaire ALLÉGRET rendit de grands services à la cause médicale, en emportant régulièrement, lors de ses tournées dans la brousse, des provisions de vaccin qu'il inoculait dans les villages où il était de passage, en nous rapportant à chacun de ses retours des renseignements sur la morbidité et la mortalité des pays traversés. Lors de l'épidémie de grippe, alors qu'il se trouvait dans les subdivisions de Bana et de Foumban, il fut pour le médecin de la circonscription un collaborateur précieux, tant pour la surveillance des mesures d'isolement et de quarantaine que pour les soins à donner.

M. ALLÉGRET a su aussi dans ses écoles intéresser profondément les jeunes élèves et les adultes aux leçons d'hygiène rédigées par le service de santé. A Bonabéri, que le médecin ne pouvait visiter qu'une fois par semaine, il fit fonctionner un service de consultations ouvert à tous, sous la direction de M. le pasteur BERGERET, aidé d'un infirmier indigène. Les visites avaient lieu le lundi et le jeudi. Elles étaient surtout données à des porteurs de plaies et d'ulcères, à des ankylostomés, à des rhumatisants, à des paludéens. Tout cas suspect ou délicat était immédiatement dirigé sur le dispensaire d'Akoua ou sur l'hôpital. Dans les écoles, les instituteurs laïques et les R. P. catholiques suivaient cet exemple et ainsi ils s'efforçaient de remplir le rôle dévolu en France aux dames infirmières, visiteuses scolaires, véritables assistantes d'hygiène sociale, qui rendent des services incontestables.

Durant les années 1917-1918, le total des dépenses des Missions américaines évangélistes à la station d'Efoulen et à la station de Mac-Léan Mémorial, près de Lolodorf, où les docteurs WEBER et LEHMAN étaient en fonction, s'est élevé à 34.706 fr. 45. Le total des recettes provenant de la cession de médicaments aux indigènes s'est monté à 23.585 francs, soit un excédent de dépenses de 11.121 francs. A Metet et sur toutes les autres stations où n'existait pas de docteur à demeure, les dépenses sont revenues à 7.092 francs et les recettes à 5.984 francs, soit un excédent de dépenses de 1.108 francs. Pour toute la mission, le total des dépenses a donc été de 41.798 fr. 45 ; celui des recettes, de 29.569 fr. 45 ; et l'excédent des dépenses sur les recettes a été de 12.228 francs. Dans ces chiffres ne sont naturellement pas compris les traitements et allocations payés aux docteurs en fonctions, ni les instruments et médicaments restant des années précédentes.

Les missionnaires américains ont sollicité de M. le Gouverneur, Commissaire de la République, l'autorisation de construire dans une de leurs stations du Sud-Cameroun un hôpital (avec laboratoire) de 250.000 francs, qui serait dirigé par deux médecins et deux sœurs. Persuadé que, dans l'avenir, ils ne demanderont qu'à continuer la collaboration scientifique et technique, qu'ils entretenaient avec nous, en donnant dans des rapports réguliers tous les renseignements sur le fonctionnement de leurs divers services hygiéniques et médico-chirurgicaux, nous avons émis pour notre part un avis des plus favorables à l'autorisation demandée.

Dans un pays où les maladies vénériennes, le paludisme, la lèpre, la variole, la trypanosomiase, le pian, le parasitisme intestinal font des ravages considérables, on ne saurait trop encourager les œuvres d'assistance.

.·.

Mentalité indigène. — A côté des institutions d'ordre sanitaire, il y a également tout un travail d'assainissement moral à réaliser. Nous devons traiter les indigènes avec fermeté, mais aussi avec bienveillance, sans leur montrer ni dureté, ni dédain, ni mépris. Il faut les considérer comme des auxiliaires. Les indigènes ne demandent qu'à s'attacher, qu'à se dévouer à ceux qu'ils respectent. L'Européen maintiendra facilement son autorité et son prestige à la condition de mériter la confiance : les noirs accepteront sa tutelle s'il sait en imposer par l'exemple, s'il prend des sanctions immédiates contre les abus, s'il règle rapidement les différends, s'il prend l'honnêteté stricte et la justice comme bases fondamentales de ses rapports avec eux. Il conservera ainsi tout son ascendant moral.

Le régime d'oppression, qui consiste à exploiter à outrance les ressources du sol et les facultés de travail de ses habitants, a vécu. Il est indigne de penser au seul profit momentané, sans songer à l'avenir plus ou moins lointain des populations que nous avons mission d'éduquer et de civiliser. Notre politique d'assimilation est la bonne. Elle implique communauté d'intérêts, de sentiments, de relations entre protecteurs et protégés.

Le maintien de l'ordre et de la discipline, le respect des règlements sont à la portée de tout administrateur ou de tout chef d'exploitation énergique, actif et vigilant ; mais pour faire de la bonne et sage administration, pour bien diriger une exploitation agricole, pour savoir se faire écouter en matière d'hygiène comme en matière de travail, il faut connaître à fond les populations qui nous entourent et ne pas rester ignorant de leur psychologie. Non moins que de la santé physique, on doit se préoccuper de la santé mentale des indigènes.

Or, la mentalité d'un peuple ne se crée pas en un jour. Elle se développe au cours des siècles. Elle résume l'œuvre d'un long passé, elle est l'expression d'un agrégat de sentiments, les uns acquis, les autres héréditaires qui donnent à telle ou telle race une empreinte particulière. Cette mentalité résulte de différents facteurs : facteurs organiques, facteurs affectifs, facteurs intellectuels qui n'ont pas tous la même valeur.

Dans l'ordre organique, en effet, les lois biologiques qui régissent tous les êtres s'appliquent dans les grandes lignes à la vie des individus et des peuples. Si l'organisme animal réagit sensiblement de la même façon que l'organisme humain devant le plaisir et la douleur ou devant une invasion microbienne, à plus forte raison les races, différentes entre elles seulement de couleur, sont-elles dans des conditions semblables, en face des problèmes de la vie et de la lutte pour l'existence, sur toute la surface du globe. Nous appliquons pour combattre les diverses maladies endémiques ou épidémiques, les mêmes règles d'hygiène générale et les mêmes principes.

Dans l'ordre affectif sentimental et passionnel, les êtres se ressemblent encore beaucoup : les peuplades les plus sauvages connaissent l'amour et la haine, la vérité et le mensonge, le courage et l'orgueil. Si l'on comprend avec son intelligence, on se conduit avec son caractère, et celui-ci importe non seulement chez les individus mais aussi chez les peuples. Nous devons donc nous attacher à connaître les sentiments héréditaires bons ou mauvais des indigènes, et à développer chez eux leurs qualités affectives. Les races noires ne sont pas imperfectibles. Il est facile de leur inculquer une conception plus haute et plus large de leurs devoirs sociaux. En respectant chez eux la personnalité humaine, en évitant tout châtiment dégradant, on leur apprendra à élargir le cercle de leurs obligations morales envers eux-mêmes et envers autrui.

Dans le domaine intellectuel, les différences séparant les hommes des diverses races sont beaucoup plus grandes, les variations peuvent devenir considérables. Encore ne faudrait-il pas trop s'exagérer la valeur de cette supériorité dont s'enorgueillissent vis-à-vis des gens de couleur ceux de la race blanche. En effet, sous le vernis brillant des modernes civilisations se cache souvent la sauvagerie ancestrale. La culture germanique vient de le prouver en nous ramenant aux époques les plus atrocement barbares de l'histoire. La loi du plus fort est devenue pour elle principe de seule justice. Le meurtre, le pillage, le viol, la dévastation de florissantes régions n'ont jamais atteint pareille apogée dans les annales criminelles des coins les plus reculés et les plus mystérieux du continent noir. D'ailleurs, s'il est indiscutable qu'à partir de l'âge de la puberté, l'intelligence des noirs paraît s'obnubiler et ne plus marquer aucun progrès. Il est certain que dans leur jeunesse, les écoliers indigènes ne se différencient guère de leurs camarades blancs. Il est permis d'envisager un avenir peu lointain où, grâce aux sages conseils d'une hygiène bien comprise et bien écoutée, grâce aux mesures prises d'une façon constante pour lutter contre le paludisme et les endémies qui affaiblissent la race et dépriment sa cérébralité, les indigènes même adultes s'assimileront beaucoup mieux notre instruction.

Une dernière série de facteurs, dont pas plus les administrateurs que les conquérants n'ont jamais tenu assez compte, est l'élément mystique. Et cependant, celui-ci (d'ordre politique et social beaucoup plus que d'ordre religieux) régit toutes les civilisations indigènes primitives de l'Afrique Équatoriale. Selon nous, il y aurait là toute une étude à faire; il serait absolument nécessaire de connaître l'influence des mobiles particuliers qui conditionnent la conduite de nombreux groupements et que nous ignorons. La raison ne gouverne et n'oriente que bien rarement leur modalité d'existence, car la raison et le mysticisme sont deux choses tellement différentes, tellement particulières, qu'elles ne se pénètrent pas. Elles n'obéissent pas à la même logique. Le raisonnement ne peut rien contre des convictions qui ne tiennent aucun compte des données de l'expérience, qui sont même en contradiction avec les lois naturelles. Par suggestion, par contagion mentale, ces convictions deviennent facilement collectives. Chez certains peuples, elles guident de façon prédominante les mœurs et les habitudes des individus, des familles, des sociétés, et ces coutumes apparaissent à notre intelligence dans leur naissance et dans leur évolution comme une série d'invraisemblances.

Ce n'est donc pas seulement avec les ressources d'une logique rationnelle qu'il faut essayer d'imprimer dans le cerveau des indigènes nos principes et nos théories. Dans bien des cas, nous n'arrivons à aucun résultat en voulant imposer trop rapidement nos conceptions et nos méthodes. Nous nous irritons parce que les noirs échappent à notre influence, restent indifférents à nos conseils. Nous oublions beaucoup trop, qu'à côté des raisons qui semblent pour nous avoir une valeur si grande et si lumineuses qu'elles devraient imposer la conviction, existent des forces secrètes qui paraissent également aux yeux des indigènes, tellement évidentes qu'ils se demandent comment nous pouvons les contester. Or parce qu'elles sont pour nous d'apparence incompréhensible, nous les négligeons complètement et nous avons tort. Parmi les motifs d'action des hommes, ceux d'origine mystique ont toujours été les plus forts.

Aussi entendons-nous bien, si l'instruction est un puissant levier à disposer pour mener à bien notre œuvre de civilisation et de propagande hygiénique, nous ne pouvons à la fois la charger d'ouvrir des intelligences, de former des caractères, de modifier un état mental ancestral. En soi, l'école a peu de valeur éducative et peu d'action moralisatrice. Il y a une limite à assigner à sa puissance et par suite aux résultats qu'on peut attendre d'elle. Elle arrivera certes au développement de notre influence, à la diffusion de nos théories et de nos moyens de prophylaxie, surtout si l'on se propose un but très simple à obtenir ; mais en raison de notre manque de compréhension des conditions sociales indigènes et de notre méconnaissance complète de l'âme noire, elle ne changera en rien la mentalité des races africaines.

Pour nous, l'instituteur et l'infirmier blancs à eux seuls ne pourront pas, malgré toute leur bonne volonté, mener à bien leur rôle d'éducateurs et d'hygiénistes, encore que ces derniers revêtus de la confiance qu'ils obtiennent dans leur rôle de guérisseurs et de panseurs, aient plus de chances d'être écoutés. Il faut employer à notre profit les intelligences indigènes qui peuvent être gagnées à nos idées. Il faut, tout en les surveillant étroitement, les pousser, les encourager. Il faut créer, comme en Afrique Occidentale, des éducateurs et des aides-médecins noirs, mais il ne suffit pas de doter les peuplades équatoriales d'écoles innombrables et d'institutions semblables aux nôtres. Nous devons toujours songer qu'à côté de notre mentalité, existe une autre mentalité, et qu'en attendant de pouvoir la modifier, nous avons le devoir de compter avec elle et de l'utiliser à notre cause.

Ainsi, nous savons que dans presque toutes les peuplades indigènes, pour que l'enfant pubère et adulte devienne véritablement parfait et participe de son milieu, il doit subir une série de rites et de cérémonies d'ordre mystique. Elles ont pour but de le compter définitivement au nombre de sa tribu. Les novices sont isolés pendant plusieurs jours ; ils sont soumis au jeûne. Parfois les épreuves sont longues, difficiles, douloureuses : la circoncision n'est qu'une des moins pénibles. Elles placent l'individu dans un état de réceptivité, de suggestibilité et d'extase tout spécial. Comme ces cérémonies sont imposées généralement à tous, comme elles sont relativement publiques et qu'elles ont lieu à des intervalles assez réguliers, si l'on pouvait arriver à profiter de cette période pour inculquer quelques principes de morale et les grandes règles d'hygiène, quelle puissance et quelle force aurait aux yeux des noirs l'éducation particulière donnée dans de telles conditions !

CHAPITRE II

Locaux hospitaliers

Hôpital de Douala. — Hôpitaux de Yaoundé, de Kribi, de Garoua.
Dispensaire d'Edéa.

Douala. — Après l'évacuation de Douala par les Anglais, tous les bâtiments de l'hôpital passèrent au Service de Santé français (1er avril 1916), soit :

Pour les Européens : 1° L'ancien hôpital allemand (I du plan), grand bâtiment à un étage, construit en ciment armé, divisé en deux corps, reliés par une galerie couverte.

Bâti au milieu d'un grand parc, faisant face au fleuve, il est très ventilé. Les vérandahs sont larges, protégées du soleil par des rideaux en toile grise épaisse. Il y a beaucoup de lumière, et il est prudent de garder le casque l'après-midi, sous la vérandah exposée au couchant. C'est là un léger inconvénient à côté des avantages d'une brise agréable et presque continuelle qui peut pénétrer librement dans les chambres des malades. Ceux-ci subissent ainsi une cure d'aération qui contribue certainement à leur rétablissement. La canalisation d'eau de la ville alimente la salle d'opérations, les lavabos, la cuisine, le laboratoire, la pharmacie, les salles de bains, les cabinets, etc.

2° Un grand bâtiment (IV), ancien mess des officiers allemands, contenant une vaste et unique salle très bien éclairée, avec terrasse donnant directement sur le fleuve et pouvant contenir une vingtaine de lits. Cette salle était réservée habituellement aux convalescents.

Pour les Indigènes (II et III du plan) : 1° Un grand bâtiment en ciment armé (I) avec vérandah, comprenant quatre salles situées de chaque côté d'un vaste hall qui servait aux Allemands puis aux Anglais de salle à pansements.

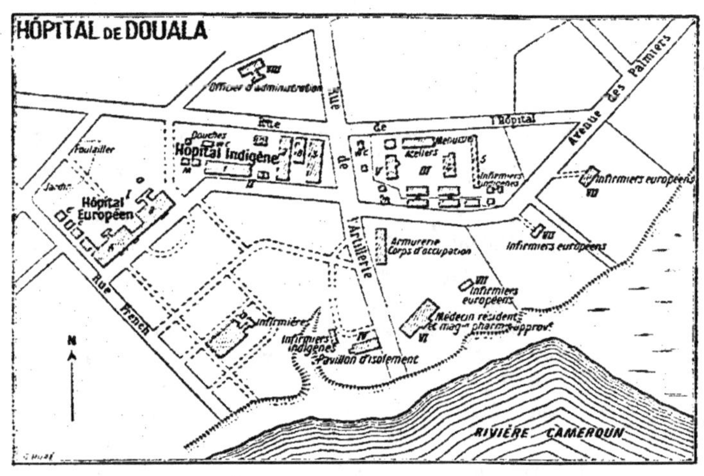

HÔPITAL DE DOUALA
Officiers d'administration
Rue de l'Hôpital
Avenue des palmiers
Douches
Hôpital indigène
Poulailler
Jardin
Hôpital Européen
Menuiserie
Ateliers
Infirmiers indigènes
Infirmiers européens
Armurerie
Corps d'occupation
Rue French
Artillerie
Infirmerie
Infirmiers indigènes
Pavillon d'isolement
Infirmiers européens
Médecin résident
et mag. pharm. d'approv.
Infirmiers européens
N
RIVIÈRE CAMEROUN

2° Deux bâtiments en tôle (2 et 3), à sol cimenté, faciles à désinfecter, pouvant contenir ensemble 50 malades.

3° Une série de constructions en tôle, à sol cimenté également (4, 5, 6, 7) servant, les unes de magasins pour le matériel (matériel en service et matériel d'approvisionnement), les autres de salles d'hospitalisation pour les contagieux.

4° Des douches.

Il existe également : 1° une grande étuve à vapeur pour la désinfection de la literie et des matelas. Elle est actuellement en mauvais état et son remplacement est à prévoir. 2° Une morgue.

Plusieurs modifications importantes ont été apportées dans l'aménagement des divers bâtiments.

I) *Européens* :

Les pièces du rez-de-chaussée de l'hôpital européen (I) ont été nouvellement réparties. *Dans le pavillon A* : 1° salle de garde de l'infirmier européen ; 2° lingerie ; 3° dentisterie ; 4° salles des autoclaves ; 5° salle d'opérations ; 6° bibliothèque ; 7° secrétariat du Médecin-Chef et téléphone ; 8° bureau des entrées et bureau de M. l'Officier d'Administration gestionnaire.

Dans le pavillon B : 1° salle d'examen et de pansements ; 2° bureau du Médecin-Chef, servant de salle de réunion pour les Commissions et pour le Conseil de Santé ; 3° laboratoire de bactériologie (2 pièces) ; 4° pharmacie de détails (2 pièces).

Le premier étage de ces deux pavillons est occupé par les chambres des malades européens. *Pavillon. A* (sous-officiers et soldats) : 1° Bureau du médecin traitant, servant également à l'infirmier européen et à la dame infirmière ; 2° Trois chambres à deux lits ; deux à trois lits ; une à huit lits ; une à six lits.

Pavillon B (Pavillon des Officiers et assimilés) : Trois chambres à deux lits ; deux à quatre lits.

Soit un total de 40 lits.

Annexés au bâtiment européen se trouvent les cuisines et les magasins de la dépense, ainsi qu'une maison en tôle, abritant : 1° la buanderie (l'hôpital, qui jusqu'en 1917 faisait laver et repasser son linge par une entreprise privée, a dû, au départ de l'industriel qui en assurait le service, procéder lui-même à son blanchissage) ; 2° la carderie (réfection des matelas) ; 3° réserve de matériel courant de bactériologie et de pharmacie.

L'ancien mess des officiers allemands (IV) a été complètement remis à neuf et divisé en trois grandes chambres séparées par de la toile métallique (10 lits). Toutes les ouvertures ont été munies de grillage. Ce pavillon est destiné à l'isolement des malades contagieux ou suspects. Il a comme dépendances : une cuisine, une salle de bains, une chambre de désinfection destinée à la sulfuration et à la crésylisation des vêtements et des bagages.

Le rez-de-chaussée du bâtiment VI sert de magasin pour la pharmacie de réserve et d'approvisionnement. Le premier étage abrite le médecin résident et le médecin traitant.

II) *Indigènes* (II du plan). — Dans le bâtiment 1, a été aménagée une vaste salle de pansement où se donnent le matin les consultations et les injections aux malades de l'extérieur. Quatre tables permettent à quatre infirmiers de travailler en même temps.

Un pavillon a été spécialement installé pour recevoir des déments.

En résumé, l'hôpital comprend : 1° le service des Européens avec 5o lits ; 2° le service des Indigènes avec 2oo lits, dont le nombre pourrait être augmenté facilement de près de la moitié.

Dispensaire d'Akoua. — L'Assistance médicale aux indigènes est assurée à Douala (concurremment avec les consultations données à l'hôpital du service général et avec les hospitalisations dans cet établissement), par les moyens d'un dispensaire situé à Akoua, au centre de la principale agglomération indigène, et dont les débuts remontent au 1er avril 1916. A l'origine, les locaux mis à notre disposition se réduisaient à trois pièces.

A partir du mois de février 1917, la suppression du service de comptabilité, qui occupait la plus grande partie de l'immeuble, permettait d'en affecter la totalité à l'Assistance médicale.

Le bâtiment principal est une belle construction à l'européenne aux larges vérandahs, bien exposée au milieu d'un jardin.

Le rez-de-chaussée est occupé : 1° par la chambre de l'infirmier européen détaché au dispensaire et chargé en même temps du service de l'hygiène ; 2° par les locaux de la consultation journalière (salle de visite, salle d'examen, salle de pansement). Une armoire à médicaments renferme un petit approvisionnement pharmaceutique et du matériel chirurgical, renouvelés au fur et à mesure des besoins par la pharmacie de l'hôpital.

Le médecin-chef du service d'hygiène chargé de l'Assistance habite le premier étage.

Dans les dépendances, deux bâtiments en briques, chacun avec quatre salles, à sol cimenté, d'un entretien facile, ont été aménagées pour recevoir 3o lits et servir à l'hospitalisation des indigènes. Les noirs hospitalisés y reçoivent les soins médicaux, mais se font apporter la nourriture de l'extérieur.

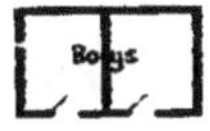

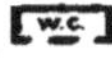

PLAN DE L'HÔPITAL DE KRIBI

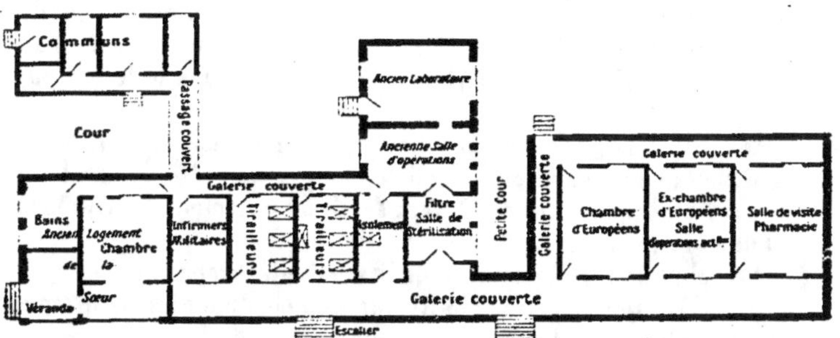

Direction du Conseil de Santé. — Le Médecin principal, Directeur du Service de Santé, occupe une spacieuse maison à étage et à très larges vérandahs, située dans le quartier européen, à proximité de l'Hôtel de M. le Gouverneur Commissaire de la République Française et des bâtiments de la Place où loge le Lieutenant-Colonel commandant le Corps d'occupation.

Au rez-de-chaussée deux grands bureaux, l'un pour le secrétaire, l'autre pour le Directeur et pouvant être utilisés pour les réunions de la Commission d'Hygiène. Au premier étage, le logement particulier du Directeur.

Les locaux du poste médical de *Kribi* sont ceux de l'ancien hôpital allemand. L'hôpital proprement dit est une construction en maçonnerie à deux ailes.

Dans l'aile droite, existent une salle pour les opérés, une salle d'opérations, une salle de visite. L'aile gauche est divisée en quatre chambres : une pour les blessés, une pour les fiévreux, une pour les vénériens, une pour les contagieux. On y trouve aussi le logement du Caporal Infirmier européen. Entre ces deux corps principaux, se suivent trois pièces : une qui servait de laboratoire, une de pharmacie, et une où sont installés l'appareil à stériliser l'eau et un grand filtre. Un peu en arrière sont les communs et les dépendances.

En 1918, l'hôpital indigène pour les hospitalisés de l'A. M. I. possédait : *a)* un pavillon central ; *b)* un pavillon réservé aux femmes ; *c)* un grand bâtiment devant servir à l'isolement des lépreux ; *d)* une morgue.

Au début de 1919 le nombre de lits était ainsi réparti :

Hôpital européen : 15 lits individuels en bois pour les *tirailleurs* hospitalisés, plus 1 lit métallique pour Européen.

Hôpital indigène : 21 lits individuels et des bas-flancs.

Pavillon des lépreux : 80 bas-flancs.

A *Yaoundé* les locaux du poste médical sont les anciens bâtiments sanitaires allemands : un hôpital européen, un hôpital indigène et des habitations pour les médecins, les infirmiers européens et indigènes. Ils sont de date récente. Ils sont construits en briques et recouverts de toits en tuile.

L'hôpital européen est élevé sur piliers. Il abrite cinq chambres pour les malades, un logement pour l'infirmier européen, une salle d'opérations, une pharmacie, une salle de bains, des douches, des water-closets avec cuvette à siphon et chasse d'eau. Il est situé sur une légère hauteur à 700 mètres d'altitude, à 600 mètres au Nord du poste.

L'hôpital indigène (à 1 kilomètre, direction Nord du poste) est composé de cinq pavillons destinés aux tirailleurs et aux indigènes

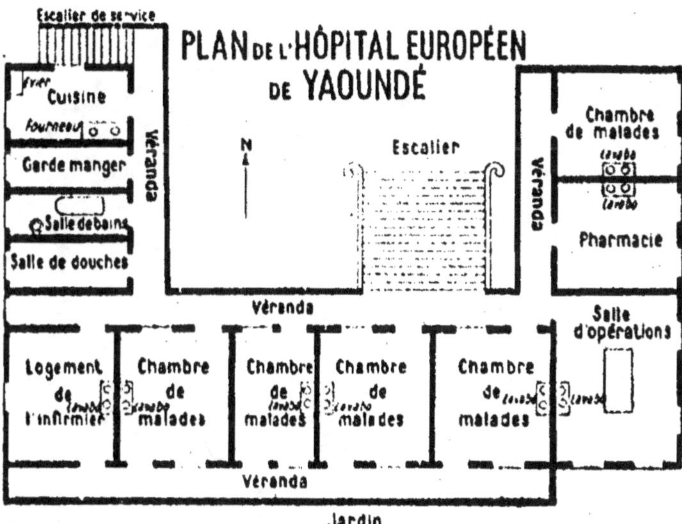

de l'Assistance. Chacun d'eux, de 16 mètres de long, est divisé en deux ou quatre pièces.

Avec les locaux d'isolement (1 pour les tirailleurs, et 2 pour les indigènes) l'hôpital peut recevoir une centaine de malades.

Les tirailleurs occupent les pavillons situés à l'Ouest, les indigènes de l'Assistance ceux disposés au Nord et à l'Est.

Un parc vaccinogène, avec étable très bien aménagée à quatre stalles, est muni d'une cheminée permettant d'y assurer le chauffage.

Le poste médical d'*Edéa* est situé à la partie Est de l'agglomération militaire et administrative, dans une enceinte close par des fils de fer. A quelques centaines de mètres, et tout à fait isolé, un pavillon en pierre sert à l'isolement des contagieux.

(*Cliché Section photographique de l'Armée*).

Fig. 34. — Yaoundé. L'hôpital européen.

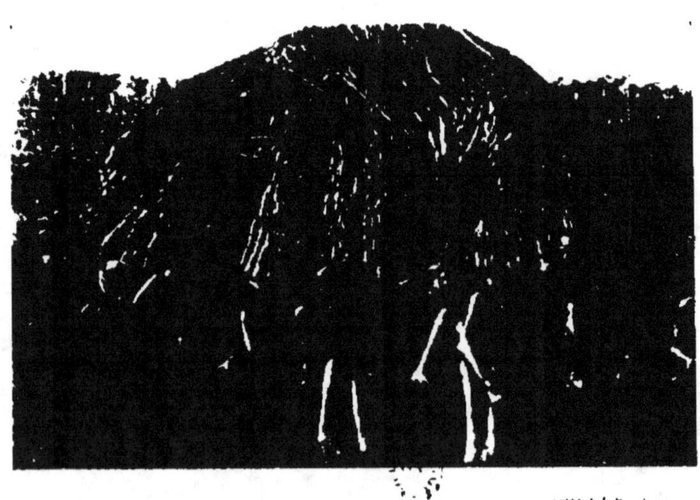

(*Cliché Renlon*).

Fig. 35 — Lépreux (Léproserie de M'Vogo Betzi près de Yaoundé).

Les trois bâtiments du dispensaire sont en maçonnerie, recouverts de tôle ondulée, avec plafond en bois et sol cimenté.

Le premier possède deux grandes salles, l'une de visite et de pharmacie, l'autre d'opérations et de pansements.

Le second en a trois, l'une affectée au caporal infirmier européen; la deuxième réservée aux femmes hospitalisées; la dernière abrite les indigènes de l'assistance et les tirailleurs de 1re et de 2e classes en traitement.

Le troisième a quatre petites pièces où sont logés les infirmiers indigènes de garde et traités les sous-officiers, les caporaux indigènes, les chefs de village hospitalisés. Il n'a pas été possible de réserver des salles spécialement aux militaires et aux civils.

Les lits sont au nombre de 39 : 4 pour les femmes, 28 pour les hommes (militaires et civils), 4 pour les chefs et sous-officiers indigènes, 3 pour les contagieux.

Ces lits de camp sont en bois, suffisants et propres.

A **Ebolowa,** *le dispensaire* (anciens bureaux des T. P. allemands) s'élève à cent mètres de la maison du médecin; il est construit en pierres et briques, couvert en tôle ondulée et se compose de deux logements : la partie réservée au dispensaire proprement dit renferme une salle d'attente, une salle de visite et de pharmacie, une salle d'opérations; la seconde partie est occupée par l'infirmier européen.

L'hôpital indigène est un bâtiment en briques que le chef de circonscription a fait aménager en y ajoutant une toiture en chaume et des portes et fenêtres. Une vaste pièce contient 15 lits en planches et bambous; une petite pièce sert de logement à l'infirmier de l'Assistance.

Deux cases d'isolement, avec chacune 4 lits, ont été construites à proximité, en matériaux du pays.

Les bâtiments médicaux de **Doumé** comprennent :

a) une grande case en briques où se trouvent la salle de visite, la pharmacie et une annexe, la salle de pansements et d'opérations, une petite salle pour le traitement des affections vénériennes, une pièce pour le matériel de réserve;

b) deux grandes cases indigènes, affectées à l'infirmerie et au dispensaire avec 15 lits chacune;

c) une petite case pour l'isolement des contagieux;

d) deux cases, où se trouvent le logement des infirmiers et un local avec foyer pour la préparation de l'eau bouillie et des tisanes.

Au début, la grande case centrale en briques, incendiée par les Allemands, avant leur départ, à la période des colonnes, était dans un état de délabrement extrême : murailles écroulées, portes et fenêtres absentes, etc. Elle est restée telle jusqu'en juillet 1917, époque à laquelle l'aspect du bâtiment a changé complètement. Les murs, effrités, noircis par le feu, ont été relevés, crépis et blanchis ; un plafond de nattes a été posé ; des portes et des fenêtres ont été placées partout. Le matériel et les médicaments y sont en sûreté. Il est possible d'obtenir l'ordre et la propreté. Bref, actuellement, rien ne rappelle plus dans ce bâtiment la ruine qu'il a été pendant plus d'un an ; il peut, tel qu'il est durer longtemps, sans autres réparations que celles d'entretien et de détail.

Les installations sanitaires de ***Bana*** se composent :

1° D'une bâtisse en briques et maçonnerie, recouverte de tôle ondulée. Ce bâtiment mesure extérieurement 12 m. 60 sur 5 m. 15. Il est divisé en deux compartiments inégaux. Le plus grand sert d'infirmerie pour les militaires indigènes (9 lits); le second est employé comme salle de consultation pour les femmes.

2° D'un dispensaire entièrement construit en matériaux du pays, mesurant extérieurement 30 m. 30 sur 6 m. 30, et contenant : une salle de consultation, un logement d'infirmier indigène, une salle pour les hommes, une salle pour les femmes. Il possède 30 lits.

3° D'un local pour contagieux.

4° D'une cuisine et de cabinets.

A ***N'Gaoundéré***, le dispensaire vient d'être reconstruit. Dans la circonscription, Banyo est un centre sur lequel on doit attirer l'attention médical, car l'indigène de la région, ayant pu jadis apprécier les bienfaits de la thérapeutique européenne, réclame volontiers des soins. Les locaux affectés autrefois au service hospitalier y existent encore en très bon état. Un pavillon principal en maçonnerie, avec plafonds, soubassements, parquets cimentés, renferme six grandes pièces où une quarantaine de malades alités peuvent être logés. Quelques dépendances peuvent servir comme pharmacie, salles de stérilisation ou laboratoires, etc. Ce pavillon est très bien situé, à environ 200 mètres du poste et à 1.000 mètres du village indigène ; il convient parfaitement aux hospitalisations et aux consultations journalières.

*Le poste médical de **Garoua*** est actuellement suffisant pour les besoins des services. Il possède :

a) Un bâtiment principal en briques, de 29,25 × 11,35, divisé en

deux parties par un grand hall de 6,25 de large. Des escaliers
cimentés sur les quatre faces donnent accès à une véranda circulaire de 3,20 de large, soutenue par de larges piliers laissant entre
eux des baies de 3 mètres de large. La toiture, toute en tôle
ondulée, recouvre également la véranda mais n'est pas prolongée assez loin au dehors. Sur le hall central s'ouvrent, à droite,
en regardant le Nord-Ouest, deux portes donnant accès l'une à une

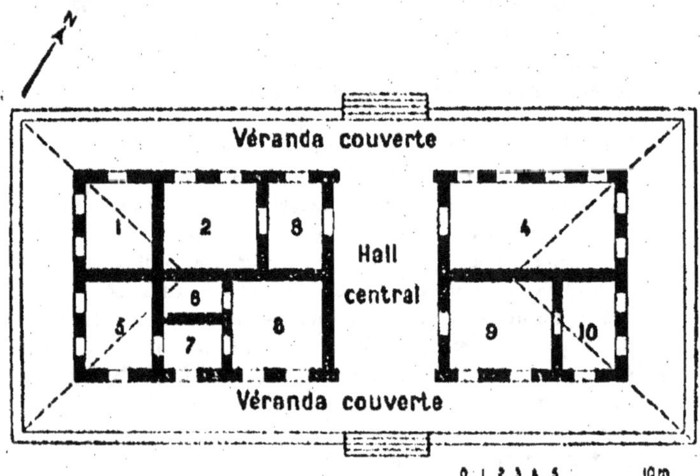

grande pièce ayant servi de salle d'opérations, l'autre à deux petites pièces communiquant entre elles (salle d'attente et salle d'examen des malades); à gauche, une troisième porte donne accès
successivement à la pharmacie et au magasin de réserve. A l'extrémité gauche, deux pièces grillagées sont réservées aux malades Européens blessés ou fiévreux hospitalisés. Face Nord, existe
enfin une petite chambre servant de logement au Caporal-Infir-
mier. Quelques réparations ont été effectuées; la toiture a été
recouverte d'une épaisse couche de paille, modification qui a
produit un abaissement de température d'au moins 5 degrés dans
les appartements; des stores mobiles de fabrication indigène ont
été placés devant les larges baies de la véranda et protègent suffisamment de la réverbération.

b) Un local en briques, à trois compartiments, servant de cuisines.

c) A 50 mètres environ, au Nord-Ouest de l'ambulance, l'Infirmerie des tirailleurs, construite en briques, abritant : une salle de pansement, une chambre pour les tirailleurs (10 taras), une plus petite pour les malades graves (6 taras). Un réduit en tôle, avec deux fourneaux en terre d'argile, a été aménagé pour la stérilisation de l'eau et des instruments.

d) Une case en pisé, recouvert de chaume, avec véranda sur la façade N.-N.-E., divisée en trois pièces séparées pouvant loger chacune quatre malades alités, du service de l'assistance.

e) Enfin à 200 mètres, au Nord-Ouest, l'ancienne morgue.

Dans les centres d'Edéa, Bana, Kribi, Ebolowa, Yaoundé, Doumé, N'Gaoundéré, Garoua, les Européens sont en principe traités à domicile ; mais les ressources de Kribi, Yaoundé et Garoua ayant permis d'aménager des locaux, pour y loger les Européens malades gravement atteints ou de passage, ces postes médicaux ont fonctionné dans les conditions prévues par les articles 186-189 du règlement du 2 août 1913 sur le service de santé aux colonies, les malades devant pourvoir à leur alimentation par leurs propres moyens.

Tous les locaux hospitaliers manquent actuellement d'un aménagement sérieux et confortable. Tous aussi, les hôpitaux de Yaoundé et de Garoua en particulier, seraient à doter d'un matériel chirurgical et bactériologique important. Dans plusieurs postes, près des dispensaires, une salle de douches et de bains serait à installer.

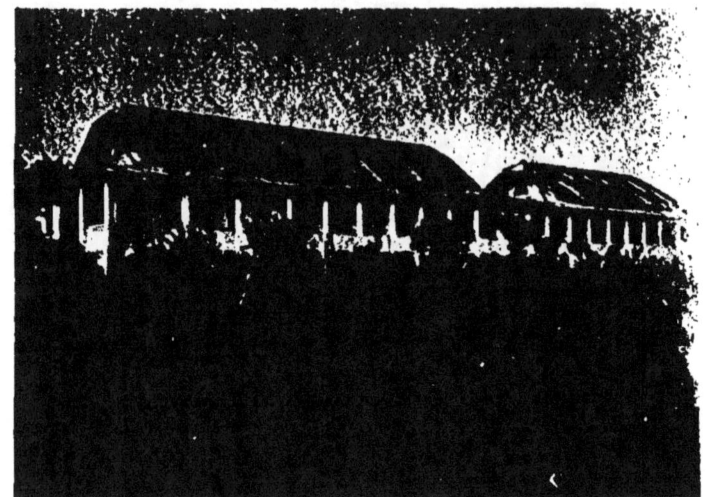

(Cliché Section photographique de l'Armée).

Fig. 36. — Kribi. L'hôpital européen.

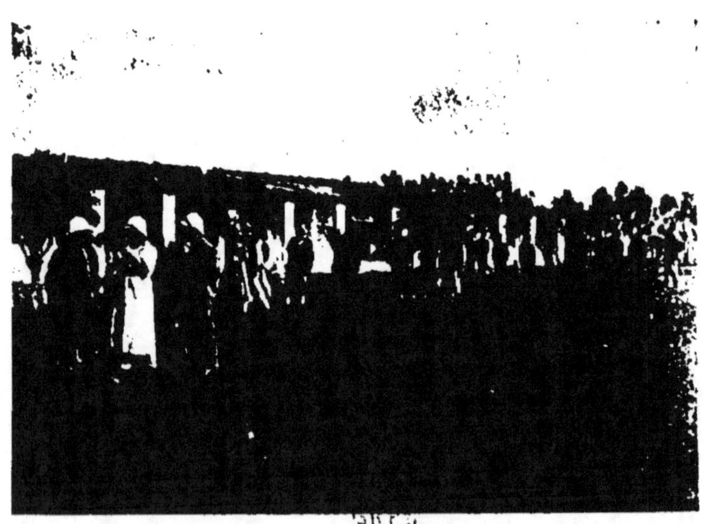

(Cliché Section photographique de l'Armée).

Fig. 37. — Garoua. L'hôpital européen.

CINQUIÈME PARTIE

Conseils aux Européens et conclusions

CHAPITRE PREMIER

Conseils aux Européens

Règles générales d'hygiène. — Utilité des soins de propreté. — Prophylaxie du paludisme, des maladies vénériennes, de la maladie du sommeil.

Tout européen doit s'astreindre au Cameroun, comme dans les autres colonies tropicales, à fuir les excès de tout genre. Il a de nombreux périls à éviter, contre lesquels il est obligé de veiller constamment, et le luxe de précautions dont il s'entourera ne sera jamais excessif. Parmi les principaux ennemis qu'il lui faut craindre, rappelons en effet : le *soleil* qui, par ses rayons lumineux, caloriques et chimiques, provoque des maladies graves comme le coup de chaleur et l'insolation ; les *eaux* impures, impropres à la consommation, auxquelles nous sommes redevables du ver de Guinée, des ascaris, des trichocéphales et qui occasionnent des diarrhées, des dysenteries ; le *sol* sur lequel vivent de nombreux parasites (puce chique, ver de case, etc.) et qui souillé par les matières fécales, est une source de nombreuses et multiples contaminations (ankylostomiase) ; les *moustiques* pouvant inoculer le paludisme, la filariose, la fièvre jaune ; les *mouches*, recueillant une foule de microbes pathogènes ou d'œufs de parasites qu'elles vont déposer ensuite sur les aliments, elles servent de véhicule au choléra, à la fièvre typhoïde, à la tuberculose, à l'ophtalmie purulente des pays chauds ; les *mouches piqueuses* (tsétsés, inoculant la maladie du sommeil) ; les *puces*, les *punaises*, les *poux*, les *tiques*, transmetteurs de maladies infectieuses ; l'*alcool*, débilitant l'organisme, agissant sur le foie et sur l'intestin, prédisposant aux infections ; la *femme*, agent de propagation des maladies vénériennes et de la gale.

Les vieux coloniaux reconnaissent tous l'utilité de suivre quelques principes d'hygiène. Ils se méfient d'une eau non filtrée ou non stérilisée et la font bouillir pour préparer le thé qui sera leur boisson habituelle pendant leurs déplacements. Ils ne contestent pas la nécessité de purifier aussi l'eau destinée aux préparations alimentaires ou au lavage des légumes mangés crus. Ils sont très avertis des méfaits de l'alcool, et s'ils en abusent malgré tout, ils savent parfaitement s'en dispenser lorsque « leur foie se fait sentir ». Ils n'ignorent pas les dangers qui peuvent résulter du contact avec une femme indigène ; ils écoutent volontiers les conseils de protection individuelle donnés au sujet des rapports sexuels. Tout africain apprend vite à faire un usage opportun de la ceinture abdominale et des vêtements de flanelle, à consacrer au repos pendant les heures chaudes une sieste judicieuse, à utiliser la douche et le bain, à prendre de l'exercice, etc. Contre le paludisme, la prophylaxie quinique est à l'heure actuelle généralement acceptée et pratiquée.

Si les grandes notions d'hygiène ne sont pas ignorées du public colonial, par contre les idées relatives au rôle des insectes piqueurs et des parasites, dans la propagation des nombreuses affections exotiques, n'ont pas encore fait leur chemin. Il serait donc de première importance de faire l'éducation des coloniaux, en ce qui concerne les théories de la transmission des maladies, car s'il est impossible de formuler pour leur prévention des règles de conduite applicables en tout temps, en tout lieu, et en toute circonstance, on peut du moins insister sur l'absolue nécessité de la moustiquaire et des mesures de propreté (propreté individuelle, propreté de la maison ou de la case, propreté des dépendances (cuisines et w.-c.), au sens hygiénique du mot. Or, ces soins ne seront efficacement pratiqués que si les bénéficiaires comprennent véritablement la raison d'être de leurs opérations.

Nous ne reviendrons pas ici sur ce que nous avons déjà écrit dans les chapitres précédents. Au point de vue pratique, nous conseillerons de ne jamais coucher à même le sol et d'emporter toujours, *dans les tournées*, un lit pliant muni d'une bonne moustiquaire non trouée, assez longue pour être bordée facilement sous le matelas et sous la couverture. Avant de s'installer dans une case, celle-ci sera balayée, nettoyée ; les ordures seront brûlées.

Au campement, l'Européen aura des feuillées bien entretenues et bien employées, distinctes de celles des indigènes. C'est en évitant le contact avec le sol infecté qu'il échappera à l'ankylostomiase. Il surveillera ses domestiques. Il les obligera à se laver soigneusement les mains, au savon, avant de préparer les repas. Il donnera lui-même l'exemple. Il veillera à ce que les pieds de ses serviteurs soient tenus en état de propreté. On sait avec quelle facilité les noirs s'examinent les extrémités inférieures. Des doigts avec lesquels ils viennent d'enlever une écharde ou de se nettoyer les orteils, ils touchent les ustensiles de popote, les objets de toilette, et sont ainsi des agents indirects de contaminations multiples. L'existence intime, en contact permanent, et la trop grande promiscuité avec les indigènes sont à éviter.

Tout colon possédera son verre et son couvert rigoureusement personnels. Dans la brousse, il utilisera une petite nappe pour éviter de poser son pain et ses aliments à même une caisse ou une table pliante qui auront été portées ou manipulées par des noirs. Il portera des souliers de cuir à tige montante ou à molletière. Il aura des vêtements amples mais serrés aux poignets et à col haut et boutonné sur le cou. Dans les régions à tsétsés et à moustiques très nombreux, une moustiquaire de tête est à adapter au casque. La nuque est à protéger particulièrement.

L'Européen ne s'occupera jamais trop minutieusement de sa toilette et de son habillement. Il propagera autour de lui parmi les natifs, les notions de propreté générale et corporelle. Les indigènes sont souvent porteurs de poux. Or, les divers procédés de destruction (étuve, repassage, fumigations, antiseptiques odorants), donnent des résultats médiocres. Disons avec le docteur CHAVIGNY : « L'homme est la mère couveuse de nichées de poux. Ceux-ci ne vivent que sur les individus qui ne changent pas de linge. Les œufs sont couvés par l'homme qui ne quitte pas son vêtement pendant la nuit. Tout individu qui évitera ces deux causes de multiplication des poux est assuré d'être débarrassé en quelques jours de ces dangereux parasites qui risquent de lui inoculer les maladies les plus graves ».

Un colonial qui se déplace emporte avec lui un certain nombre de médicaments, et sans tomber dans l'abus d'une vulgarisation thérapeutique exagérée, il faut bien reconnaître qu'on ne saurait assez mettre à la portée des européens isolés, des conseils exacts et précis sur quelques points essentiels de la pathologie exotique. Tout le monde est d'accord pour accepter de voir répandre les moyens de combattre la diarrhée, la constipation, la céphalée, la fièvre, et de munir les voyageurs d'une trousse contenant les produits pharmaceutiques nécessaires. Il faut aller plus loin dans cette voie, car il est des cas tellement urgents qu'on peut conseiller certaines médications *à titre exceptionnel*. En présence d'un accès paludéen pernicieux, un européen éloigné, privé de tout secours médical, doit être à même de pouvoir pratiquer convenablement, aseptiquement, une injection intra-musculaire de quinine ; devant une fièvre bilieuse hémoglobinurique, il doit savoir faire une injection de sérum. Ces interventions sont d'ailleurs préconisées par les guides médicaux, rédigés ordinairement par le chef de service de santé de la colonie, adressés dans tous les postes par ordre de l'autorité administrative ou militaire. Leurs instructions sont très appréciées, mais elles sont théoriques et nous estimons qu'il serait nécessaire de donner aux coloniaux une éducation pratique sur ces sujets. Il serait utile d'insister aussi auprès d'eux sur les cas où il est indispensable de diriger le malade le plus rapidement possible sur un poste médical. Les quelques premiers soins de médecine d'urgence qui ont pu amener une certaine amélioration ne suffisent pas, et aux colonies aussi bien qu'en France, le patient doit être bien pénétré de l'intérêt qu'il y a pour lui à suivre un traitement approprié, le plus près possible du début de la maladie.

Prophylaxie du paludisme. — Au point de vue individuel, le colonial s'assurera tout d'abord qu'aucun gîte d'anophèle ne se trouve aux environs de son habitation. Il convient de supprimer toutes les flaques d'eau, ou de pétroler les collections importantes (tous les quinze jours, 15 cm³ de pétrole ou une cuillerée à soupe par mètre carré de surface liquide). L'Européen se protégera également contre les piqûres de moustiques, à défaut d'une maison aux ouvertures garnies de treillage métallique, par l'usage d'une moustiquaire non trouée et bien bordée ; il se soumettra rigoureusement à la méthode préventive consistant en l'emploi rationnel de 25 à 30 cgr de quinine par jour (un comprimé quotidien au moment du repas). Il prendra deux comprimés les jours de grande fatigue, et absorbera cette même dose quatre jours sur sept par semaine, dès que les conditions climatériques ou locales deviendront favorables à la pullulation des moustiques. La dose de 0 gr. 25 sera continuée à bord, lors de la rentrée en Europe, et pendant les premières semaines de séjour en France.

Dans le *traitement* de la fièvre paludéenne, pratiquement la quinine sera employée dès que la maladie aura été diagnostiquée sans tenir compte de la phase que traverse la crise ni de l'élévation de température, mais le médicament n'agira pas avec autant d'efficacité : 1° si le foie est congestionné, 2° si le canal alimentaire est obstrué par des mucosités, 3° si la quinine ne peut être assimilée complètement par l'organisme. Il est donc utile : 1° d'administrer une purgation énergique le jour même où commence le traitement ; 2° d'avaler la quinine sous forme de solution, ou dissoute dans une assez grande quantité de liquide ; 3° de stimuler en même temps les fonctions digestives.

Il suffit de quelques doses de quinine pour « couper la fièvre », mais pour guérir le paludisme lui-même, un traitement méthodique et prolongé est nécessaire. La pratique montre qu'il est préférable de donner de fortes doses de quinine d'une façon discontinue que des doses faibles ou même moyennes d'une façon continue. On peut fixer à six ou huit semaines la durée du traitement dans les cas de paludisme grave.

Pendant les deux premières semaines, trois fois par semaine, 1 gr. de chlorhydrate de quinine, matin et soir.

Pendant les deux semaines suivantes, 0 gr. 75, matin et soir, trois fois par semaine.

Pendant les deux ou quatre semaines suivantes, 1 gr. de quinine en une ou deux fois, trois fois par semaine.

Le médicament sera prescrit pendant trois jours consécutifs, chaque semaine.

Prophylaxie antivénérienne individuelle. — Il ne faut jamais se servir d'objets appartenant à autrui. Si la chasteté ne semble pas possible, certaines précautions doivent être prises. Les soins individuels de protection jouent un rôle très important et très efficace s'ils sont appliqués immédiatement ou dans les premières heures qui suivent un contact douteux.

Les mesures de prophylaxie personnelle à suivre sont :

1° Propreté rigoureuse des organes génitaux dont il faut faire chaque jour la toilette. Ceci permet de la part de chacun une surveillance quotidienne de soi-même.

2° Avant le coït : enduire simplement de graisse les parties génitales et les laver soigneusement après coup avec de l'eau et du savon. On peut employer la pommade suivante :

Vaseline pure . . . . 7 grammes
Lanoline anhydre . . . . 7 —
Calomel. . . . . 6 —

La plupart des auteurs pensent que cette pratique est la meilleure après l'usage des préservatifs (condom) pour éviter les chances d'infection, non seulement de la syphilis, mais aussi de la blennorrhagie si l'on a soin de faire pénétrer la substance grasse à l'entrée du canal de l'urèthre et de l'évacuer ensuite en urinant.

3° Après le coït : *a)* Uriner. *b)* Laver la verge et les bourses à l'eau additionnée de quelques gouttes d'eau de cologne ou de cognac ou avec une solution de sublimé ou de permanganate à o gr. 25 par litre d'eau. *c*) Savonner énergiquement les parties sexuelles au savon (savon vert si possible).

On a conseillé également.

a) Injection de glycérine protargolée (2 o/o de protargol, 20 o/o de glycérine) gardée cinq minutes dans l'urèthre, ou injection de permanganate.

b) Application d'onguent au calomel (33 o/o), badigeonnage de la verge surtout dans la région du frein. La pommade au calomel peut être additionnée de camphre ou de phénol (camphre 3 parties, phénol 3, calomel 25, lanoline 25, axonge 100 parties).

On admet donc qu'il faut une pommade au calomel pour protéger la muqueuse génitale contre le tréponème (syphilis) et une injection de liquide antiseptique pour protéger le canal de l'urèthre contre le gonocoque (blennorrhagie). Le Dr Gaucheneau (1) préconise une pommade au calomel et au thymol, servant aux deux fins, qui est appliquée sur la muqueuse externe et injectée dans l'urèthre. Cette pommade dont la formule est : « Thymol, 1 gr. 75 ; calomel, 25 grammes ; vaseline, 23 gr. 25 ; lanoline, 50 grammes », se trouve logée dans un petit tube disposé pour permettre une facile injection dans l'urèthre.

Les baisers et les attouchements buccaux seront évités. S'ils ont eu lieu, les soins de toilette de la bouche et des dents seront pratiqués (brossage des dents au savon dentifrice, rinçage avec de l'eau additionnée d'une cuillerée à café d'eau oxygénée pour un verre d'eau).

Celui qui aura pris tous ces soins ne sera pas cependant absolument à l'abri de l'infection, il en aura simplement diminué les chances dans la plus grande proportion possible.

Prophylaxie individuelle de la maladie du sommeil (2). — L'action préventive de l'atoxyl n'est pas de durée suffisante pour que les injections à ce titre puissent être recommandées autrement que dans des conditions exceptionnelles, par exemple le soir d'une journée où l'on aurait été particulièrement piqué. On se contenterait alors d'une injection, à la dose de 50 centigrammes, qui dans ce cas pourrait être renouvelée tous les cinq jours.

Au cours des voyages, le jour en pays contaminé, l'Européen devra s'efforcer de protéger les portions du corps où la glossine pique de préférence : la nuque et les épaules. Pour cet usage un

---

(1) *Revue d'hygiène et de police sanitaire*, 12 décembre 1919. Communication du Dr Gaucheneau à la Société de Médecine publique, 3 nov. 1919.

(2) Commission de la Maladie du sommeil, du Ministère des Colonies, 5 et 15 déc. 1917.

simple couvre-nuque en tissu épais, fixé autour du casque et se serrant par deux cordons, l'un autour du cou, l'autre sous les bras pourrait rendre de grands services. L'inconvénient de la chaleur à supporter est négligeable au regard du danger que peut présenter la piqûre des tsétsés. Le port de vêtements blancs ou de couleur claire, amples, et de jambières, est également à conseiller.

CONCLUSIONS

Il a fallu la guerre et ses cruelles leçons pour que nous soupçonnions les importantes ressources de nos colonies et que nous découvrions la nécessité de poursuivre avec énergie leur mise en valeur. Pour nos terres africaines équatoriales, une ère de prospérité s'ouvrira le jour où, dans ces contrées insalubres, dernier refuge des sociétés primitives, les conditions générales de l'existence des indigènes seront améliorées. Le véritable colon restera encore longtemps l'indigène. Il faut l'attacher à la vie sédentaire et au sol, en encourageant les cultures vivrières d'intérêt local, en développant les cultures économiques pour l'exportation qui sont rémunératrices. « Dans l'intérêt des peuples qu'il est de notre devoir de guider, créons de la richesse ; cela ne dispense pas, au contraire, de les diriger, de les instruire, de les former aux procédés et aux méthodes de la science et de les mettre en mesure de s'associer à nous dans l'administration et ensuite dans le gouvernement de leur pays. Sur la route qui mène à ces résultats désirables, la richesse est la première étape nécessaire (J. Chailley) ».

Tout essor colonial a, comme condition première, la possibilité de disposer de travailleurs nombreux et forts. Mais on ne recrute facilement la main-d'œuvre si nécessaire que dans les pays peuplés et sains. Or la population, dans les colonies équatoriales en général et au Cameroun en particulier, est clairsemée. Elle est la proie de multiples endémies :

1° Le paludisme, le parasitisme intestinal et la filariose tiennent le premier rang, aggravés par les maladies de misère que favorisent un genre de vie et un état social primitifs. L'alcool venait, il y a peu de temps encore, joindre son action néfaste aux mauvaises conditions hygiéniques, en favorisant la déchéance de nombreuses tribus. Parmi les parasites intestinaux, l'ankylostome est le plus dangereux. Il se rencontre avec une fréquence excessive. Il n'amène pas toujours avec lui son cortège de symptômes graves et alarmants ; mais lorsque les cas d'ankylostomiase sont compliqués, par l'association de lombrics, de tricocéphales et d'amibes, ils sont suivis d'œdèmes, d'anémie, de cachexie et de mort.

2° La syphilis et les maladies vénériennes peuvent être considérées comme un véritable fléau ayant progressé ces dernières années. Elles frappent la race dans sa source. Elles permettent la procréation d'êtres peu résistants. Elles sont un danger permanent pour les Européens qui paient un tribut beaucoup trop large à ces affections.

3° Les bronchites et les pneumonies préparant le terrain à la tuberculose, les entérites et le rhumatisme font des ravages constants.

4° Les maladies cutanées, les ulcères phagédéniques, la gale et le pian sont très répandus et débilitent l'organisme.

5° La lèpre est signalée dans toutes les circonscriptions du territoire et la maladie du sommeil revêt une intensité très grave dans les bassins du Nyong et de la Kadéi.

6° La variole n'a fait son apparition ces dernières années que d'une façon isolée, mais elle a causé jadis des épidémies meurtrières. La varicelle présente parfois une allure assez sérieuse.

7° Enfin, les nombreux cas de hernies, d'hydrocèles, d'éléphantiasis sont une cause importante d'invalidités que nous devons signaler parmi la population adulte où se recrutent les travailleurs.

Devant la diversité de périls, devant la morbidité et la mortalité infantile, la lutte à engager est complexe ; elle comporte des difficultés qu'accroissent les conditions de milieu et l'insouciance de la population. Si chaque entité morbide nécessite l'application d'une thérapeutique et d'une prophylaxie spéciales (quininisation, néosalvarsanisation, thymolisation, atoxylisation, camps de ségrégation et d'isolement, villages de traitement, léproseries, missions de vaccine), l'état sanitaire général réclame la création de nombreux dispensaires et la réglementation de l'Assistance médicale indigène. Celle-ci ne doit pas avoir simplement pour objet le traitement des malades dans les hôpitaux, mais bien principalement la protection méthodique et rationnelle des populations. Des efforts sérieux, des moyens financiers et matériels puissants s'imposent de façon absolue. Une véritable politique sanitaire est à inaugurer pour établir des mesures de défense, pour organiser une police médicale bien comprise, bien coordonnée. Le programme en est très connu. Il suffira de vouloir l'appliquer consciencieusement, le jour où l'on n'aura pas à reculer devant les sacrifices d'argent indispensables. Ceux-ci peuvent paraître élevés à première vue, mais ils sont mini-

mes en présence des services rendus et des bénéfices vite acquis. En
effet, ils seront largement compensés par une diminution très rapide
de la mortalité, par une amélioration générale de la santé publique, par un rendement meilleur de la main-d'œuvre.

L'ignorance et la négligence des indigènes sont une des principales raisons du formidable déchet qu'on enregistre partout en Afrique Equatoriale. Distribuons donc largement l'instruction, en nous
contentant de donner à tous des notions simples, pratiques. Répan-
dons surtout l'enseignement oral, *basé sur l'observation et sur
l'exemple*, mais en évitant à tout prix les critiques judicieuses de
M. le Gouverneur CROZET : « Nous sommes arrivés trop souvent à
développer chez les noirs un verbalisme pompeux et ridicule, à
meubler leur mémoire de formules qu'ils emploient sans les entendre comme les conjurations magiques d'un fétichisme nouveau,
à en faire trop souvent des niais, vaniteux incapables et mécon-
tents ». A côté d'un cadre local d'infirmiers spécialisés, à côté de
nombreux hôpitaux et dispensaires, diffusons les premiers principes d'hygiène par l'école, par le journal, par des missionnaires,
par des catéchistes laïques européens et indigènes, par les chefs de
villages et les notables, au cours de palabres ou de conférences.

Faisons appel à la collaboration de toutes les bonnes volontés et
employons à notre profit toutes les intelligences indigènes qui peuvent être gagnées à nos méthodes et à nos idées.

Tout en installant des centres hospitaliers et en les dotant largement de personnel et de matériel, intéressons-nous à l'état social
d'un pays encore primitif où le développement de notre influence
n'est pas suffisant. Pour l'augmenter rapidement, multiplions les
relations et les contacts entre administrateurs et administrés,
favorisons et protégeons les richesses et les industries locales,
facilitons les échanges et le commerce, améliorons l'existence
matérielle et le bien-être des indigènes. Non moins que de leur
santé physique préoccupons-nous aussi de leur santé morale.
Comptons avec leur mentalité spéciale d'ordre mystique. « Nous
voulons les civiliser, écrit M. J. CHAILLEY, au moins faudrait-
il les civiliser selon leur concept de civilisation, mais pas selon
le nôtre ». Avant d'imposer trop rapidement nos théories et
nos méthodes, étudions donc la psychologie, les mœurs et les
habitudes des populations qui nous entourent et dont nous
méconnaissons trop souvent les aspirations et les mobiles d'action.

Les résultats de l'effort sont encore lointains, mais c'est en prê-
chant par l'exemple, c'est en répétant méthodiquement, courageu-

sement, inlassablement les mêmes formules, les mêmes principes, que nous arriverons certainement un jour à modifier la manière de vivre des indigènes, à les voir accepter nos règles sanitaires et à suivre nos conseils.

Quant aux Européens, la pratique de sages et simples mesures de prophylaxie leur permettront d'échapper aux affections qui les guettent. Ils trouveront au Cameroun de nombreuses régions au climat agréable, aux ressources alimentaires variées et où les facilités générales de l'existence leur permettront de vivre dans d'excellentes conditions.

CARTES ET PLANS

TABLE DES GRAVURES

TABLE ANALYTIQUE

Géographie médicale.

Climatologie.

Populations.

Principaux centres.

Douala, 48, 352, 355, 363, 367-369, 371, 375, 379. 383.
Bonabéri, 6, 457.
Akoua, Deïdo, New-Bell, 50, 346, 356, 362, 368, 386, 392.
Edéa, 53, 69, 380. Esseka, 9.
Kribi, 55, 369. 381. Ebolowa, 59.
Yaoundé, 9, 57, 369, 381, 489. Doume, 60.
Yoko, 11, 57, 458. N'Gaoundéré, 13, 22, 62.

Tibati, 11. 22, 62.
N'Kongsamba, 15, 61, 68, 457-458.
Foumban, 17, 61, 68.
Garoua, Maroua. Mora, 63, 69. 110, 123, 136, 221, 224, 234, 284, 342, 358, 359, 370, 381, 390, 406, 489, 505.
Salubrité des Postes, 66, 390.
Postes de l'intérieur, 237, 364, 385.
Chefs-lieux de circonscriptions et postes secondaires, 90.

Mœurs et coutumes indigènes.

Croyances religieuses, 28, 40, 42, 43.
Croyances médicales, 18, 26, 94, 98, 222, 328.
Pratiques médicales, 27, 94, 218, 293, 297, 311, 327, 332.
Circoncision, 27, 495. Isolement des malades, 171.
Pratiques fétichistes, 28, 94, 139.
Anthropophagie, 25. 169, 326, 471, 472.
Sociétés secrètes et crimes rituels, 29, 325.
Hommes-panthères. 29, 324. 374.
Empoisonnements criminels, 27, 277.
Flèches empoisonnées, 333.
Aphrodisiaques, 12.

Fumeurs de chanvre, 278.
Tams-tams, 156, 385, 430, 441.
Fêtes, 403, 405, 406.
Chasse, 57, 398. Chasse aux rats, 394.
Pêche, 44, 196, 398.
Polygamie. 444.
Prostitution, 21, 301, 303-304.
Avortements; 43, 301, 334.
Mariages d'enfants. 302, 445.
Accouchements. 334, 443.
Captifs, 142, 394, 427.
Les marchés de l'Adamaoua, 370.
Mentalité indigène, 492. Mysticisme, 27, 494.
Intelligence, 493. Civilisation, 303, 406.
Portage, 429.

Hygiène des Européens.

Elément militaire et élément civil. 137.
Conseils généraux, 511-514.
Tournées dans la brousse, 69. 365, 510, 512.
Hygiène du campement et des gîtes d'étapes, 366, 381, 428, 512. Moustiquaires, 364, 512.

Hygiène alimentaire, 365, 368.
Eau potable, 364, 365, 376, 381.
Surveillance des domestiques, 389, 513.
Quinine préven've, 227, 234, 236, 514.
Prophylaxie de l'ankylostomiase, 242, de la grippe, 157.

Les maladies.

Hygiène des indigènes.

Troupes indigènes.

Organisation du Service de Santé.
Assistance médicale aux indigènes.

Protection de la santé publique.

TABLE DES MATIÈRES

DEUXIÈME PARTIE

Nosographie.

TROISIÈME PARTIE

Hygiène et Protection de la Santé publique

Pages

QUATRIÈME PARTIE

Organisation du service de santé.

CINQUIÈME PARTIE

ERRATA

—

Page 109 : (Bas de page) au point de vue *mortalité, lire* : 5 décès européens : 2 accès pernicieux, 1 tuberculose, 1 bilieuse hémoglobinurique, 1 syphilis céré'

Page 130 (Bas de page) *lire :* Importation de l'infection *au lieu de :* Importation. Désinfection.

L'orthographe allemande et française a été, pour les noms propres, indifféremment employée :

> Jabassi, Yabassi.
> Doume, Dume, Doume station.
> Fumban, Foumban.
> Ayos, Ayost, Ayoshœhe.
> Akoua, Akwa.
> Abang M'Bang, Abangmbang.
> Kumbe, Koumbé, etc.

Compléter la page 483 par la lecture du tableau du personnel, page 90.

Compléter la page 8 par l'addition suivante :

> Dschang-N'Kongsamba, 4 étapes.
> Dschang-Baré, 3 étapes 1/2.
> Dschang-Bana, 3 étapes.
> Dschang-Foumban, 5 étapes.

LAVAL. — IMPRIMERIE L. BARNÉOUD ET Cⁱᵉ.